BEWÄLTIGUNG DES FORTSCHRITTS

HERAUSGEGEBEN VON DER

GESELLSCHAFT DEUTSCHER NATURFORSCHER

UND ÄRZTE

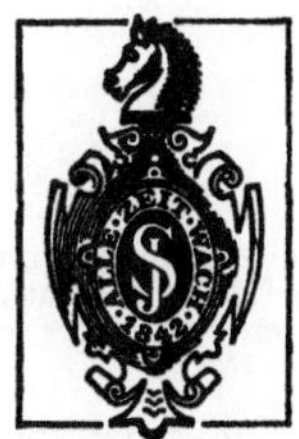

SPRINGER-VERLAG BERLIN HEIDELBERG GMBH

ISBN 978-3-642-65741-2   ISBN 978-3-642-65740-5 (eBook)
DOI 10.1007/978-3-642-65740-5

Vorwort

Dieser Band enthält Vorträge, die im Oktober 1972 während der 107. Versammlung der Gesellschaft Deutscher Naturforscher und Ärzte in München gehalten worden sind. Diese Versammlung war zugleich 150-Jahr-Feier der Gesellschaft, denn 1822 waren in Leipzig deutsche Naturforscher und Ärzte auf Einladung von Lorenz Oken zum ersten Mal zusammengekommen, um sich „in jährlichen Versammlungen dasjenige mitzuteilen, was man in der Zeit gedacht und gethan".

Das Generalthema der Versammlung 1972 hieß „Bewältigung des Fortschritts". Den wissenschaftlichen Leitern — B. Hassenstein und H. Mohr, Freiburg, für den naturwissenschaftlichen und F. Hartmann, Hannover, für den medizinischen Teil — ist es gelungen, für die sachliche Behandlung der brennenden Probleme, die sich aus dem umstürzenden Fortschritt der letzten Jahrzehnte ergeben, eine Reihe von hervorragenden Wissenschaftlern zu gewinnen. Das Ergebnis ist zwar nicht die Bewältigung des Fortschritts, aber doch eine wohlausgewogene Darstellung der Fakten und Voraussetzungen, von denen auszugehen ist.

Den wissenschaftlichen Leitern und allen Vortragenden sei auch hier der Dank der Gesellschaft Deutscher Naturforscher und Ärzte ausgesprochen. Ein besonderer Dank gebührt dem Springer-Verlag, dessen großzügige Unterstützung es ermöglicht hat, diesen Band — zum Teil mit Hilfe von Sonderdrucken aus verschiedenen Zeitschriften — zusammenzustellen und damit die Vorträge in der Geschlossenheit, in der sie geplant waren, wieder zusammenzuführen. E. Wiberg

Inhalt

Einleitung

Seit ihrer Gründung vor 150 Jahren hat es die „Gesellschaft Deutscher Naturforscher und Ärzte" als eine ihrer Pflichten angesehen, das Verhältnis von Wissenschaft, Staat und Kultur kritisch zu beleuchten. In diese Tradition, die auf Lorenz Oken zurückgeht, wird sich auch die 150-Jahresfeier unserer Gesellschaft einfügen.

Auch das Generalthema unserer Tagung „Die Bewältigung des Fortschritts" hat in unserer Gesellschaft eine lange Tradition. Themen, die sich diesem Leitmotiv zuordnen lassen, haben in der Geschichte der Gesellschaft Deutscher Naturforscher und Ärzte stets eine besondere Rolle gespielt. Hervorragende Männer der Wissenschaft haben bereits im 19. Jahrhundert dieser Problematik sowohl subtile Analysen als auch leidenschaftliche Reden gewidmet.

Für unsere Generation ist das Thema „Die Bewältigung des Fortschrittes" die Lebensfrage schlechthin. Es gibt keine praktikable Alternative zum Fortschritt. Es gibt aber sehr wohl unterschiedliche Auffassungen darüber, was Fortschritt bedeutet, wie die Regresserscheinungen unserer wissenschaftlich-technischen Kultur zu bewerten sind und welche Leitbilder die richtige Führung unseres Lebens gewährleisten könnten. Zu diesen Fragen werden die Vortragenden dieser Tagung von ihrer jeweiligen Disziplin oder Warte aus Stellung nehmen.   H. Mohr

Setzung von Prioritäten in der Forschung

J. Speer

Deutsche Forschungsgemeinschaft, Bad Godesberg

The first part deals with the planning of scientific research in the Soviet Union, the United States, Japan, Great Britain and in France. Despite great formal and political differences, planning is limited to applied research in all of these countries. Basic research is subject to its own laws which have then logic in science itself. The second part discusses scientific research in the Federal Republic of Germany, although there is no complete planning system here. The application of systematic methods has achieved success only with large-scale projects and in the field of industrial research. Responsibility for basic research rests with the scientists engaged in it, and central decisions are restricted to differentiated and subtle comparisons of the various project proposals.

Die Setzung von Prioritäten in der Forschung ist ein alltägliches Geschehen. Jeder Forscher, der ein Forschungsvorhaben in Angriff nimmt, setzt damit für sein wissenschaftliches Tun eine Priorität. Sein Ziel kann durch die verschiedensten Motive und Tatbestände begründet sein. Es gibt wissenschaftliche, politische, ökonomische, gesellschaftliche, ethische Beweggründe. In jedem Fall faßt der Wissenschaftler ein Ziel ins Auge und versucht, durch seine Forschung einen Weg zu diesem Ziel zu finden. Er macht zunächst einen Plan. Setzung von Prioritäten in der Forschung ist also Planung von Vorhaben, die — aus welchen Gründen auch immer — im Blick auf ein Ziel relativ höherer Bedeutung und in Anbetracht gegebener Ressourcen für wissenschaftlich realisierbar gehalten werden. Setzung von Prioritäten in der Forschung ist, mit anderen Worten, Wissenschaftsplanung und damit ein Stück Wissenschaftspolitik.

Da Forschung für unsere Existenz einen wachsenden Stellenwert hat, wird sie in großem Stil mit öffentlichen Mitteln gefördert. Da aber die Mittel für die Forschung im Verhältnis zur Zunahme ihrer allumfassenden Bedeutung und ihrer fortschreitenden Mittelbeanspruchung trotz steigenden Fördervolumens knapper werden, stellt sich die Frage, wie man den Einsatz der Forschungsmittel durch Auswahl der Forschungsprojekte im Sinne einer allgemeinen Nutzenmaximierung konzentrieren, systematisieren und optimieren kann. Die Frage des Nutzens ist zunächst philosophischer Art. Je nach dem Standpunkt kann sie mit zwei Sprichwörtern umschrieben werden: Für die Wissenschaft als den finanziell abhängigen Teil gilt: „Der Appetit kommt mit dem Essen." Der Staat als Geldgeber vertritt dagegen den Standpunkt: „Wer zahlt, schafft an." Wir wollen uns heute nicht abstrakt mit solcher Fragestellung befassen, sondern eine möglichst konkrete Antwort auf zwei Fragen suchen:

1. Wie trifft der Staat seine Entscheidungen bei der Hergabe seiner Mittel zur Förderung der Forschung, welchen Vorhaben räumt er einen Vorrang ein, wie begründet er sein Vorgehen?

2. Welche Forderungen muß die Wissenschaft erheben, um den Fortschritt der Forschung gewährleisten zu können?

Die erste Frage ist politischer Art, weil die großen Ziele, die mit der Forschung verfolgt werden sollen, Gegenstand politischer Entscheidungen sind. Denkbare Prioritäten sind: das nationale Prestige, die persönliche Freiheit, die Sicherheit des Landes, die wirtschaftliche Prosperität, die menschliche Gesundheit usw. Eine Methode, die Priorität dieser übergeordneten Ziele in objektiver Weise herzuleiten, gibt es bis heute nicht. Alle wissenschaftlichen Bemühungen zur Systematisierung der Forschungsplanung beziehen sich auf das Ausfindigmachen der Methoden zur Erreichung dieser Ziele, aber nicht auf die Ermittlung dieser Ziele selbst, obwohl die Zielauswahl das wichtigste Problem darstellt.

Ehe wir uns der Forschungsplanung in der Bundesrepublik Deutschland zuwenden, wollen wir versuchen, ein Bild von der Forschungsförderung in anderen, in der Forschung führenden Ländern zu gewinnen. Der internationale Vergleich kann eine Präzisierung unseres eigenen Standpunktes erleichtern.

Die Sowjetunion

Die sowjetische Wissenschaftsplanung vollzieht sich in einem Staat, dessen Sozialordnung als Folge des kollektiven Eigentums an den Produktionsmitteln eine bis ins Detail gehende Planung in allen Bereichen unter der allgegenwärtigen Aufsicht durch eine politische Partei anstrebt. Eine Reform dieses Planungssystems im Jahre 1965 hatte den Zweck, den Leistungskriterien durch ein gewisses Maß von Anerkennung des Gewinns und des wirtschaftlichen Anreizes, also einer vorsichtigen Einbeziehung der persönlichen Initiative, größeren Nachdruck zu verleihen. Trotzdem blieben besondere Schwierigkeiten, die darin bestehen, daß die Planung sich streng bürokratisch einerseits auf die Finanzmittel, andererseits und unabhängig davon auf die Versorgung mit Arbeitskraft, Ausrüstung und Material erstreckt. Das Planungssystem [1] ist entsprechend kompliziert.

Die Pläne für die Forschung kommen in der Weise zustande, daß den unteren Organen zunächst Direktiven übermittelt werden. Diese schlagen sodann den höheren Behörden Planentwürfe vor. Diese Pläne werden oben korrigiert und gehen schließlich in den Gesamtvolkswirtschaftsplan ein. Die Pläne werden auf zwei Wegen den höheren Behörden übermittelt: einmal auf adminstrativem Weg als Bestandteil der allgemeinen Wirtschaftspläne, zum anderen auf funktionalem Weg, d.h. über die mit Forschungsplanung befaßten Stellen, wie etwa die Sowjetische Akademie der Wissenschaften oder das Staatskomitee für Wissenschaft und Technik. Inwieweit ein Forschungsgesamtplan existiert, ist nicht bekannt, da die Ergebnisse der Forschungsplanung nicht veröffentlicht werden.

Die Bevorzugung der modernen Technologie war stets ein zentrales Merkmal der sowjetischen Wissenschaftspolitik, da die Industrialisierung der Sowjetunion auf fortschrittlicher Technik beruht. Im industriellen Bereich ist das Planungssystem auf maximale Produktion ausgewählter Schwerpunktbereiche ausgerichtet, was ebenso zu Spitzenleistungen wie zu Einseitigkeiten führt (z.B. Luftfahrt, Raketenbau, Weltraumforschung, Atomenergie).

Ein weiteres Kennzeichen des sowjetischen Planungssystems ist die weitgehende Ausrichtung der Wirtschaft auf die militärpolitischen Ziele. 40% des Volkseinkommens [2] werden für Rüstung ausgegeben. Darauf hat auch die Forschungsplanung entscheidende Rücksicht zu nehmen. Manche Bereiche sowjetischer Forschung verdanken gerade diesem Einsatz staatlicher Machtmittel ihren großen Fortschritt.

Als neuer Zweig der Volkswirtschaft wird die „Wissenschaftswirtschaft" eingerichtet. Sie entwickelt, so könnte man sagen, die sowjetische Form der Leistungsbewertung und -kontrolle und ist quasi der Versuch eines bürokratischen Ersatzes für fehlende individuelle freie Wettbewerbsentscheidung. Wissenschaft wird in diesem Zusammenhang als Produktion von Wissen angesehen. Die Wissenschaftswirtschaft hat nach Sominski als Ziel „die Formulierung der optimalen Anforderungen für die Planung, die Organisation und die Verwaltung von Forschung und Entwicklung sowie für die Einführung wissenschaftlicher Ergebnisse in die Wirtschaft, um einen maximalen Nutzeffekt bei minimalen Kosten zu erzielen". Die sowjetischen Kritiker dieser Methode lehnen es ab, den Gewinn als Kriterium des Erfolgs der Forschung anzusehen, schon wegen der Problematik, den „wirtschaftlichen Nutzen" der Forschung zu berechnen. Sie haben freilich der Wissenschaftsverwaltung keine in das System passenden

weiterführenden Alternativen angeboten. Um so interessanter ist, daß die Diskussion über den wirtschaftlichen Nutzen der Forschung die Notwendigkeit einer Differenzierung zwischen Grundlagen- und Angewandter Forschung erwiesen hat. Die Aufgaben der Planer können bei der Grundlagenforschung lediglich in der Herstellung optimaler Bedingungen in sachlicher, materieller und personeller Beziehung bestehen. Die Aufsicht der Planungsbehörden sollte nur eine finanzielle sein. Die Konvergenz zu den im Westen angewandten Methoden ist unverkennbar. Professor Kirillin, der Stellvertretende Ministerpräsident der UdSSR und Vorsitzende des Staatskomitees des Ministerrats der UdSSR für Wissenschaft und Technik, hat im November 1971 ausgeführt [3]: „Wir müssen die Grundlagenwissenschaften ohne Ausnahme in allen Richtungen weiterführen. Niemand kann voraussagen, in welcher Richtung sich der künftige wissenschaftliche Fortschritt entwickeln wird." Nach seiner Meinung geht die Auffassung der meisten Wissenschaftler dahin, daß neue Entdeckungen und stürmische Entwicklungen in den physikalischen Untersuchungen der Feinstruktur der Materie, in der Astrophysik (thermonucleare Reaktionen auf der Sonne) und in der Molekularbiologie bevorstehen.

Im Bereich der industriellen Forschung und Entwicklung hat das Staatskomitee für Wissenschaft und Technik die Hauptverantwortung für Planung und Koordinierung in Zusammenarbeit mit den Fachministerien und der Akademie der Wissenschaften. Der Rat der Wissenschaftler selbst wird dabei mit herangezogen.

Die weitaus wichtigste Instanz für die Grundlagenforschung ist die Sowjetische Akademie der Wissenschaften mit ihren 210 Instituten [4]. Ihr obliegt die Planung und Beaufsichtigung der gesamten Grundlagenforschung in den Natur- und Sozialwissenschaften sowie die Leitung der Forschung in ihren eigenen Einrichtungen. Man kann nicht übersehen, daß die Grundlagenwissenschaften ein erhebliches Maß an Autonomie besitzen. Die Grundlagenforschung wird aus staatlichen Mitteln finanziert, ohne daß versucht würde, den wirtschaftlichen Ertrag für die Gemeinschaft zu messen. Die Direktoren beeinflussen in starkem Maße die Forschungsrichtung ihrer Institute. Die Akademie bedient sich bei ihren Entscheidungen zahlreicher wissenschaftlicher Räte zur Festlegung der Forschungsrichtung und Koordinierung der Probleme eines bestimmten Forschungsaspektes. Die Planung ist trotzdem äußerst kompliziert, da ein Teil der Forschung durch Sondermittel des Staatskomitees für Wissenschaft und Technik, andere Teile von besonderer Bedeutung erst nach Bestätigung durch die zuständigen Wirtschaftsabteilungen der Regierung oder besondere Beschlüsse der Regierung finanziert werden. Damit hängt es zusammen, daß die anwendungsorientierte Grundlagenforschung auch im Akademiebereich an Bedeutung zunimmt. Der Schwerpunkt der Förderung liegt nach Kasack auf den „führenden Richtungen" und solchen Gebieten der Forschung, die unmittelbar mit der Entwicklung der Produktion verbunden sind. Charakteristisch ist auch die Schaffung großer Forschungszentren in wirtschaftlichen Entwicklungsgebieten. Das bedeutendste ist die sibirische Abteilung der Akademie mit etwa 50 Instituten in Akademgorodok bei Nowosibirsk. Ihre satzungsgemäße

     Verhandlungen der Gesellschaft Deutscher Naturforscher und Ärzte 1972

Aufgabe ist die optimale Entwicklung der Produktivkräfte des Landes, also in diesem Fall insbesondere Sibiriens und des Fernen Ostens.

Eine hochbedeutsame Institution für die Information bei der Forschungsplanung ist das „Institut für wissenschaftliche und technische Information" in Moskau, das für die systematische und schnelle Ausnutzung der Forschungsergebnisse von Wissenschaft und Industrie der ganzen Welt zuständig ist und wohl kaum seinesgleichen haben dürfte.

Die Medizin ist selbständig organisiert und hat ihre eigene Akademie. Sie ist dem Gesundheitsministerium unterstellt. In anderen Bereichen (z. B. den Ingenieurwissenschaften, der Landwirtschaft) sind die Forschungsinstitute den jeweiligen Fachministerien unterstellt.

Alles in allem besteht in der Grundlagenforschung der Eindruck, daß die globale Zielrichtung der Forschung durch zentrale Instanzen nach parteipolitischen Gesichtspunkten, soweit Beschlüsse des Zentralkomitees zugrunde liegen, und in gewissem Umfang einseitig festgelegt werden, daß aber innerhalb dieser Grenzen den Forschern relativ freier Spielraum gelassen, daß die Institutsstruktur voll aufrechterhalten wird und daß den maßgebenden Leitern weitestgehende Entscheidungsfreiheit und Anordnungsbefugnis zusteht.

Die USA

Die Vereinigten Staaten haben seit den 30er Jahren Wissenschaft und Technik der ganzen Welt außerordentlich bereichert [5]. Es liegt deshalb besonders nahe, das dortige System der Prioritätenfindung zu studieren. Im Gegensatz zur UdSSR haben die USA ein kohärentes System wissenschaftlicher Planung niemals angestrebt. Individualismus und Mannigfaltigkeit dieses weiten Landes, Prinzipien des Wettbewerbs und Erfolgsdenkens haben die wissenschaftlichen und technischen Forschungen entscheidend geprägt. Der von dem Land erarbeitete Reichtum gab dazu außerordentliche Möglichkeiten. Die USA haben die Schaffung eines Wissenschaftsministeriums bisher abgelehnt, weil sie befürchteten, es könne ein „Zar der Wissenschaft" inthronisiert werden. Die stärksten Impulse und Anstöße zur Wissenschaftsförderung resultierten aus äußeren und inneren Herausforderungen. Das Land versuchte dabei, seine Zukunft auf dem Fortschritt von Wissenschaft und Technik aufzubauen. Beispiele aus dem vergangenen Jahrhundert waren die Notwendigkeit zur Vermehrung der landwirtschaftlichen Produktivität und zur Förderung der territorialen Entwicklung. Später war es das gewaltige Ausmaß der Verteidigungsanstrengungen. Man denke an Pearl Harbour. In engem Zusammenhang damit stand die Vervollkommnung der Kerntechniken, bekannt als das Manhattan-Programm des 2. Weltkrieges. Schließlich löste der Sputnik den Wettlauf im Weltraum aus. Bezeichnend ist die geradezu suggestive Wirkung, die von dem von Präsident Kennedy gesetzten Ziel ausging, noch im gleichen Jahrzehnt einen Menschen auf den Mond zu bringen. So entstand das Apollo-Programm des Jahres 1969. In der Zwischenphase wurden die „big science"-Projekte in Angriff genommen, zu deren Durchführung die systemtechnischen Methoden entwickelt wurden.

Indes machte das Tempo des wissenschaftlichen und technischen Fortschritts die Ungleichheiten offenbar, die für jene Minoritäten entstanden, die als Erbteil unglücklicher historischer Ereignisse an dem Rennen nicht teilnehmen konnten. In dem Land, das in seiner Unabhängigkeitserklärung das Recht des Bürgers auf die „Verfolgung des Glücks" niedergelegt hat und dessen Gesellschaft sich dem Überfluß nahefühlte, entstanden dadurch neue Probleme. So ist die Erfüllung eines schwierigen Besserungsprozesses eine große Herausforderung der Gegenwart, eines Besserungsprozesses, der dem Gleichheitsideal zustrebt. Die „new frontier" Kennedys und die „great society" von Johnson stellen Programme dar, die die Absicht verfolgen, den Wert des Lebens durch Humanisierung der Umweltbedingungen sicherzustellen, Armut, Laster, Verbrechen und Krankheit zu überwinden und jedermann die Voraussetzungen für sein Wohlergehen zu sichern. In allen diesen Fällen hat also das Land auf schwere politische Erschütterungen mit der Entwicklung großer Forschungsprogramme reagiert. Erst in jüngster Zeit melden sich Zweifel, ob es der Wissenschaft tatsächlich gelingt, entscheidende Beiträge zur Lösung der großen politischen Probleme zu leisten. Die Folge ist eine erhebliche Einschränkung der Mittel für die Grundlagenforschung.

Es ist nun keineswegs so, daß die Förderung der Wissenschaften in den USA planlos verliefe. Amerika ist ein wohlhabendes Land. Es kann sich einen Pluralismus leisten, der darin besteht, daß zahlreiche Zentren für die Formulierung und Ausführung der Programme nach verschiedenen, keineswegs einheitlichen Modellen gebildet wurden. Sie sollen schnell reagieren können und entsprechend anpassungsfähig sein. Es sind dies hauptsächlich die Industrielaboratorien, die Universitäten, die dem Präsidenten direkt unterstehenden mannigfaltigen und doch konvergierenden mehr als 30 „agencies" des Bundes sowie allgemeine Organisationen. Den agencies sind von der Regierung bestimmte Aufgaben in relativ großer Autonomie übertragen worden. Sie haben ihre eigenen Forschungs- und Entwicklungsbudgets. Die wichtigsten sind das Department of Defence, die National Aeronautics and Space Administration, die Atomic Energy Commission, das Department of Health, Education and Welfare mit den National Institutes of Health und die National Science Foundation mit einem erst im Jahre 1965 gegründeten Anhängsel, der Arts and Humanities Foundation.

Aus der Sorge um eine Vernachlässigung der Grundlagenforschung durch die agencies wurde im Jahre 1950 die National Science Foundation gegründet. Sie erhielt den Auftrag, in Ergänzung zu den Verpflichtungen der agencies die Grundlagenforschung zu finanzieren. Der National Science Foundation wurde freilich kein Monopol auf diesem Gebiet eingeräumt.

Das Problem der Finanzierungshöhe der Grundlagenforschung war immer wieder Gegenstand politischer Auseinandersetzungen im Kongreß. Dabei mußte man einsehen, daß es bei dem derzeitigen Stand unseres Wissens nicht möglich ist, den Ertrag der Grundlagenforschung zu messen. Die National Academy of Sciences bemühte sich, deutlich zu machen, daß die Grundlagenforschung nicht nur wesentlicher Bestandteil der Bildung ist, sondern auch zum Fortschritt und zur Kräftigung der internationalen Vorrangstellung der USA beiträgt und eines harmonisch ausgewogenen

Wachstums bedarf. Dazu wurde eine Wachstumsrate von 15% vorgeschlagen. Man ist sich jedenfalls auch in Amerika darüber im klaren, daß die Grundlagenforschung dazu berufen ist, in Bereiche vorzustoßen, deren Gesetze noch nicht bekannt sind, daß eine sofortige genaue Bewertung der Ergebnisse der Grundlagenforschung und eine Vorausberechnung ihrer Auswirkungen nicht möglich, zum mindesten höchst problematisch ist und daß eine allzu einseitige Zweckausrichtung der Wissenschaftsförderung deshalb riskant ist und zu kostspieligen Umwegen oder gar Abwegen führen kann. Die Finanzierung der Grundlagenforschung ist deshalb am ehesten über den einzelnen Forscher, seine Kompetenz und Initiative zu realisieren. Eine formalisierte Methode der Planung und Prioritätssetzung in der Grundlagenforschung ist bis jetzt jedenfalls nicht erkennbar.

Grundsätzlich anders liegen die Dinge bei der Angewandten Forschung, bei der Projektforschung, insbesondere auch bei der schwerpunktmäßigen Förderung von Großprojekten. Für die Analyse der Durchführbarkeit, die Bewertung der Projekte in sozioökonomischer Hinsicht und die Kontrolle der Durchführung muß von vornherein Sorge getragen werden. Grundlagenforschung wird hier nur impliziert, soweit sie anwendungsorientiert ist. Die Funktionen, die der Forschung in diesen Bereichen beigemessen werden, und die Kriterien, nach denen der Wissenschaft Mittel zur Erreichung eines gegebenen Ziels gewährt werden müssen, lassen sich kurz zusammengefaßt nur sehr allgemein umreißen: Entscheidend ist die Frage, inwieweit die Wissenschaft den politisch festgelegten Zielen dient. Sie Anforderungen der Behörden und öffentlichen Institutionen, die zunehmend zu den wissenschaftlichen Erkenntnissen ihre Zuflucht nehmen, sollen jeweils optimal erfüllt werden, damit die Fortschritte von Wissenschaft und Technik allen Bedürfnissen der amerikanischen Gesellschaft zugute kommen. Die fachliche Kompetenz des Bewilligungsempfängers ist dabei die beste Garantie für eine volle Nutzung der gewährten Fonds. Damit sie voll zum Tragen kommt, vollzieht sich der Entscheidungsprozeß in einem projektbezogenen Wettbewerb der Spezialisten. Die Gewährleistung eines solchen Wettbewerbsklimas, in dem die Entscheidungen heranreifen, ist wohl der wirkungsvollste Faktor amerikanischer Forschungsförderung.

Hinzu kommt, daß die Amerikaner bei der Inangriffnahme technologischer Großprojekte zwecks Ermöglichung einer effizienten Durchführung eine Reihe systemtechnischer Methoden entwickelt haben, mit deren Hilfe die Lösung komplexer Probleme angestrebt wird. Dabei sollte nicht übersehen werden, daß bis jetzt noch keineswegs alle Komponenten der Entscheidung in gleicher Weise exakt rational entscheidbar definiert werden können, um so weniger, als der gesamte soziale Wert der Forschung nicht erfaßbar und ihre abgeleiteten Effekte unübersehbar sind. So findet unter gewissen Voraussetzungen, zum Beispiel im technologischen Bereich, die Methode der wissenschaftspolitischen Planung und Entscheidung im Planning, Programming and Budgeting System Anwendung. Dieses Verfahren besteht in einer Reihe von Aspekten: Wahl und Formulierung des Ziels mit Hilfe der sogenannten Social Indicators, Beschaffung aller notwendigen und erreichbaren Daten, systematischer Vergleich mehrerer Alternativpläne durch leistungsbezogenen Kosten- und Erfolgsvergleich, Einkalkulierung von auf langfristigen Überlegungen basierenden Bedingungen, Aufteilung und Zuweisung der zur Verfügung stehenden Mittel und Kräfte an die verschiedenen Einzelaktivitätsbereiche, begleitende Bewertung und Korrektur des Programmablaufs und gegebenenfalls Neuformulierung der einzelnen Schritte durch entsprechende Rückkoppelung.

Bei der Durchführung der wissenschaftlichen und technischen Forschung wird das Federal Government von dem nationalen Interesse geleitet, auf den Gebieten, die sich auf seine politischen Ziele beziehen, schnell Ergebnisse sicherzustellen. Als seine Motive lassen sich beispielhaft nennen: Stärkung oder Erhaltung der nationalen Verteidigungsbereitschaft, Stärkung des wirtschaftlichen Potentials, das Gebot des nationalen Prestiges im Rahmen des internationalen Wettbewerbs, die Verbesserung des Bildungswesens, die Umwelt- und Sozialpolitik, inspiriert von einem Ethos der Forschung, das dem humanen Fortschritt mit dem Ziel einer harmonisch konsolidierten Wohlstandsgesellschaft dienen soll.

Das alles schlägt sich in einer Strategie nieder, die in ihren Leitzielen, entsprechend den ständig neuen Verpflichtungen, vom Präsidenten selbst festgelegt wird. Er hat als Schlüsselfigur einen Sonderberater für Wissenschaft und Technik, einen Wissenschaftler von höchstem Rang und Ansehen, der ihn in allen Fragen der Wissenschaftspolitik berät und den gesamten Überblick über die Tätigkeit des Bundes zugunsten der Wissenschaft hat. Er gehört auch dem Amt für Wissenschaft und Technik der Regierung an und kontrolliert über das Bureau of the Budget die Summen die für jede agency usw. eingesetzt werden. Aus dieser Mittelbereitstellung und den dahinterstehenden strategischen Zielen leiten sich die Aktionslinien der einzelnen agencies ab.

Alle Behörden konsultieren systematisch die Gemeinschaft der Wissenschaftler, die sich auch an der Formulierung der Programme und an der Auswahl der Empfänger von Zuschüssen beteiligen. Hier besteht das System der doppelten Prüfung. Im ersten Teil des Prüfungsprozesses werden durch beratende Ausschüsse von Wissenschaftlern die Anträge bzw. Vorschläge auf ihren wissenschaftlichen Wert hin geordnet. Erst im zweiten Teil wird ihre Relevanz zur Strategie der agencies von den Verwaltungsbeamten beurteilt. Für die Auswahl der Ratgeber gelten folgende Anhaltspunkte: Administrative Fähigkeiten und gewisse politische Kenntnisse sind ebenso wichtig wie Zuständigkeiten und Ansehen als Wissenschaftler. Erfahrungen in einem wichtigen Laboratorium sind eine wünschenswerte Qualifikation.

Japan

Die japanische Forschung [6] war in der Vergangenheit mit großem Erfolg, jedoch einseitig auf die Förderung des wirtschaftlichen Wachstums abgestellt. Sie war gekennzeichnet durch Bevorzugung der Industrieforschung und der technologischen Grundlagenforschung. Verteidigungsforschung und Raumfahrttechnologie spielten keine wichtige Rolle. Die Wissenschaftspolitik nahm auf die sozioökonomischen Bedürfnisse wenig Rücksicht. Heute befindet sich die japanische Wissenschaftspolitik in einem Stadium der Besinnung und Neuorientierung. Sie soll einerseits gezielt zur Beseitigung grober Mißstände und Fehlentwicklungen beitragen, die sich als Umweltschäden aus der stürmischen Industrialisierung und Zusammenballung der Bevölkerung in den Wirtschaftszentren ergeben haben. Sie muß andererseits auch künftig zur Erhöhung der wirtschaftlichen Leistungskraft beitragen. Damit verstärkt sich die Rolle des Staates bei der Planung und Systematisierung der wissenschaftlichen Forschung. Noch wächst die Bedeutung der zweckorientierten Forschung.

Die Ziele der japanischen Wissenschaftspolitik sind: rasche Beschaffung allen zugänglichen Informationsmaterials; Ausbau hochspezialisierter Organe (sogenannter Think Tanks), der Systemanalyse und Betriebswissenschaft sowie der Soziotechnologie, um den politischen Entscheidungsträgern Entscheidungshilfen zu liefern; Bildung von Ausschüssen, die Bewertungsanalysen und Verfahren der Erfolgskontrolle, besonders bei Großprojekten, ausarbeiten; Förderung der Grundlagenforschung im Interesse eigenständiger technologischer Entwicklung; Vermehrung des Gruppen- und Gastforschersystems; Heranbildung des wissenschaftlichen Nachwuchses und Übergang zu einem auf Vertragsbasis gestellten Beschäftigungssystem beim Einsatz von Wissenschaftlern zur Erhöhung der Mobilität und des Status.

Soweit eine Gesamtplanung der Forschung unter Einbeziehung der Grundlagenforschung angestrebt wird, liegt die Verantwortung unmittelbar beim Premierminister. Zu seiner Beratung steht ihm der Council for Science and Technology zur Verfügung. Ihm gehören der Finanz- und der Erziehungsminister, die Generaldirektoren des ökonomischen Planungsstabes und der Science and Technology Agency, der Präsident des Japanischen Wissenschaftsrats sowie 5 erfahrene Persönlichkeiten aus dem Bildungsbereich und der Praxis an. Durchführung und Koordinierung der Planungskonzepte sind der Science and Technology Agency übertragen. Die Fachminister haben für ihre Planung besondere Beratungsorgane. Ihnen unterstehen für ihren Bereich staatliche Forschungsinstitute und agencies. Die allgemeine Grundlagenforschung vollzieht sich an besonderen staatlichen Forschungsinstituten, die den Universitäten angegliedert sind. Über die finanzielle Seite der Planung in den verschiedenen Ressorts entscheiden der Finanzminister und das Parlament.

Großbritannien

Das System der Forschungsplanung in England [7] ist durch ein verhältnismäßig reibungsloses Ineinandergreifen von staatlicher Gesamtverantwortung auf oberster Ebene und dezentralisierter wissenschaftlicher Entscheidung im einzelnen gekennzeichnet. Die Forschung der Industrielaboratorien kann hier außer Betracht bleiben. Das Schwergewicht staatlicher Prioritätsentscheidung in der Forschung liegt beim Department of Education and Science (DES). Dieses Ministerium wird dabei vom Council for Science Policy (CSP) beraten, dem in der Mehrzahl Professoren aus den Universitäten, im übrigen Persönlichkeiten aus der Industrie und anderen Forschungseinrichtungen angehören. Das DES weist in seinem Budget den von der Regierung ins Leben gerufenen, im übrigen aber autonomen Research Councils und dem University Grants Committee auf Grund ihrer Anforderungen Forschungsmittel zur völlig eigenverantwortlichen Vergabe in ihrem Bereich zu. Hier interessieren der Science Research Council (SRC) und der Medical Research Council (MRC).

Beim Science Research Council der für Astronomie, Weltraum, Ingenieurwissenschaften, Kernphysik, Mathematik, Exakte Naturwissenschaften und Biologie zuständig und dessen Budget weitaus am größten ist, wird in erster Linie die Grundlagenforschung gefördert. Für jeden der genannten Teilbereiche sind Kommissionen (boards) eingesetzt, die sich zu zwei Dritteln aus sachverständigen Wissenschaftlern vorwiegend aus den Universitäten und im übrigen aus der Wissenschaft nahestehenden Persönlichkeiten der Industrie, der Verwaltung und anderer Institutionen zusammensetzen. Die Mitwirkung der letzteren Gruppen soll sicherstellen, daß, unbeschadet des Prinzips der Beurteilung von Forschungsprojekten nach wissenschaftlichen Gesichtspunkten, den nationalen Bedürfnissen hinreichend Rechnung getragen wird. Diese Kommissionen planen die Forschung ihres Fachbereichs und setzen die Prioritäten. Dabei sind ausschlaggebend: die Originalität und Lebendigkeit der Forschungsideen, ihre Erfolgsaussichten, die Gunst des Zeitpunkts, die langfristige Bedeutung für die Industrie. Formalisierte Planungstechniken kommen nicht zur Anwendung. Spezielle Kontrollausschüsse sind zur Prüfung des Fortschritts der Arbeiten und zur Vermittlung der Erkenntnisse an die Wirtschaft eingesetzt. Die Empfehlungen des SRC schlagen sich in dem staatlichen Gesamtbudget für Forschung nieder. Ein Vergleich mit anderen Ressorts findet auf höchster Ebene und in ganz pauschaler Weise statt und steht unter weitgehender politisch-administrativer Initiative und Beurteilung.

Im MRC ist die Forschung insofern weitergespannt, als sie sich von den Grundlagen der theoretischen Medizin und Biologie bis zur klinischen Versorgung und Behandlung der Patienten und bis zur Beratung der Regierung in Fragen der Gesundheitsgesetzgebung erstreckt. Grundlagen- und Angewandte Forschung greifen hier also stärker ineinander. Die Organisation mit Kommissionen und Arbeitsgruppen ist ähnlich wie beim SRC. Da die Forschung sich hauptsächlich in den Universitäten vollzieht, ist die Zusammenarbeit mit diesen besonders eng. Koordination spielt eine beachtliche Rolle.

Der MRC ist in der Zielsetzung der von ihm geförderten Projekte und der Wahl seiner Fördermethoden unabhängig. Ein Ausschuß unter Lord Rothschild hat allerdings im November 1971 dem Parlament einen Vorschlag unterbreitet, der diese Freiheit erheblich einschränken würde. Er sieht im wesentlichen vor, daß zunächst 25 % des Budgets des MRC nicht mehr vom DES, sondern von dem zuständigen Fachressort, d. h. dem Department of Health and Social Security (DHSS), bereitgestellt werden sollen und daß dieses dafür zweckgebunden Auftragsforschung nach seinen spezifischen Bedürfnissen veranlassen kann. Der Rothschild-Plan wird in England leidenschaftlich diskutiert. Der MRC sieht die Grundlagenforschung und insbesondere die Forschung an den Universitäten in größter Gefahr. Die Form der Auseinandersetzung, wie sie sich etwa in den Leitartikeln der international führenden Fachzeitschriften, aber auch in Leserzuschriften niederschlägt, die die führenden Tageszeitungen abdrucken, kennzeichnet das große wissenschaftspolitische Engagement der englischen Forscher, das in solcher Breite und Tiefe bei uns leider nicht existiert. Dieses Engagement und der nüchterne Sinn der Engländer für praktische und vernünftige Lösungen lassen hoffen, daß die bislang respektierte Freiheit der Forschung auch künftig erhalten bleiben wird.

Die Planungsvorstellungen des MRC sind etwa folgende: Man kann nicht in zunehmendem Maße öffentliche Gelder für die Forschung beanspruchen, ohne die Erwartungen der Öffentlichkeit zu berücksichtigen. Da aber Forschung ein Beruf ist, der nach eigenen Gesetzen sachkundig ausgeübt werden muß, so ist eine dem einzelnen Gebiet eigene spezielle Organisation bei der Integrierung der Forschung in die gesellschaftliche Struktur erforderlich. Die Planung kann dabei nicht von den Spezialisten allein gemacht werden, da sie nicht vom einzelnen Forschungsgegenstand ausgeht, sondern sich in immanenten Zusammenhängen und Reihenfolgen in den breiteren Einheiten wissenschaftlicher Fragestellung vollzieht. So überdeckt zum Beispiel die Krebsforschung weite Gebiete der klinischen und theoretischen Medizin bis hin zur Molekularbiologie. Es existiert ein fließendes Kontinuum. Da nun mit Rücksicht auf die Ressourcen die Kenntnisse nur auf ausgewählten Gebieten in rationaler Weise erweitert werden können, ist Forschungspolitik mit Notwendigkeit Gewichtung, Schwerpunktbildung. Sie ist informierte Wahl von Förderungsobjekten, in denen sich der Forscher, ohne Vorschriften unterworfen zu werden, betätigen kann. Die Planung muß auf breiter Basis vonstatten gehen, da nur dann die Auswahl der zu realisierenden Projekte Aussicht auf Erfolg verspricht. Die Auswahl selbst sollte aber von sachverständigen Managern der Wissenschaftspolitik erfolgen, die sich in der Wissenschaft selbst bewährt haben. Nur so kann die Öffentlichkeit vor dem Wunschdenken der Bürger und der Verwaltung geschützt werden. Im übrigen betont der MRC, daß er zwar Schwerpunkte setzen, es sich jedoch nicht leisten könne, irgendwelche Forschungsansätze von der Förderung auszuschließen.

Frankreich

Die Forschungspolitik in Frankreich [8] ist durch ihre betont von der staatlichen Zentralgewalt her bestimmte Organisation und ihre mittelfristige Festlegung (Fünfjahrespläne) gekennzeichnet. Die Wissenschaft selbst hat dabei nur beratende Funktion. Sie scheint aber in zunehmendem Maße mit ihren Empfehlungen und Vorschlägen Berücksichtigung zu finden.

Seit 1958 ist auch die Wissenschaftsplanung in die den Gesamtbereich des öffentlichen Lebens umfassende nationale Planung einbezogen. Hierfür wurde eine eigene Kommission, die Commission de la Recherche Scientifique et Technique du Plan, eingerichtet. Ihr gehören 45 Mitglieder an: die 12 Mitglieder des Beratungsausschusses für wissenschaftliche Forschung und Technik des Premierministers, 23 Vertreter verschiedener Behörden und großer Forschungsförderungsorganisationen und 10 Vertreter der Berufsverbände und Gewerkschaften. Zur Zeit läuft der sechste Fünfjahresplan für Wissenschaft und Technik (1971 bis

1975), der sich nach seiner Zielsetzung von den früheren Fünfjahresplänen erheblich unterscheidet. So hatte der dritte Plan vor allem die Aufgabe, den Universitäten die notwendigen Mittel für die Ausbildung von Forschern zu verschaffen, der vierte Plan sollte den Forschungsstätten vor allem teuere Spezialapparaturen zur Verfügung stellen, der fünfte Plan (1966 bis 1970) hatte die Aufgabe, die wachsende Bedeutung der Forschung in allen Bereichen des öffentlichen Lebens in Frankreich zu untersuchen.

Bei der Vorbereitung des sechsten Fünfjahresplanes, der ein echter Forschungsplan ist, hat sich die Commission de la Recherche auf die Vorarbeiten von insgesamt 20 Arbeitsgruppen (6 Beratungsgruppen, 8 Fachgruppen, 6 Themengruppen) gestützt. Die Arbeit der Commission de la Recherche und ihrer Arbeitsgruppen spielte sich wie folgt ab:

1. In der ersten Phase wurden die Grundzüge einer allgemeinen Forschungs- und Entwicklungspolitik festgelegt. Es wurde ein Katalog von Leitlinien (options) aufgestellt, Schwerpunkte der Forschung und Entwicklung im Rahmen des Geamtplans wurden abgesteckt; es wurde weiterhin vereinbart, mit welchen Verfahren die gesteckten Ziele erreicht werden sollten. Diese Vorschläge wurden dem Parlament zur Verabschiedung (Frühjahr 1970) vorgelegt.

2. Um die Mittelplanung zu erleichtern, wurden die verschiedenen Forschungsorganisationen (CNRS — Centre National de la Recherche Scientifique, INRA — Institut National de la Recherche Agronomique, INSERM — Institut National de la Santé et de la Recherche Médicale etc.) aufgefordert, Programmvorschläge für den Fünfjahresplan zu unterbreiten. Diese Vorschläge wurden dann im Rahmen der oben erwähnten Arbeitsgruppen einer globalen Themenstellung angepaßt.

3. Im Anschluß an die Entscheidung des interministeriellen Ausschusses über den insgesamt für den Fünfjahresplan zur Verfügung stehenden Finanzbetrag wurde unter Berücksichtigung der Forschungsleitlinien und bereits eingegangener Verpflichtungen eine Aufteilung der Mittel für die Zeit 1971 bis 1975 vollzogen. 11 der insgesamt 20 Arbeitsgruppen wurden dann gebeten, ein vollständiges Finanzierungsprogramm der jeweils geplanten Projekte im Rahmen eines ihnen überlassenen Verfügungsbetrages zu erstellen, wobei die Prioritätensetzung innerhalb des Fachgebiets den einzelnen Gruppen überlassen blieb. Nachdem diese Programme vorlagen, fanden Treffen mit den wichtigsten Forschungsförderungsorganisationen statt, um deren verschiedene Programme aufeinander abzustimmen.

Nachdem so ein Prioritätenplan aufgestellt worden war, wurde die Commission de la Recherche damit beauftragt, seine Durchführung zu überwachen. Sie trifft sich monatlich um zu sehen, wie der Fünfjahresplan voranschreitet. Außerdem soll sie für eine Haushaltsüberwachung und einen effektiven Einsatz der Mittel sorgen.

Bundesrepublik

In der Bundesrepublik Deutschland [9] geben Bund und Länder in diesem Jahr etwa die gleiche Summe für die Forschung wie die Industrie, d.h. je etwa

8 Milliarden DM aus. Der Bund hat in seinem Forschungsbericht IV die Zielrichtungen bekanntgegeben, denen die staatlichen Forschungsmittel hauptsächlich zufließen sollen. Dabei treten neben der ressortbezogenen Forschung die Fachprogramme der Atomforschung, der Weltraum- und Luftfahrtforschung, der neuen Technologien einschließlich Meeresforschung, der Datenverarbeitung und die Beteiligung an internationalen Organisationen und Projekten besonders hervor. Zum Teil hat er sich dafür eigene Institutionen geschaffen, so etwa in den Kernforschungsanlagen in Karlsruhe und Jülich, in der Gesellschaft für Mathematik und Datenverarbeitung, in der Forschungs- und Versuchsanstalt für Luft- und Raumfahrt. Die Entscheidungen fallen im Bundesministerium für Bildung und Wissenschaft prinzipiell auf bürokratischem Wege, nachdem eine Beratung im Beratenden Ausschuß für Bildungs- und Wissenschaftspolitik sowie in zahlreichen Fachausschüssen, ad-hoc-Ausschüssen und Sachverständigenkreisen vorhergegangen ist. Die Koordinierung innerhalb eines von den Bundesministerien konstituierten Planungsverbundes ist der Planungsabteilung im Bundeskanzleramt übertragen. Im Forschungsbericht IV heißt es dazu, daß die Bundesrepublik von einem „umfassenden und koordinierten forschungspolitischen Rahmenplan noch weit entfernt" ist.

Einen Katalog der Kriterien, nach denen die Mittelzuteilung für die zahlreichen Sparten vorgenommen wird, gibt es bis jetzt nicht, obwohl in der Öffentlichkeit die Frage zunehmend diskutiert wird, ob beispielsweise die riesigen Aufwendungen für die Fachprogramme und die vergleichsweise bescheidenen Summen für die allgemeine Forschungsförderung in einem sachlich begründeten und sinnvollen Verhältnis zueinander stehen. Vielmehr spielen politische und administrative Gesichtspunkte, die nicht immer durchsichtig und verständlich sind, sowie Interessenkonstellationen privater und öffentlicher Kräfte eine gewichtige Rolle. Durch eine Neuorganisation des Beratungswesens soll eine klare Strategie der staatlichen Planung angestrebt werden. Das Ergebnis bleibt abzuwarten.

Die Universitäten [10] als Landeseinrichtungen mit einer je nach geltendem Hochschulrecht differenzierten Autonomie haben bis heute kein eigenes Konzept der Forschungsplanung auf Grund von Sacheinsichten entwickelt. Ein Forschungsverbund zwischen den Universitäten existiert praktisch nicht. Die der deutschen Universität eigene Prämisse der Einheit von Forschung und Lehre ist weitgehend hinfällig geworden, da der Expansionsbedarf der Lehre innerhalb der einzelnen Fachrichtungen nicht mehr mit demjenigen der Forschung korrespondiert. Die neuen Kriterien für wissenschaftliche Programme, die Struktur der Entscheidungsprozesse und die Entwicklung geeigneter Organisationsformen bedürfen noch intensiver planerischer Forschungsarbeit in den Universitäten selbst, wobei die Forschungskapazität unabhängig von der Ausbildungskapazität zu betrachten ist. Die vielfach unsachlichen und ermüdenden Reformdiskussionen in den Universitäten sind gerade in dieser Hinsicht fruchtlos geblieben. Immerhin gibt es bei einzelnen Universitäten ständige Kommissionen für Forschungsfragen, die sich die Forschungsplanung ihrer Hochschule zur Aufgabe machen, indem sie bestimmte Disziplinen und Schwerpunkte auswählen und mit

Vorrang auszustatten versuchen. Das Problem des Einzelforschers und der Drittmittel ist dabei besonders kontrovers. Ein zwar noch keineswegs voll überzeugender, aber im großen ganzen doch erfolgversprechender Ansatz der Prioritätensetzung in der Universität kann in der Einrichtung von Sonderforschungsbereichen gesehen werden. Diese sind vielfach „zufällig" entstanden, indem sich in einzelnen Hochschulen Gruppen aktiver Wissenschaftler auf beliebigen Gebieten zu interdisziplinärer Zusammenarbeit und programmierter Forschung zusammenfanden. Es sollte gelingen, im Wege der Effizienzkontrolle und konstruktiven Korrektur allmählich eine größere Systematik über das ganze Bundesgebiet hinweg zu erreichen. Die Schwierigkeit der Leistungsbeurteilung des einzelnen Forschers, noch mehr aber des Gesamtunternehmens läßt einen langwierigen Prozeß voraussehen. Vielleicht wird darin die Selbstkontrolle eine stimulierende Bedeutung erhalten. Sie scheint schon heute in einigen größeren Sonderforschungsbereichen zu funktionieren. Zumindest sollte die Selbstkontrolle die bislang geübte Fremdkontrolle wirksam ergänzen.

Bei den ausschließlich die Wissenschaft fördernden Organisationen, für die repräsentativ die Max-Planck-Gesellschaft und die Deutsche Forschungsgemeinschaft als Beispiele dienen sollen, werden die Prioritäten der Forschung in einem stufenweisen pragmatischen Vorgehen bestimmt. Dabei fällt besonders ins Gewicht, daß beide Organisationen in erster Linie, wenn auch nicht ausschließlich, der Förderung der Grundlagenforschung verpflichtet sind.

In der nach dem elitären Prinzip wissenschaftlicher Kompetenz entscheidenden Max-Planck-Gesellschaft [11] besteht das Problem der Prioritätswahl in der Herausstellung von für die Grundlagenforschung auch nach internationalen Maßstäben der Wissenschaft bedeutsamen Forschungsgebieten. Sie sollen nach Art und Umfang für ein Max-Planck-Institut geeignet sein. Weitere Voraussetzung ist das Vorhandensein als hervorragend ausgewiesener, zum Eintritt bereiter und für die Forschungsrichtung verantwortlicher Gelehrter. Die Forschungsgebiete der einzelnen Institute wurden und werden nicht systematisch ausgesucht, sondern in Diskussionen kleiner Kommissionen und des Senats empirisch ermittelt. Dabei geben Anregungen aus der Wissenschaft selbst oder auch von außen in der Regel den Anstoß. Neu ist, daß die Max-Planck-Gesellschaft einen Ständigen Ausschuß zur Beratung in Fragen der Forschungspolitik und Forschungsplanung gebildet hat, dessen Aufgabe die umfassend überlegte Setzung von Prioritäten sein wird. Damit wird der Gedanke unterstrichen, daß die Max-Planck-Gesellschaft auch strukturell für die Wissenschaftsentwicklung innovativ wirken will.

Die Deutsche Forschungsgemeinschaft [12] hat sich seit ihrer Wiedergründung nach dem Kriege in ihren Schwerpunktprogrammen mit Forschungsplanung auf allen Gebieten der Wissenschaft befaßt. Diese Programme schließen prinzipiell kein Gebiet der Wissenschaft aus und wollen auf begrenzte Zeit Forscherinitiativen in Gang bringen, wo immer die Wissenschaft neue Ansätze für geboten erachtet, sei es zur Fortentwicklung einzelner Disziplinen oder interdisziplinärer Zusammenarbeit, sei es aus Erwägungen öffentlicher Daseinsvorsorge. Dabei kamen ihr die Anregungen hunderter, von der Gesamtheit der Wissenschaftler unseres Landes gewählter Fachgutachter sehr zustatten. Seit zwei Jahren hat sie darüber hinaus interdisziplinäre Arbeitsgruppen für Forschungsplanung für die Fachbereiche Geisteswissenschaften, Naturwissenschaften, Biomedizin und Ingenieurwissenschaften gebildet. In einem stufenweise organisierten Ausscheidungs- und Konzentrationsprozeß, von der kleinen, aus engsten Spezialisten bestehenden Fachgruppe über den interdisziplinär zusammengesetzten Planungsausschuß des ganzen Fachbereichs bis hin zum im weitesten Sinn umfassend zusammengesetzten Senat, hat die DFG einen Forschungsplan im ganzen und im einzelnen formuliert und begründet. Das Vorgehen und die damit verbundenen Wertungen können sich nicht auf eine Theorie stützen. Sie müssen einerseits die großen politischen Leitlinien berücksichtigen, im übrigen aber in pragmatischer Form in jeweils gegeneinander abzuwägenden wissenschaftlichen und wissenschaftspolitischen Kriterien zur Geltung bringen. So entstand ihr jüngster Dreijahresplan für 1972 bis 1974, der zum Beispiel thematisch und materiell der Biomedizin großes Gewicht einräumt und organisatorisch die Forschergruppe als besonders geeignetes Förderinstitut herausstellt. Will man das geübte Verfahren mit den bekannten Methoden der Prioritätsbestimmung vergleichen, so könnte man es als eine Mischung aus der Berichtsmethode der amerikanischen National Academy of Sciences, des Brainstorming und der Delphimethode bezeichnen, die schließlich in ein Programm-Budgeting einmündete. Obwohl bei den genannten Wissenschaftsbereichen von sehr unterschiedlichen Forschungsbedingungen auszugehen ist, wird doch viel Mühe darauf verwendet, durchgängig analoge Kriterien für die Beurteilung zu entwickeln und zu einer relativen Objektivierung des Auswahlprozesses zu kommen.

Ein wesentliches Postulat ihrer Forschungsplanung, das eigentlich aus historischen wie tatsächlichen Gründen an den Anfang gehört, hat die Deutsche Forschungsgemeinschaft seit ihrem Bestehen in ihrem Normalverfahren verwirklicht, nämlich die planmäßige Bereitstellung von etwa 40% der Budgetmittel für Anträge einzelner qualifizierter Forscher oder Forschergruppen zur Durchführung eigener Forschungsansätze, die ihrer spontanen Intuition und Initiative entsprangen. Ein Erfolg solchen Vorgehens wurde zum Beispiel darin sichtbar, daß in der Zeit von 1920 bis 1936 vier deutsche Physiker den Nobelpreis erhielten [13] und daß alle vier auf die beschriebene Art die Unterstützung der DFG, damals Notgemeinschaft, genossen, ohne daß die singuläre Bedeutung ihrer Arbeiten von vornherein hätte erkannt, geschweige denn geplant werden können. Die Planung der Sicherstellung von freien Forschungsmitteln für befähigte Forscher auf deren Antrag ist die unverzichtbare Voraussetzung für die Entfaltung der Grundlagenforschung in der notwendigen Breite und Tiefe. Sie ist damit die Voraussetzung auch der speziell geplanten schwerpunktmäßigen Förderung.

Je länger wir über die Verfahren der Prioritätsfindung nachdenken, um so fragwürdiger erscheinen uns globale Planungspraktiken, wie sie in der Öffentlichkeit mit Vorliebe dargestellt werden. Die Grundlagenforschung besitzt keine Finalität. Sehr viele Probleme der Grundlagenforschung lassen sich unter den verschiedensten Finalitätsaspekten darstellen: Molekular-

biologische oder zellbiologische Projekte lassen sich fast beliebig unter Aspekten der Krebsforschung, der Prävention von Krankheiten, der Altersforschung, aber auch der Weltraum- oder Meeresforschung subsumieren. Gegenwärtig steht der Umweltaspekt vieler Projekte an der Spitze der Skala. Die Versuchung, ein schwaches Projekt oder Programm durch Verwendung tagespolitischer Schlagworte aufzuwerten, um so eine höhere Prioritätsstufe zu erlangen, ist daher stets latent vorhanden.

Eine professionell arbeitende Förderorganisation sollte dieser Versuchung widerstehen und ihr Augenmerk wichtigeren Problemen zuwenden. Sie muß neu auftauchende Fragestellungen rasch erkennen und von modischen Strömungen abgrenzen. Sie muß ihre Förderinstrumente ständig den Notwendigkeiten und Bedürfnissen der Forschung anpassen. Ihre Entscheidungen können deshalb nicht global getroffen werden. Sie würden sonst unvermeidlicherweise dazu führen, daß in einem Bereich neben den guten Vorhaben auch sehr bedingt förderungswürdige Projekte zum Zuge kommen, während in einem anderen Bereich hochklassige Projekte, die unbedingt gefördert werden müssen, unter den Tisch fallen. Die Prioritätsfindung läuft somit zum mindesten in vielen Fällen auf eine subtile und sehr differenzierte Prüfung von Einzelprojekten hinaus.

In diese Entscheidungsfindung geht auch die Beurteilung des Antragstellers ein. Intelligenz, Phantasie und intellektuelle Brillanz sind wirkungslos ohne ein hohes Maß von Stehvermögen und dynamischer Kraft. Schließlich können bestimmte Umweltkonstellationen den begabtesten Forscher und das hoffnungsvollste Projekt paralysieren. Die Förderorganisation muß deshalb danach trachten, bestimmte neue Hochschulstrukturen und Organisationsformen, soweit sie die Forschung zu hemmen drohen, durch Entwicklung neuer Formen zu unterlaufen. Sie muß geeignete Anreize schaffen, um hochbegabte junge Wissenschaftler zu risikoreicher Forschungsarbeit zu ermutigen (Career Award, Career Development Award).

Schließlich sei es gestattet, an dieser Stelle auf eine Form der Prioritätsfindung hinzuweisen, über die selten gesprochen wird und die in der Öffentlichkeit kaum bekannt ist. Jeder unserer Referenten wird fast täglich mit einer Fülle von Anregungen, Vorschlägen und Plänen konfrontiert. Selbst bei größtem Engagement kann er immer nur einen Bruchteil dieser Anregungen verfolgen und in praktische Planungen umsetzen. Wer mit mehreren Schwerpunktprogrammen für das laufende Jahr beschäftigt ist, wird in einer Art von Selbstschutzmechanismus sich leicht abweisend verhalten, wenn ihm ein weiteres Programm vorgetragen wird, wie wichtig dieses auch immer sein mag. So werden Prioritätsentscheidungen impliziert, die nicht immer sachlich begründet sind. Mit anderen Worten: Die Sicherung genügend gut dotierter Referentenstellen für kompetentes wissenschaftliches Personal ist eine wesentliche Voraussetzung wohl abgewogener Prioritätsfindung.

Auch die Wahl neuer Senatsmitglieder oder Gutachter könnte sich leicht als Prioritätsentscheidung auswirken. Ein Internist verfolgt andere Pläne und besitzt andere Affinitäten als etwa ein Physiologe oder ein Biochemiker. Durch die Vielstufigkeit der Entscheidungsfindung und die Beteiligung vieler Personen muß hier eine Kompensationsmöglichkeit geschaffen werden. Dennoch weiß jeder von uns, daß ein entschlossener Mann mehr zu bewirken vermag, als eine ganze Schar von Halbherzigen. Daher ist auch das beste System der Prioritätsfindung nicht vor Fehlentscheidungen gefeit.

Zusammenfassung

Wir sind in der Technik der Planung, zumal der Grundlagenforschung, noch am Anfang. Vor allem ist bis heute die Zielsetzung mit formalisierten technischen Planungsmethoden nicht zu realisieren. Planungstechniken eignen sich für Projekte, die eine große technische und personelle Apparatur voraussetzen und auf ein spezielles Ziel hin orientiert und eingegrenzt sind [14]. In der Grundlagenforschung läßt sich mit auf Leistung abgestellten input-output-Rechnungen bestenfalls eine Art Scheinrationalität erreichen. Die Parameter einer Evaluierung sind zu zahlreich und zu unsicher, als daß ein Erfolg mit diesen Techniken sicher abgeleitet werden könnte. Immerhin lassen sich — gestützt auf den internationalen Vergleich — einige allgemeine Gesichtspunkte für unsere Arbeit herausstellen:

1. Die Wissenschaftstheorie [15] hat wohl die Problematik der Forschungsplanung unter den verschiedensten Gesichtspunkten analysiert. Sie hat aber noch keine allgemein anerkannte Wert- und Normentheorie entwickelt. Sie hat gezeigt, daß nur wenige Variable des hochkomplexen interdisziplinären Unternehmens Forschungsplanung quantifizierbar sind. Leitnormen, Rationalitätskriterien, Bewertungsmaßstäbe müssen erst noch präzis definiert bzw. konstruiert werden. Den Planungen liegen meist nur Trends oder ähnliche zufällige empirische Regelmäßigkeiten, nicht aber natur- oder sozialwissenschaftliche Gesetze oder quasi-Gesetze zugrunde. Infolgedessen gibt es fast immer mehrere zulässige Planlösungen. Die Prioritätswahl kommt somit in der Regel einer Kompromißentscheidung gleich, wobei die wissenschaftliche Zielsetzung, die Mittelabwägung, die ökologischen Faktoren, die sozialen Nutzenfunktionen, die Praktikabilitätsbeurteilungen, die Methodenverläßlichkeit und anderes gegeneinander abzuwägen sind. Außerdem: Die Wissenschaftstheorie erkennt an, daß Forschungsplanung nur im permanenten Team mit Wissenschaftlern zahlreicher Disziplinen geleistet werden kann, daß sie eine konsekutive Folgenplanung, eine rollende Fortplanung, sei es zieladaptiv, sei es zieländernder Rückkoppelung, sein muß. Diese Prinzipien sind auch nach praktischer Erfahrung die relativ beste Gewähr für erfolgreiche Forschungsplanung.

2. Die Daten für die Prioritätswahl müssen nach wissenschaftlichen Gesichtspunkten erhoben werden. Es bedarf dazu eines Informationssystems, das in der Lage ist, alle sachlich notwendigen Informationen zur Verfügung zu stellen. Dies ist noch nicht befriedigend organisiert. Die Problematik eines Informationssystems besteht darin, daß die Informationsmenge unübersehbar groß ist. Die Menge der Informationen muß deshalb systematisch geordnet, in geeigneter Weise reduziert und überschaubar gemacht werden. Nur auf diese Weise können die Planer damit überhaupt etwas anfangen. Daß ein Informationssystem mit entsprechend qualifizierten Fachleuten besetzt und als zentrale Einrichtung für die daran interessierten „Verbraucher" betrieben werden sollte, ergibt sich aus dem Zwang, die ungeheure Fülle des Materials ständig auf dem laufenden zu halten.

Die Auswahl der Prioritäten kann durch Analyse von Daten und Informationen erleichtert werden. Dazu treten die Impulse der Forschung selbst, die zusammen mit der Informationsauswertung zur Entscheidung führen. Diese ist um so präziser, je kürzer die Frist ist, für die eine Entscheidung zu treffen ist. Dasselbe gilt für die Einschätzung der finanziellen Möglichkeiten. Die in liberaler Weise formalisierten, auf statistische Notwendigkeiten ausgerichteten Anträge und Gutachten können die Objektivierung erleichtern.

Die wichtigsten Faktoren für eine befriedigende Prioritätsfindung sind noch immer das Gedächtnis, die Einfälle und der Sachverstand der am Such- und Auswahlprozeß beteiligten Wissenschaftler. Ihre Ziel- und Wertvorstellungen können trotzdem subjektiv gefärbt oder kontrovers sein. Die daraus abgeleiteten Alternativen müssen in ihren Gründen offengelegt und in pragmatischer kollektiver Abwägung aller Beteiligten zu einem operationalen Prioritätsprogramm objektiviert und konzentriert werden. Die Hinzuziehung erfahrener Persönlichkeiten aus Wirtschaft und Verwaltung unterstützt dieses Bemühen.

3. Die Zielsetzungen der vom Staat getragenen Forschung dürfen nicht nur auf die gegenwärtigen Bedürfnisse und Notwendigkeiten ausgerichtet, sie müssen ebenso zukunftsorientiert sein [16]. Eine schlüssige Methode, diese Ziele herzuleiten, gibt es nicht. Man kann sie sehr allgemein kennzeichnen, wie etwa als Erhaltung der Gesundheit, Wachstum des Wohlstandes und Bewältigung der Umweltprobleme. Es ist Sache der politischen Instanzen, gegebenenfalls unter Beachtung der von der Wissenschaft gelieferten Entscheidungshilfen, diese Zielsetzungen, seien sie rein politischer oder sozioökonomischer Art, festzulegen. Hier setzt die Mitverantwortung der Wissenschaft ein, die einerseits die verfügbaren Daten auszuwerten hat, um geeignete Wege zu diesen Zielen aufzuspüren, und die auf der anderen Seite in ihrem eigenen Bereich sachkundig die Voraussetzungen schaffen muß, damit die zielorientierten Fragestellungen in der aus wissenschaftlicher Sicht notwendigen Dringlichkeitsfolge und -breite angegangen werden können.

Ein interessantes, wenn auch umstrittenes Beispiel eines auf weltweiter Basis angestellten systemanalytischen Versuchs, Gesamtzusammenhänge mathematisch zu formulieren und daraus ein normatives Zielmodell abzuleiten, ist die Studie des Massachusetts Institute of Technology (MIT) [17]. Danach führt das exponentielle Wachstum der Bevölkerung und des Kapitals bzw. der Produktion materieller Güter im Verlaufe weniger Generationen zu einem Zusammenbruch des Systems, falls nicht wesentliche Veränderungen in den sozioökonomischen und umweltrelevanten Bedingungen herbeigeführt werden. Die Ursache für diesen Zusammenbruch besteht also im exponentiellen Wachstum der Bevölkerung und dem daraus resultierenden Nahrungsmittelmangel, dem exponentiellen Wachstum der Produktion materieller Güter und der damit einhergehenden Erschöpfung der natürlichen Ressourcen und einer Überforderung der Selbstreinigungskapazität der Biosphäre. Die Stabilisierung der Weltbevölkerung und des Kapitals ist danach die notwendige Bedingung für ein langfristiges Überleben im „Raumschiff Erde". Das heißt, anstelle des Strebens nach Wachstum hätte das Streben nach Gleichgewicht zu treten.

Um die Berücksichtigung gesellschaftspolitischer Leitziele sicherzustellen, wurde vorgeschlagen, in einer Entscheidungsmatrix [18] die allgemeinen Erwünschtheiten der Ziele zu kombinieren mit der Zielsetzung der Forschungsprojekte. Nach einem Punktsystem werden die Ziele von einer Mehrzahl von Personen verschiedener Urteilsvoraussetzungen und Interessenlagen quantitativ bewertet. Das Verfahren soll der Bewußtmachung von persönlichen Meinungen in Beziehung auf Entscheidungskriterien dienen. Das sehr differenzierbare Verfahren eignet sich am ehesten für die Auswahl von Projekten, deren Vergleichbarkeit in etwa gegeben ist. Freilich befähigen gewisse Kenntnisse über das, was in der Welt vorgeht, ein solches Kollektiv noch lange nicht, die Angemessenheit eines Vorhabens kompetent zu beurteilen. Demokratische Mehrheiten geben keine Gewähr für die Richtigkeit von Leitzielen.

4. Damit die Wissenschaft den an sie herantretenden, oftmals nicht vorhersehbaren Forderungen genügen kann, muß sie, allen formalen Planungssystemen zum Trotz, die Freiheit haben, ihre Grundlagen nach eigenem Ermessen, freilich nichtsdestoweniger planvoll zu entwickeln. Dafür sollte ihr ein angemessener Teil des Forschungsbudgets zur Verfügung stehen. Die Kriterien ihrer Prioritätswahl sollten an erster Stelle die Originalität des Forschungsvorhabens und die überdurchschnittliche Fähigkeit des Forschers sein. Auch die leistungsbezogene Auswahl des qualifizierten wissenschaftlichen Nachwuchses bietet die größte Chance für eine effiziente Forschung auf lange Sicht. Eine input-output-Rechnung über den Erfolg ist im Bereich der Grundlagenforschung sinnlos. Um so wichtiger ist die Berichterstattung nach angemessener Zeit über den Fortgang der Arbeiten, um sie auch im internationalen Vergleich zu beurteilen. Fortschritte von einiger Wichtigkeit bedürfen der Festigung und Entwicklung. Die Arbeit soll dabei auch dort ermuntert werden, wo sie im Zusammenhang in einem größeren Bereich steht oder praktischen Nutzen erwarten läßt. Die von der Kommission der Europäischen Gemeinschaften in Straßburg, außerdem von den Europäischen Wissenschaftsorganisationen angestrebte gemeinschaftliche Förderung der wissenschaftlichen Forschung kann nur sehr behutsam und zum Anfang auf bilateraler Basis in Angriff genommen werden. Der bessere Informationsaustausch sollte hier der erste Schritt sein.

5. In der Angewandten Forschung, zumal der projektorientierten Großforschung, liegen die Voraussetzungen wesentlich anders. Hier kann sehr wohl, ja hier muß mit dem Rechenstift und mit der Technik moderner Systemanalyse geplant und kontrolliert werden. Je konsequenter solche rationalen Methoden angewandt werden, um so eher kann Leerlauf und repetitive Forschung in einem großen Apparat verhindert werden.

6. Professionelle Förderorganisationen stehen vor der Notwendigkeit, globale Entscheidungen treffen zu müssen. Die wissenschaftlichen Prioritätsentscheidungen werden in vielen Fällen auf einer tieferen Ebene getroffen, als allgemein angenommen wird. Die subtile und differenzierte Prioritätsfindung überwiegt bei weitem.

7. Es gibt immer Zufälligkeiten und Störfaktoren der Prioritätsfindung. Sie zu erkennnen, bedeutet einen wichtigen Schritt zu ihrer Eliminierung. Einige Beispiele wurden aus dem eigenen Bereich aufgezeigt. Solche Störfaktoren spielen auf höherer, insbesondere politischer Ebene eine weit größere und gelegentlich verhängnisvolle Rolle.

Forschungsplanung tut Not. Aber sie wird uns nicht befreien von der persönlichen Entscheidung über unser Tun. Dieses aber bleibt unvollkommenes Stückwerk. Theodor Fontane hat dies als Dichter wie folgt gesehen:

> Immer rascher fliegt der Funke,
> jede Dschunke und Spelunke
> wird auf Wissenschaft bereist.
> Jede Sonne wird gewogen,
> und in Rechnung selbst gezogen,
> was noch sonnenjenseits kreist.
> Immer höhere Wissenstempel
> immer richt'ger die Exempel,
> wie Natur es draußen treibt,
> immer klüger und gescheiter,
> und wir kommen doch nicht weiter,
> und des Lebens Rätsel bleibt.

Und dennoch: Der Forscher braucht nicht zu resignieren. Die Suche nach dem noch ungewußten Wißbaren wird zur Lösung mancher Rätsel beitragen, die die Wege zu einer in vielfältiger Beziehung verbesserungsfähigen Existenz verschleiern.

[1] Wissenschaftspolitik in der UdSSR; Arbeitsschrift des Stifterverbandes für die Deutsche Wissenschaft A 1971; Bericht über eine Reise des Wissenschaftsrates in die Sowjetunion vom 25. Oktober bis 2. November 1971. — [2] Sacharows neue Denkschrift an Breschnew. Neue Zürcher Zeitung vom 22. Juli 1972, Nr. 199, S. 3. — [3] Kirillin in Spektrum 2, November 1971, S. 6. — [4] Kasack, W.: Die Akademie der Wissenschaften der UdSSR, Wiesbaden 1972. — [5] Wissenschaftspolitik in den Vereinigten Staaten; Arbeitsschrift des Stifterverbande sfür die Deutsche Wissenschaft D 1969; Byrne, J. V.: The National Science Foundation. Geotimes, Oktober 1968; Ist die medizinische Grundlagenforschung wirklich zu teuer? Dtsch. Med. Wschr. 97, 929 (1972). — [6] Der Bundesminister für Bildung und Wissenschaft: Japans technologische Strategie. Schriftenreihe 3. München: Gersbach und Sohn 1972; Science policy and organization of research in Japan. Unesco, Paris, Science Policy and documents, Nr. 8. — [7] Science Research Council: Report of the Council for the year 1970—71, London 1971; Himsworth, H.: Medical Research Policy 1, in: Medical Research, Geneva 1970, S. 73; Rexed, B.: Medical Research Policy 2, in: Medical Research, Geneva 1970, S. 81; Rothschild, N. M. V.: The Organization and Management of Government Research and Development, in: A Framework for Government Research and Development. London 1972. — [8] Ministère du Développement Industriel et Scientifique: Le Progrès Scientifique 147, 148, 149. Paris 1971; Mahieux, R.: Le Calcul de la Rentabilité de la Recherche, Paris 1972. — [9] Bundesbericht Forschung IV: Bundesdrucksache VI/3251, Sachgebiet 221, Bonn 1972; Der Bundesminister für Bildung und Wissenschaft: Beratungsplan 1972, Bonn 1972; Der Bundesminister für Bildung und Wissenschaft: Methoden der Prioritätsbestimmung, I, Schriftenreihe Forschungsplanung 3, II, Schriftenreihe Forschungsplanung 4, III, Schriftenreihe Forschungsplanung 5, Bonn 1971; Jochimsen, R.: Planung des Staates in der technisierten Welt, Bulletin der Bundesregierung Nr. 97, S. 949, Bonn 1970; Bulletin der Bundesregierung Nr. 113, S. 1236, Bonn 1971; Bulletin der Bundesregierung Nr. 85, S. 1169, Bonn 1972. — [10] Wissenschafts-

rat: Empfehlungen zur Struktur und zum Ausbau des Bildungswesens im Hochschulbereich nach 1970. Band 1, Bonn 1970, S. 107; Wissenschaftsrat: Bericht über die Hochschulbesuche im Sommersemester 1971, Köln 1972; Braun, H.: Aufgaben der Hochschulplanung. Bertelsmann 1972; Schnur, R.: Planung in der Hochschulpolitik, Deutsche Universitätszeitung 1967, VIII/3; Lehr- und Forschungsschwerpunkte an den verschiedenen Hochschulen des Landes, Landesdrucksache Nordrhein-Westfalen, 7/1162, 1972, S. 42. — [11] Max-Planck-Gesellschaft: Ansprachen in der Festversammlung am 23. Juni 1972, München 1972. — [12] Speer, J.: Die Bildung von Schwerpunkten in der Wissenschaft. Die BASF, 17, Heft 1, 1967; Jahresberichte der Deutschen Forschungsgemeinschaft 1970, 1971, Bad Godesberg; Speer, J.: Das Planungskonzept der Forschungsgemeinschaft. Mitteilungen der DFG, Bad Godesberg, 1970, Heft 4, S. 37; Sonderheft Jahresversammlung 1971, S. 20. — [13] Hermann, A.: Forschungsförderung der Deutschen Forschungsgemeinschaft und die Physik der letzten 50 Jahre. Mitteilungen der DFG 4/70, S. 33; Richter, St.: Forschungsförderung in Deutschland 1920—1936. VDI-Verlag Düsseldorf 1972, Nr. 23. — [14] Der Bundesminister für Bildung und Wissenschaft: Erster Ergebnisbericht des ad-hoc-Ausschusses „Neue Technologien", Schriftenreihe Forschungsplanung 6; Kommission der Europäischen Gemeinschaften: Ziele und Mittel einer gemeinsamen Politik auf dem Gebiet der wissenschaftlichen Forschung und der technologischen Entwicklung. Dokument KOM (72) 700, Straßburg 1972; OECD: Direction des Affaires Scientifiques, Problèmes et Perspectives de la Politique Scientifique. DAS/SPR/72, 4; Kommission der Europäischen Gemeinschaften: Bericht der Konzipierungsgruppe „Medizinische Forschung und Forschung auf dem Gebiet des öffentlichen Gesundheitswesens". Dok III/487/72 — D, Brüssel 1972; Technische Akademie e.V. Wuppertal: Forschungs- und Entwicklungsplanung in großen Gesellschaften, Wuppertal 1970; Schulte-Hillen, J.: Forschungsplanung in einer Großforschungseinrichtung. DFG Forschungsplanung, Wiesbaden 1971, S. 90. — [15] Lenk, H.: Prolegomena zur Wissenschaftstheorie der Planung. DFG Forschungsplanung, Wiesbaden 1971, S. 13. — [16] Jantsch, E.: Science and Human Purpose. DFG Forschungsplanung, Wiesbaden 1971, S. 42. — [17] Bericht des Club of Rome zur Lage der Menschheit: „Die Grenzen des Wachstums". Stuttgart 1972. — [18] Bresch, C.: Methoden der Forschungsplanung. DFG Forschungsplanung, Wiesbaden 1971, S. 59.

Methodengefüge und Erkenntnisfortschritt

P. Sitte

Institut für Biologie II, Zellbiologie, der Universität Freiburg

The acquisition of knowledge is an autocatalytic process. However, science today is making such outrageous demands on limited resources that it might appear desirable to place some curb on its progress. The practicability of controls is unlikely, though, for two reasons: first, mankind is confronted by serious problems which can only be solved by effective scientific research; and secondly, the key to all really fundamental and revolutionary advances has always been a completely uncontrollable factor, personal intuition or the "hunch".

Der Erkenntnisfortschritt als autokatalytischer Prozeß

„Der Mensch kommt nicht wohin er *will*, sondern wohin er *kann*". Die Wahrheit dieses spanischen Sprichwortes [1] bestätigt sich notgedrungen jedem, der im Bereich der Naturwissenschaften, der Medizin, der Technik tätig ist, Tag für Tag neu. Niemand vermag über die von den methodischen Möglichkeiten her gezogenen Grenzen zu springen: Man kann nur das erforschen, was unseren Methoden überhaupt zugänglich ist Andererseits sind es in der Geschichte der Naturwissenschaften immer wieder methodische Entwicklunigen gewesen, die den entscheidenden Anstoß zur Erschließung neuer Erkenntnisse und Einsichten gegeben haben. Dementsprechend wurde auch seit jeher der erfolgreiche Versuch, durch methodische Neuentwicklungen neue Entdeckungsmöglichkeiten zu erschließen, besonders hoch bewertet. Und es kann nicht überraschen, daß der dadurch sinnfällig gemachte, enge Zusammenhang zwischen Methodengefüge und Erkenntnisfortschritt bei der Einrichtung neuer wissenschaftlicher Arbeitsstätten und bei Berufungen eine wichtige Rolle spielt.

Im historischen Rückblick läßt sich für jedes beliebige Spezialgebiet leicht zeigen, welche Ausweitungen des Methodengefüges jeweils notwendig waren, um diese oder jene entscheidende Entdeckung zu ermöglichen. Beispielsweise wäre die moderne Zellbiologie ohne biologische Feinstrukturforschung ganz undenkbar. Nach den spektakulären Erfolgen der molekularen Biologie macht man sich heute daran, das komplexe System der lebenden Zelle aus den Eigenschaften der beteiligten (Makro-)Moleküle und aus seiner molekularen Architektur heraus verständlich zu machen. Dazu stehen zwei Wege offen, die im Bereich alles Zweckgemäßen, und damit auch bei den sich fortpflanzenden und dabei einer Selektion unterworfenen lebenden Systemen, prinzipiell gleichwertig sind: Man kann einerseits versuchen, das *Funktionieren* des Systems „Zelle" zu klären, und von da aus auf die zugrundeliegenden Strukturen schließen; oder aber man erforscht zunächst die *Strukturen* in der Erwartung, ihr Funktionieren schließlich ebenso verstehen zu können, wie man etwa die Replikation des DNA-Doppelstranges aus seiner Struktur heraus verstanden hat. Wie bei Produkten der Technik bedingen sich Struktur und Funktion (wir können auch von „Zweck" sprechen) gegenseitig so sehr, daß vom einen auf das jeweils andere geschlossen werden kann. Freilich müssen auch die Fähigkeiten des Untersuchers, also des forschenden Menschen, mit in Rechnung gestellt werden. Er ist vor allem ein Augenwesen: Die Retina unseres Auges ist über etwa 1 Million Neuronen mit dem Gehirn verbunden. Die Übertragungskapazität des *Nervus opticus* erreicht 100 Millionen bit/s. Die anderen Sinne folgen erst mit erheblichem Abstand; beim immerhin noch sehr „empfindlichen" Gehör erreicht die Übertragungskapazität nur etwa ein Zehntel des vorhin genannten Wertes. Wir sind also in einem ganz hervorragenden Maße befähigt, Strukturen zu erkennen. Das prägt die Ausbildung unseres Methodenarsenals und mag vorweg erklären, daß in der biologischen Forschung die Strukturanalyse der Funktionsanalyse fast immer vorausgeht.

Auch in der Zellforschung ist das evident. Daß es Zellen gibt; daß alle Lebewesen aus Zellen in irgendeiner Form bestehen; daß Zellen nur aus ihresgleichen durch Teilung oder Verschmelzung entstehen können; daß sich im Lebenszyklus auch der gewaltigsten Vielzeller einzellige Stadien finden — schon diese grundlegenden Einsichten verdankt man der Erfindung des Mikroskops, also einer Erfindung im Bereich des Methodischen, ausgelöst übrigens durch die frühe Entwicklung der neuzeitlichen Physik und Astronomie. Das Mikroskop war sozusagen ein Nebenprodukt der Erfindung des Fernrohres, und seine Entwicklung steckte noch in den Kinderschuhen, als William

    Verhandlungen der Gesellschaft Deutscher Naturforscher und Ärzte 1972

Herschel mit seinen für damalige Begriffe geradezu gigantischen Spiegelteleskopen den Uranus entdeckte und seine grundlegenden Beobachtungen an Doppelsternen machte. Die Erforschung des belebten Mikrokosmos war aber zunächst nicht nur durch apparative und methodische Schwierigkeiten behindert, sondern auch durch ein *ex nunc* nur zu verständliches Unvermögen, die neuentdeckte Welt intellektuell zu durchdringen, wirkliche Erkenntnis an ihr zu gewinnen. Es wurde hier nicht zum ersten, aber sicher auch nicht zum letzten Male klar, wie wenig befriedigend es bleibt, lediglich Daten zu sammeln, die in keinen intelligiblen Zusammenhang gebracht werden können. Das galante Jahrhundert wußte sich auf seine Art zu helfen, wovon etwa die auch mikroskopisch angehauchten „Insektenbelustigungen" des Rösel von Rosenhof, erschienen 1754, oder Ledermüllers „Mikroskopische Gemüths- und Augenergetzungen" aus derselben Zeit beredtes Zeugnis geben.

Aber im Prinzip lagen seit der Erfindung des Mikroskops jene methodischen Möglichkeiten bereit, deren Ausnützung schließlich zur Etablierung der Zellenlehre führte [2]. Mit der fortschreitenden Verbesserung des Lichtmikroskops wurde allerdings bald auch die Auflösungsgrenze dieses Gerätes deutlich, die schließlich Ernst Abbe theoretisch begründete und mathematisch formulierte: Die Distanz zwischen zwei Strukturelementen, die gerade noch gesondert wahrgenommen werden können, entspricht dem Quotienten aus Wellenlänge und Apertur. Sie beträgt in der Lichtmikroskopie im günstigsten Falle etwa 300 nm, die „förderliche" Vergrößerung bleibt selbst bei den besten Immersionsobjektiven unter 10^3.

Schon um die Mitte des vorigen Jahrhunderts war man sich aber über die besondere Bedeutung des *Feinbaues* der Zelle für ein besseres Verständnis biologischer Gesetze im klaren. Im makroskopischen Dimensionsbereich tritt uns ja eine unüberschaubare Fülle von Organismenarten entgegen, deren jede durch besondere Organisationsmerkmale, spezifische Anpassungen und Ansprüche charakterisiert ist. Erst mit den Thesen der Zellenlehre — aus der Erforschung mikroskopischer Strukturen erwachsen — waren wissenschaftliche Aussagen zur allgemeinen Biologie möglich geworden, durch sie hatte man gemeinsame Merkmale für alles Lebende gefunden, die nicht abstrakten Vorstellungen, sondern konkreten Fakten entsprechen. Freilich vermag die Zelle im Zuge der Differenzierung noch sehr verschiedene Gestalten anzunehmen; ihre Zahl ist aber viel geringer als jene der Organismenarten. So zeigt sich also eine wesentliche Vereinheitlichung. Dringt man von den Dimensionen der Zelle in den Bereich der Moleküle vor, dann wird das noch deutlicher. Genetische und biochemische Gesetzmäßigkeiten gelten — als Ausdruck molekularer Spielregeln — bekanntlich weithin im Organismenreich. Heute stehen wir staunend vor dem Faktum, daß der genetische Code universell ist.

Der erste Vorstoß zur Aufhellung molekularer Strukturen in der lebenden Zelle wurde ermöglicht durch die Entwicklung der Polarisationsoptik, bald auch der *Polarisationsmikroskopie* in der ersten Hälfte des vorigen Jahrhunderts. Man hatte gefunden, daß viele Biostrukturen doppelbrechend sind, und dachte dabei zunächst an Spannungsdoppelbrechung, wie sie auch ein an sich isotroper Glasstab bei mechanischer Beanspruchung zeigt. Denn daß die quellbaren, färbbaren Zellwände, Stärkekörner, Sehnen und Muskeln nicht einfach Kristallen entsprechen, lag auf der Hand. Nägeli widerlegte aber die Spannungshypothese durch ein einfaches Experiment: Er verformte derbe Zellwandstücke von Algen unter dem Polarisationsmikroskop und veränderte so die „Spannung" drastisch; trotzdem blieb die Anisotropie praktisch konstant.

Aus diesem Widerspruch und aus Untersuchungen über die Quellungsanisotropie leitete Nägeli seine *Micellartheorie* ab. Anisotrope Strukturen werden darin als Mischkörper aufgefaßt. Sie enthalten submikroskopische Kristallite, die „Micelle", eingebettet in eine amorph-isotrope Intermicellarsubstanz. Optische Anisotropie und Quellungsanisotropie erklären sich aus paralleler Lagerung der Micelle [3].

Die Bedeutung der Micellartheorie war beträchtlich. Sie kann als erste klar formulierte, experimentell fundierte und scharf durchdachte Hypothese der biologischen Feinbauforschung gelten. *Ex nunc* erscheint allerdings manche ihrer Aussagen verfrüht und voreilig. Immerhin hat Nägeli gerade bei der Cellulose von Zellwänden weitgehend recht behalten. Die später von Ambronn ausgeführte Analyse der Mischkörperdoppelbrechung zeigte, daß Zellwände tatsächlich Stäbchenmischkörper sind, die zusätzlich Eigendoppelbrechung besitzen — wie es Nägeli postuliert hatte. Später erbrachte die Röntgenbeugung auch den Nachweis kristalliner Bereiche im Cellulosegerüst der Zellwände. Schwer deutbar war ursprünglich die außergewöhnlich hohe Reißfestigkeit von Cellulosesträngen — ein 1 mm dünner Faden reiner Cellulose vermöchte etwa 150 kp zu tragen. Aber die Makromolekularchemie hat auch dieses Problem plausibel gelöst: Es liegen nicht isolierte Micelle vor, sondern Micellarstränge (Elementar- und Mikrofibrillen), die längs von zahllosen Hauptvalenzketten durchzogen sind.

Die Anwendung der Polarisationsmikroskopie als neue Methode hat jedenfalls wichtige Einsichten gefördert, die ohne sie ungekannt geblieben wären. Freilich blieb der Erkenntniszuwachs auf solche Objekte beschränkt, die dieser Methode durch ihre Doppelbrechung überhaupt zugänglich sind, überwiegend also auf paraplasmatische Bildungen wie Zellwände, Sehnen, Muskelfibrillen, Stärkekörner und dergleichen [4]. Auch haftet ihren Aussagen etwas Integriertes und Statistisches an. Man kann eben nicht den Verlauf einer einzelnen Elementarfibrille sehen, sondern lediglich Vorzugsrichtungen in einer fibrillären Textur erschließen. Dieser Nachteil haftet in irgendeiner Form allen „indirekten" Methoden der Feinstrukturforschung an, auch der Röntgendiffraktographie: Sie liefern nicht *Bilder*, sondern *Modelle*.

Hierauf beruht letztlich die schwer zu überschätzende Bedeutung der *Elektronenmikroskopie* für die biologische Feinstrukturforschung [5]. Die meisten und bedeutendsten Strukturen der Zelle sind asymmetrisch bzw. aperiodisch. Zu ihrer Erforschung sind daher „direkte" Verfahren (d. h. Mikroskopie hoher Auflösung) allen indirekten überlegen. Auch die Elektronenmikroskopie ist sozusagen als Nebenprodukt der Physik entstanden. Entscheidend war das Postulat de Broglies, daß schnell bewegte Teilchen auch Wellencharakter besitzen, wobei die Wellenlänge dem Quotienten aus Planckschem Wirkungsquantum und Teilchenimpuls entspricht. Besonders freie Elektronen können im Hochvakuum leicht erzeugt und auf etwa die Hälfte der Vakuumlichtgeschwindigkeit beschleunigt werden. Ihre Wellenlänge liegt dann bei 10^{-5} der Wellenlänge von Blaulicht. Die Auflösungssteigerung entspricht freilich nicht entfernt dieser Relation, da die Fehler der magnetischen Elektronenlinsen (vor allem Öffnungs- und Farbfehler) nur geringe Aperturen zulassen, die um den Faktor 10^{-2} unter jenen licht-optischer Immersionsobjektive liegen. Immerhin, man nähert sich heute bei einer Grenzauflösung von knapp 3 Å (Länge des Wassermoleküls) bereits den atomaren Dimensionen. Die förderliche Vergrößerung übersteigt jene des Lichtmikroskops um etwa 3 Größenordnungen. Zumal für die Biologen handelt es sich dabei nicht um beliebige Größenordnungen; es ist jetzt vielmehr genau jener Dimensionsbereich der direkten Struktur-forschung zugänglich geworden, der früher — mangels geeigneter Methoden — als der „Bereich der vernach-lässigten Dimensionen" gelten mußte. So hat sich denn — nachdem auch von der Präparationsseite her das Methodenarsenal entsprechend aufgestockt wor-den war [6] — die ganze Wunderwelt der Zelle auf-getan, von der man früher kaum etwas ahnte und die uns heute gerade erst richtig vertraut zu werden be-ginnt [7]. Man wagt nicht daran zu denken, wo Zell-biologie und Biochemie heute stünden *ohne* Elek-tronenmikroskopie. Die ungeheure Bedeutung dieses Verfahrens kann auch daran abgelesen werden, daß bisher rund um die Erde knapp 10^4 Elektronen-mikroskope installiert wurden, entsprechend einer Gesamtinvestition von schätzungsweise 2 Milliarden DM. Freilich, auch hier bleiben die Grenzen zu be-achten. Daß z.B. echte Vitalbeobachtungen im Elek-tronenmikroskop aus vielen, z.T. objektbedingten Gründen ausgeschlossen sind, bedeutet für die Biologen ein besonders schwerwiegendes Hemmnis.

Doch genug der Beispiele. Sie mögen verschiedene Aspekte der Verflechtung von Methodengefüge und Erkenntnisfortschritt deutlich gemacht und gezeigt haben, daß zwischen Neuentwicklungen auf methodi-schem Gebiet und dem Erkenntnisprogreß eine klare *positive Korrelation* besteht. Sie ist wechselseitig: Neue Einsichten ermöglichen gewöhnlich die Entwick-lung neuer Methoden, die dann ihrerseits (oft in ganz anderen Bereichen) zu neuen Durchbrüchen führen. Durch diese Wechselwirkungen gewinnt der Gesamt-prozeß *autokatalytischen Charakter.* Er beschleunigt sich also ständig selbst und ordnet sich insoweit per-fekt in den globalen Evolutionsprozeß ein, der ja — Julian Huxley hat das eindrücklich gelehrt [8] — ebenfalls den Gesetzen der Autokatalyse gehorcht.

Man kann diesen Zusammenhang — vielleicht ein-drucksvoller — auch negativ beschreiben. Helmut Ruska hat das in seiner Düsseldorfer Rektoratsrede getan [9] (er umreißt hier die Situation der Licht-mikroskopie in den letzten Jahrzehnten vor der Ein-führung der Elektronenmikroskopie): „Allerdings folgte einer Periode der Entdeckungen eine Zeit nutz-loser Streitigkeiten um Fragen, die mit den damaligen Mitteln unlösbar waren. Es wird oft nicht beachtet, daß in diesen Zustand fast zwangsläufig jede Wissen-schaft gerät, die methodisch keine Fortschritte mehr macht."

Komplexität und Aufwand der Wissenschaft

Nun kann man sich fragen, ob nicht von der Korrela-tion zwischen Methoden- und Erkenntnisfortschritt her eine sinnvolle *Steuerung* möglich ist, die in der Tat wünschenswert wäre. Wir werden uns aber dieser heiklen Frage erst dann zuwenden können, wenn noch weitere Aspekte der gegenseitigen Beeinflussung von Methodik und Forschung behandelt sind. Denn das bisher entworfene Bild ist einseitig. Es gibt da nämlich *auch negative Korrelationen.*

Beispielsweise ist es je länger desto unmöglicher, alle neuentdeckten methodischen Möglichkeiten noch zu überblicken und rasch dort einzusetzen, wo sie nützen können. Mit der zunehmenden Komplizierung der „Forschungstechnik" muß jeder zugleich auf mehreren, sonst weit auseinanderliegenden Gebieten Spezialist sein. Die Notwendigkeit, die theoretische Seite der an-gewandten Verfahren zu durchschauen, ergibt sich zumal bei allen „indirekten" Methoden, deren Er-gebnisse nicht anschaulich sind oder überhaupt keinen anschaulichen Objektcharakter betreffen. Diesen dop-pelt rasch steigenden Anforderungen (vom Objekt und von der Methode her) ist nicht jedermann ge-wachsen. Das mag beispielsweise erklären, warum die Anwendung der Röntgen-Strukturanalyse auf bio-logische Objekte bisher so beschränkt geblieben ist, obwohl sich die meisten Biologen ihrer Bedeutung durchaus bewußt sind.

Es kommt hinzu, daß die moderne Forschung sehr *aufwendig* geworden ist. Sie ist damit in Staatshaus-halten als ernstzunehmender Konkurrent anderer Positionen ins allgemeine Bewußtsein gerückt worden, und das hat nicht eben zu ihrer Beliebtheit bei-getragen. So wurde die Forderung nach *Trennung von Lehre und Forschung* an unseren Universitäten laut. Das schien sich als praktikable Lösung des Überfüllungsproblems anzubieten, denn teuer ist vor allem die Forschung, Lehre allein wäre viel billiger. Diese letzte Behauptung stimmt zwar, kann aber die Verbannung der Forschung von den Universitäten in keiner Weise rechtfertigen. Wer die enge gegenseitige Verflechtung von Methodengefüge und Erkenntnis-progreß auch nur oberflächlich kennt; wer um die Tendenz aller „reinen" Lehrbemühungen zur Eigen-gesetzlichkeit und Verselbständigung gegenüber dem wissenschaftlichen Fortschritt weiß; wer sich weiterhin je gefragt hat, welches Gewicht einem akademischen Lehrer zukommen kann, der sich nicht auch als kompetenter Forscher ausweisen kann; wem schließ-lich am Fortkommen seiner Schüler in einer von den Erfordernissen an *know how* her immer anspruchs-volleren Welt liegt, der wird sich nicht für eine gänz-liche Trennung der Lehre von der Forschung erklären können. Wenn man also beim bewährten System bleibt, dann können dennoch — zumal im Anfänger-unterricht — durchaus auch Personen eingesetzt wer-den, die freiwillig auf Forschung verzichten und sich ganz der Lehre widmen (wie das auf eine andere Weise z.B. Wissenschaftsjournalisten ja ebenfalls tun). Aber man stelle sich nur einmal eine Universität ohne jede Forschung vor — daß an einer solchen Anstalt zumindest das Forschen nicht mehr gelehrt werden kann, liegt auf der Hand.

Fehlentwicklungen im Wissenschaftsbetrieb

Nun ist aber noch auf zwei wesentlich ernser zu nehmende Entwicklungen hinzuweisen, die unmittel-bar dem methodischen Bereich entstammen und An-laß zur Sorge geben: *Datenexplosion* und *Literatur-explosion.*

Immer dann, wenn eine als Mittel zum Zweck konzipierte Sache beginnt, Eigenleben zu entfalten und Selbstzweck zu werden, treten gefährliche Situationen auf. Für entsprechende Fehlentwicklungen sind in der wissenschaftlichen Forschung um so mehr Anreize vorhanden, je komplizierter und kostspieliger die Maschinen werden. Das äußert sich etwa darin, daß Forschungsvorhaben überhaupt nicht mehr vom Objekt, sondern von den apparativen Möglichkeiten her konzipiert werden. Viele Forschungsmaschinen sind außerdem selbstregistrierend und liefern Daten in beliebiger Menge, wie auch immer man sie „füttert". Gewiß kein Nachteil an sich, aber bedenklich in der Hand dessen, der die Grundweisheit nicht beherrscht, daß *Datenkompilation noch keine Forschung* ist. *Quantitative* Daten werden letzlich ja gewonnen, um *qualitative* Aussagen zu ermöglichen. Die „Tyrannei der Maschine" zeigt sich vielfach schon in fehlender Originalität bei der Problemstellung. Die Flut jener Arbeiten, die unter dem Generaltitel: „Untersuchungen über den Einfluß von ... auf ..." erscheinen, legt davon ein zugleich beredtes und bedrückendes Zeugnis ab.

Daß auch die *Bewältigung der wissenschaftlichen Literatur* zum Problem geworden ist, wird kein Kenner bestreiten. Es geht ja nicht nur darum, möglichst vieles an relevanter Information aus der Natur zu gewinnen (wobei unsere Forschungsobjekte sozusagen als unfreiwillige Informationsspender fungieren und das wissenschaftliche Methodenarsenal als Summe von Übertragungsmedien dient, als „Kanal" im Sinne der Informationstheorie); es muß vielmehr all das, was an Information bereits gefördert wurde, auch für andere verfügbar sein und bleiben. So ist also der Fortschritt der Wissenschaft von einem gewaltigen Papierverbrauch begleitet. Im Anstieg der Publikationszahlen spiegelt sich einmal mehr der autokatalytische Charakter der Wissenschaftsentwicklung wider. Einer kompetenten Untersuchung von E. C. Webb [10] ist beispielsweise zu entnehmen, daß die biochemische Literatur seit dem Ende des zweiten Weltkrieges stetig in logarithmischer Progression gewachsen ist und daß keinerlei Anzeichen einer „Stabilisierung" zu erkennen sind. In anderen Wissenschaftszweigen ist es nicht anders. Der Zeitraum, in dem sich der Ausstoß an Originalarbeiten verdoppelt, liegt zur Zeit bei nur knapp 7 Jahren. Nach 20 Jahren hat sich die Literatur also bereits verachtfacht, nach 35 mehr als verdreißigfacht. Während 1960 in den 29 bekanntesten biochemischen Fachzeitschriften 3 738 Originalbeiträge abgedruckt wurden (2 Jahre vorher erst 2 863), war ihre Zahl 1965 auf knapp 6000 angeschwollen, 1967 bereits auf gut 7 000. Eine bescheidene Extrapolation bis zum Jahre 2000 zeigt klar, daß wir, logarithmisch beschleunigt, einer Katastrophe entgegengehen. Allein die Biochemiker werden (wenn es so weitergeht wie bisher) an der Jahrtausendwende jährlich knapp 200 000 Originalbeiträge produzieren. Nun hat andererseits ein Jahr aber nur knapp 8 800 Std, von denen üblicherweise runde 3 000 verschlafen werden. In jeder „wachen" Stunde des Jahres 2000 würden etwa 35 biochemische Originalarbeiten gedruckt werden, weit mehr, als man in der gleichen Zeit auch nur diagonal „überfliegen" kann. Nun wird freilich auch heute schon kein Biochemiker die gesamte biochemische Literatur tatsächlich lesen. Aber andererseits

kann es sich auch wieder niemand leisten, nur die Literatur seines engeren Faches zu verfolgen. Als Fazit bleibt also, daß wir uns nicht nur schnell, sondern ständig noch zusätzlich beschleunigt auf ein Chaos hin bewegen, dessen Ausmaß für den Erkenntnisfortschritt tödlich sein kann. Denn die Wissenschaft hat kein anderes Ziel, als die ungeheure Vielfalt der Erscheinungen geistig zu durchdringen, d.h. auf so wenige allgemeine Gesetze zurückzuführen, daß das Denkvermögen des menschlichen Gehirns daraus noch ein *Bild* zu formen vermag, ein stark vereinfachtes zwar, aber wenigstens ein *erfaßbares*. Es geht um eine *sinnvoll vereinfachte Abbildung der Welt*. Einzelereignisse werden dadurch als Sonderfälle allgemeiner Gesetzmäßigkeit durchschaubar, beherrschbar, vorhersagbar, wiederholbar. Von den Gesetzen aus, die nur einen verschwindend kleinen Bruchteil der Speicherkapazität unseres Gehirnes beanspruchen, kann man eine prinzipiell unbeschränkte Fülle von Deduktionen vornehmen, man weiß, auf welche Randbedingungen im konkreten Einzelfall zu achten ist und — vielleicht noch wichtiger — auf welche anderen es nicht ankommt. Wenn wir andererseits die Welt mit all ihrer unermeßlichen Struktur- und Ereignisvielfalt nur wieder als solche abbilden, wäre nichts gewonnen. Die Wissenschaft würde als gigantischer Trödelladen mißverstanden, an die Stelle befreiender Einsicht träte endlose, sinnlose Sichtung [11].

Aber genau das steht in der wissenschaftlichen Literatur bevor: Ein notwendiges Produkt der Wissenschaft, zugleich ein wichtiges Glied im Methodengefüge, ist mehr und mehr dabei, die Wissenschaft selbst in ihrem Fortschritt zu hemmen. Schon das Herausfinden von relevanten Daten aus dem Literaturmeer, das *Retrieval* der Fachleute, ist längst ein Problem. Ein Chemiker sagte mir vor Jahren schon, es sei oft einfacher, die Synthese eines bestimmten Stoffes neu zu machen, als die möglicherweise irgendwann einmal publizierte Vorschrift für eben diese Synthese ausfindig zu machen. Der Einsatz von Computern hilft wie überall so auch hier nur, wenn er vernünftig angelegt ist. Andernfalls wird das eigentliche Problem nicht gelöst, sondern potenziert. Man hat auf diesem Gebiet in den letzten Jahren wichtiges gelernt, hat z.B. das altgewohnte Kategorisieren und Klassifizieren der Objektinhalte von Publikationen ersetzt durch die Mitteilung von Stichwortphrasen („Phrasieren"). Die Inhaltsauswertung muß bezüglich der Objekte „Hierarchie-frei" sein usw. Eine kritische Überprüfung des *Chemical Titles Information Retrieval Service* der *Chemical Society* in Großbritannien hat gezeigt, daß *via* Computer mehr als 90% der gewünschten relevanten Information tatsächlich gefunden werden kann [12]. Das ist ganz hervorragend im Vergleich zu jeder handgestrickten Literaturauswertung. Das System wird sich also ohne Zweifel rasch weiterentwickeln, nur ist es weder billig [13] noch dürfen seine Grenzen übersehen werden. Es hilft dem Spezialisten, die neuere, relevante Literatur zu einem mehr oder weniger punktuellen Problem zu finden. Für den, der sich in ein größeres Gebiet neu einarbeiten will, ist es aber praktisch wertlos.

Philip Siekevitz schrieb [14] schon 1966: „Heutzutage macht die Laborarbeit nicht mehr so froh. Der Enthusiasmus verlagert sich mehr und mehr von der Entdeckung auf das Geschäft der raschen Veröffentlichung. Der Wissenschaftsbetrieb dient weniger seinen eigentlichen Zielen als dem Vorankommen der Wissenschaftler. So fällt ein schleichender Terror über uns her, zusammengebraut aus Angst und Stolz und Neid, aus Mißgunst, Leerlauf und fehlgeleiteter Begeisterung, aus Mangel an Freude und echter Befriedigung. Halten wir diese Entwicklung auf, bevor sie alles überrollt hat."

Was ist zu tun? Hans Mohr hat es in einer kurzen Aufzählung der Kardinaltugenden des wissenschaftlichen Ethos nicht versäumt, als siebte und letzte *Klarheit der Ausdrucksweise* zu fordern [15]. Es versündigt sich jeder gegen das wissenschaftliche Ethos, der Originalmitteilungen verfaßt und in Verkehr bringt ausschließlich oder vorwiegend aus Eitelkeit (Motto: „lange Publikationsliste"), aus bloßen Konkurrenzgründen („voreilige" Mitteilung), aus Frustration („Mißgeschick im Labor — Glück am Schreibtisch") oder schließlich auch *sordidi lucri causa* (bloß, um wieder zu Geld zu kommen). Eine allzu umfangreiche Publikationsliste braucht keine Empfehlung zu sein. Wenn das Verhältnis von Qualität zu Quantität unter bestimmte Standardwerte sinkt, sollte man solche Leute als Umweltverschmutzer brandmarken.

Eine besonders verantwortungsvolle Aufgabe fällt da den Schriftleitungen unserer Fachzeitschriften zu. Sie müssen hart selektionieren, und zum Glück tun sie das in ständig steigendem Ausmaße, denn auch von der finanziellen Kapazität der Bibliotheken her hat man die Faust im Nacken. Wir brauchen dafür freilich verläßliche Qualitätsfilter, ohne Zweifel ein Problem für sich.

Zum Abschluß dieses Kapitels noch ein Blick auf zwei von der Daten- und Literaturexplosion beschleunigte Entwicklungen. Die eine ist positiv: Der Kurswert guter, d.h. kompetent *und* verständlich geschriebener Zusammenfassungen und Übersichten wächst rasch. In Zukunft wird sich jeder renommierte Experte in noch weit größerem Ausmaß als bisher verpflichtet fühlen müssen, für den Nachwuchs und für Kollegen aus Nachbargebieten die Positionslichter richtig zu setzen.

Eine andere Entwicklung beginnt gerade in unseren Tagen Sorge zu machen. Churchills Wort: „It's better making the news than taking them" gilt nicht nur in der Politik, sondern auch in der Wissenschaft. Diejenigen, die sozusagen auf der vordersten Welle reiten, haben keine Literatursorgen; sie sind es ja selbst, die das im Moment Lesenswerte produzieren. Das führt dazu, daß eine Art Monopolstellung nicht nur (verdienterweise) erreicht, sondern für lange Zeit stabilisiert wird — sie macht ja den Selektionsvorteil aus. Persönliche Bekanntschaften solcher Leute mit ihresgleichen führen dazu, daß in diesen Kreisen die neuesten Informationen sehr rasch und mit hohem Wirkungsgrad zirkulieren, sozusagen im Kurzschluß. Die übrigen erfahren dann gelegentlich, was sich an Epochalem getan hat, und für sie ist diese Situation wenig erfreulich, auch nicht für neu hinzukommende Jünger, soweit sie nicht gerade das Glück hatten, Schüler eines der Halbgötter zu sein. Die *Schulen-Bildung* hat ja immer schon — und zwar durchaus im positiven, d.h. verpflichtenden Sinne — elitäre Züge gehabt [16]. Nur besteht unter dem immer schärfer werdenden Konkurrenz- und Selektionsdruck die Gefahr, daß die Monopolisierung (die in Maßen nicht nur

verständlich, sondern geradezu notwendig ist) ein Ausmaß erreicht, das nicht mehr toleriert werden kann.

Die Rolle der persönlichen Intuition

Kehren wir noch einmal zu allgemeinen Problemen zurück. Unser Ziel ist echte *Einsicht* in unsere Objekte. Mit Deskription und Phänomenologie können wir uns nicht zufrieden geben, selbst die Ermittlung von Korrelationen genügt nicht, wir möchten vielmehr Kausalzusammenhänge kennenlernen. Das unmittelbare Meßdatum trägt häufig das Siegel der Methode an sich, mit der es gewonnen wurde. Das angestrebte Bild unseres Forschungsobjektes muß aber Methodeninvariant sein — sonst ist es unzutreffend. Wir betreten gerade mit dieser Forderung nach Objektivierung paradoxerweise ein Gebiet, das viel schwerer objektivierbar ist als alles bisherige und das daher oft genug einfach ignoriert wird. Aber das läßt seine Bedeutung nicht zu — wir würden sonst die enge Vermaschung, die zwischen Methodengefüge und Erkenntnisprogreß besteht, an einer wichtigen Stelle nicht richtig einschätzen.

Von Schopenhauer stammt der Satz: „Daher ist die Aufgabe, nicht sowohl zu sehen, was noch keiner gesehen hat, als bei dem, was jeder sieht, zu denken, was noch keiner gedacht hat." Goethe hatte dasselbe schon lange vorher auf die Art des Dichters gesagt:

> „Was ist das Schwerste von allem?
> Was Dir am leichtesten dünkt:
> Mit den Augen zu sehen,
> was vor den Augen Dir liegt."

Einige *Beispiele aus der Biologie* zeigen leicht, was im Konkreten gemeint ist. Die Etablierung der Zellenlehre erfolgte durch Theodor Schwann auf Grund von Untersuchungen, die er mit einem ausgeliehenen Mikroskop an tierischem Gewebe gemacht hatte, und auf Grund von Anregungen durch den ebenso tüchtigen wie streitbaren Botaniker Matthias Schleiden. Schon vorher waren mehrere Forscher der schließlichen Einsicht sehr nahe gewesen, so vor allem der französische Botaniker Charles François Mirbel und Hugo v. Mohl [2]. Aber keiner von ihnen hatte den Überblick, den Schwann und Schleiden sozusagen gemeinsam erreicht hatten — und dieser Überblick erst zeugte den göttlichen Funken der Einsicht, die sich seither als so grundlegend erwiesen hat. Jetzt erst konnten alle die Beobachtungsdaten der älteren Autoren zwanglos eingeordnet werden. Noch etwas scheint wichtig: Angesichts der überragenden Bedeutung der neuen Einsicht sind die vielen Detailfehler, die sich bei Schwann und noch viel mehr bei Schleiden finden, bedeutungslos. Im Prinzip ähnlich war die Klärung, die Darwins Selektionstheorie brachte. Auch hier hatte das Material an sich bereitgelegen; freilich hatte Darwin durch persönliche Erfahrungen einen besonders breiten Horizont gewonnen. Und auch hier wieder erwies es sich schließlich als belanglos, daß Darwin bezüglich verschiedener Details (vor allem in den genetischen Grundlagen) keineswegs immer ins Schwarze getroffen hatte.

Es wurden jetzt große Namen aus der Biologie des vorigen Jahrhunderts genannt; man könnte ebensogut andere Forscher nennen, denen es in besonderem Maße gegeben war, „bei dem, was jeder sieht, zu denken, was noch keiner gedacht hat". Es gibt keinen Wissenschaftszweig, der da nicht seine Ehrenliste berühmter Namen hätte.

Zuletzt noch ein Beispiel aus unseren Tagen, das der Zellbiologie entstammt. Die Elektronenmikroskopie hat bekanntlich [7] gezeigt, wie vielfältig jede typische Eucyte (Eukaryontenzelle) in ihrem Inneren durch Membranen gegliedert ist. Diese „Cytomembranen" ermöglichen eine effektive Enzym- und Substrat-Kompartimentierung und damit Regulation des Stoffwechsels, insbesondere auch der Synthese und des Verbrauchs von ATP. Sie sind ferner beteiligt an Hormonwirkungen, der Steuerung der Muskelkontraktion, an spezifischen Transportprozessen, Replikation, Translation usw. Für mindestens zwei dieser zahlreichen Membranen (Plasma- und Vacuolenmembran) ist dabei klar, daß sie Plasma von Nichtplasma trennen. Nun hat Schnepf diesen Befund verallgemeinert [17] und postuliert, daß sich an *jeder* Elementarmembran *Plasma* und *Nichtplasma* treffen. Daraus ergibt sich das folgende „sinnvoll vereinfachte Bild" der Eucyte: Neben Karyo- und Cytoplasma gibt es noch ein eigenes Organellenplasma im inneren Kompartiment von Mitochondrien und Plastiden. Aber weitere Plasmaarten gibt es nicht, denn die Schläuche des endoplasmatischen Reticulum, die äußeren Kompartimente der Mitochondrien und Plastiden, die Vacuolen, Golgi-Zisternen, die verschiedenen Cytosomen (Lysosomen, Uricosomen, Peroxisomen, Glyoxysomen usw.) — sie alle sind nicht-plasmatisch.

Es ist eine Konsequenz des von Schnepf entdeckten Gesetzes, daß sich eine Elementarmembran zwischen zwei plasmatischen (oder auch nicht-plasmatischen) Kompartimenten nicht halten kann. Daher können sich bei Membranfluß nicht-plasmatische Kompartimente nur mit anderen nicht-plasmatischen vereinigen, wie es bei der Exocytose von Golgivesikeln, der Öffnung pulsierender Vacuolen und der endocytotischen Aufnahme von Nahrungspartikeln in Lysosomen-gespeiste Phagosomen tatsächlich geschieht. Plasmatische Kompartimente können sich andererseits nur wieder mit plasmatischen vereinigen (Beispiele: Karyo- und Cytoplasma während der Mitose; Gametenverschmelzung). Sollen umgekehrt zwei plasmatische Bereiche voneinander geschieden werden, so kann das nicht durch eine einzige Elementarmembran geschehen, es muß vielmehr ein nicht-plasmatisches Kompartiment zwischengeschaltet werden (die bekannte „Doppelmembran"). In welcher Richtung immer man eine Zelle ganz durchwandert, man wird schließlich eine *gerade* Zahl von Elementarmembranen durchstoßen haben. Die „verbotene" Vereinigung von plasmatischen mit nicht-plasmatischen Kompartimenten kommt tatsächlich fast nie vor. Die wenigen Ausnahmen sind von solcher Art, daß das neue Zellbild durch sie eher gestützt als widerlegt erscheint. Man kann übrigens plasmatische und nicht-plasmatische Kompartimente heute auch biochemisch charakterisieren: Im Nichtplasma gibt es keine aktive Nucleinsäure, daher keine Proteinsynthese, keine Virus-Vermehrung und weder ATP-Bildung noch ATP-Verbrauch. Und während in den Plasmen α-Glucane gebildet werden (Stärke, Glykogen), sind nicht-plasmatische Räume durch β-Glucane (Cellulose, Callose) charakterisierbar [18].

Das neue Zellbild legt die Frage nahe, warum Mitochondrien und Plastiden vom Cytoplasma durch ein nicht-plasmatisches Kompartiment isoliert sind. Das kann man auf der Grundlage der bekannten *Endosymbionten-Hypothese* und des neuen Zellbildes zwanglos deuten [19]. Wenn die genannten Organelle aus endosymbiontischen Bakterien bzw. Blaualgen hervorgegangen sind, können sie nur durch Endocytose in die Eucyte gelangt sein, wie das übrigens bei rezenten Endosymbiosen tatsächlich der Fall ist [20]. Ihre äußere Membran stammt also von der Wirtszelle, die innere vom Plasmalemma des Prokaryonten. Eukaryonten-Membranen enthalten Cholesterol, aber kein Cardiolipin; dagegen enthalten die Membranen von Prokaryonten stets Cardiolipin, aber kein Cholesterol. Tatsächlich fehlt den inneren Membranen von Mitochondrien und Plastiden das Cholesterol, sie enthalten Cardiolipin; bei den äußeren ist es umgekehrt.

Die genannten Beispiele machen folgendes klar: Erkenntnisprogreß setzt Methodenprogreß voraus und wird weithin von ihm gesteuert, aber *nicht von ihm allein bestimmt*. Als entscheidender Faktor kommt etwas hinzu, was man *individuelle Intuition* nennen kann, ein eigenartiges Element, das sich nicht gut definieren oder objektivieren und schon gar nicht vorhersagen läßt; wohl stimulieren, aber nicht eigentlich lehren. Es ist daher allen Forschungsplanern ein Greuel. Man kann Intuition eben nicht zwingen „mit Hebeln und mit Schrauben", alle bewährten Mittel der Forschungsförderung — hier versagen sie. Man hat einen tragenden Gedanken, oder man hat ihn nicht. In früheren, weniger profanierten Zeiten scheute man sich nicht, in diesem Zusammenhang das Wort Gnade zu gebrauchen, von einem „begnadeten" Forscher zu sprechen. Aber welchen Wortes auch immer man sich bedient, um dieses Element wenigstens begrifflich festzuhalten — eines ist klar: Der Erkenntnisprogreß läuft *nicht* wie ein präzises Uhrwerk ab, vorhersagbar und steuerbar; und diese Indeterminiertheit macht ihn zu einem geistigen Abenteuer, zu einem Wagnis ohnegleichen für den einzelnen wie für die ganze Menschheit.

Erkenntnisfortschritt und Status der Wissenschaft

Wir haben bisher eine Frage geflissentlich nicht gestellt: Soll denn überhaupt der Erkenntnisprogreß immer weiter stürmen? Darf das Ideal eines in immer neue Bereiche einbrechenden, forschenden Menschengeistes wirklich unantastbares Dogma sein? Ist nicht der rasende Fortschritt, den der wissenschaftliche Methoden- und Erkenntnisfortschritt ermöglicht hat, schon zur Menschheitsgeißel geworden? Wenn dem wirklich so ist, dann braucht man sich um das Methodengefüge weiter nicht zu bekümmern, allenfalls noch um seine ordnungsgemäße Liquidierung.

Dieses Problem hat gewaltige Dimensionen, vielleicht ist es *das* Menschheitsproblem unserer Zeit. Es hat viele Gesichter — vom Energieproblem bis zum unheilvoll verschärften Generationenproblem in einer sich allzu schnell wandelnden Welt.

Salvador E. Luria hat es so formuliert [21]: „Der wissenschaftliche Fortschritt erfolgt so schnell, daß ein Ungleichgewicht entsteht zwischen der Macht, die er dem Menschen in die Hände gibt, und den politischen und sozialen Bedingungen, unter denen diese Macht ausgeübt wird. Unter diesen Umständen können weder die Warnrufe von Wissenschaftlern noch die breiteste Information der Öffentlichkeit noch auch Gemeinsinn der Bürger das Unvermögen unserer Institutionen wettmachen, die neue Lage zu meistern."

Mir scheint es ein besonders bedenkliches Zeichen zu sein, daß in dem von der Naturwissenschaft primär unabhängigen Kulturbereich — vor allem in Philosophie, Theologie und im weiten Reich der Kunst — bisher so wenig dazu gesagt wurde, was unser naturwissenschaftlich-technisches Zeitalter bedeutet und ist. Wir finden da nicht eben selten statt dem ernstgemeinten Versuch, all das Neue in unser Denken und Werten einzubeziehen, mürrische Abwendung, bewußtes Ignorieren, Flucht in die Vergangenheit, ja erbärmliche Herabsetzung. Auch die größten Findungen der neuen Naturwissenschaft, etwa die Entzifferung des genetischen Codes, die künstliche Vermehrung von Genen, die Eröffnung von Möglichkeiten für eine humane Stabilisierung der Bevölkerungszahl, der Sieg über so viele, einstmals verheerende Krankheiten — das alles hat nur geringen Niederschlag im Denken und Sagen unserer Tage gefunden. Die Erfüllung jenes uralten Menschheitstraumes, die Fahrt von Menschen durch die nächtigen Gründe des Raumes hin zu schimmernden Gestirnen, ist fast ausschließlich von den Massenmedien in ephemärer, oft kleinlicher Weise kommentiert worden. Das große Wort, das der großen Tat hätte entsprechen und die Zeiten hätte überdauern können, das hat — so scheint es — niemand zu sagen gewußt. Wer hat schon versucht, sich mit der naturwissenschaftlich-technischen Welt, die uns nun einmal zum Schicksal geworden ist, gründlich und zugleich menschlich-wohlwollend auseinanderzusetzen? Wer hat es wirklich gewagt, uns diese Welt auch im Geistigen wieder wohnlich, wieder *schön* zu machen? Wie kommt es denn, daß diejenigen, die vielleicht dazu aufgerufen wären, Propheten unserer Zeit zu sein, nur unwillig und verspätet *re*agieren, anstatt mit der Fackel des Geistes vorauszueilen? Vielleicht ist eben der Fortschritt von Naturwissenschaft und Technik so schnell geworden, daß wir alle ihm nur mehr intellektuell und zivilisatorisch, aber nicht mehr kulturell, ethisch, moralisch zu folgen vermögen.

Andererseits hat aber die Menschheit keine andere Wahl, als ihren längst schon (und nicht erst mit Galilei) begonnenen Weg fortzusetzen [15]. Er muß keineswegs mit Notwendigkeit ins Verderben führen. Aber es liegt jetzt weitgehend an uns selbst, wie es mit uns weitergehen wird — dieser Verantwortung können wir uns nicht mehr entziehen. Und eines ist uns mit Sicherheit verwehrt: die Rückkehr in die oft erträumte, goldene Naivität eines irdischen Paradieses (wenn es dergleichen je wirklich gegeben hat). Wir werden in wesentlichen Punkten umlernen müssen und vor allem einen viel größeren Teil unserer Forschungskapazität in den Dienst sinnvoll angewandter Forschung stellen müssen. Aber ohne unvermindert leistungsfähige Forschung kann die Menschheit ihre Probleme sicher *nicht* lösen. Das bedeutet unter anderem: Die Grundlagenforschung muß *frei* bleiben. Sie darf es auch, ohne daß man vor ihren Ergebnissen Angst haben müßte. Denn man kann in der Natur nur das finden, was sich in ihr ohnehin verbirgt. Es fragt sich dann allerdings, was man — *via* angewandte Forschung — weiterhin daraus macht, und hier muß die Frage nach der möglichen Relevanz immer von neuem gestellt und beantwortet werden. Für die Grundlagenforschung, die nicht wegen ihres Nutzwertes, sondern wegen ihres Einsichtswertes betrieben wird, wäre aber die ständige Frage nach aller möglichen Relevanz tödlich, schon wegen der Ambivalenz jeder neuen Einsicht.

Ich hatte vorhin die Ausweitung der wissenschaftlichen Einsicht als „geistiges Abenteuer" und als „ein Wagnis ohnegleichen" bezeichnet. Wenn man alles wegnimmt, was die Forschung an Segen und Nutzen umgibt oder auch an Schaden und Gefahren umwittert, dann bleibt *eine* Motivation übrig — die einzige, die wirklich trägt: der immanente, zutiefst legitime Drang des Menschen, sich selbst und seine Welt immer besser zu verstehen; sich nicht angstvoll von ihr abzuschließen und Mauern zu bauen, sondern mutig offen zu bleiben und so der „Tiefbesiegte von immer Größerem zu sein". Indem er am Bild dieser eben doch wunderbaren und zutiefst schönen Welt arbeitet, die uns ja schließlich hervorgebracht hat, kommt der Wissenschaftler beinahe in die Sphären des Künstlers. Dieses

Künstlerische der wissenschaftlichen Arbeit tritt zumal dann hervor, wenn wir an das Methodische zurückdenken. Wenigstens kommt das in der Definition der Kunst, die der große Wiener Menschenkenner Johann Nestroy einst gegeben hat, klar heraus: „Kunst ist das, was man nicht kann; denn wenn man es kann, ist's keine Kunst mehr!"

[1] Zit. n. Brief K. v. Goebels an J. Sachs v. 6. 12. 1891; vgl. Bergdolt, E.: Karl von Goebel. S. 95. Berlin: Ahnenerbe-Stiftung Verlag 1942. — [2] Schwann, T.: Mikroskopische Untersuchungen über die Übereinstimmung in der Struktur und dem Wachstume der Tiere und Pflanzen (Hrsg. F. Hünseler). Ostwalds Klassiker Nr. 176. Leipzig: Engelmann 1910; Sachs, J.: Geschichte der Botanik. München: Oldenbourg 1875; Buddenbrock, W. v.: Biologische Grundprobleme und ihre Meister. Berlin: Borntraeger 1951. — [3] Frey, A. (Hrsg.): Die Micellartheorie von Carl Nägeli. Ostwalds Klassiker. Leipzig: Akadem. Verlagsges. 1928; Frey-Wyssling, A.: Kolloid-Z. 85, 148 (1938). — [4] Schmidt, W. J.: Die Doppelbrechung von Karyoplasma, Zytoplasma und Metaplasma. Berlin: Borntraeger 1937; Schmidt, W. J.: Naturwissenschaften 44, 196 (1957); Frey-Wyssling, A.: Submikroskopische Morphologie des Protoplasmas und seiner Derivate. Berlin: Borntraeger 1938; Frey-Wyssling, A.: Die pflanzliche Zellwand. Berlin-Heidelberg-New York: Springer 1959. — [5] Ruska, E.: Naturwiss. Rundschau 17, 125 (1964); Ruska, H.: Rhein.-Westf. Akad. Wiss., Vortrag 211. Köln-Opladen: Westdeutscher Verlag 1970; Wischnitzer, S.: Introduction to Electron Microscopy. New York: Pergamon Press 1970; Meek, G. A.: Practical Electron Microscopy for Biologists. London: Wiley-Interscience 1970; Mahl, H.: Umschau 72, 277 (1972). — [6] Reimer, L.: Elektronenmikroskopische Untersuchungs- und Präparationsmethoden. Berlin-Heidelberg-New York: Springer 1967; Parsons, D. F. (Ed.): Some Biological Techniques in Electron Microscopy. New York-London: Academ. Press 1970; Hayat, M. A.: Principles and Techniques of Electron Microscopy: Biological Applications. New York: Van Nostrand Reinhold 1970. — [7] Vgl. u. v. a. Wohlfarth-Bottermann, K. E.: Naturwissenschaften 50, 237 (1963); Porter, K. R., Bonneville, M. A.: Einführung in die Feinstruktur von Zellen und Geweben. Berlin-Heidelberg-New York: Springer 1965; Fawcett, D. W.: The Cell, its Organelles and Inclusions. Philadelphia-London: Saunders 1966; Ledbetter, M. C., Porter, K. R.: Introduction to the Fine Structure of Plant Cells. Berlin-Heidelberg-New York: Springer 1970; Metzner, H. (Hrsg.): Die Zelle, Struktur und Funktion. Stuttgart: Wiss. Verlagsges. 1971. — [8] Huxley, J.: Evolution in Action. London: Chatto and Windus 1953. — [9] Ruska, H.: Rektoratsrede Universität Düsseldorf 1967. — [10] Webb, E. C.: Nature 225, 132 (1970). — [11] Das hier angesprochene Gesamtproblem wurde kürzlich in einem mutigen Artikel von M. Arnold behandelt: Bild d. Wiss. 9, 1164 (1972). — [12] Lynch, J. T., Smith, G. D. W.: Nature 230, 153 (1971). — [13] Vgl. Nachr. Chem. Techn. 20/18, 369 (1972). — [14] Siekevitz, P.: Science 154, 333 (1966) (Übersetzung). — [15] Mohr, H.: Wissenschaft und menschliche Existenz. Freiburg: Rombach 1970. — [16] Krebs, H. A.: Naturwiss. Rundschau 21, 231 (1968). — [17] Schnepf, E., in: Probleme der biologischen Reduplikation, S. 372 (P. Sitte, Hrsg.). Berlin-Heidelberg-New York: Springer 1966. — [18] Franke, W. W.: unveröffentlicht; vgl. Herth, W., *et al.*: Planta 105, 79 (1972). — [19] Schnepf, E., Brown, R. M., Jr., in: Origin and Continuity of Cell Organelles, S. 299 (J. Reinert, H. Ursprung, Eds.). Berlin-Heidelberg-New York: Springer 1971. — [20] Schnepf, E.: Arch. Mikrobiol. 49, 112 (1964); Schnepf, E., Koch, W., Deichgräber, G.: ibid. 55, 149 (1966). — [21] Zit. u. übersetzt nach [15], S. 90.

Der Wasserhaushalt der Erde
Schwankungen und Eingriffe

H. Flohn

Meteorologisches Institut der Universität Bonn

The recently revised figure for the global water balance is discussed and some examples are given of its regional fluctuations due to man-made modifications: irrigation, industrial usage, clearing of natural vegetation for arable land, draining of swamps, and exploitation of groundwater reserves, not to mention increased domestic consumption. Demand for agricultural and industrial purposes is expected to increase the man-made fraction of continental evaporation from its present nearly 3 percent to 10 percent in about 30 years, and 50 percent in about 70 years: this will accelerate the continental freshwater turnover. Since freshwater reserves are insufficient, desalinization of seawater will soon become necessary, inducing a still larger increase in the energy consumption rate, bringing with it the risk of large-scale, irreversible climatic modifications.

Wasserhaushalt und Wärmebilanz

Bevölkerungsexplosion und Wirtschaftswachstum charakterisieren die Entwicklung der Menschheit im 20. Jahrhundert. Bodenschätze, Wasser und Energie sind demgegenüber nur in endlicher Menge vorhanden — sie begrenzen auch die mögliche Produktion von Nahrung. Immer dringlicher wird die Aufgabe, die künftige Entwicklung mit all ihren Konsequenzen richtig und rechtzeitig abzuschätzen. Hier soll der Wasserhaushalt der Erde unter diesen Gesichtspunkten betrachtet werden, seine natürlichen Schwankungen und seine Modifizierung durch den Menschen, heute und in den nächsten Generationen. Der Wasserhaushalt der Kontinente (Index L) und Meere (Index M) und schließlich der Gesamterde (Index E) ist gegeben durch die *Wasserbilanz*-Gleichung

$$N_L - V_L = A_L = V_M - N_M$$
$$N_E = V_E$$

Auf dem Festland ist im Mittel der Niederschlag (N) größer als die Verdunstung (V); der Überschuß wird als Abfluß (A) dem Ozean zugeführt; diesem Abfluß entspricht ein Überschuß der Verdunstung auf dem Weltmeer, das 71 % der Gesamtfläche der Erde bedeckt. Die obige Haushaltsgleichung gilt nur für lange Zeiträume (>1 Jahr), in denen die Speicherungsvorgänge (Rücklage und Aufbrauch von Grundwasser auf dem Festland) vernachlässigt werden können. Da für die Verdunstung Energie benötigt wird, die als „latente Energie" mit dem Wasserdampf transportiert wird und bei der Kondensation wieder frei wird, ist der Wasserhaushalt direkt mit dem Wärmehaushalt an der Erdoberfläche und in der Atmosphäre gekoppelt.

Wenn wir mit Q die Strahlungsbilanz (oder Nettostrahlung) der Erdoberfläche bezeichnen, d.h. die Differenz von Einstrahlung und Ausstrahlung im sichtbaren und im langwelligen (infraroten) Bereich des Spektrums, dann gilt für die Erdoberfläche die *Wärmehaushalts*gleichung

$$Q = B + L + V + U_{\text{Biol}}.$$

Hierbei ist B der (über Land nur geringe, über dem Meer sehr große) Wärmestrom in den Erdboden hinein; wir können in B die viel Energie verbrauchenden Schmelzprozesse von Schnee und Eis einbeziehen. L ist der Strom fühlbarer Wärme in die Atmosphäre, d.h. die direkte Heizung der Atmosphäre von ihrer Unterlage aus. Der gleiche turbulente Austauschmechanismus steuert auch den Verdunstungsstrom V, den Transport von Wasserdampf und latenter Wärme von der Unterlage in die Atmosphäre. U_{Biol} ist der Wärmeumsatz biologischer Prozesse, die zur Photosynthese der Pflanzen benötigte Energie und die bei Atmung und Verwesung wieder frei werdende Wärme: Diese alle Lebensprozesse aufrecht erhaltende Energiemenge beträgt nach Lieth [23] im Mittel für die ganze Erde 0,37 Langley/d (1 Ly = 1 gcal/cm², d = 24 Std) oder 0,18 Watt/m²; das sind nur etwa 0,2 % von Q (Q liegt nach [4, 30] bei 198 Ly/d $\sim$96 Watt/m²). Nur am Rande sei erwähnt, daß unsere wichtigsten Energiequellen — Kohle, Erdöl, Erdgas — aus der Speicherung von U_{Biol} in geologischen Vorzeiten stammen. Wir brauchen diesen insgesamt 300—500 Millionen

Tabelle 1. Wärme- und Wasserhaushalt von Oasen

	Fläche [km²]	Albedo	Q [Ly/d]	B [Ly/d]	L [Ly/d]	V [Ly/d]	V [cm/a]	N [cm/a]	
Tunesien									
Mittel aller Oasen	150	0,15	200	0	$-$ 72	272	168	15	
Douz	0,63	0,15	212	0	$-$360	572	354	8	Jahr
El Hamma	11,6	0,15	192	0	$+$ 40	152	94	16	
Halbwüste	35000	0,20	158	0	$+$134	24	15	15	
Zentral-Asien							[mm/d]		
Kysyl-Orda	0,45	0,19	350	40	$-$ 75	385	6,4	?	Reis
Chuiska	0,13	0,20	377	41	$-$110	446	7,4	?	Zuckerrüben (Juli-August)
Tashkent	0,80	0,17	390	60	$+$ 13	317	5,3	?	Kartoffeln

Jahre alten Speicher jetzt in wenigen Jahrhunderten auf: in einem Jahr die Speicherung von U_{Biol} von über 500000 Jahren, wenn wir Konstanz von U_{Biol} annehmen.

Über Land sind also die Größen B (im Jahresmittel) und U_{Biol} vernachlässigbar; entscheidend für das Klima sind L und V bzw. ihr gegenseitiges Verhältnis. Da L und V den gleichen physikalischen Gesetzen des turbulenten Austauschs gehorchen, wird vielfach das sog. *Bowen-Verhältnis* L/V als eine der Grundgrößen der physikalischen Klimatologie behandelt. Über Land setzt sich die Verdunstung aus der Evaporation der nackten Bodenoberfläche und der Transpiration der Pflanzen zusammen (Evapotranspiration); die Transpiration hängt vom Wasserbedarf der Pflanzen ab und wird daher durch Anbau usw. stark modifiziert. Da aber V meist viel größer ist als L, ist es vielfach nützlich, V/Q als den *Verdunstungsenergieanteil* zu untersuchen. Über Land müssen wir unterscheiden zwischen der *potentiellen* Verdunstung V_p — das ist die Verdunstung einer offenen Wasserfläche oder einer Grasfläche bei ständigem Wassernachschub — und der *aktuellen* (effektiven) Verdunstung V_a bei variablem Wassernachschub, z. B. bei tiefliegendem Grundwasserspiegel. V_a ist stets kleiner oder höchstens gleich V_p; V_p ist begrenzt durch die zur Verfügung stehende Energie. Für große Flächen bleibt V/Q im allgemeinen unter 1: Die Strahlungsbilanz (Netto-Strahlung) Q liefert eine obere Begrenzung der potentiellen und damit der aktuellen Verdunstung. Genauer und allgemeingültiger (ohne Beschränkung auf große Flächen) gilt das für $Q + B + L$, sofern B und L der Erdoberfläche Energie zuführen. Das ist vor allem der Fall über warmen Meeresflächen, wo B Energie liefert, und über den bewässerten Flächen der Oasen, wo L zum Boden hin gerichtet ist (Tabelle 1). Für die Humidität bzw. Aridität eines Klimas entscheidend ist das Verhältnis zwischen der Energie, die für die Verdunstung des gefallenen Niederschlags N nötig ist, und Q, für das Budyko den Wert Q/N vorgeschlagen hat *(Budyko-Verhältnis)*. Noch besser geeignet ist vielleicht der inverse Wert N/Q in Analogie zu V/Q (V und N werden hier jeweils im Energiemaß angegeben).

Revision des Wasser- und Energiehaushalts

Für die Erde als Ganzes können wir die jüngsten Werte [6, 25] zugrunde legen und erhalten $V_E = N_E = 102$ cm/a. Mit einem Mittelwert der Verdampfungsmenge von 590 cal/g ergibt sich eine latente Energiemenge von rund 60 kLy/a oder fast 80 Watt/m². Dem steht gegen-

Tabelle 2. Globaler Wasserhaushalt (cm/Jahr)

	Land			Meer		Erde	Ref.
	N_L	V_L	A_L	N_M	V_M	$N_E = V_E$	
1905	82	65	17	99	106	94 (cm/a)	[35]
1934	66	42	25	114	124	100	[36]
1936	66	42	25	82	92	78	[37]
1952	67	47	20	87	95	81	[38]
1955	67	44	23	102	113	93	[39]
1963	72	41	31	112	125	100	[4]
1970	72	43	29	114	126	102	[6]
1969	73	48	25	114	124	102	[24]
1970	71	46	25	106	116	96	[40]
1972	75	48	27	107	118	98	[41]

über [4] eine Strahlungsbilanz der Erdoberfläche von 72 kLy/a oder 95,5 Watt/m², von der also die Verdunstung nicht weniger als 82% benötigt. Eine Zusammenstellung früherer Schätzungen [2] gibt Tabelle 2, in Auswahl nach [40].

Gegenüber vielen früheren Schätzungen von $V_E = N_E$ (Tabelle 2) sind die neueren Werte erheblich nach oben verschoben. Zwei voneinander unabhängige Revisionen für N_E bzw. V_E stehen in der Bundesrepublik kurz vor dem Abschluß. Beide zeigen, daß manche unserer bisherigen Annahmen zu niedrig waren; das gilt selbst für den Niederschlag auf dem Festland, wo die üblichen Regenmesser einen systematischen, früher vernachlässigten Meßfehler von einigen Prozent liefern.

Unsere bisherigen Schätzungen der Strahlungsbilanz Q sind wahrscheinlich etwas zu niedrig. Zwar ist der Wert der Solarkonstanten durch neue Messungen [8] in 80—90 km Höhe auf 1,95 Ly/min (mit einer möglichen Fehlergrenze unter 0,5%) bestimmt worden, gegenüber der abgerundeten Annahme von 2,00 Ly pro min. Dieser Wert ($= 1360$ Watt/m²) liefert als mittlere extraterrestrische Bestrahlungsstärke für die Oberfläche der Erdkugel 340 Watt/m² oder 702 Ly/d. Andererseits haben Beobachtungen amerikanischer Wettersatelliten ein mittleres Reflexionsvermögen (Albedo) des Systems Erde + Atmosphäre von nur knapp 0,30 anstelle des früheren Wertes 0,35 ergeben [33], das bedeutet, daß das System Erde + Atmosphäre 238 statt 221 Watt/m² Energie aufnimmt. Wahrscheinlich muß daher der Wert der Strahlungsbilanz an der Erdoberfläche um einige Prozent erhöht werden; eine genauere Abschätzung liegt noch nicht vor, da die Absorption durch Wolken und Dunstpartikel in der Atmosphäre noch nicht genügend genau be-

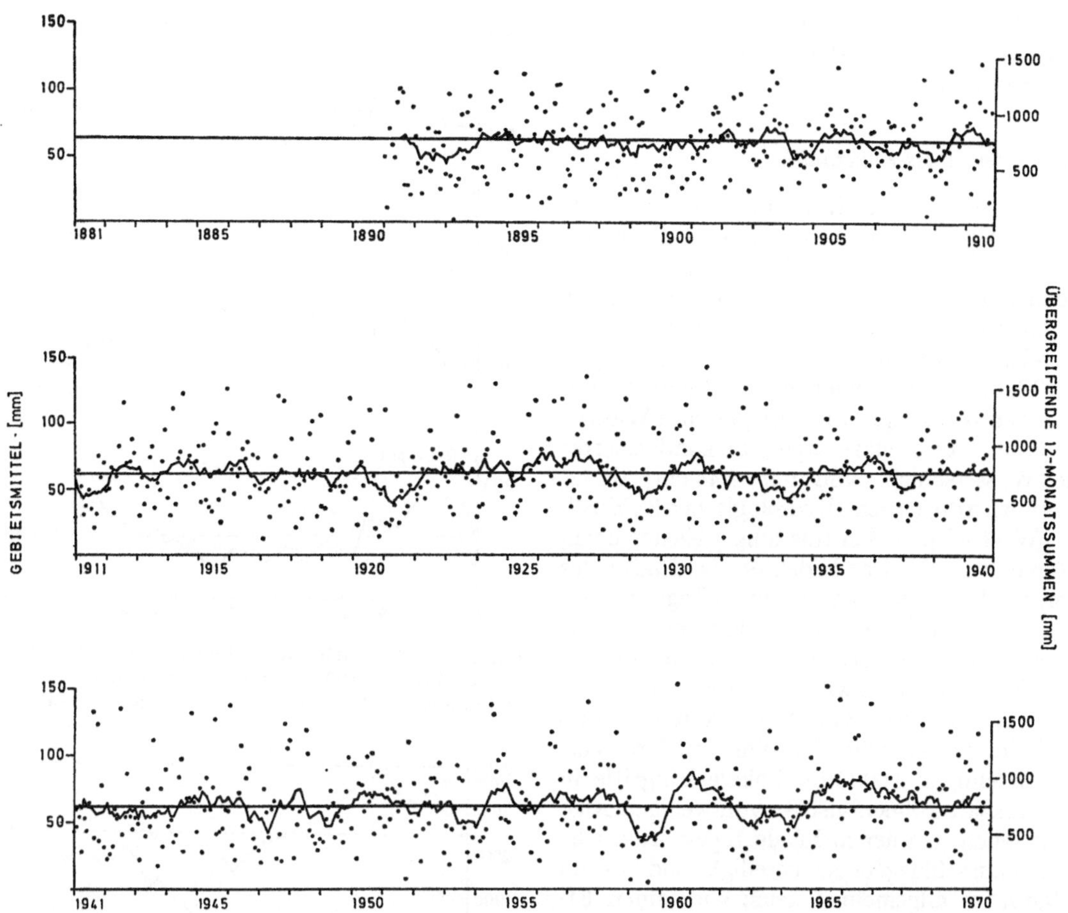

Fig. 1. Gebietsmittel des Niederschlags 1891—1970 (Punkte: Einzelmonate, ausgezogen: fortlaufende 12-Monatssummen) Nordteil der Bundesrepublik; Daten des Deutschen Wetterdienstes, Offenbach

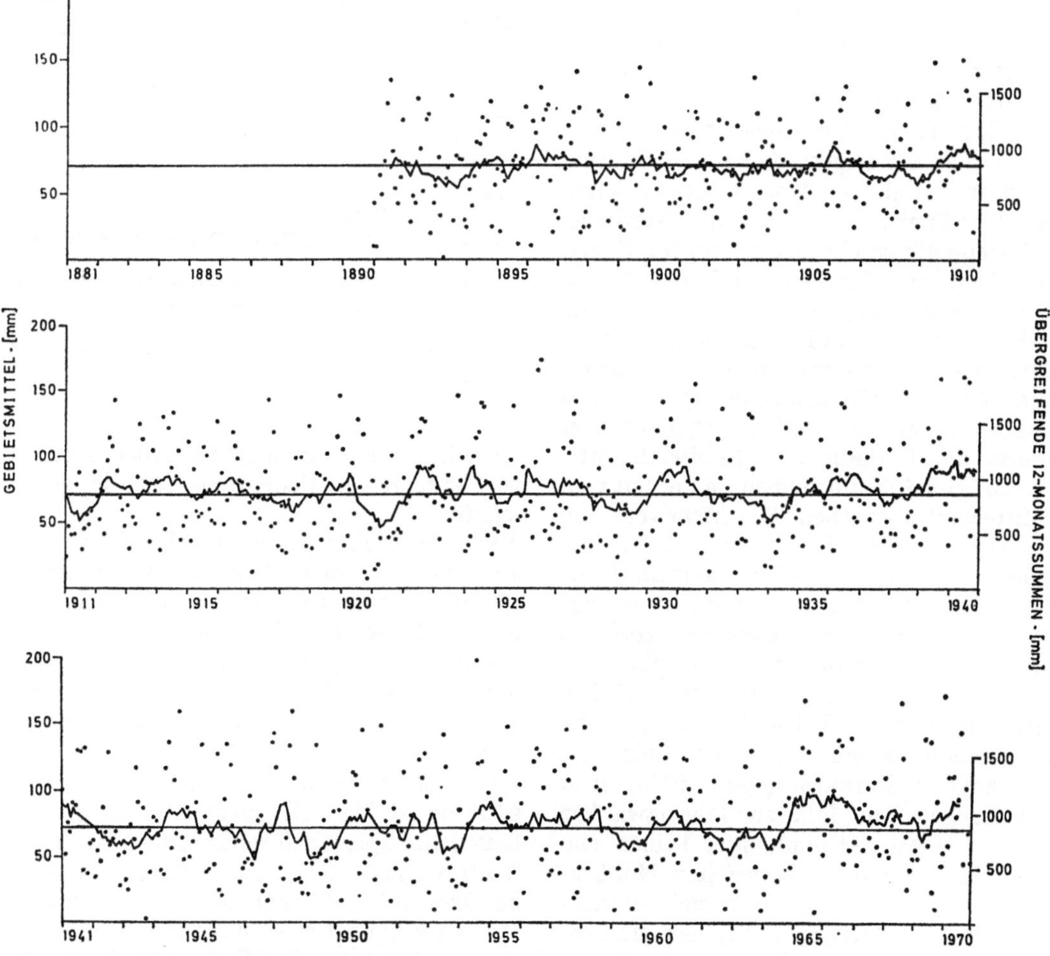

Fig. 2. Wie Fig. 1, jedoch Südteil der Bundesrepublik

Verhandlungen der Gesellschaft Deutscher Naturforscher und Ärzte 1972   © by Springer-Verlag 1973   21

kannt ist. Auf jeden Fall steht ein höherer Wert für
$V_E = N_E$ im Einklang mit der gleichfalls höheren
Energie der Strahlungsbilanz.

Schwankungen des Wasserhaushalts

So wichtig auch eine genaue Kenntnis dieser Absolut-
werte wäre — sicher viel wichtiger (und weniger aufwendig) als alles, was man auf dem Mond oder der
Venus finden kann —, interessanter für uns sind die
regionalen oder globalen *Schwankungen* des Wasserhaushalts, seien sie durch den natürlichen geophysi-
kalischen Ablauf bedingt oder durch Eingriffe des
Menschen in den Naturhaushalt. Der gesamte Wasser-
dampfgehalt der Atmosphäre ergibt in kondensierter
Form eine Wasserschicht von nur 2,44 cm; dieser
Wasserdampf wird durch den „hydrologischen Zyklus",
durch das Wechselspiel Verdunstung—Niederschlag
im Jahr 40mal erneuert. Das bedeutet aber, daß jedes
Wasserdampfmolekül im Mittel nur 9 Tage in der
Atmosphäre verbleibt, ehe es wieder ausregnet. Da die
Transportgeschwindigkeit des Wasserdampfes in verschiedenen Klimazonen zwischen 100 und fast
1 000 km/d schwankt, so ergibt sich während dieses
Aufenthaltes in der Atmosphäre eine mittlere Verfrachtung von einigen 1 000 km. Lokale Eingriffe in
den Wasserhaushalt können also — von wenigen Ausnahmen abgesehen, bei denen lokale tagesperiodische
Zirkulationen ausschlaggebend beteiligt sind — im
gleichen Raum im allgemeinen keine wirksamen Effekte hervorrufen: Ein Stausee oder ein Entwässe-
rungsvorhaben haben kaum Einfluß auf die Niederschläge in ihrer näheren Umgebung.
Die Schwankungen der *Niederschläge* von Jahr zu
Jahr sind an der einzelnen Station häufig durch meß-
technische Faktoren verfälscht; sie treten signifikant
heraus, wenn wir Flächenmittel für Gebiete von der
Größe 10^4—10^5 km² bilden. Die Gebietsmittel für die
Flußgebiete der Schweiz zeigen, daß diese Fluktua-
tionen von den großen alpinen Wasserscheiden kaum
beeinflußt werden; ähnliches gilt auch für Österreich.
Für die Bundesrepublik beschränke ich mich auf zwei
homogene Flächenmittel für den Nordteil (22 Stationen) und den Südteil (23 Stationen) der Periode
1891—1970 (Fig. 1, 2); hier sind neben Monatsmitteln
auch übergreifende 12-Monatssummen der Niederschläge dargestellt. Die Flächenmittel der einzelnen
Monate (Punkte) schwanken zwischen fast 0 und über
150 mm; selbst die fortlaufenden 12-Monatsmittel
können noch um etwa 50% nach oben und unten vom
80jährigen Mittelwert abweichen. Beachtenswert sind
die positiven Abweichungen der Niederschläge in der
letzten Dekade. Im trockenen West-Pakistan (1901
bis 1960) ergeben sich aus 10 Stationen relativ geringe
Schwankungen, während die wesentlich größeren
Schwankungen in Ost-Pakistan (heute Bangla Desh)
sich auf die Monsunregen des Sommers beschränken
(Fig. 3, 4). Im wüstenhaften Süden Tunesiens, wo die
Grundwasserhorizonte ständig absinken, zeigt ein
Flächenmittel aus 10 Stationen (1903—1970) zwar
starke Schwankungen von Jahr zu Jahr (zwischen
52 und 294 mm, Mittel 151 mm), aber keinen ein-
sinnigen Trend [12]. Im dicht besiedelten Nordost-
Brasilien können noch die 10-Jahresmittel einzelner
Stationen auf 50% heruntergehen [9]; hier sind die
häufigen Dürren von katastrophaler Auswirkung. Die

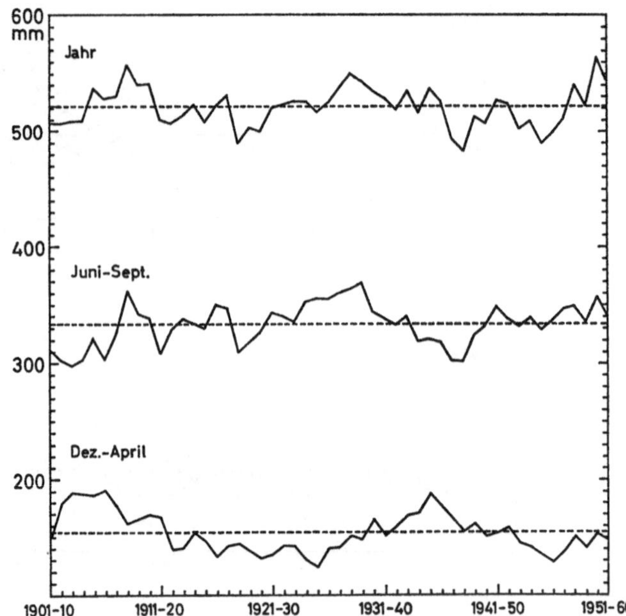

Fig. 3. Gebietsmittel des Niederschlags für West-Pakistan
(10 Stationen, 1901—1960, übergreifende 10-Jahresmittel);
Daten des Pakistan Meteorological Service, Karachi

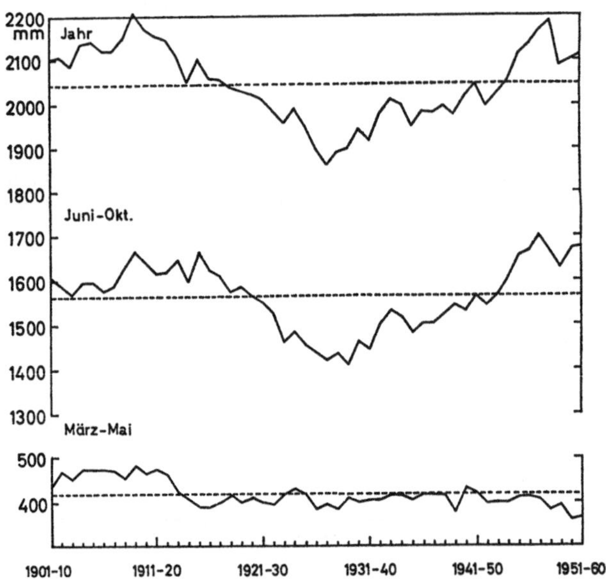

Fig. 4. Wie Fig. 3, jedoch für Bangla Desh (früher Ost-
Pakistan)

zeitlichen Schwankungen der Trockengrenze [15] sind
von erheblicher Bedeutung für die gesamte Wirtschaft.
Auch der *Abfluß* (*A*) kann erhebliche Schwankungen
aufweisen; für den Rhein bei Worms liegt jetzt eine
150jährige homogene Reihe vor (Fig. 5), die für die
Niederschläge des Sommers (hauptsächlich alpine
Schneeschmelze) und des Winters (Winterregen der
Mittelgebirge) erhebliche Abweichungen aufweist. Viel
bedeutungsvoller sind die Schwankungen des Nils, bei
dem kurz vor 1900 eine — allen kritischen Nachprü-
fungen standhaltende — Abnahme um etwa 20% eingetreten ist [21]. Die mehr oder minder parallel verlaufenden Spiegelschwankungen aller Seen Ost- und
Zentralafrikas stehen damit im Zusammenhang; eine
befriedigende Interpretation steht noch aus.
Die ozeanische *Verdunstung* liefert 86—88% der Gesamtverdunstung der Erde, obwohl die Fläche der

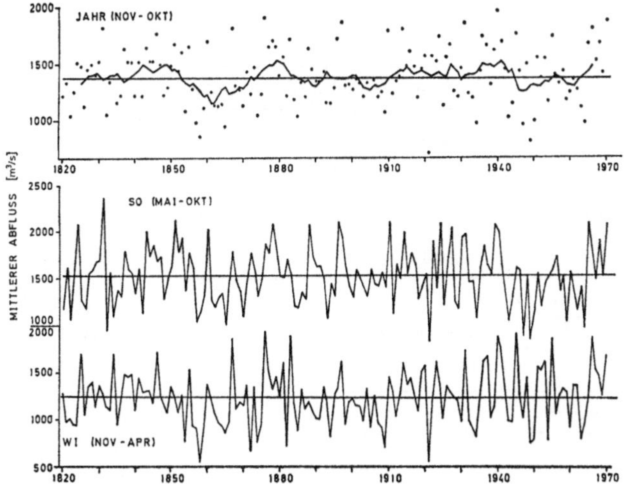

Fig. 5. Abfluß des Rheins bei Worms (1820—1970). Oben: Jahresmittel und übergreifende 10-Jahresmittel, unten: Halbjahre (Einzelwerte); Daten der Bundesstelle für Gewässerkunde, Koblenz

Ozeane nur 71% beträgt. Sie wird meist als der große Regulator des Wasserhaushaltes betrachtet, zumal im Zusammenhang mit der hohen Umschlagsgeschwindigkeit des Wasserdampfes in der Atmosphäre: Das Volumen der Ozeane ist bei einer mittleren Tiefe von etwas über 3700 m mehr als 10^5mal so groß wie das des Wassers in der Atmosphäre (Fig. 6). Die Verweilzeit eines Wassermoleküls im Ozean ergibt sich zu rund 3000 Jahren — hier muß man allerdings zwischen der oberen, etwa 200 m mächtigen Warmwassersphäre und der kalten, stärker abgeschlossenen Tiefsee unterscheiden, wobei die Verweilzeit in der Oberschicht nur etwa 200 Jahre betragen dürfte. Aber neuere Untersuchungen über die außerordentlich großen Klimaschwankungen im Bereich der Äquatorialzone des Pazifiks und des Atlantiks [7] — auf deren komplexen Mechanismus ich nicht eingehen kann — haben es wahrscheinlich gemacht, daß hier nicht nur der Niederschlag, sondern auch die ozeanische Verdunstung, die in den Tropen und Subtropen (30°N—30°S) allein 68% liefert, erheblichen Schwankungen von Jahr zu Jahr unterliegt. Hierbei ist die Verdunstung — legt man die Wärmehaushaltsdaten von Wyrtki [34] zugrunde — in den Trockenperioden um 15—20% niedriger als in den (anomalen) Feuchtperioden; das ergibt, auf die gesamte Tropen-Zone verteilt, immer

noch eine Variation um 2—3%. Auf dem äquatorialen Atlantik (östlich 25°W) liegen die Dinge ähnlich; hier hat D. Henning [16] für die Zone 10°N—10°S längs des Seeweges Europa—Südafrika gefunden, daß in einem feuchten Jahr (1963) die Verdunstung um volle 23% über dem Mittel (1950—1965) liegt.

Ändert sich die Differenz zwischen Luft- und Wassertemperatur nur um 0,1 °C (oder um 1 °C auf 10% der Fläche), dann ergibt das in den Tropen unter sonst konstanten Bedingungen eine Änderung der Verdunstung um 2,4%. Eine solche Änderung der Wassertemperatur kann einmal durch wechselnde Intensität des am Äquator aufquellenden Tiefenwassers ausgelöst werden, aber auch durch erhöhte Zufuhr antarktischen Schmelzwassers im Gefolge der beobachteten Schwankungen der Ausdehnung der subantarktischen Eisdrift, wahrscheinlich im Zusammenhang mit großen Ausbrüchen antarktischen Schelfeises. Die großen Niederschlagsschwankungen in ausgedehnten Teilen der Tropen, auf die Kraus [21] und Ramage [28] hingewiesen haben, mögen z.T. mit diesen Verdunstungsschwankungen zusammenhängen; wir wissen noch zu wenig über deren Ursache. Auf jeden Fall ist es nicht mehr erlaubt, die ozeanische Verdunstung als absolut konstant zu behandeln; sie wird aber bisher noch ausschließlich von Naturfaktoren bestimmt.

Eingriffe in den Wasserhaushalt

Der *Wasserhaushalt* der *Kontinente* umfaßt (auf 29% der Fläche) nur 13% der globalen Verdunstung, wohl aber 21% der globalen Niederschlagsmenge (520000 km³ pro Jahr), obwohl weite Gebiete mehr oder weniger arid ($N < V_p$ oder $N < Q$) sind. Das exponentielle Wachstum der Bevölkerung, besonders in den semiariden Gebieten am Rande der Trockenzone und in den hochindustrialisierten Gebieten, hat den Wasserhaushalt der Kontinente schon erheblich modifiziert. In der Bundesrepublik erreicht die Nutzung des Wassers bereits fast 30% des Abflusses (Gebietsmittel im Jahr auf $N = 81$ cm, $V = 45$ cm, $A = 36$ cm geschätzt), und selbst in dem riesigen Territorium der USA wird ein Wert von 0,1 V bereits überschritten. Diese massiven Eingriffe in den Wasserhaushalt bleiben solange belanglos, wie das verbrauchte Wasser in gereinigter Form wieder dem Abfluß zugeführt wird. In wachsendem Maße aber — vor allem durch die künstliche Bewässerung einschließlich Rasensprengen, durch Kühl-

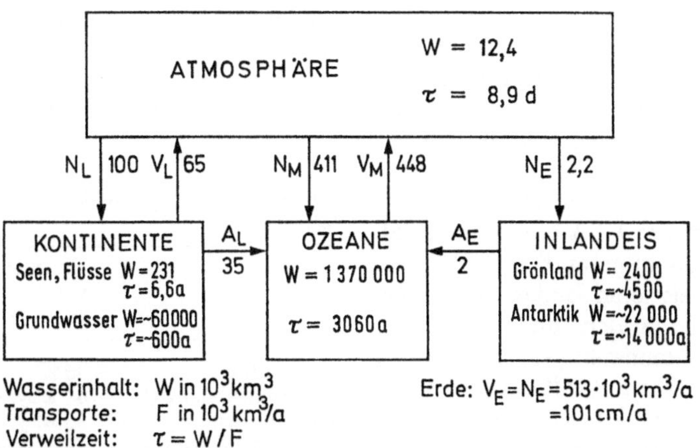

Fig. 6. Blockdiagramm des globalen Wasserkreislaufs (nach [25])

Tabelle 3. Wasserverbrauch (km^3/a) [24] und Wasservorräte (km^3)

Wasserverbrauch	1965			2000		
	Entzug $\rightarrow$	Abfluß $\rightarrow$	Luft	Entzug $\rightarrow$	Abfluß $\rightarrow$	Luft
Städt. Versorgung	98	56	42	950	760	190
Bewässerung	2300	600	1700	4250	400	3850
Industrie	200	160	40	3000	2400	600
Kraftwerke	250	235	15	4500	4230	230
	2848	1051	1797	12700	7790	4910

Bodenfeuchte	$\sim 21 \cdot 10^3$	Festland
Flüsse und Seen	$116 \cdot 10^3$	
Grundwasser (< 750 m Tiefe)	$4 \cdot 10^6$	
Eis	$27 \cdot 10^6$	
Ozeane	$1370 \cdot 10^6$	

türme usw. — wird das verbrauchte Wasser in die Atmosphäre verdunstet. Das gilt vor allem für den bei weitem wichtigsten Anteil: die *künstliche Bewässerung*, die allein auf über $2,2 \cdot 10^6$ km^2 oder etwa 1,5% der Festlandfläche (ohne Antarktis) 1700 km^3/a oder 2,7% der Gesamtverdunstung des Festlandes liefert. Hinzu kommen noch die rund 300000 km^2 Fläche der künstlichen Stauseen. Insgesamt schätzt Lvovich [24] den unmittelbar in die Atmosphäre verdampfenden Anteil des Wasserverbrauchs auf 1800 km^3/a (Tabelle 3) oder — diese Zahl ist vielleicht überraschender — pro Kopf und Tag rund 1500 Liter.

Nehmen wir für das Jahr 2000 — wenn wir vorsichtig sein wollen, für das Jahr 2010 — eine *Zunahme* des *Wasserverbrauchs* auf das 4,5fache an [24, 31], dann ergibt sich ein Anwachsen von V_L um etwa 7% und eine Beschleunigung des globalen hydrologischen Zyklus (einschließlich der Ozeane) um rund 1%. Viel bedeutsamer sind allerdings die regionalen Änderungen. Bereits heute ergibt sich für das Ruhrgebiet aus der Differenz zwischen Aufkommen und Ableitung von Industriewasser ein jährlicher Verlust von 0,63 km^3 entsprechend einer Verdunstung von 14 cm/a [11] — zusätzlich zu der natürlichen Gebietsverdunstung von etwa 42 cm/a. Eine Abschätzung des Wasserhaushaltes der Sahara-Oasen im südlichen Tunesien [12] ergab eine Steigerung des Wasserverbrauchs um mindestens 50%: Diese Menge entstammt — bei gleichbleibendem Niederschlag — den eiszeitlichen Vorräten fossilen Grundwassers, das heute nicht erneuert werden kann und infolgedessen unaufhaltsam abnimmt. Das gilt für den gesamten Nordrand der Sahara, wo das Alter des Grundwassers 20—25000 Jahre beträgt [20], aber auch für andere Gebiete mit artesischem Wasser. Die Vegetationszerstörung durch den Weidebetrieb der Nomaden, Brennholzbedarf usw. ist von vielen Autoren beschrieben worden; sie ist eine Folge des Bevölkerungswachstums und kein Anzeichen einer wirklichen Klimaänderung.

Aus einer Zusammenstellung des Science Advisory Committee des Präsidenten der USA ergibt sich, daß auf allen Kontinenten noch insgesamt $31,9 \cdot 10^6$ km^2 anbaufähiges Land mit geeigneten Böden vorhanden ist, davon $19,1 \cdot 10^6$ km^2 in ariden und semiariden Gebieten mit 6—12 Trockenmonaten [32]. In Zukunft wird dieses Gebiet zur Ernährung mit herangezogen werden müssen; die Frage der künstlichen Bewässerung muß dann so oder so gelöst werden. Hierzu hat Bergeron [3, 10] sehr weitblickende Überlegungen an-

gestellt. Nehmen wir eine zusätzliche Wasserzufuhr von 20 cm pro Trockenmonat an — das ist eine realistische Schätzung, da in ariden Gebieten für Intensivkulturen 220—280 cm pro Jahr benötigt werden —, dann erfordert dies pro Jahr etwa 36500 km^3, das sind 33% der Niederschlagsmenge auf den Kontinenten (109000 km^3) oder über 50% der Verdunstung (66300 km^3). Die großen Entfernungen zwischen Wasserdefizit- und Überschußgebieten machen es notwendig, in Zukunft die *Entsalzung* des *Meerwassers* heranzuziehen, obwohl z. Z. die hohen Kosten für landwirtschaftliche Nutzung noch prohibitiv wirken. Hierdurch entsteht wieder ein zusätzlicher Energiebedarf: Nehmen wir an, die Hälfte der obigen Wassermenge (18000 km^3) sollte mit dem heute üblichen Energieaufwand (47 kWh/m^3) entsalzt werden, dann erfordert dies mit etwa 10^8 MWatt mehr als das Zehnfache des heutigen Welt-Energieverbrauches ($8 \cdot 10^6$ MWatt).

Für die historische und prähistorische Zeit müssen wir allerdings einen Rückgang der Gebietsverdunstung annehmen. Die *Umwandlung* der Wälder, die vor 4000—5000 Jahren über 90% der Fläche Mitteleuropas bedeckten, in Kulturland hat zu einer Zunahme der Albedo, dagegen zu einer Abnahme der Netto-Strahlungsbilanz Q und der Verdunstung geführt, andererseits die direkte Heizung L vom Erdboden her begünstigt [1] (Tabelle 4). Wahrscheinlich würden auch die heutigen Bewohner Mitteleuropas das Klima von vor 2000 Jahren als feucht und kühl empfunden haben, wie es Tacitus vom Gesichtspunkt des Italieners aus beschrieben hat.

Das sind z. T. hypothetische, z. T. nachweisbare, inzwischen eingetretene Effekte; wesentlicher für uns sind die künftigen Änderungen. Beim Rhein entspricht die heutige *Wärmebelastung* durch Kraftwerke von 2000 Mcal/s etwa der Strahlungsbilanz auf der Fluß-

Tabelle 4. Historische Änderungen des Wärmehaushalts in Mitteleuropa

	Urlandschaft vor 4000 Jahren	Heute	Änderung
Waldanteil	$\sim$90%	24%	
Strahlungsbilanz Q	45 kLy/a	40 kLy/a	-12%
Evapotranspiration V	33 kLy/a	25,5 kLy/a	-23%
Fühlbare Wärme L	12 kLy/a	14,5 kLy/a	$+21\%$
Bowen-Verhältnis L/V	0,36 ·	0,57	

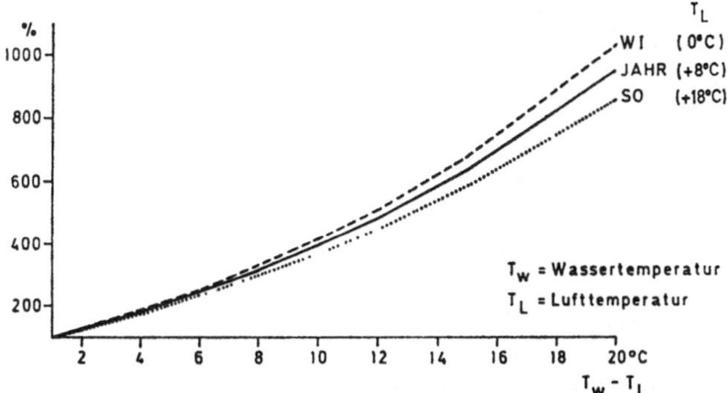

Fig. 7. Zunahme der Verdunstung bei thermischer Belastung

oberfläche; tatsächlich hat der Mittel- und Niederrhein eine Übertemperatur von 2—4 °C gegenüber der Luft (im Tagesmittel), das Bowen-Verhältnis liegt dann bei 0,1—0,3, und die Verdunstung von der Flußoberfläche ist um einen Faktor $\sim$2 gesteigert. Wenn, wie erwartet, im Jahre 1985 bereits die Wärmebelastung auf 17000 Mcal/s ansteigen sollte, dann ergibt sich hieraus eine Zunahme der Verdunstung um einen Faktor 10—20 (Fig. 7) (wegen der exponentiellen Zunahme des Sättigungsdampfdruckes mit der Temperatur). Das macht im Normalfall nur 2—4% des Abflusses aus, aber bei Niedrigwasser ergeben sich — besonders im Winter, wenn die Temperaturdifferenz Wasser—Luft ihre höchsten Werte erreicht — beträchtliche Verluste.

Die z.Z. in Gang befindliche „grüne Revolution" hat mit der Einführung neuer, ertragreicher Varietäten von Kulturpflanzen — wie Weizen und Reis — zwar die drohende Ernährungskatastrophe hinausgeschoben, aber diese neuen „Wundersorten" benötigen alle mehr Wasser, wie überhaupt in den semiariden und semihumiden Gebieten der landwirtschaftliche Ertrag direkt vom Wasserangebot bzw. -verbrauch abhängt. Die Wachstumsrate des Wasserverbrauchs muß also in Zukunft zunehmen. Bereits jetzt sind in isolierten, erdölreichen Gebieten (so Kuwait) Anlagen zur Entsalzung des Meerwassers gebaut, aber dieser Prozeß benötigt große Energiemengen (in der Theorie nur etwa 1 kWh/m³, in der Praxis z.Z. etwa 47 kWh/m³). Diese Zunahme der Verdunstung geht — neben der stärkeren Verdunstung der warmen Industrieabwässer und der Kühltürme — in erster Linie auf die gesteigerte landwirtschaftliche Produktion und die künstliche Beregnung zurück; sie führt zu einem mindestens relativen Rückgang des Abflusses [19]. Die Zunahme der bebauten Flächen wirkt sich demgegenüber offenbar nicht in einer Zunahme des Abflusses aus. Andererseits erhöht die Wärme- und Wasserdampfproduktion der Industrie die lokale Schauer- und Starkregenhäufigkeit [22].

Eine *Vermehrung* des *Niederschlags* im Bereich von Großstädten und Industriezentren ist inzwischen an verschiedenen Orten mit großer Wahrscheinlichkeit nachgewiesen worden. Reidat [29] hat für Hamburg gezeigt, daß die Wahrscheinlichkeit von Starkregen — bezogen auf 100 Fälle, in denen an mindestens einer Meßstelle 20 mm in 24 h oder mehr gemessen wurden — von 25—30% in der Umgebung auf 50—55% im Stadtzentrum anwächst (Fig. 8). An 14 Stationen in Chicago ist die Häufigkeit von Starkregen mit über 50—75 mm/d in den Jahren 1949—1968 um 17—23%

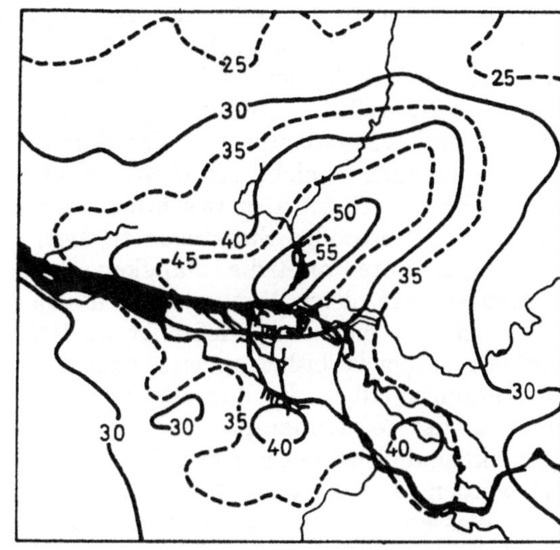

Fig. 8. Relative Häufigkeit (in %) von Starkregen (Raum Hamburg, 1952—1968, 100 Fälle, nach [29])

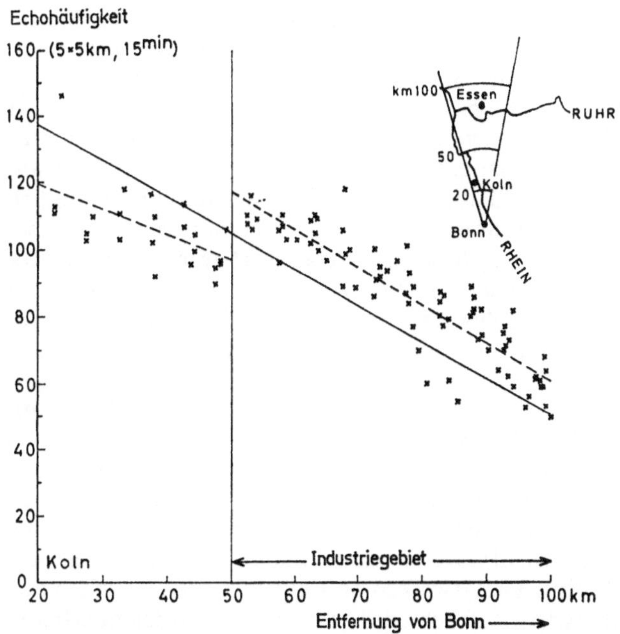

Fig. 9. Häufigkeit von Radarechos (= Schauer) im Nordsektor von Bonn aus: relative Zunahme der Echohäufigkeit über dem Industriegebiet. Ausgezogen: mittlere Abnahme der Echohäufigkeit als Folge der Absorption durch Niederschlag. Skala: Häufigkeit von Echos für 5 × 5 km-Felder, 15 min Abstand (Dipl.-Arbeit Chr. Classen)

gestiegen [18]; ähnliches gilt für St. Louis. Die öfters untersuchte Abhängigkeit der Niederschläge vom Wochentag ist inzwischen in den Oststaaten der USA (22 Stationen, 50jährige Periode) als statistisch signifikant nachgewiesen worden; die mittlere Differenz der Niederschlagsmengen an Wochentagen (8,06 mm/d) und am Wochenende (7,72 mm/d) beträgt allerdings nur 4% [14]. Eine Erhöhung der Niederschläge um bis 34% (des lokalen Abflusses um bis 21%) zwischen den Zeitabschnitten 1929—1946 und 1947—1966 haben Hobbs u. Mitarb. [17] in den weit verstreuten Industriezentren des Staates Washington im Nordwesten der USA gefunden. Unsere Radarstatistiken von Bonn aus liefern einen weiteren Beleg für das Ruhrgebiet, wo die Schauerhäufigkeit um etwa 20% höher ist als in der angrenzenden Kölner Bucht (Fig. 9).

Ob es sich bei diesen Befunden um eine Wirkung spezieller Aerosolpartikel handelt, die den Niederschlagsprozeß innerhalb der Wolken beschleunigen, oder um eine zusätzliche Labilisierung durch Zufuhr von Wärme und Wasserdampf, läßt sich durch empirische Untersuchungen nicht eindeutig entscheiden. Der zweite Prozeß scheint aber wesentlich wirksamer zu sein, da er großtropfige Starkregen erzeugt, während der erstgenannte Prozeß die Häufigkeit schwacher Nieselregen steigert, deren Menge kaum ins Gewicht fällt. Der an sich mögliche Effekt der zusätzlichen Wasserdampfzufuhr ist bisher nirgends nachgewiesen; Modellrechnungen über die turbulente horizontale Ausbreitung des Wasserdampfs und ihren Niederschlagseffekt sind bisher nur in erster Näherung durchgeführt worden. Auf die weite horizontale Verfrachtung des Wasserdampfs ist bereits hingewiesen worden; natürlich variiert die Verweildauer des Wasserdampfes in der Atmosphäre und damit der horizontale Transport in weiten Grenzen.

Dieser unbeabsichtigte Effekt mag eine Rolle spielen bei der beobachteten Zunahme der Niederschläge im Bereich der Bundesrepublik Deutschland (Fig. 1, 2). Vergleichen wir das 20jährige Gebietsmittel von 1891—1910 mit dem von 1951—1970 (aus insgesamt 45 homogenen Stationsreihen ermittelt), dann ergibt sich eine Zunahme um 7,5%, wenn auch mit Schwankungen. Da die Zunahme sich auf das ungewöhnlich feuchte Jahrzehnt 1961—1970 konzentriert, darf dieser Trend wohl kaum extrapoliert werden. Beim Abfluß des Rheins in Worms (der die Vogesen und einen Teil der Schweizer Alpen mit erfaßt) wird das letzte Jahrzehnt von dem von 1931—1940 um etwa 2% überboten; ob hier bereits ein Effekt der anthropogenen Zunahme [19] der Gebietsverdunstung auf Kosten des Abflusses vorliegt, muß an streng vergleichbaren Reihen nachgeprüft werden.

Abgesehen von den quantitativ meist bedeutungslosen Nieselniederschlägen aus stabilen Wolken — eine lokal wichtige Ausnahme bilden die Stauregen aus stabilen Passatwolken an Gebirgshängen — fallen alle landwirtschaftlich oder wasserwirtschaftlich nutzbaren Niederschläge im Bereich aufwärts gerichteter Windkomponenten, die als Folge konvektiver oder advektiver Prozesse auftreten. Dabei ist die Niederschlagsmenge gleich der beim Aufsteigen kondensierten Wasserdampfmenge, verringert um die vor dem Ausfallen wieder verdampfte Menge; das ist meist ein relativ kleiner Unterschied. Das Gesetz von der Erhaltung der Masse erzwingt nun für jede aufwärts gerichtete Bewegung einen vollen Ausgleich durch abwärts gerichtete Bewegungen in der Umgebung, die sich fast immer über viel größere Flächen verteilen und daher zahlenmäßig kleiner sind; im Größenbereich der Fronten und wetterhaften Störungen beträgt die Aufwärtsbewegung 1—5 (gelegentlich bis 20) cm/s, im kleinräumigen Zentrum von Schauern und Gewittern dagegen 5—30 m/s und mehr.

Wird durch das Eingreifen des Menschen — das gilt auch für die Versuche der *künstlichen Niederschlagserzeugung* mittels Wolkenimpfung — an einer Stelle mehr Wasserdampf ausgeregnet, dann fehlt diese Menge an einer anderen Stelle, wo die gleiche Luftmasse durch natürliche Prozesse zum Ausregnen kommt. Die Gesamtmenge Niederschlag wird bestimmt durch die Gesamtmenge der Verdunstung; nimmt diese zu, dann erhöht sich — in weiträumiger, nicht in lokaler Sicht — auch der Niederschlag. Nehmen wir im Mittel aller Kontinente eine jährliche Wachstumsrate des *Wasserbedarfs* pro Kopf um 2% an, dann ergibt das bei einer Bevölkerungszunahme von 2% pro Jahr insgesamt eine Zunahme des Süßwasserbedarfs um 4% pro Jahr. Mit dieser Rate wächst der anthropogene Anteil der Verdunstung in 30 Jahren auf 4,2 cm/a oder 10% der natürlichen Landverdunstung, in knapp 70 Jahren auf 20 cm/a oder fast die Hälfte. Für den globalen Wasserhaushalt sind solche Beträge nicht mehr vernachlässigbar; eine Zunahme von V_L um 20 cm/a macht für $V_E = N_E$ eine Zunahme um knapp 6% aus. Das ergibt eine *Beschleunigung des hydrologischen Zyklus über Land;* da die Niederschläge zum großen Teil der ozeanischen Verdunstung entstammen und daher langsamer zunehmen, geht die Zunahme des Wasserbedarfs auf Kosten des Abflusses — dies wiederum hat Konsequenzen für die Wasserverschmutzung und die Abwässerbeseitigung.

Wolkenimpfung, Aerosolproduktion und zusätzliche Heizung der Atmosphäre allein, ohne erhöhte Verdunstung, können die Gesamtmenge Niederschlag nicht erhöhen; sie bewirken nur eine Umverteilung. Nur an wenigen Stellen (Gebirgsrändern in Meeresnähe mit regelmäßigen Aufwinden) ist Wolkenimpfung in der Lage, die mittlere Niederschlagsmenge zu erhöhen — auf Kosten der in Lee liegenden Gebiete. Solche Eingriffe haben also — soweit sie erfolgreich sind — schwerwiegende privat- und völkerrechtliche Konsequenzen. Vor allem aber können diese Eingriffe nur dort wirksam sein, wo Wolken als Folge aufwärts gerichteter Windkomponenten entstehen — also dort, wo Niederschlag schon als Folge natürlicher Prozesse fallen könnte. Wo aber der Niederschlag am dringendsten gebraucht wird — in den ariden und semiariden Gebieten —, dort überwiegt großräumiges Absinken, und jeder Versuch einer Niederschlagserzeugung ist von vornherein zum Scheitern verurteilt. Hier bleibt also nur die Ableitung von Süßwasser aus humiden Klimabereichen, die Verwendung fossiler Grundwasservorräte (die wie Minerale nicht wieder erneuert werden) oder die Entsalzung von Meerwasser. Versuche, die *Verdunstung* durch monomolekulare Filme zu *unterdrücken*, haben im Freiland wegen des Windes und der Turbulenz bisher keine signifikanten Erfolge erzielt.

Schlußbemerkungen

Der globale Wasserhaushalt ist eng verknüpft mit dem Energiehaushalt des Systems Erde + Atmosphäre + Ozean und damit mit dem Klima. Auch wenn sich der ozeanische Wasserhaushalt heute noch dem Eingreifen des Menschen entzieht: Der Süßwasserhaushalt der Kontinente unterliegt bereits diesen Eingriffen, deren Intensität exponentiell zunimmt. Der wachsende Wasserbedarf einer wachsenden Bevölkerung macht mit der Meerwasserentsalzung eine weitere Zunahme des Weltenergiekonsums notwendig. Die Extrapolation der jetzigen Wachstumsraten in die Zukunft zeigt, daß schon im ersten Drittel des kommenden Jahrhunderts kritische Grenzen erreicht werden.

    Verhandlungen der Gesellschaft Deutscher Naturforscher und Ärzte 1972   © by Springer-Verlag 1973

Es ist leider unmöglich, in dem mir gesteckten Rahmen auf das dann aufkommende Problem einzugehen: Das Problem der *großräumigen Klimamodifikation* [5, 10, 13, 31]. Da die anthropogenen Eingriffe in die Klimabedingungen überwiegend auf eine Erwärmung hinauslaufen, ist die Entstehung einer neuen Eiszeit in den nächsten 100 Jahren unwahrscheinlich, auch wenn hier ganz neue Aspekte aufgetreten sind. Z.Z. nehmen die Mitteltemperaturen auf der Nordhalbkugel nördlich 55° Breite noch ab [31]; wenn keine besonderen Ereignisse (Serien heftiger Vulkaneruptionen, großräumige Ausbrüche antarktischer Eismassen) eintreten, dann dürfte sich die anthropogene Erwärmung im atlantischen Sektor der Nordhalbkugel in den nächsten Jahrzehnten durchsetzen. Dann besteht die Möglichkeit einer drastischen Reduktion des arktischen Meereises in diesem Sektor: Dieses ist instabil — einmal zerstört, kann es sich unter heutigen Bedingungen nicht mehr vollständig neubilden. Das aber hätte die *Verlagerung* ganzer *Klimazonen* zur Folge, mit wirksamen Konsequenzen gerade auf dem Gebiet des Wasserhaushaltes.

Damit tritt das hier schon mehrfach zitierte ökonomische Weltmodell von Forrester [26] in ein neues Licht. Die Zunahme des Energieverbrauchs aus fossilen und nuklearen Quellen, deren Wachstumsrate noch weiter ansteigen muß [27], hat im Klimabereich sehr unerwünschte, risikoreiche Nebenwirkungen globalen Ausmaßes [31], die bisher erst in Umrissen bekannt sind. Sie werden sich, wenn wir den derzeitigen Trend von Wasser- und Energiehaushalt extrapolieren, spätestens in der Mitte des nächsten Jahrhunderts bemerkbar machen. Das ist keine Spekulation auf die Angst — es ist eine nüchterne, quantitative Überlegung, wie sie auch schon Budyko, Drosdow und Judin [5] vertreten haben. Hier liegt offenbar die wirksamste Begrenzung des Wachstums, nicht in der Umweltverschmutzung — die kann man bewältigen. Diese klimatischen Konsequenzen des wachsenden Energiekonsums stellen uns vor Aufgaben von bisher ungeahnten Dimensionen; in 1—2 Generationen werden sie von fundamentaler Bedeutung werden. Wir aber werden daran gemessen, ob und inwieweit wir diese Zukunftsfragen erkannt und in Angriff genommen haben. Noch haben wir einige Jahrzehnte Frist, uns die klimatischen Konsequenzen in allen Einzelheiten zu überlegen. Noch immer aber stehen diese Aufgaben in Europa unter den Forschungsprioritäten an untergeordneter Stelle, obwohl die hier zu stellenden Anforderungen bescheiden sind gegenüber anderen Gebieten. Mathematische Modelle [31] und Datenverarbeitung geben uns alle erdenklichen Möglichkeiten in die Hand. Diese Modelle sind allerdings auf der realen Erdkugel — wegen der diffusen Verteilung der Energiequellen des hydrologischen Zyklus und der Luftverschmutzung sowie wegen der (nichtlinearen) Wechselwirkung Atmosphäre—Ozean — komplizierter als alle übrigen mathematischen Modelle. Sie übersteigen immer noch, wie seit 1949, die Grenzen der Kapazität der leistungsfähigsten Computer. Schon heute wird die Frage aufgeworfen: Können wir es uns leisten, Wasserbedarf und Energiebedarf [27] weiter unbegrenzt ansteigen zu lassen? Die Süßwasservorräte sind begrenzt, auch soweit sie durch den hydrologischen Zyklus immer wieder regeneriert werden. Wenn auch die Ozeane scheinbar unbegrenzte Reserven enthalten, so verschärft deren Nutzung das Energieproblem in ungeahnter Weise. Bei der partiellen Labilität des Systems Ozean + Atmosphäre (in den Polargebieten) riskieren wir irreversible klimatische Konsequenzen globalen Ausmaßes.

Entwicklungen dieser Art sollten auch Politiker und Wirtschaftler interessieren, auch wenn sie über die Zeiteinheit einer Wahlperiode weit hinausgreifen. Sie werden — wenn nicht unvorhersehbare Ereignisse eintreten — in wenigen Generationen aktuell, dann aber rasch bedrohlich werden. Dann zwingen sie zum Handeln; deshalb müssen wir heute mit den vorbereitenden Untersuchungen beginnen.

[1] Baumgartner, A.: Publ. Assoc. Intern. Hydr. Scient. 92, 56 (1970). — [2] Baumgartner, A., Reichel, E.: ibid. 94, 65 (1971). — [3] Bergeron, T.: Monogr. Amer. Geophys. Union 5· 399 (1960). — [4] Budyko, M. J.: Atlas Teplovogo Balanssa, Leningrad 1963. — [5] Budyko, M. J., Drosdow, O. A., Judin, M. J.: Sovremennye Problemy Klimatologii, Leningrad 1966, S. 435. — [6] Budyko, M. J.: Publ. Ass. Intern. Hydr. Scient. 92, 24 (1970). — [7] Doberitz, R.: Ber. Dtsch. Wetterdienst 1968, 112; Bonner Meteor. Abh. 1969, 11. — [8] Drummond, A. J.: Adv. Geophysics 14, 1 (1970). — [9] Eickermann, W., Flohn, H.: Bonner Meteor. Abh. 1962, 1. — [10] Flohn, H.: ibid. 1963, 2; Arb.-Gem. Forsch. NRW, Heft 115 (1963). — [11] Flohn, H.: Arbeiten zur Allgemeinen Klimatologie 291 (1971). — [12] Flohn, H.: World Meteor. Organ. Techn. Note 116 (1971). — [13] Flohn, H.: Physik 1971 (Plenarvorträge Dtsch. Physik. Gesellsch.), S. 446. — [14] Frederick, R. H.: 2. Nat. Conf. Weather Modification (Am. Meteor. Soc. 1970), S. 209. — [15] Haude, W.: Ges. Erdk. Berlin 94, 281 (1963). — [16] Henning, D.: Manuskript Publ. Dept. Atmos. Sci. Colorado State Univ., Ft. Collins (1970). — [17] Hobbs, P. V., et al.: 2. Nat. Conf. Weather Modification (Am. Meteor. Soc. 1970), S. 237; J. Atmos. Sci. 27, 81 (1970). — [18] Huff, F. A., et al.: 2. Nat. Conf. Weather Modification (Am. Meteor. Soc. 1970), S. 215; J.App. Meteor. 11, 823 (1972). — [19] Keller, R.: Publ. Assoc. Intern. Hydr. Scient. 93, 300 (1970). — [20] Knetsch, G., et al.: Geol. Rdsch. 52, 587 (1963). — [21] Kraus, E. B.: Quart. J. Roy. Meteor. Soc. 81, 198 (1955); 82, 96 (1956). — [22] Landsberg, H.: Science 170, 1265 (1970). — [23] Lieth, H.: Angew. Bot. No. 1 (1972); Nature and Resources (UNESCO) 8 (2), 5 (1972). — [24] Lvovich, M. I.: Vodnie Ressurssi Buduschewo. Moskau 1969. — [25] Lvovich, M. I.: Publ. Assoc. Intern. Hydr. Scient. 93, 401 (1970). — [26] Meadows, D. L., et al.: Grenzen des Wachstums. Stuttgart 1972. — [27] Meyer-Abich, Kl. M.: Umschau 72, 645 (1972). — [28] Ramage, C. S.: Monthly Weather Rev. 96, 365 (1968). — [29] Reidat, R.: Wetter und Leben 23, 1 (1971). — [30] Sellers, W. D.: Physical Climatology. Chicago 1965. — [31] SMIC-Report: Inadvertent Climate Modification. Cambridge: MIT-Press 1971. — [32] Thorne, W.: Publ. Am. Assoc. Adv. Sci. 90, 34 (1970). — [33] Von der Haar, Th. H., Suomi, V. E.: J. Atmos. Sci. 28, 305 (1971). — [34] Wyrtki, K.: J. Geophys. Res. 70, 4547 (1965). — [35] Brückner, E.: zit. nach [38]. — [36] Meinardus, W.: Meteor. Z. 51, 345 (1934). — [37] Wüst, G.: Festschrift N. Krebs, S. 347 (1936). — [38] Reichel, E.: Ber. Dtsch. Wetterdienst US-Zone 35, 155 (1952). — [39] Budyko, M. J.: Teplowoj Balans Zemnoi Poverkhuorti, Leningrad 1955. — [40] Mather, J. R.: zit. nach Baumgartner, A., Reichel, E.: Proc. Int. Ass. Scient. Hydr. 93, 65 (1971). — [41] Baumgartner, A., Reichel, E.: Unveröffentlicht (1972).

Die Energieversorgung der Menschheit

Quellen und Wirkungen

H. Grümm

Österreichische Studiengesellschaft für Atomenergie Ges.m.b.H. Wien

Der Energiebedarf

Der Energieverbrauch gehört zu den wichtigsten Kennziffern des zivilisatorischen Standes eines Zeitalters. Er ist deutlich mit dem Bruttonationalprodukt korreliert. Wir finden folgerichtig den Energieverbrauch in unserem Wachstumszeitalter in lebhafter Expansion begriffen (Fig. 1). Die Kohlenproduktion wächst z.B. mit 3,6% pro Jahr, die Produktion von Erdöl und Gas mit fast 7% und die Kraftwerkskapazität nimmt jährlich um etwa 8% zu, d.h. mit einer Verdoppelungszeit von nur 8,7 Jahren [1].

Es ist eine Binsenweisheit, daß dieses rasante *Exponentialwachstum* nicht beliebig lange weitergehen kann, sondern früher oder später abklingen muß. Man kann aber starke Argumente dafür bringen, daß die Energieexpansion noch längere Zeit hindurch anhalten wird, auch wenn das Wachstum anderer zivilisatorischer Aktivitäten, etwa das der Konsumgüterproduktion, eingeschränkt werden sollte. Ein entscheidender Grund sind die auf die Dauer unhaltbaren extremen *Unterschiede im Lebensstandard* der Nationen. Noch nicht einmal im reichsten Land, in den USA, zeigt sich eine deutliche Sättigung des pro-Kopf-Verbrauchs [2]. Die anderen Industrieländer versuchen, wenn auch mit Verzögerung, den amerikanischen Standard zu erreichen. Sie werden ihrerseits von den Entwicklungsländern beneidet. Die Energieexpansion nimmt auf diese Weise, unter dem Druck der Bevölkerungsvermehrung und des universalen Strebens nach besseren Lebensbedingungen, quasi naturgesetzliche Gewalt an. Man kann daher ohne allzugroßes Risiko voraussagen, daß die Energieproduktion bis zu kaum vorstellbaren Ausmaßen weiterwachsen wird [2, 3], bis begrenzte Deckungsmöglichkeiten oder schwere gesellschaftliche Erschütterungen der Expansion eine Schranke setzen.

Die Energievorräte

Wir gehen zuerst auf die Frage nach dem Ausreichen der Energievorräte ein. Fig. 2 versucht nach [1] die Deckungsmöglichkeiten des menschlichen Energiebedarfs zu veranschaulichen, indem sie die uns zur

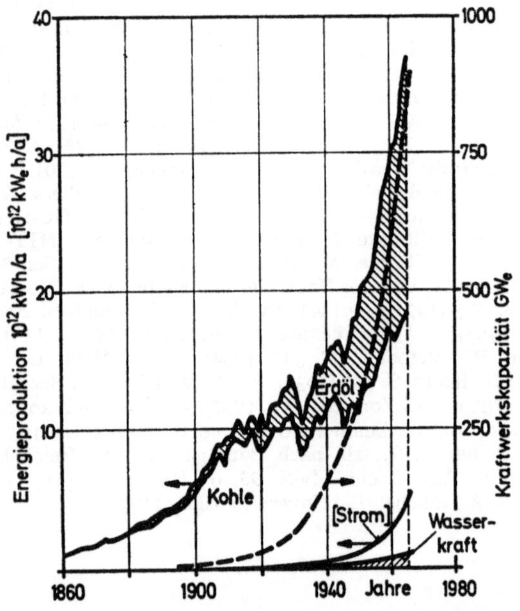

Fig. 1. Wachstum der jährlichen Gesamtenergieerzeugung (Kohle, Öl, Wasser), der Erzeugung von Elektrizität und der Kraftwerkskapazität in der Welt

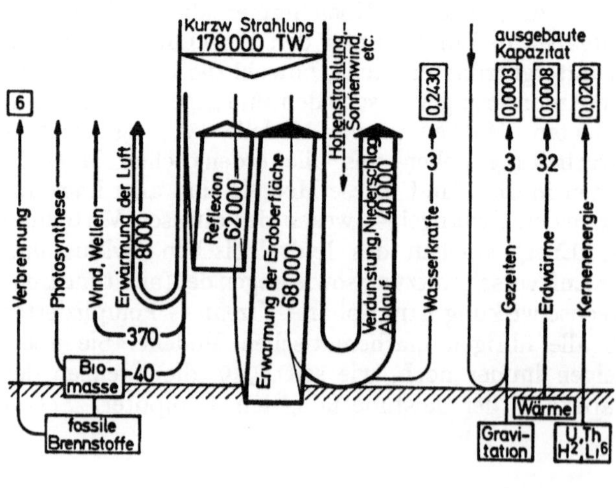

Fig. 2. Die Energiequellen der Erde

Verfügung stehenden Energiequellen größenordnungsmäßig darstellt[1].

Der Hauptanteil der Energie kommt aus dem *Weltenraum* in Form von kurzwelliger Strahlung mit einer
Leistung von 178000 Terawatt. Etwa ein Drittel davon wird bereits in den höheren Luftschichten der
Erde reflektiert. 68000 Terawatt erreichen die Erdoberfläche und werden in Form langwelliger Strahlung
reflektiert. Etwa 40000 Terawatt sind damit beschäftigt, Wasser aus den Ozeanen zu verdunsten und
hochzuheben. Leider ist von den gewaltigen beim
Herunterstürzen freiwerdenden Energiemengen nur
ein außerordentlich kleiner Teil als Wasserkraft
nutzbar.

Ein kleiner Teil der Strahlungsenergie geht in die
Erwärmung der Luft ein und setzt Winde und Wellen
in Bewegung. Für die Menschheit wichtig ist ein sehr
bescheidener Seitenast des Diagramms: etwa 40 Terawatt Strahlungsleistung werden auf dem Wege der
Photosynthese von der Biomasse aufgenommen. Davon zweigt die Natur verwesende Stoffe ab, die in
einem langsamen Prozeß in fossile Brennstoffe umgewandelt werden. Während rund 700 Millionen Jahren
ist auf diese Weise allmählich ein Energiespeicher ge-
füllt worden, aus dem wir heutzutage unser industrielles
Dasein fristen, und zwar durch Verbrennungsprozesse
mit einer globalen Leistung von etwa 6 Terawatt. Die
Energieproduktion aus fossilen Brennstoffen ist also,
verglichen mit der gigantischen Zustrahlung von der
Sonne, ungemein bescheiden.

Die aufgezählten Energiequellen beruhen letzten Endes alle auf *Fusionsenergie* (Kernverschmelzungs-
energie), die in der Sonne freigesetzt wird. Der Erde
wurden aber bei der *Entstehung des Erdballs* weitere
Energievorräte mitgegeben, die unter Umständen nutzbar sein können: *Gravitationsenergie*, die sich im wesentlichen in den Gezeiten zeigt, weiters *Erdwärme*
und schließlich *Kernenergierohstoffe*, wie Uran, Tho-
rium, Schwerwasser und Lithium.

Eine Durchsicht aller aufgezählten Energiequellen
zeigt folgendes Bild: Die *Wasserkräfte* werden, global
gesehen, in Zukunft nur wenig zur Bedarfsdeckung
beitragen können. Gegenwärtig ist ihr Anteil an der
gesamten Energieerzeugung trotz des Ausbaues ständig
im Abnehmen begriffen. Die *Gravitation* könnte in
Gezeitenkraftwerken genützt werden. Diese vermögen
aber nur einen winzigen Bruchteil des Energiebedarfs
zu decken, weil nur wenige Standorte eine Nutzung
zu diskutablen Kosten erlauben. Die *Erdwärme* ist
mehr eine Kuriosität: sie reicht nur zur Nutzung in
einigen kleineren Kraftwerken, etwa in Italien oder
auf Island. Der gigantische, die Erdoberfläche treffende
Lichtstrom ist mit den heute übersehbaren technischen
Mitteln zu erträglichen Bedingungen kaum nutzbar:
ein 1 000 MWe-Kraftwerk auf Photozellenbasis würde
eine Absorptionsfläche von 42 km² erfordern, von den
nötigen Investitions- und Wartungskosten (Verstaubung), der Beschränkung auf klimatisch begün-
stigte Standorte und der nachts unterbrochenen Erzeugung nicht zu reden. Auf die heute praktisch noch
kaum genützten Vorräte an Kernenergie werden wir
noch zu sprechen kommen.

---

1 Die im folgenden gebrachten Zahlenangaben über Energiequellen und -vorräte, über Stoffmengen und Umsatzgeschwin-
digkeiten streuen in der Literatur stark. Der Stand des
Wissens erlaubt nur größenordnungsmäßige Betrachtungen.

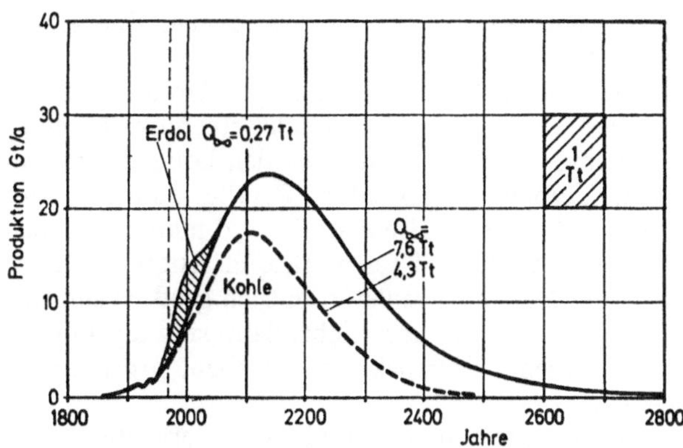

Fig. 3. Verbrauchsprognose für die fossilen Brennstoffvorräte

Die Verbrennungsenergie

Im wesentlichen sind wir zunächst auf die *fossilen
Brennstoffe* angewiesen. Wie lange werden deren Vorräte reichen? Fig. 3 zeigt eine amerikanische Prognose [1], die dem voraussichtlichen Verbrauch die
als gesichert betrachteten fossilen Vorräte gegenüber-
stellt (eine vorsichtige Schätzung ist strichliert eingetragen). Es handelt sich hier um eine Hochrechnung,
bei der angenommen wird, daß die heutigen Ver-
brauchs-Zuwachsraten sich in Zukunft nicht ändern
werden. Unter dieser abstrakten Voraussetzung sagt
die Rechnung eine nahe bevorstehende *Erschöpfung*
der Erdölvorräte und später auch der Kohle voraus.
Man muß sich darüber im klaren sein, was diese Kurven andeuten. Lange bevor sich die Erschöpfung
quantitativ zeigt, wird man sie marktmäßig merken:
zunehmende Schwierigkeiten, Preissteigerungen, politische Probleme, wie etwa heute schon beim Erdöl.
Das rasche Anziehen der Preise wird später ankün-
digen, daß man sich dem Ende nähert. Die abfallende
Kurve bedeutet, daß der Pro-Kopf-Verbrauch an
Energie rasch zurückgehen muß und daß die Menschheit etwa nach 2100 energiemäßig auf eine Situation
zurückgeworfen wird, wie sie etwa in der *Postkutschen-
zeit* geherrscht hat. Wir könnten uns also, wenn keine
grundlegenden technischen oder sozialen Änderungen
eintreten, der Idylle des Hesseschen „Glasperlen-
spiels" nähern, wenn auch die Erdbevölkerung abnehmen würde. Zunächst gehen wir aber im Gegenteil
einer Menschenzahl von sieben oder mehr Milliarden
Menschen entgegen. Im Kampf um die schwindenden
Energiequellen sind *soziale Erschütterungen* zu erwarten, die wir uns kaum vorstellen können.

Diese Betrachtungen decken sich, was die Energieerzeugung anlangt, mit den düsteren Aussagen verschiedener „Weltmodelle" [4]. Die Menschheit ist
offensichtlich dabei, die fossilen Brennstoffvorräte,
welche die Natur in einigen hundert Millionen Jahren
„angespart" hat, im Laufe weniger Jahrhunderte, wie
ein Feuerwerk zu verheizen, und damit tief in die
Stoffkreisläufe der Biosphäre einzugreifen. Ohne Alternative, allein auf die fossilen Brennstoffvorräte angewiesen, müßte die Menschheit ihren Energieverbrauch in nicht sehr ferner Zukunft zu drosseln
beginnen und würde damit vermutlich in eine kata-
strophale Entwicklungsphase eintreten.

Das Bild unserer Zukunft kann aber ganz andere
Züge annehmen, wenn man den vielgeschmähten
technischen Fortschritt nicht vernachlässigt. Es gibt

nämlich eine Alternative zu den fossilen Energievorräten: die *Kernenergie.*

Die gegenwärtig gesicherten billigen Uranvorräte reichen bei der heutigen Kernreaktortechnik für einige Jahrzehnte. Darüber hinaus werden laufend Erze mit hohem Urangehalt gefunden. Parallel zum Anziehen der Preise für fossile Brennstoffe wird man zunehmend den Abbau teurerer Uranvorräte in Angriff nehmen, und deren Menge ist außerordentlich groß. Wenn man also in *teureres Uran* ausweicht, dann sind die Vorräte, in menschlichen Perspektiven gesehen, *praktisch unbegrenzt.*

Wir dürfen aber auch bei diesen Überlegungen den technischen Fortschritt nicht außer acht lassen. Die teureren Kernbrennstoffe können besonders vorteilhaft mit dem *Brutreaktor* erschlossen werden, der das Uran wesentlich tiefer ausbrennt als die heutigen Reaktoren, und bei dem höhere Brennstoffkosten kaum zu Buch schlagen. Allein die Einführung des Brutreaktors wird die Kernenergievorräte, die der Menschheit zur Verfügung stehen, etwa vervierzigfachen, weil Natururan und alles das, was heute an abgereichertem und ausgebranntem Uran auf die Halde geht, fast vollständig genutzt werden kann. Der Brutreaktor ist technisch möglich: schnelle Experimentalreaktoren arbeiten bereits, die ersten Demonstrationsanlagen stehen vor der Inbetriebsetzung und Großkraftwerke werden zur rechten Zeit zur Verfügung stehen, nämlich dann, wenn die Uranpreise anzuziehen beginnen, vielleicht in den 80iger, vielleicht in den 90iger Jahren dieses Jahrhunderts.

Nach dem Einsatz der Brutreaktoren wird möglicherweise die Ausnützung der *Kernfusion* kommen. Der Anreiz zu ihrer Erschließung ist groß, da uns in Form von Milliarden Tonnen an Schwerwasser in den Ozeanen eine praktisch unerschöpfliche Energiequelle zur Verfügung steht. Versuche in Richtung auf die Grundlagen eines Fusionsreaktors laufen erfolgversprechend, aber die großtechnische und vor allem die wirtschaftliche Einführung dieser neuen Energiequelle ist nicht mehr in diesem Jahrhundert zu erwarten.

Die Umwelteffekte der Verbrennung

Wir wenden uns nun den Nebenwirkungen der Energieerzeugung, ihren Umwelteffekten, zu, und beginnen mit den *Verbrennungsprozessen* als der heute entscheidenden Energiequelle. Die Verbrennungsprozesse stehen zwangsläufig mit der Atmosphäre in Verbindung und belasten diese mit gesundheitsschädlichen Stoffen, in erster Linie mit den Oxiden des Kohlenstoffs, Schwefels und Stickstoffs, sowie mit Kohlenwasserstoffen und Staubpartikeln. Die Fig. 4 vermittelt eine Vorstellung von den allein in den USA freigesetzten Mengen (Stand 1968). In Millionen Tonnen pro Jahr sind das: 75 Kohlenmonoxid, 27 Schwefeloxide, 20 Kohlenwasserstoffe, 13 Stickstoffoxide und 11 Staub. Hinzu kommen noch über 4 Milliarden Tonnen Kohlendioxid im Jahr [5—7]. Die von diesen Pollutanten verursachten Schäden werden auf 13 Milliarden Dollar pro Jahr geschätzt [8]. Aus Fig. 4 geht hervor, daß die fossil gefeuerten Kraftwerke, um die es uns in diesem Zusammenhang vor allem geht, verglichen mit anderen Verschmutzungsquellen und vor allem mit den Kraftfahrzeugen noch gut wegkommen. Die Umstellung auf Elektrizität (Heizung, Industriewärme, Verkehrs-

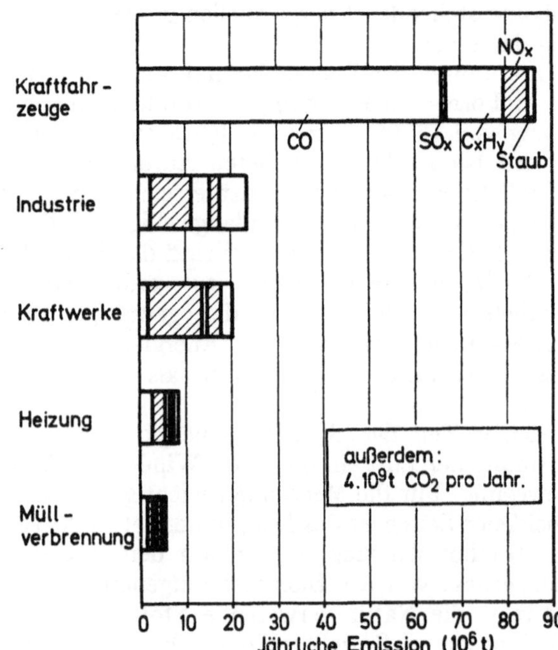

Fig. 4. Belastung der Atmosphäre durch Verbrennungsprozesse (USA)

wesen usw.) kann also, wenn auf einen adäquaten Ausbau der Abgasreinigung geachtet wird, einen wichtigen Beitrag zum Umweltschutz erbringen.

Wir übergehen die unmittelbare, mit den Sinnen faßbare Einwirkung der Verbrennungsabgase auf den Menschen und seine Umwelt und die dadurch bedingten Schäden. Gegen die Emission von aggressiven Schadstoffen gibt es im Prinzip Abhilfen, wie etwa die Entschwefelung von Brennstoffen, wenn auch die Kosten oft untragbar hoch scheinen mögen. *Unvermeidlich* ist aber bei der Energiegewinnung aus Verbrennungsprozessen der Eingriff in den *Kohlenstoffhaushalt* der Erde. Der Kohlenstoffzyklus in der Natur (Fig. 5) ist zwischen Assimilation und Atmung, Zersetzung organischer Reste, Lösung im Ozean usw. über Jahrtausende hinweg dynamisch ausbalanciert [9]. Durch die Verbrennungsprozesse bringen wir meßbare Störungen ein. Die Menschheit hat seit Beginn des industriellen Zeitalters etwa 200 Milliarden Tonnen CO_2 produziert. Gegenwärtig verbrennen wir pro Jahr rund 5 Milliarden Tonnen Kohlenstoff in den verschiedensten Formen und es fragt sich, welche Wirkungen dadurch in unserer Umwelt hervorgerufen werden. Fig. 6 zeigt die Zunahme des CO_2-Gehaltes in der Atmosphäre. Das insgesamt produzierte CO_2 würde zur linken Kurve führen [5]. Die tatsächliche Vermehrung der CO_2-Konzentration in der Atmosphäre ist durch die rechts eingetragenen Kurven (obere und untere Schätzung) gekennzeichnet. Die Differenz wird überwiegend von den Ozeanen aufgenommen und geht letzten Endes in Tiefseesedimente ein. Die Ozeane wirken also abpuffernd. Trotzdem ist seit der Jahrhundertwende ein ganz erhebliches Anwachsen des CO_2-Pegels festzustellen und in unserer Zeit steigt er dramatisch weiter an. Unter Voraussetzung weiter wachsender Energieproduktion durch Verbrennung wird er um 2000 beträchtliche Werte erreichen.

Was sind nun die Folgen der CO_2-Anreicherung in der Atmosphäre? Eine Vermehrung des CO_2-Gehaltes der Atmosphäre führt auf Grund des sogenannten

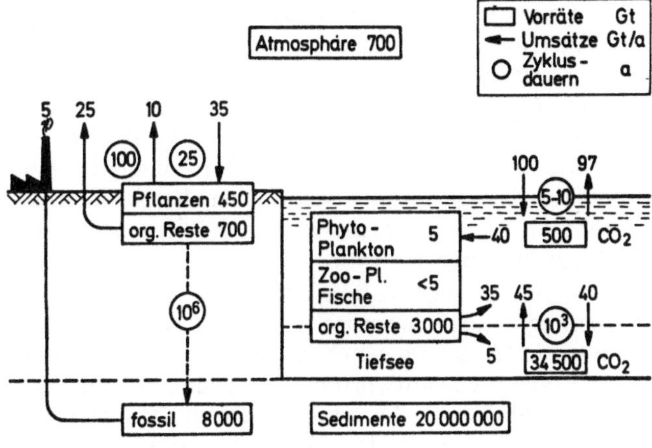

Fig. 5. Der Kohlenstoffzyklus der Erde

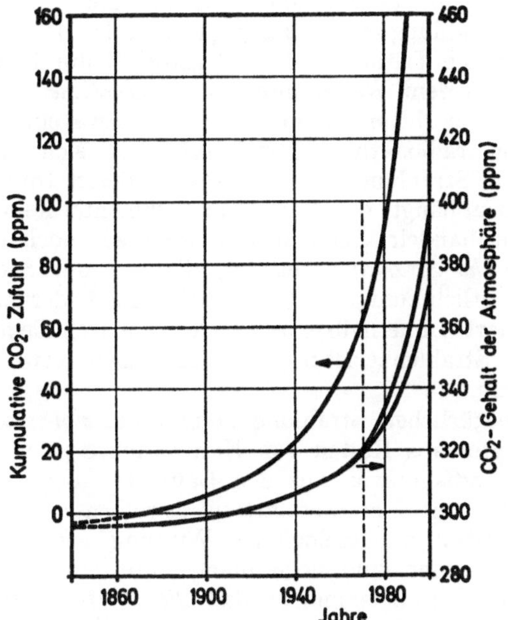

Fig. 6. CO$_2$-Produktion und Zunahme der CO$_2$-Konzentration
in der Atmosphäre

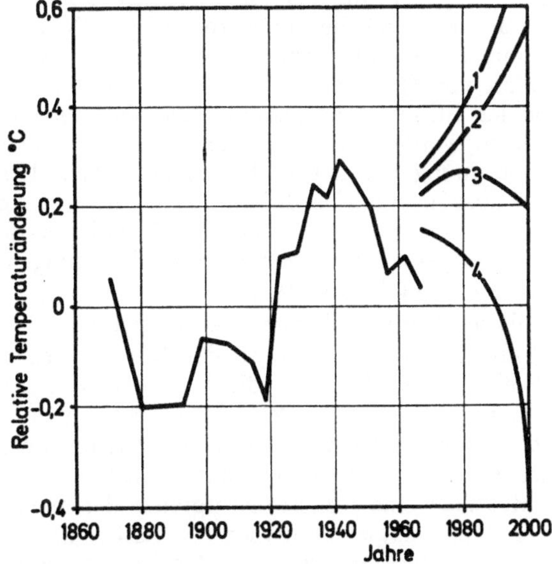

Fig. 7. Temperaturtrends in der nördlichen Hemisphäre. *1* nur
CO$_2$-Effekt; *2—4* zusätzlich Verstaubung verschiedenen Grades

Treibhauseffekts vermutlich dazu, daß die von der
Erde reflektierte langwellige Strahlung in den tieferen
Luftschichten stärker zurückgehalten wird, das heißt,
Tendenz Aufwärmung. Fig. 7 zeigt Hochrechnungen
der mittleren Jahrestemperaturen der nördlichen
Hemisphäre [5]. Man erkennt, daß bei weiterer Zunahme der CO$_2$-Konzentration eine Erhöhung der
mittleren Jahrestemperaturen zu erwarten ist. Es ist
heutzutage modern, Katastrophen zu prognostizieren
und sich durch Erzeugung von Angst interessant zu
machen. In diesem unsachlichen Stil müßte man das
Abschmelzen der Eiskappen der Erde und der Glet-
scher voraussagen und damit eine Erhöhung des Pegels
der Ozeane um über 100 m. Damit verschwänden
zahlreiche Hauptstädte der Erde unter dem Meeres-
spiegel. So drastisch wird es wohl nicht kommen, denn
die Menschheit sorgt für einen gegenläufigen Effekt,
der eine Abkühlung der Erde zur Folge hat. „Glücklicherweise" — so müßte man von diesem Standpunkt
aus sagen — verstauben wir die Atmosphäre durch
unsere zivilisatorische Tätigkeit. Diese *Verstaubung*
führt zu einer stärkeren Reflexion des Sonnenlichtes
und damit zur *Abkühlung* der Atmosphäre. Und je nach
dem Ausmaß der zu erwartenden Verstaubung wird
die Abkühlung ausfallen. Im Grenzfall, bei besonders
starker Verstaubung, könnte man eine neue Eiszeit
prognostizieren. Wie man aus Fig. 7 ersieht, sind aber
die natürlichen Schwankungen etwa durch Polhöhe-
änderungen, Sonnenfleckentätigkeit usw. beträchtlich,
und es ist sehr schwer zu sagen, was tatsächlich
kommen wird.

Zusammenfassend kann man sagen, daß die Energieerzeugung durch Verbrennung schon heute deutlich
meßbare *Veränderungen der Umwelt* hervorruft und
daß diese Einwirkung in der überschaubaren Zukunft,
wegen des unstillbaren Energiehungers der Menschheit,
zu fast paradoxen Folgen führen kann. Die Richtung
und das Ausmaß dieser Folgen vermögen wir nur zu
ahnen. Wir wissen nicht, wie empfindlich die Balance
der Naturerscheinungen ist, in die wir eingreifen. Wir
wissen nicht, ob wir bereits an Kippvorgängen herum-
fingern oder ob die Geduld der Natur unermeßlich ist.
Wären wir auf die Verbrennung als einzige wesentliche
Energiequelle angewiesen, so würden Voraussagen über
eine Dezimierung der Erdbevölkerung durch die Um-
weltversuchung einen beträchtlichen Grad von Wahrscheinlichkeit haben. Man darf aber auch hier den
technischen Fortschritt nicht vernachlässigen.

Die Umwelteffekte der Kernenergie

Es wurde bereits darauf hingewiesen, daß die Kernenergie gerade zur rechten Zeit entdeckt wurde, um uns
der langfristigen Sorgen über *Energiequellen* zu entheben. Hier soll gezeigt werden, daß die Kernenergie
auch imstande ist, uns beim Kampf gegen unerwünschte *Umwelteffekte* zu helfen. Dies beruht auf der
ganz trivialen Tatsache, daß die Kernspaltung nicht
von Sauerstoffverbrauch und Ausstoß großer Mengen
von Kohlendioxid und Schadstoffen begleitet ist und
daher nicht mit der Atmosphäre zu kommunizieren
braucht. Durch verstärkten Einsatz von Kernkraftwerken zur Erzeugung von Elektrizität und Prozeßwärme anstelle einer weiteren Expansion der fossilen
Energieerzeugung kann daher eine Verbesserung der

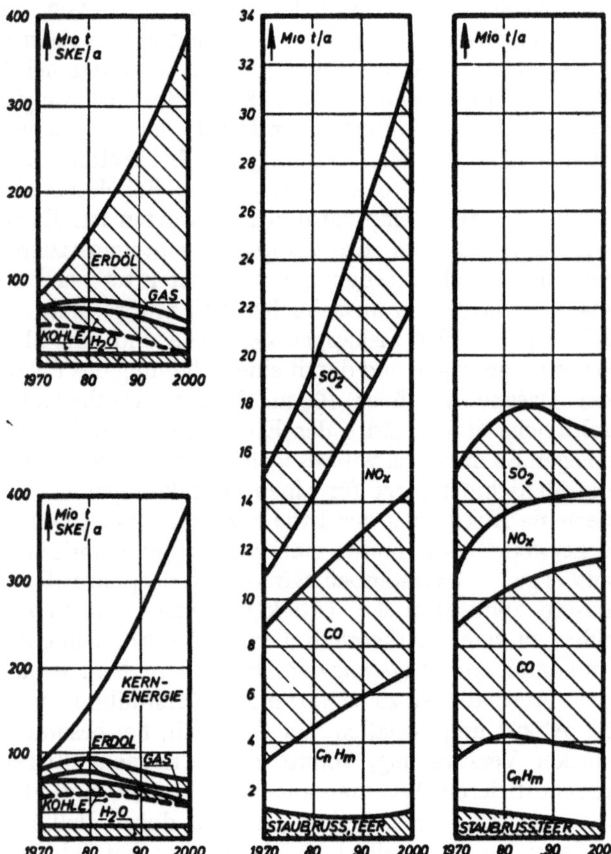

Fig. 8. Auswirkung neuer Technologien auf die Umweltverschmutzung. Studie für die BRD

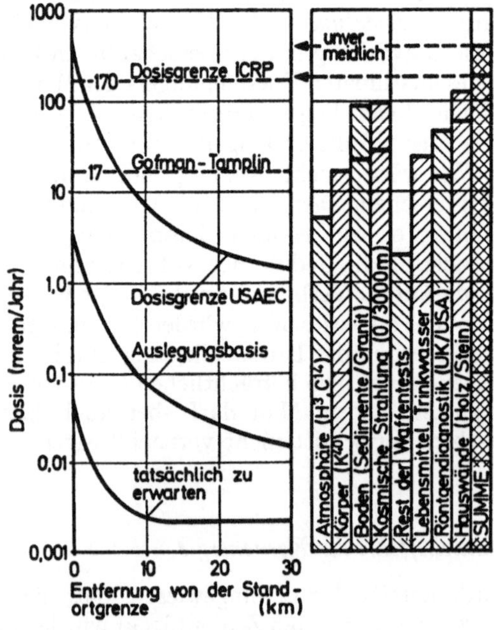

Fig. 9. Strahlenbelastungen durch Kernkraftwerke, Natur und Alltagsleben

Luftqualität erreicht werden. Das sei durch die Ergebnisse einer Studie [10] verdeutlicht, die aus dem Kernforschungszentrum Jülich stammt (Fig. 8). Man sieht links oben den prognostizierten Zuwachs des Energiebedarfs in der BRD bis zum Jahr 2000 unter der Annahme, daß der Bedarf nur durch Wasserkräfte und fossile Energieträger abgedeckt wird. Darunter ist ein Diagramm entsprechend der Annahme, daß in zunehmendem Maße Kernenergie eingesetzt wird. Zu-

geordnet der ersten Annahme ist in der Mitte der Fig. 8 ein Verschmutzungsdiagramm mit SO_2, Stickoxiden, CO, Kohlenwasserstoffen, Staub, Ruß und Teer. Der zweiten Annahme — Kernenergieeinsatz zur Erzeugung von Strom und Prozeßwärme — ist das rechtsstehende Diagramm zugeordnet. Man bemerkt eine erhebliche Reduktion der schädlichen Emissionen. Es besteht also eine Möglichkeit, durch Kernenergie für die Umwelt einiges zu tun.

Man kann entgegenhalten, daß den Vorzügen der Kernenergie möglicherweise schädliche Wirkungen der *Radioaktivität* entgegenstehen. Die Fig. 9 soll helfen, diese Frage zu beantworten. Darin sind im logarithmischen Maßstab die radiologischen Umweltbelastungen durch Kernkraftwerke (linke Seite) den natürlichen und verschiedenen zivilisatorischen Belastungen gegenübergestellt.

Wir müssen uns darüber im klaren sein, daß wir *von Natur aus* in ein Strahlungsmeer eingebettet sind und auch Strahlung in uns tragen [11]. In der *Atmosphäre* bilden sich Tritium und Kohlenstoff 14 durch Strahlung aus dem Weltenraum. Im *menschlichen Körper* gehen von Natur aus in der Minute etwa eine halbe Million radioaktiver Zerfallsakte vor sich. Hinzu kommt Strahlung aus dem *Boden*, deren Intensität davon abhängt, ob es sich um Sedimentgestein oder Granit handelt. Schließlich werden wir noch durch *kosmische Strahlung* belastet, die mit der Seehöhe beträchtlich zunimmt. Allein durch die Änderung des Wohnortes innerhalb eines Landes kann sich die natürliche Strahlenbelastung des Menschen etwa verdoppeln.

Zur natürlichen Strahlung kommt die *zivilisatorisch* bedingte: aus Resten von Kernwaffentests, von der Röntgendiagnostik, aus den Baumaterialien unserer Häuser, aus Uhrzifferblättern usw. Unsere Kenntnisse über die biologische Wirkung sehr kleiner Strahlendosen sind noch mangelhaft. Um sicherzugehen, wird angenommen, daß *alle* Strahlungseinwirkungen von kleinsten Dosen an gesundheitsschädlich sind. Die Menschheit *als Ganzes* ist aber, wie ihre Existenz und ihr Prosperieren seit ihrem Ursprung zeigt, statistisch an das natürliche Strahlungsniveau angepaßt. Entscheidend ist daher, vom Standpunkt der Aufrechterhaltung der Bedingungen, an die wir angepaßt sind, daß die zivilisatorischen Belastungen im Rahmen der natürlichen Schwankungen bleiben. Der Wert von 170 mrem pro Jahr, der von der Internationalen Strahlenschutzkommission als Dosisgrenze empfohlen worden ist, liegt dementsprechend in der Größenordnung der natürlichen Belastungen. Hinzu kommt aber noch die Forderung, Strahlenbelastungen nur zuzulassen, wo der *Schaden* durch anderwertigen *Nutzen* wettgemacht wird und diese Belastungen *so niedrig wie möglich* zu halten.

Nach diesen Vorbemerkungen betrachten wir links in Fig. 9 die Strahlenbelastungen der Bevölkerung, die durch ein Kernkraftwerk bedingt werden. Mit „Gofman-Tamplin" ist eine Dosisgrenze bezeichnet, die durch sehr kritische und entschiedene Atomenergiegegner in den Vereinigten Staaten gezogen wurde. Darunter liegt eine frühere Dosisgrenze der amerikanischen Atomenergiekommission (US AEC), die neuerdings drastisch herabgesetzt worden ist. Darunter ist eine typische Auslegungsbasis eingetragen, nach der Kernkraftwerke berechnet werden. Ganz unten ist schließlich eine Kurve zu finden, welche die auf Grund von Messungen an Kernkraftwerken tatsächlich zu erwartende Strahlenbelastung angibt.

Um diese sehr kleinen Werte zu illustrieren, sei berichtet, daß in den Vereinigten Staaten die Strahlung in der Umgebung eines großen Kernkraftwerkes mit der in der Umgebung des *Kohlenkraftwerkes* verglichen wurde. Dabei ergab sich, daß die Radioaktivitätsbelastung in der Umgebung des Kohlenkraftwerkes 400mal größer war als die in der Umgebung des Kernkraftwerkes [12]. Das beruht darauf, daß einige Kohlensorten Uran enthalten. Damit ist die Entstehung von Radium-226 verbunden, das mit der Flugasche abgegeben wird. Krypton-85, das die Reaktoren ausstoßen, wird mit dem nächsten Atemzug aus dem Körper abgegeben. Radium-226 ist dagegen ein „Knochensucher" und bleibt jahrelang im Körper. Natürlich ist radiologisch gesehen auch die Belastung durch das Kohlenkraftwerk völlig belanglos, weil sie in der natürlichen Strahlenbelastung untergeht.

Es gibt noch ein Beispiel, das es ermöglicht, die Strahlenbelastung der Bevölkerung durch Kernkraftwerke abzuschätzen. Die Belastung der Umgebung eines Kernkraftwerkes beträgt größenordnungsmäßig Bruchteile von 1 mrem pro Jahr. Allein die *Wahl eines anderen Wohnortes* kann durch die veränderte natürliche Strahlung Belastungen von 50 mrem pro Jahr und mehr bringen. In Wohnorten mit derart erhöhter natürlicher Belastung müßten sich statistisch deutliche Folgen für die menschliche Gesundheit, den Pflanzenwuchs usw. zeigen. Offenkundig ist das nicht der Fall — im Gegenteil, manche beliebten Kurorte zeigen einen erhöhten Strahlenuntergrund. Die durch Kernkraftwerke bedingte zusätzliche Belastung macht Bruchteile der Schwankungsbreite der natürlichen aus; wäre sie signifikant schädlich, so müßten die Gegner der friedlichen Kernenergieanwendung ehrlicherweise zunächst die *Räumung ganzer Landstriche* fordern, in denen erhöhte natürliche Strahlung herrscht.

Andererseits darf nicht verschwiegen werden, daß die sichere Verwahrung von radioaktiven *Abfallstoffen* große Aufmerksamkeit verdient. So dürften in einigen Jahrzehnten Einrichtungen zur Rückhaltung und Speicherung von Tritium und Krypton obligat werden [13, 14].

Das Unfallrisiko

Man könnte nun sagen, daß zwar der *Normalbetrieb* von Kernkraftwerken toleriert werden könne, daß aber die Gefahr *großer Unfälle* drohe. Dagegen spricht die Statistik von über 300 Betriebsjahren von Leistungsreaktoren und einer industriellen Tätigkeit, die allein bei der Atomenergiekommission der Vereinigten Staaten über 25 Jahre lang 120000 Menschen umfaßte. Das ist eine ausreichende Basis für Schlußfolgerungen, wie sie das Risikobild der Tabelle 1 zeigt: die Zahl der Todesopfer pro Million Menschen und Jahr durch natürliche Krankheiten beträgt 10000. Die Zahl 3 bei fossil gefeuerten Kraftwerken wird im wesentlichen durch die in die Umwelt strömenden Abgase, Staub usw. bedingt. Kernkraftwerke stellen mit einem Risiko von 0,1 pro Million und Jahr *eine extrem sichere industrielle Aktivität dar* [15, 16]. Zu den für Risikofragen besonders kompetenten Instanzen zählen verständlicherweise die Versicherungsgesellschaften. Die

Tabelle 1. Permanent lastende Risiken

Art des Risikos	Opfer pro 10^6 Personen und Jahr
Natürliche Krankheiten	10000
Unfälle aller Art	500
Verkehrsunfälle	250
Krieg	200
Selbstmord	200
Verwendung elektrischer Energie	20
Kohlen- und ölthermische Kraftwerke	3
Naturkatastrophen	1
Kernkraftwerke	0,1

beiden Versicherungspools, bei denen sämtliche amerikanischen Kernkraftwerke versichert sind, haben bisher noch für keinen einzigen Schadensfall in der Bevölkerung aufkommen müssen und sie haben dementsprechend die Prämien für Nuklearrisiken bereits einigemale herabgesetzt. Die Frage nach der Sicherheit der in der Umgebung eines Kernkraftwerkes lebenden Menschen kann also für die *Vergangenheit* positiv beantwortet werden. Man kann aber mit gutem Grund annehmen, daß die Sicherheitsbilanz *auch in Zukunft* positiv bleiben wird, da sie nicht auf dem Zufall beruht, sondern auf bewußt eingesetzter Technik.

Die Beseitigung der Abwärme

Ein Umweltproblem wurde allerdings bisher noch nicht besprochen, das mit aller menschlicher Energieproduktion verbunden ist, die Beseitigung der *Abwärme*. Das Problem der Abwärme stellt sich natürlich nicht nur bei Kernkraftwerken, sondern bei *allen* kalorischen Anlagen. Es ist nur bei den heutigen Leichtwasserreaktoren etwas stärker akzentuiert. Charakteristische Zahlen für die Abwärmerate in kcal/kW_eh sind z.B. für Kohlekraftwerke 1450, für Kernkraftwerke 1750, für Gasturbinen 3200 und für Automotoren 9200 [17].

Es ist zu erwarten, daß in späteren Phasen der Entwicklung Reaktoranlagen mit höherem thermischen Wirkungsgrad zum Zug kommen werden, doch ändert das praktisch nichts am globalen Abwärmeproblem, das sich mit oder ohne Kernenergie stellt. Wir können leider dem zweiten Hauptsatz der Thermodynamik nicht entrinnen. Alles Leben auf der Erde und alle unsere zivilisatorische Tätigkeit ist im Lichte des zweiten Hauptsatzes nur der ohnmächtige Versuch, sehr unwahrscheinliche, lokal und zeitlich begrenzte Gebilde und Systeme wie Organismen, Maschinen, Städte usw. durch Energiekonzentration hervorzubringen. Dafür muß mit einer Verstärkung des Temperaturausgleiches, mit vermehrter Energieabgabe im langwelligen Bereich in den Weltenraum, bezahlt werden. Könnte die Abwärme über die gesamte Erdoberfläche *gleichmäßig* verteilt abgegeben werden, so würde sie gegenüber der ungeheuren Energieeinstrahlung und Rückstrahlung nicht ins Gewicht fallen. Das Abwärmeproblem entspringt der Tatsache, daß die effektivsten Möglichkeiten des Abtransports auf die im Vergleich zur Erdoberfläche verschwindend *kleinen Flächen* der kalten, abfließenden Gewässer konzentriert sind.

Um das Ausmaß der hier liegenden Probleme zu illustrieren, sei eine Hochrechnung [18] wiedergegeben, die davon ausgeht, daß die Verbrauchszuwachsrate in den USA anhält und keine wesentliche allgemeine Verbesserung des thermischen Wirkungsgrades erreicht werden kann. Es würde dann die im Jahre 2000 anfallende Abwärme, wenn man sie zur Gänze durch Frischwasserkühlung abführen müßte, ausreichen, das gesamte Wasservolumen, das jährlich von der Oberfläche der USA abfließt, um 20 °C aufzuwärmen. Der Kühlwasserbedarf kann natürlich unter erhöhten Kosten durch Wärmeabgabe an die Luft, durch *Kühltürme* usw. drastisch gesenkt werden, doch wird er trotzdem so schnell wachsen, daß sich daraus für hochindustrialisierte Länder mit großer Bevölkerungsdichte sehr bald schwer lösbare Probleme ergeben werden. Auf der anderen Seite zeichnen sich bereits Möglichkeiten der nutzbringenden Abwärmeverwertung ab, wie Raumheizung, Abwässerklärung, Aquakultur, Frostschutz und Bewässerung im Ackerbau, sowie Beheizung von Gewächshäusern [17]. Auf alle Fälle werden wir, wenn wir Energie haben wollen, der Abwärme wegen zumindest eine ästhetische Beeinträchtigung der Umwelt in Kauf nehmen müssen: monströse *Kühltürme* von 150 m Höhe, als Kathedralen des späten 20. Jahrhunderts.

In diesem Zusammenhang ergibt sich noch eine Frage: der wachsende *Platzbedarf* der Anlagen zur Energieerzeugung. Die erwähnte Hochrechnung [18], die damit schon in das Gebiet der science ficition übergreift, kommt zu dem Schluß, daß bei langfristigem Andauern der heutigen Zuwachsraten und bei einem Platzbedarf von 300×300 m für ein 1 000 MW_e-Kraftwerk, in weniger als 200 Jahren die gesamte Fläche der USA von Kraftwerken bedeckt sein würde. Derartige Hochrechnungen erweisen sich oft als Milchmädchenrechnungen. Sie sind aber dennoch dazu geeignet, Entwicklungsschranken deutlich zu machen, die nur überwunden werden können, wenn sich die *Technik* oder die *Gesellschaft* grundlegend ändern. Wir hinterlassen offenkundig unseren Nachkommen auf beiden Gebieten viele Herausforderungen und ein weites Betätigungsfeld.

Ich möchte zusammenfassen: die Menschheit steht vor Problemen, die durch ungehemmtes Wachstum in allen Lebensbereichen der Gesellschaft ausgelöst werden. Die Lösung dieser Probleme erfordert ein grundlegendes Umdenken, das Beschreiten neuer Wege in der Produktion, in der Energieerzeugung, letztlich in unseren Wertvorstellungen. Die Energieerzeugung wird voraussichtlich noch lange Zeit rasch weiterwachsen, weil man sie zur Bewältigung der kommenden lebenswichtigen Aufgaben braucht. Bezüglich der Energievorräte brauchen wir keine Sorge zu haben, da die Kernenergie-Rohstoffvorräte der Erde auf lange Sicht reichen. Bezüglich der Umwelteffekte stellt die Kernenergie eine der wenigen Möglichkeiten dar, Energie umweltschonend zu produzieren.

Leider drohen aber nicht nur die Energie- und Stoffwechsel der Menschheit über die Ufer zu fluten: Es gibt auch eine *Informationsverschmutzung*. Dazu gehört eine von kleinen Gruppen getragene Welle des Antitechnizismus, des Antiindustrialismus, der antiwissenschaftlichen Einstellung. Es sind aber nur die Wissenschaft, die Technik und die Industrie, die mit neuen, kritisch erarbeiteten Zielsetzungen und weiterentwickelten Methoden auch mit den neuen Problemen der Menschheit fertig werden können.

[1] Hubbert, M. K.: Energy Resources for Power Production. IAEO-SM 146, 13 (1971). — [2] Putnam, P. C.: Energy in the Future. Van Nostrand, New York (1953). — [3] Spinrad, B. I.: The Role of Nuclear Power in Meeting World Energy Needs. IAEO-SM 146, 57 (1971). — [4] Meadows, D. H., *et al.*: The Limits to Growth. London 1972. — [5] Singer, S. F.: Human Energy Production as a Process in the Biosphere. Sc. Am., p. 175, (Sept. 1970). — [6] Terrill, J. G., et al.: Environmental Aspects of Nuclear and Conventional Power plants. JCAE, Sel. Mat., p. 185 ff. (Washington, August 1969). US AEC-Staff: Air Pollution in Perspective. JCAE Sel. Mat., p. 135 ff. (Washington, August 1969). — [7] JCAE, Sel. Mat., p. 32 und p. 810 (Washington, August 1969). Rohrmann, F. A., *et al.*: Industrial Emissions of Carbon Dioxyde in the United States. Science 156, No. 3777, 931 (1967). — [8] Terrill, J G., *et al.*: [6], p. 128. — [9] Bolin, B.: The Carbon Cycle. Sc. Am., p. 125, (Sept. 1970). — [10] Bonnenberg, H., Meinecke, J.: Kernkraftwerke als Beitrag zum Umweltschutz. Ber. Jul.-778-RG (Juni 1971). — [11] Eisenbud, M.: Environmental Radioactivity. N. York (1963) UN-Scientific Committee on the Effects of Atomic Radiation. Gen. Ass. 13. Sess. Suppl. No. 17 (A/3838). — [12] Martin, J. E., *et al.*: Radioactivity from Fossil-Fuel and Nuclear Power Plants. IAEO-SM 146, 325 (1971). — Eisenbud, M., Petrow, H. G.: Radioactivity in the Atmospheric Effluents of Power Plants that Use Fossil Fuel. Science 144, 289, (April 1964). — [13] Jacobs, D. G.: Sources of Tritium and Its Behaviour Upon Release to the Environment. JCAE-Hearings, p. 500 ff. (Washington, 1969/70). — [14] Fowler, T. W., Voit, D. E.: A Review of the Radiological and Environmental Aspects of Kr[85]. Rep. NF-69-16, US Dep. E & W (Sept. 1969). — [15] Alder, F.: Sicherheit und Risiko von Kernkraftwerken. Neue Technik 5, 6, 201 (1970). — [16] Grümm, H.: Die Sicherheitsbilanz der Reaktoren. Neue Technik 6, No. 1, 16 (1971). — [17] Wright, J. H., *et al.*: The Impact of Environmental Radiation and Discharge Heat from Nuclear Power Plants. IAEO-SM 146, 549 (1971). — [18] Peterson, L.: JCAE-Hearings, p. 1482 ff. (Washington, 1969/70).

Fortschritt, Funktion und Einordnung der Kernenergie *

W. Häfele

Institut für Angewandte Systemtechnik und Reaktorphysik
Kernforschungszentrum Karlsruhe

I. Kurze Darstellung der Entwicklung der Kernenergie

Die Entwicklung der Kernenergie hat mit dem Kritischwerden des ersten Kernreaktors am 2. Dezember 1942 unter einer Tribüne eines Fußballstadions der Universität von Chicago begonnen. Enrico Fermi war es gelungen, mit einem Minimum an Information über einzelne Eigenschaften bestimmter Atomkerne alle wesentlichen Züge der Physik solcher Kernreaktoren zu verstehen, mathematisch zu fassen und daraufhin den Bau dieses ersten Kernreaktors, des Chicago-Pile 1 (CP-1), zu konzipieren und erfolgreich durchzuführen. Bei der Nutzung der Kernenergie geht es um die Spaltung von Atomkernen des Urans, Thoriums und Plutoniums. Im Dezember 1938 hatten Otto Hahn und Fritz Straßmann die Spaltung des Urans entdeckt und richtig gedeutet. Bei der Spaltung eines Uranatomkerns werden 2—3 Neutronen frei, die ihrerseits solche Spaltungen auslösen können, so daß es zu einer Kettenreaktion kommen kann. Bei der Nutzung der Kernenergie in Kernreaktoren geht es darum, eine Kettenreaktion mit gleichbleibender Stärke zustandekommen zu lassen. Bei der militärischen Nutzung dagegen geht es darum, unter Ausnutzung möglichst vieler Anteile der 2—3 Neutronen, die bei einer Spaltung freiwerden, solche Kettenreaktionen möglichst schnell ansteigen zu lassen und damit so viel Energie wie möglich zu erzeugen, bevor eben diese Energieerzeugung die materiell/geometrische Konfiguration, die solche Kettenreaktion zuläßt, zerstört. Im Kriegsjahr 1943 diente die Nutzbarmachung der Kernenergie fast ausschließlich militärischen Zwecken. Diese Nutzbarmachung war ein Vorhaben, das von seinem Umfang her alle bisherigen Erfahrungen sprengte. Es kam zu einer bis dahin einzigartigen Forschungs- und Entwicklungsanstrengung in den Vereinigten Staaten, nämlich dem Manhattan-Projekt. Tausende von Wissenschaftlern und Ingenieuren, ein militärisch/industrielles Management unter der Leitung eines Generals, die Ausschöpfung aller industriellen Möglichkeiten des größten Industriestaates der Welt und der außerordentlich starke, alles bestimmende Zeitdruck waren einige Merkmale, die diese neuartige Anstrengung kennzeichneten. Es ist viel und ausführlich über das Manhattan-Projekt geschrieben worden, so daß hier nicht mehr gesagt werden soll [1].

Neben dieser explosiven Anwendung der Kernenergie war jedoch die Entwicklung der Nutzung der kontrollierten Kettenreaktion auch weiterverfolgt worden. Hier sind vor allem das Chicago Metallurgical Laboratory und Namen wie Eugene Wigner, Walter Zinn und Alvin Weinberg zu nennen. Vor allem nach 1945 führte das zu einer starken, eigenen Entwicklungsrichtung. Noch ging es vor allem um die Entwicklung eines Reaktors für den Schiffsantrieb und dabei vor allem um den Antrieb von U-Booten. Mehr und mehr aber kam es zur Entwicklung von Kernreaktoren für die Erzeugung elektrischer Energie. Dabei ubernimmt der Kernreaktor lediglich die Funktion eines Heizkessels eines ansonsten normalen Kraftwerkes, das im thermodynamischen Kreislauf unter Verwendung von Wasser und Wasserdampf als Arbeitsmedium eine Turbine laufen läßt, die ihrerseits einen elektrischen Generator antreibt (Fig. 1).

Auch die friedliche Nutzung der Kernenergie ging in den Vereinigten Staaten in bis dahin ungewohnter Form vor sich. Auch dabei kam es zu großen gemeinsamen Anstrengungen von Wissenschaft, Industrie und Staat. In England, Kanada, Rußland und Frankreich kam es zu ähnlichen Entwicklungen, auch wenn bezüglich des zeitlichen Ablaufs und der Ausrichtung solcher Entwicklungen im einzelnen größere Unterschiede festzustellen sind.

Eine wesentliche Neuorientierung der Entwicklung der Nutzung der Kernenergie war die Rede, die Präsident Eisenhower vor der Vollversammlung der Vereinten Nationen am 8. Dezember 1953 gehalten hatte. Die neuen Züge, die diese Rede für die Entwicklung der Nutzung der Kernenergie bedeuteten, waren vor allem die folgenden [2]:

1. Die Entwicklung der friedlichen Nutzung der Kernenergie wurde zum eigenständigen Ziel erklärt, das mindestens gleichrangig, wenn nicht vorrangig der militärischen Nutzung der Kernenergie gegenüberstand.

2. Die Entwicklung der friedlichen Nutzung der Kernenergie sollte wegen der Reichweite solcher Entwicklung allen Nationen zugänglich sein. Um kleinere Nationen bei der Verfolgung dieser großen Entwicklungsaufgabe zu unterstützen, wurde die Gründung der Internationalen Atomenergiebehörde (International Atomic Energy Agency, IAEA) angeregt und später in die Tat umgesetzt.

Die kurz darauf folgende, große internationale Genfer Konferenz des Jahres 1955 zur friedlichen Nutzung der Kernenergie war dann die logische, weithin sichtbare Folge dieses grundsätzlichen UNO-Beschlusses.

Es überrascht nicht, daß es nach dieser Genfer Konferenz zu einem weltweiten Enthusiasmus kam. In beinahe jedem Land kam es wenigstens zum Bau eines Forschungsreaktors. Die mannigfaltigsten Reaktortypen schossen wie Pilze aus dem Boden. Es stand der Natururan-Gas-Graphit-Reaktor gegen den Natururan-Schwerwasserreaktor und gegen den Leichtwasserreaktor mit angereichertem Uran. Ebenso wurde der Reaktor mit organischem Kühlmittel, der homogene Reaktor mit Uranylnitrat und der Reaktor mit Graphit und Flüssigmetallkühlung propagiert. Es hatte den Anschein, als müsse man vor allem die naturwissenschaftlich-technisch beste Kombination zwischen Brennstoff, Neutronenmoderator und Kühlmittel finden, um auch die Schwelle der technisch-industriellen Durchführbarkeit eines Reaktorkonzeptes zu überwinden, nachdem die Schwelle der physikalischen, prinzipiellen Durch-

---

* Vortrag anläßlich der 107. Versammlung und 150-Jahr-Feier der Gesellschaft Deutscher Naturforscher und Ärzte, München, 8.—12. 10. 1972.

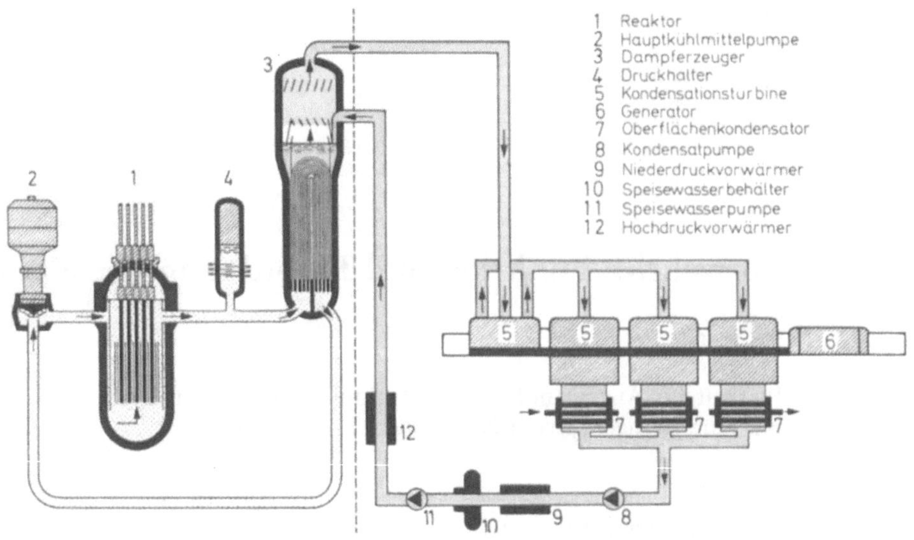

Fig. 1. Schematische Darstellung des Primär- und Sekundärkreislaufs eines Druckwasserreaktors

führbarkeit von Kernreaktoren durch die Pioniertat von Fermi schon 1942 überwunden worden war. Die Auseinandersetzung mit der harten Realität ernüchtert meistens. So überrascht es nicht, daß es in den Jahren 1958/59 zu einem relativen Pessimismus kam. Auch die zweite Genfer Atomkonferenz des Jahres 1958 war davon teilweise geprägt. Das Problem der Entwicklung von Kernreaktoren hatte ganz andere als die erwarteten Dimensionen. So war z. B. ein ganz neuartiges Niveau von Qualitätsarbeit erforderlich. Weiter kam es zu erheblichen Aufgabenstellungen auf dem Gebiet der Materialentwicklung und der Strahlenschäden, deren Bewältigung eine breite wissenschaftlich-technische Infrastruktur und eine gehörige Spanne Zeit erforderte. Es wurde langsam deutlich, daß es das Ziel solcher Reaktorentwicklung sein mußte, die Industrie in die Lage zu versetzen, zu kommerziell interessanten Angeboten von Kernkraftwerken zu kommen. Bei dem Ausmaß allgemeiner, vor allem staatlicher und internationaler Unterstützung war dieser Zielpunkt zwar nie verlorengegangen, jedoch gelegentlich verdunkelt worden. Es ging also letztlich um die wirtschaftliche Wettbewerbsfähigkeit von Atomkraftwerken mit traditionellen Kraftwerken. Eine rein kommerzielle Bestellung eines Kernkraftwerkes durch ein Elektrizitätsversorgungsunternehmen würde diese Wettbewerbsfähigkeit zeigen. Zu dieser ersten rein kommerziellen Bestellung kam es dann im Dezember 1963: die Jersey Central Power & Light Company in den Vereinigten Staaten bestellte unter rein kommerziellen Bedingungen bei der amerikanischen General Electric das Oyster-Creek-Kernkraftwerk. Der Durchbruch, häufig als Oyster-Creek-Ereignis bezeichnet, war gelungen. Die dritte Genfer Atomkonferenz, die 1964 stattfand, stand somit ganz im Zeichen des sichtlich erstarkten Selbstbewußtseins und des Siegesbewußtseins der nuklearen Industrie. Nach dem Oyster-Creek-Ereignis kam es zu einer ganzen Serie von Bestellungen von Leichtwasserkernkraftwerken, die vor allem an die Firmen General Electric und Westinghouse erteilt wurden. Die ohnehin starke Stellung weniger amerikanischer Industriegruppen verstärkte sich nun durch sich selbst: Bei dem Umfang der erteilten Bestellungen entstanden erhebliche Bau- und später auch Betriebserfahrungen, die ihrerseits das Erteilen weiterer Bestellungen beförderten (Fig. 2).

In Deutschland hat die Entwicklung der friedlichen Nutzung der Kernenergie 1955 nach der ersten Genfer Konferenz eingesetzt. Auch im deutschen Bereich wurde im Hinblick auf den Umfang der Aufgabe und die Reichweite der anstehenden Entwicklung eine neuartige Partnerschaft zwischen Wissenschaft, Industrie und öffentlicher Hand gesucht, bei der freilich von Anfang an das Ziel, die Industrie in den Stand zu setzen, Kernkraftwerke wirtschaftlich zu erstellen, ausdrücklich im Vordergrund stand. Die deutsche Firma Siemens hatte mit der amerikanischen Firma

Westinghouse und die deutsche Firma AEG mit der amerikanischen Firma General Electric historisch gewachsene enge Verbindungen, die zu dem Abschluß von Lizenzabkommen für Leichtwasserreaktoren führten. Mit solchem Start und ferner der breiten Unterstützung, wie sie sich in den ersten drei Deutschen Atomprogrammen [3—5] darstellte, die vor allem die Arbeit der Kernforschungszentren mit umfaßten und eben dadurch die neuartige Partnerschaft, von der eben die Rede war, mit ausmachten, gelang auch in Deutschland der Durchbruch zur Wirtschaftlichkeit. Die Bestellung der Atomkraftwerke Stade und Würgassen steht für diesen Durchbruch [6], der recht genau mit dem Oyster-Creek-Ereignis in Parallele zu setzen ist. Seitdem gibt es auch in Deutschland wirtschaftlichen Atomstrom (Fig. 3).

Außer dem Leichtwasserreaktor hat kein anderer Reaktortyp die Schwelle zur Wirtschaftlichkeit in klarer Form passiert. Alle anderen Reaktortypen, deren Entwicklung seit 1955 verfolgt wurde, sind heute praktisch nicht mehr im Spiel. Insbesondere gilt das für den Gas-Graphit-Natururanreaktor, der von England und besonders zäh von Frankreich, vor allem unter Autarkiegesichtspunkten, verfolgt worden war. Das heißt, daß keineswegs immer, wenn es zur Zusammenfassung aller Kräfte kommt, solche Anstrengungen mit Notwendigkeit zum Erfolg führen müssen. Der Leichtwasserreaktor ist heute unbestritten die Basis der wirtschaftlichen Nutzung der Kernenergie. Er stellt den Abschluß der ersten Entwicklungsrunde dar. Man spricht deswegen auch von den Kernkraftwerken der ersten Generation. Daneben stellt man heute Kernkraftwerke der zweiten Generation. Indem man viele heute als historisch anzusehende Zwischenschritte überspringt, läßt sich feststellen, daß heute nur zwei Reaktortypen als Kernkraftwerke der zweiten Generation entwickelt werden: Es sind das Schnelle Brutreaktoren und Hochtemperaturreaktoren.

Schnelle Brutreaktoren heben sich dadurch deutlich von Leichtwasserreaktoren ab, daß sie das in der Natur vorkommende Uran etwa 50mal besser ausnutzen als Leichtwasserreaktoren. Dadurch werden Uranvorkommen abbauwürdig, die den ganz über-

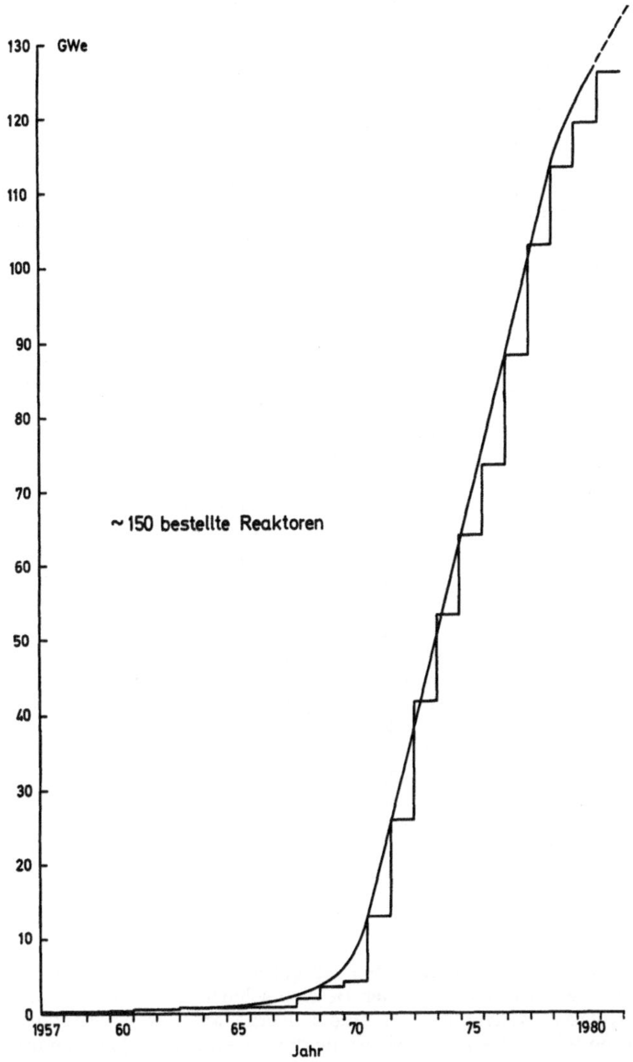

Fig. 2. Leichtwasserreaktoren in den USA

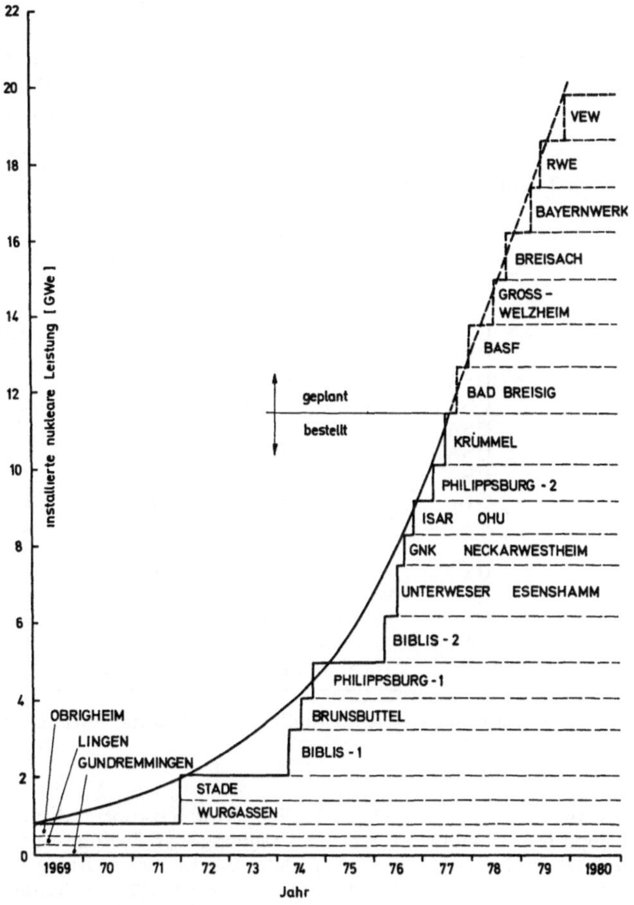

Fig. 3. Leichtwasserreaktoren in der BRD

wiegenden Anteil des Uranvorkommens in der Welt überhaupt ausmachen. So ergeben sich auf Sicht auch Preisvorteile gegenüber den Leichtwasserreaktoren. Vor allem gilt das dann, wenn die Preise für Natururan steigen. Die etwa 50mal bessere Nutzung der Uranvorräte führt auch zu großen Steigerungen der Versorgungssicherheit. Beispielsweise wird es ganz einfach und wirtschaftlich leicht tragbar, den Brennstoffvorrat für viele Kernkraftwerke und viele Jahre zu lagern. Die Eigenversorgung eines modernen Industriestaates wird damit noch einmal auf eine andere Basis gestellt. Bezüglich weiterer Einzelheiten muß auf die Fülle existierender Veröffentlichungen verwiesen werden [7, 8].

Ähnlich geht der Hochtemperaturreaktor auf Sicht deutlich über die Möglichkeiten des Leichtwasserreaktors hinaus. Es ist dabei im wesentlichen der Bereich von Temperaturen über 800 °C, der mit diesem Reaktortyp erschlossen wird. Das erlaubt dann vor allem Anwendungen im Bereich chemischer Prozeßwärme. Beim Einsatz als Kernkraftwerk für die Elektrizitätswirtschaft erlaubt der Hochtemperaturreaktor wohl eine einfachere Handhabung der Abwärme. Auch hier muß auf die Fülle existierender Veröffentlichungen verwiesen werden [8].

Wegen der Breite und der Komplexität technisch-industrieller Entwicklungen ist die erste Generation von Kernkraftwerken die Basis für die zweite Genera-

tion von Kernkraftwerken. Es ergibt sich heute also ein verhältnismäßig einfaches Bild für das Gebiet der Reaktorentwicklung. Es ist im folgenden dargestellt (Fig. 4).

Zum erfolgreichen Betrieb von Kernkraftwerken gehört auch der erfolgreiche Aufbau und Betrieb der nuklearen Anlagen des Brennstoffzyklus. Neben den nicht sehr problematischen Verhuttungs- und Aufbereitungsanlagen für frisches Natururan sind hier zunächst die Anreicherungsanlagen für Uran zu nennen. Natürliches Uran enthält nur 0,7% U^{235}, die restlichen 99,3% sind U^{238}, das nur in Schnellen Brütern, d. h. in der zweiten Reaktorgeneration, umfassend zu nutzen ist. In der ersten Generation erfordern die Leichtwasserreaktoren Uran, bei dem der Anteil von U^{235} durch Isotopentrennungsverfahren auf etwa 3% angereichert ist. Der relative Unterschied der Massen von U^{235} und U^{238} beträgt nur etwa 1,2%, chemische Unterschiede bestehen definitionsgemäß nicht. Es überrascht also nicht, daß die Trennung der beiden Isotope ein teures und technisch umfangreiches Vorhaben ist. Während des Krieges ist es in den USA zur Entwicklung des Diffusionsverfahrens gekommen, bei dem die unterschiedliche Diffusions-

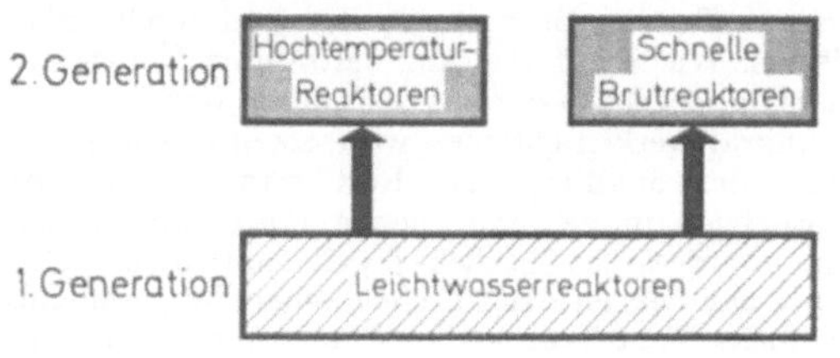

Fig. 4. Erste und zweite Generation von Kernkraftwerken

Land	Standort	Art der Anlage	Max. Kapazität TAE/a	Kapazität 1970	Fertig-stellung
USA	Oak Ridge	Diffusionsanlage	7 200	1 600	1945—1954
USA	Paducah	Diffusionsanlage	7 500	1 700	1954
USA	Portsmouth	Diffusionsanlage	11 300	3 600	1956
F	Pierrelatte	} Einzelheiten nicht veröffentlicht,			1966
GB	Capenhurst	} Kapazität kleiner 500 TAE/a			1950
UdSSR	Rußland	} Einzelheiten unbekannt			
China	China				

Fig. 5. Trennanlagen der Welt

Land	Anlage/Standort	Eigen-tümer	Betreiber	Kapazität to U/a	Inbetrieb-nahme
USA	ICPP, Idaho Falls	USAEC	Allied Chem.	350	1953
USA	SRP, Savannah River	USAEC	Dupont	~2700	1954
USA	Thorex, Oak Ridge	USAEC	Union Carbide	400 (Th: 200)	1955
USA	Purex 200 E, Hanford	USAEC	Batelle-Northwest	~3000	1956
USA	West Valley Plant	NFS	NFS	300	1966
USA	MFRP, Morris	GE	GE	300	1972
USA	BNFP, Barnwell	AGNS	AGNS	1 500	1974
GB	Windscale II	BNFL	BNFL	2 500 (LWR: 300)	1964
F	UP 1, Marcoule	CEA	CEA	500	1958
F	UP 2, La Hague	CEA	CEA	1 000 (LWR: 300)	1966
B	Eurochemic, Mol	OECD	Eurochemic	80	1966
D	WAK, Karlsruhe	BMBW	GWK	55	1971
I	Eurex, Saluggia	CNEN	CNEN	25	1970
IND	Trombay	IAEC	IAEC	80	1965
J	Tokai Mura	JAFC	JAFC	200	

Fig. 6. Im Bau und Betrieb befindliche Wiederaufarbeitungsanlagen

geschwindigkeit von $U^{235}F_6$ und $U^{238}F_6$ (Uranhexaflorid) durch halbporöse Membranen für die Trennung der Isotope ausgenutzt wird. Die in den USA in Betrieb befindlichen Anlagen hatten 1970 eine Trennarbeitskapazität von ca. 6 900 to Trennarbeit/Jahr, und diese Kapazität kann bis Ende dieses Jahrzehntes auf 26 000 to Trennarbeit/Jahr ausgebaut werden, was den Trennarbeitsbedarf der westlichen Welt bis dahin zu decken vermag. Der günstige Trennarbeitspreis von heute 32 US $/kg Trennarbeitseinheit, den die USA bieten, geht unzweifelhaft darauf zurück, daß die Entwicklung und Installation von Anlagen dieses Typs und vor allem solcher Kapazität in erster Linie durch militärische Notwendigkeiten bedingt war. Es liegt also eine Art kapazitiver Nebenauswirkung der militärischen Nutzung auf die friedliche Nutzung der Kernenergie vor, denn ohne einen so günstigen Trennarbeitspreis wäre der Durchbruch zur Wirtschaftlichkeit bei den Leichtwasserreaktoren so nicht möglich gewesen. Auch in England, Rußland, Frankreich und wohl auch China gibt es Diffusionstrennanlagen. Jedoch sind diese bedeutend kleiner und damit unwirtschaftlich. Sie werden bis zur Stunde praktisch nicht für die Produktion von angereichertem Uran für Leichtwasserreaktoren eingesetzt (Fig. 5). Nach dem wirtschaftlichen Erfolg der Leichtwasserreaktoren befinden sich seit einigen Jahren auch andere Isotopentrennverfahren in der Entwicklung. Neben dem Trenndüsenverfahren ist hier vor allem das Zentrifugenverfahren zu nennen. Dabei ist besonders die Zusammenarbeit zwischen der Bundesrepublik Deutschland, Holland und England, die seit März 1970 zustandegekommen ist, zu erwähnen. Vermutlich wird es aufgrund dieser Entwicklung möglich sein, ab Mitte der siebziger Jahre mit dem Bau einer kommerziellen Anlage zu beginnen. Prototypen solcher Zentrifugenanlagen befinden sich im Bau [9].

Ein anderer Teil des Brennstoffzyklus wird durch Anlagen zur chemischen Wiederaufarbeitung bestrahlten Kernbrennstoffes gebildet. Dabei geht es darum, bestrahlten Kernbrennstoff, der aus Kernkraftwerken entladen wird, so zu behandeln, daß die Produkte der Spaltung, das Rest-Uran und das bei dem Reaktorbetrieb immer entstehende Plutonium, voneinander getrennt werden. Da es sich jeweils um andere chemische Elemente handelt, ist das auf chemischem Wege möglich. Das so gewonnene Rest-Uran und das Plutonium werden dann der Fabrikation neuer Brennelemente für den Einsatz in Kernkraftwerken erneut zugeführt. Die Technik solcher chemischen

Wiederaufarbeitungsanlagen ist befriedigend weit entwickelt [10]. Naturgemäß wird der Betrieb solcher Anlagen erst nach erfolgter Bestrahlung in einem Kernkraftwerk erforderlich. Eine solche Bestrahlungsperiode dauert etwa 4—5 Jahre, dann läßt man den hochaktiven Brennstoff etwa ein halbes Jahr abklingen und erst dann, d. h. etwa 5 Jahre nach der ersten Inbetriebnahme eines Kernkraftwerkes, werden solche bestrahlten Elemente der Aufarbeitungsanlage zugeführt. Bedenkt man, daß die überwiegende Mehrzahl der Kernkraftwerke sich erst im Bau befindet und in Deutschland die Kernkraftwerke Stade und Würgassen erst jetzt ihren Betrieb aufnehmen, so wird deutlich, daß der kommerzielle Betrieb solcher Anlagen, der einen Durchsatz von etwa 500 to/Jahr erforderlich macht, erst für die zweite Hälfte der siebziger Jahre zu erwarten ist. Bis zur Stunde besteht eine Überkapazität an solchen chemischen Aufarbeitungsanlagen. In Fig. 6 ist eine Zusammenstellung der heute verfügbaren Anlagen gegeben. Wenn die chemische Aufarbeitung zeitlich spät im Brennstoffzyklus erscheint, so erscheint die Fabrikation frischer Brennelemente entsprechend zeitlich früh im Zyklus. Obwohl es sich im einzelnen, zumal bei der Fabrikation plutoniumhaltiger Brennelemente, um komplizierte technische Verfahren handelt, stellen sich jedoch keine grundsätzlichen Probleme, zumal nuklearer Art. In Fig. 7 ist eine Zusammenstellung der heute wirtschaftlich bedeutsamen Brennelementfabrikationsanlagen gegeben. Für weitere Einzelheiten muß auch hier auf die entsprechende Literatur verwiesen werden [11].

Es bleibt der Schritt der Abfallbehandlung und Endlagerung. Die Mehrzahl der Spaltprodukte ist radioaktiv und hat erfreulich kurze Halbwertszeiten, einzelne jedoch solche von mehreren Jahren (z. B. Strontium-90, Caesium-137 und Krypton-85 mit Halbwertszeiten von 28, 30 und 11 a). Bedenkt man, daß 10 Halbwertszeiten erforderlich sind, um die Ausgangsaktivität auf ein Tausendstel ihres Wertes abklingen zu lassen, so ergeben sich für einzelne Spaltprodukte erhebliche Lagerzeiten.

Generell werden radioaktive Abfälle erst nach einer Aufbereitung endbeseitigt. Die einzelnen diesbezüglichen Verfahren richten sich nach der Aktivität der Abfälle und nach den geologischen Gegebenheiten der Anfallstelle. Praktiziert werden das Vergraben bzw. die Ableitung in den Boden, die Versenkung bzw. die Ableitung in das Meer und die Lagerung in den tieferen Schichten des Untergrundes, wobei der La-

Land	Betreiber	Ort	Durchsatz to/a	
			angereichertes Uran	Natururan
USA	Westinghouse	Cheswick/Pa.	500	
USA	General Electric	Wilmington/N.C.	800	
USA	Combustion Engineering	Columbus/Ohio	200	
USA	Babcock + Wilcox	Lynchburg/Va.	200	
USA	Gulf United Nuclear Fuels Corporation	Hematite/Mb. + New Haven/Conn.	150	
USA	Jersey Nuclear Co.	Richland/Wash.	80	
USA	Nuclear Fuel Serv.	Erwin/Tenn.	50	
BRD	RBG Reaktorbrennelemente GmbH	Wolfgang/Hanau	360	
BRD	KRT Kern-Reaktorteile GmbH	Großwelzheim	185	
F	CERCA	Romans/Irere		900
F	SICN	Annecy + Veurez-Voroize		1 200
I	COREN	Saluggia	50	
B	MMN	Dessel	200	
S	ASEA-Atom	Västerås	350	
GB	British Nuclear Fuels Limited	Springfields	300	
J	Japan Nuclear Fuel	Japan	270	
J	Mitsubishi Atomic	Japan	100	
J	Sumitomo Electric	Japan	80	
C	Canadian General EL.	Port Hope/Toronto		400

Fig. 7. Wirtschaftlich bedeutsame Brennelementfabrikationsanlagen der westlichen Welt

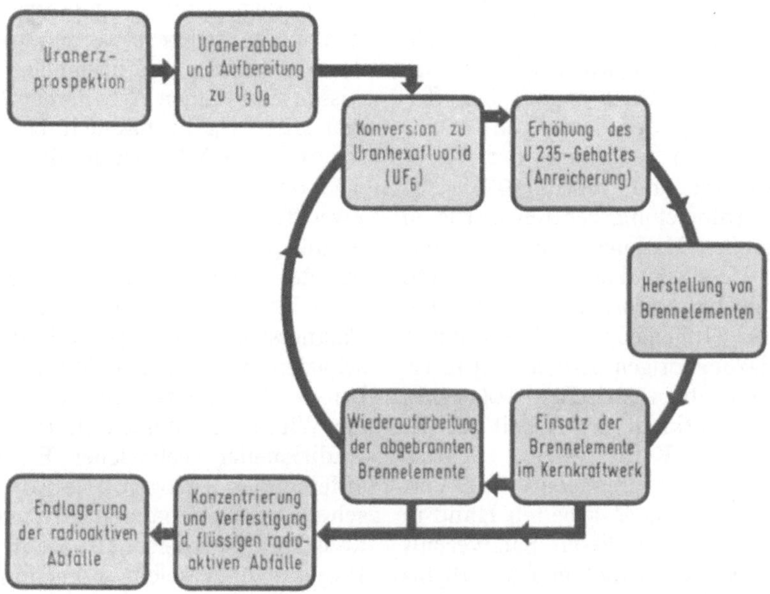

Fig. 8. Brennstoffzyklus

gerung in Salzformationen besondere Bedeutung zukommt, da sie wie keine andere Methode zur Beseitigung hochaktiver Abfälle geeignet ist. Salzformationen demonstrieren durch ihre bloße Existenz die Abwesenheit von Grundwasser, sie weisen gute Wärmeleitfähigkeit für die Ableitung der restlichen Zerfallswärme auf und haben darüber hinaus gute plastisch-mechanische Eigenschaften. Gerade in letzter Zeit war die Lagerung in Salzformationen, wie sie z. B. in der Bundesrepublik Deutschland im stillgelegten Salzbergwerk Asse praktiziert wird, Angriffen ausgesetzt. Jedoch muß demgegenüber festgestellt werden, daß sie als befriedigende und sichere Lösung der Handhabung dieses Teiles des Brennstoffzyklus angesehen wird [12]. In Fig. 8 ist noch einmal der Brennstoffzyklus als Ganzes dargestellt. Er verdient die gleiche Beachtung wie der Kernreaktor selbst. Wegen seiner grundsätzlichen Neuartigkeit stand in der Vergangenheit der Kernreaktor als solcher im Vordergrund allgemeinen Interesses. In den kommenden Jahren dürfte es der Brennstoffzyklus sein, der deutlicher als bisher in den Vordergrund rückt.

Damit ist die Darstellung der Entwicklung der friedlichen Nutzung der Kernenergie in einem Durchlauf gegeben, und es ergibt sich im ganzen ein durchaus positives Bild. Eine auch nur in etwa sachlich angemessene Darstellung der Entwicklung der friedlichen Nutzung der Kernenergie müßte jedoch sehr viel ausführlicher sein als der eben gegebene Kurzbericht. Es ist aber nicht der Sinn dieses Vortrages, sich in solcher Darstellung zu erschöpfen. Vielmehr geht es um Funktion und Einordnung der Kernenergie in einem größeren Zusammenhang im Hinblick auf die Bewältigung des Fortschritts, der mit der Nutzung der Kernenergie offenkundig verbunden ist.

II. Die Projektwissenschaften

Die Entwicklung der Kernenergie hatte seit ihrem Beginn in mannigfacher Weise bahnbrechende Funktionen. Im technischen Bereich ließe sich das an einer Fülle von einzelnen Beispielen zeigen. Davon soll hier jetzt abgesehen werden. Bahnbrechend in einem allgemeinen und hier interessierenden Sinn war bei der Entwicklung der Kernenergie die Weise des Zusammenarbeitens von Wissenschaft, Industrie und Staat. Daß es bei der Reichweite und der Dringlichkeit solcher

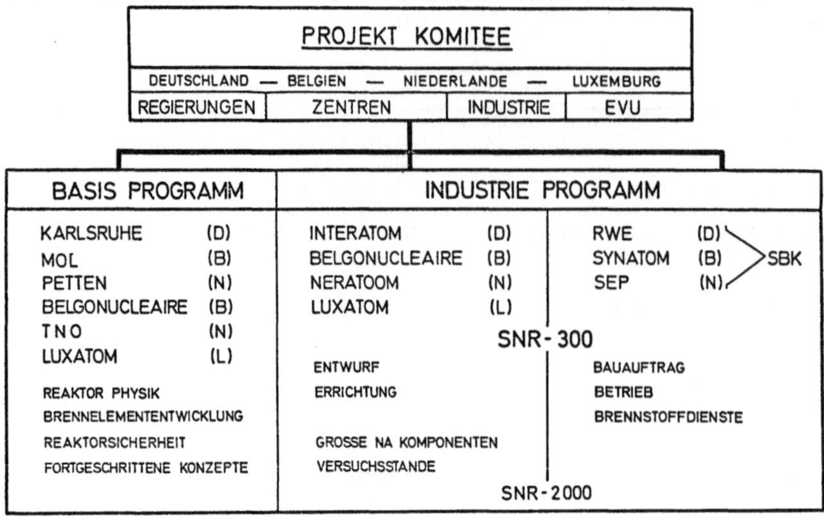

Fig. 9. Organisationsschema des Projektes Schneller Brüter

Entwicklung nicht damit getan sein konnte, konventionelle Bahnen zu beschreiten, war schon bei der eben gegebenen Darstellung gesagt worden. In Deutschland war erster und äußerer Ausdruck solcher neuartiger Wege naturwissenschaftlich-technischer Zusammenarbeit die Gründung des damaligen Atomministeriums (1955) und die Gründung der Kernforschungszentren Karlsruhe und Jülich (1956). Mit der Gründung dieser Kernforschungszentren wurde an die Arbeitsweise der großen Nationallaboratorien wie z.B. Oak Ridge in den USA oder Harwell in England angeknüpft. In solchen Laboratorien arbeiten über tausend Wissenschaftler, Ingenieure und Techniker zusammen. Mit der dazugehörigen Infrastruktur ergeben sich Beschäftigtenzahlen zwischen 3 000 und 5 000. Hervorstechendes Merkmal der Arbeit ist die Integration der Disziplinen. Kernphysiker, Elektroniker, Chemiker, Mathematiker, Ingenieure und Vertreter noch anderer Fachrichtungen arbeiten Hand in Hand. Heute haben wir uns an diesen Sachverhalt etwas gewöhnt, jedoch war er in diesem Ausmaß bis dahin nicht so dagewesen. Man muß die Verschiedenheit wissenschaftlicher Methoden kennen, um diesen Vorgang dann würdigen zu können. Die Integration der Disziplinen wird durch zielorientiertes Arbeiten, d.h. Projektarbeit, gefordert. Es ist eine bestimmte technische Vorrichtung, etwa ein Kernreaktor, zu einem bestimmten Zeitpunkt fertigzustellen. Die Finalität projektmäßigen Arbeitens bringt also auch die Dimension der Zeit herein. — Bei solchen Forschungs- und Entwicklungsarbeiten fehlen nun häufig auch die eigentlich erforderlichen Grundlagen. Unter der Bedingung begrenzter Zeit und meistens auch begrenzter Mittel müssen diese dann erstellt werden. Das ist fast immer nicht mit der Gründlichkeit und Genauigkeit zu leisten, die sonst wissenschaftliches Arbeiten charakterisiert. Die auf solchen nur ein Stück weit genauen Ausgangsdaten basierende technische Entwurfsarbeit muß gewisse Änderungen solcher Daten in Rechnung stellen. Andererseits ergibt sich von daher oft eine besser umrissene Fragestellung für das Ermitteln solcher Ausgangsdaten. Man kommt also zu einem iterativen Vorgehen, bei dem die Arbeit jeder Gruppe schließlich von der aller anderen abhängt. Solche Projektarbeit, deren Art und Weise letztlich von der Ziel-

bezogenheit einschließlich damit verbundener zeitlicher Begrenzungen geprägt ist und deswegen als final charakterisiert werden muß, unterscheidet sich dann von der traditionellen, sonst angewendeten wissenschaftlichen Arbeitsmethode, die kausal zu nennen ist. Es geht nämlich bei traditionellem wissenschaftlichem Arbeiten um die Erhellung, um die Frage nach dem Warum, nicht um das Wozu. Die Formel der Zweckfreiheit wissenschaftlicher Grundlagenforschung ist uns ja vertraut.

Mit der Arbeit großer Forschungszentren treten aber auch Wissenschaft, Industrie und Staat in neuartige Partnerschaften ein. Je zweiseitig gab es solche Partnerschaften immer schon. Staat und Wissenschaft waren bei der Universität, Staat und Industrie im Bereich der Wirtschaft, Wissenschaft und Industrie im Bereich traditioneller technischer Entwicklung je zweiseitig aufeinander bezogen. Bei der Arbeit großer Forschungszentren handelt es sich um eine gleichzeitig dreiseitige Partnerschaft. Heute reichen die verfolgten Projekte über solche Forschungszentren hinaus. Bei dem Projekt Schneller Brüter zum Beispiel sind nicht nur die Kernforschungszentren Karlsruhe in Deutschland, Mol in Belgien und Petten in Holland, sondern genauso die Industriefirmen Interatom in Deutschland, Belgonucleaire in Belgien und Neratoom in Holland beteiligt. Sinngemäß das gleiche gilt für die Elektrizitätsgesellschaften dieser Länder und ihre Regierungen. In Fig. 9 ist das Schema solcher Zusammenarbeit angegeben. Es werden also z.B. anläßlich der Entwicklung des Schnellen Brutreaktors neuartige Wege partnerschaftlichen Miteinanders tragender Gruppen über nationale Grenzen hinweg eingeübt. Dabei spielen neuartige Forschungszentren, die ihrerseits die Arbeit vieler Disziplinen integrieren, wie gesagt, eine besondere Rolle.

Anfang der sechziger Jahre hat der Direktor des amerikanischen Kernforschungszentrums Oak Ridge, A. M. Weinberg, diese Form wissenschaftlichen Arbeitens bedacht und den Begriff „big science" geprägt [13]. Auch auf deutscher Seite sind dazu einige grundsätzliche Überlegungen angestellt worden und es sind die Begriffe „Großforschung" und „Projektwissenschaft" [14, 15] geprägt worden. Bei solchen Überlegungen zeigt es sich, daß „big science" keineswegs auf die Entwicklung der Kernenergie beschränkt ist, vielmehr ist diese Form partnerschaftlichen, wissenschaftlich-technischen Handelns ebenso z. B. für den Bereich der Hochenergiephysik und ihre sehr großen Beschleuniger und für den Bereich der Raumfahrt bedeutsam. Dabei ist es offenbar das Annehmen einer Herausforderung, was diese Form des Handelns dann bedeutet. Das Manhattan-Projekt der amerikanischen Atombombe war das Annehmen einer vermeintlichen Herausforderung durch Deutschland während des zweiten Weltkriegs, die Entwicklung der friedlichen Nutzung der Kernenergie in Deutschland eine Annahme der echten Herausforderung durch die USA und andere Staaten. Denn im Gefolge der außerordentlichen Rüstungsanstrengungen der Jahre 1945—1965 in den USA und anderen Ländern kam es zu erheblichen Wettbewerbsverzerrungen zwischen den militärisch hochgerüsteten Staaten und den Industriestaaten, bei denen sich die wirtschaftlich-industrielle Entwicklung primär nicht vom militärischen Komplex her motivierte. Die Annahme solcher Herausforderung besteht dann zunächst einmal im Herstellen des Fortschritts bzw. im Mithalten. Es ging dann in der Tat darum, die Industrie in die Lage zu versetzen, im Wettbewerb mit amerikanischen Firmen Kernkraftwerke erfolgreich anzubieten und zu bauen. Die Aufmerksamkeit, die das Buch von Servan-Schreiber „Die amerikanische Herausforderung" [15] Ende der sechziger Jahre bei uns gefunden hat, ist ein beredter Hinweis auf die politische Dimension und die Allgemeinheit dieses Vorganges. Die Entwicklung der Kernenergie war dabei nur Vorreiter, der Vorgang war und ist viel allgemeiner.

III. Der Atomwaffensperrvertrag

Ist man in diesen Blickwinkel erst mal eingetreten, so erscheint es zwangsläufig, daß es zur Problematik des Atomwaffensperrvertrages kommen mußte. Sie setzt sich zu gleichen Teilen aus den Problemen: Strategie der arms control einschließlich des engeren Abrüstungsaspektes, Struktur der Allianzen (NATO, EWG, EURATOM) und der friedlichen Nutzung der Kernenergie (in ihrer Abgrenzung gegenüber der militärischen Nutzung der Kernenergie) zusammen (Fig. 10). Auf den allgemeineren Zusammenhang [17, 18] solcher Problemstruktur kann hier nicht eingegangen werden, in dem hier verfolgten Gedankengang hat nur das letzte Problem Bedeutung. Die Verhandlung des Sperrvertrages war deshalb so brisant, weil es darum ging, ob ein mehr oder weniger im militärischen Bereich begründetes, aber sehr wohl in ziviltechnologischen, industriell-kommerziellen Bereichen signifikantes „technological gap" völkerrechtlich perpetuiert werden sollte oder nicht. Was im Militärischen um des Friedens willen zu akzeptieren war, nämlich die völkerrechtliche Ungleichheit, durfte nicht wie von selbst und automatisch auch für den zivilen Bereich gelten [19]. Die weitreichende Signifikanz der Entwicklung der Kernenergie im militärischen wie im zivilen Bereich führte erstmalig zu solchen Fragestellungen. Es ging damals darum, diese Fragestellung überhaupt zu erkennen und zu artikulieren. Fast gleichzeitig ging es darum, sie konstruktiv zu beantworten. Vergleicht man die frühen Fassungen

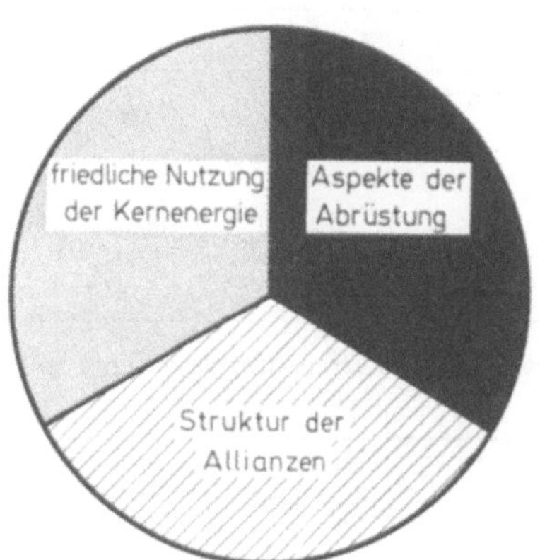

Fig. 10. Problematik des Atomsperrvertrages

des Atomwaffensperrvertrages [20] mit der jetzt gültigen Fassung [21], so erkennt man, daß

1. die Formulierung des Spaltstoffflußprinzips in der Präambel und das Operativ-Machen dieses Prinzips durch Bezugnahme auf dieses Prinzip in Artikel III,

2. das Hinzufügen des Artikels IV,

3. das Hinzufügen des Artikels V

den Sperrvertrag wesentlich verändert und hinsichtlich der hier vorgetragenen Argumentation etwas ausgeglichen haben. Die Eigenständigkeit der ziviltechnologischen-zivilisatorischen Probleme in ihrer Absetzung vom Militärischen hat sich so erstmalig in völkerrechtlicher Form dokumentiert. Dieses Problem ist ein durchaus allgemeines Problem, die Entwicklung der Kernenergie war bzw. ist dabei nur der Bahnbrecher.

Bei der Verhandlung des Sperrvertrages war das Problem der Kontrolle der friedlichen Nutzung der Kernenergie eines der schwierigsten Probleme [22]. Durch wissenschaftlich-technische Entwicklungsarbeit [23] ist es gelungen, zu einer Lösung zu kommen, die nicht nur in technischer, sondern auch in politischer Hinsicht zufriedenstellend und durchführbar ist. Das Safeguards Committee des Board of Governors der International Atomic Energy Agency (IAEA) in Wien, dem mehr als fünfzig Nationen angehörten, hat während der Jahre 1970/71 die Einzelheiten des von der IAEA aufzubauenden Kontrollsystems erarbeiten können [24].

IV. Die sichere Handhabung der Kernenergie

Die Kontrolle spaltbaren Materials bezeichnet eine Seite bei der Bewältigung des Fortschrittes im Bereich der Kernenergie. Bewältigung heißt dabei nicht so wie bisher das Zustandekommenlassen des Fortschritts, sondern die sichere Handhabung des Fortschritts. Er soll nicht über den Kopf wachsen. Bei der Kontrolle spaltbaren Materials geht es darum, daß das nukleare Material, das im Bereich der friedlichen Nutzung benötigt wird, dort verbleibt und nicht abgezweigt wird. Das heißt, es soll uns nicht über den Kopf wachsen. Es gibt noch andere Probleme im Bereich der Kernenergie, die uns nicht über den Kopf wachsen sollen. Dazu gehört auch das Sicherheitsproblem. Die meisten der bei der Spaltung schwerer Atomkerne entstehenden Spaltprodukte sind radioaktiv. Das in einem Kernreaktor nach einigem Betrieb enthaltene Inventar an Radioaktivität ist erheblich, und es sind entsprechend

Brennstoff	Reserven			Reichweite bei hypothetischen 5 Q/a
	in to	in kWh$_{th}$	in Q	
Fossil		$3 \cdot 10^{16}$	100	20 a
Uran	$8 \cdot 10^7$	$1,6 \cdot 10^{18}$	$5 \cdot 10^3$	1000 a
Thorium	$2,4 \cdot 10^8$	$4,8 \cdot 10^{18}$	$1,5 \cdot 10^4$	3000 a

Fig. 11. Schätzung von Brennstoffreserven

	Insgesamt	In Strahlenbetrieben	Strahlenunfälle
Unfälle	16 978	8 487	41 ($>$15 rem)
Davon Todesfälle	276	98	6[a] (+1[b])
prompte Symptome			24
ohne Symptome			11

[a] Ursache im militärischen Bereich, können in heutigen Anlagen nicht mehr vorkommen.
[b] In einer privaten industriellen Anlage.

Fig. 12. Unfälle mit Arbeitszeitverlust im Bereich der USAEC 1943—1967 [26]

erhebliche Maßnahmen zu ergreifen, um mit menschlicher Sicherheit den Verbleib dieses Inventars im Reaktor zu gewährleisten.

Im bisherigen Teil des Vortrages war wiederholt von der Reichweite kerntechnischer Entwicklungen die Rede. Der Faktor $3 \cdot 10^6$, d.h. 3 Millionen, bezeichnet diese Reichweite. Um den Faktor 3 Millionen unterscheidet sich nämlich der Energieinhalt einer Tonne spaltbaren Materials von der einer Tonne Steinkohle. So läßt sich auch mit einem einzigen Einsatz an Kernbrennstoffen ein Kernkraftwerk über ein Jahr hinaus betreiben, während ein Kraftwerk mit fossilen Brennstoffen (Kohle, Öl, Gas) laufend mit erheblichen Brennstoffmengen versorgt werden muß. Entsprechend groß sind die Energievorräte, die durch die Nutzung der Kernenergie zugänglich werden [25]. Der augenblickliche Weltverbrauch an thermischer Energie aller Art liegt bei 0,24 Q/a. Dabei ist 1 Q $\equiv 10^{18}$ BTU $\cong 2,5 \cdot 10^{17}$ kcal. Über die nächsten Jahrzehnte hinweg muß mit einer Steigerung des Weltverbrauchs bis zu Werten von 5 Q/a gerechnet werden. Die vernünftigerweise abzubauenden Vorräte an fossilen Energien (Öl, Kohle, Gas) liegen aber bei etwa 100 Q, d.h. sie würden bei einem hypothetischen Endverbrauch von 5 Q/a dann nur noch etwa 20 Jahre reichen. Aber auch wenn man Sparmöglichkeiten einplant, kommt man doch nicht über einen Zeitraum von etwa 100 Jahren hinaus, d.h. es handelt sich bei der Reichweite fossiler Energiereserven um überschaubare, im richtigen Kontext gesehen kurze Zeiträume. Daß es deshalb eher über kurz als über lang zum Einsatz der Kernenergie kommen muß, ist bei den Experten unbestritten. Der Zeitraum, für den dadurch die Energieversorgung gesichert ist, zählt wenigstens nach tausenden von Jahren, bei extremer Betrachtungsweise nach hunderttausenden von Jahren. In Fig. 11 sind ausführliche Daten dazu zusammengestellt [25]. Diese Zahlen bezeichnen die Reichweite der Kernenergie.
Das radioaktive Inventar eines Kernreaktors stellt die nukleare Asche eines Kernkraftwerkes dar. Man hat demgegenüber die Verbrennungsprodukte fossiler Kraftwerke zu sehen. Das, was dort täglich als weitreichende Abgas- und Verbrennungsproduktfreisetzung in die Umgebung geht, erfaßt volumenmäßig große Bereiche, wie etwa das ganze Ruhrgebiet, während die nukleare Asche im Kernkraftwerk auf kleinstem Raum konzentriert bleibt. Es überrascht dann nicht, daß dabei qualitativ neuartige Anforderungen an die Handhabung solcher Asche auftauchen.

Ein neuartiger Zug in der sicheren Handhabung der friedlichen Nutzung der Kernenergie besteht nun darin, daß ein erhebliches Ausmaß an Sicherheitsvorkehrungen und technischen Sicherheitsmaßnahmen erarbeitet worden ist, ohne daß es zu dem normalen Lernprozeß durch konkrete Unglücksfälle hatte kommen müssen. Der deutsche Technische Überwachungsverein z.B. ist aus dem Dampfkesselüberwachungsverein hervorgegangen. Die heute gültigen, ausgedehnten Vorschriften des TÜV basieren fast durchweg direkt oder indirekt auf Unfallerfahrung. Das gilt nicht für den Bereich der friedlichen Nutzung der Kernenergie. In Fig. 12 ist eine Übersicht über die Unfälle im kerntechnischen Bereich der USAEC zusammengestellt [26]. Es wird deutlich, wie außerordentlich niedrig die Unfallrate ist, eigentlich schwere Reaktorunfälle hat es im zivilen Bereich praktisch gar nicht gegeben. Daß dieser Sachverhalt auf die besonderen Gefährdungen durch den Umgang mit erheblichen Mengen an Radioaktivität und der damit verbundenen Vorsicht zurückzuführen ist, war schon erwähnt worden.

Man verfolge nun diesen Gedankengang aber weiter: Das eigentlich Neue dabei ist, wie gesagt, der Verzicht auf Unfallerfahrung oder noch schärfer ausgedrückt: der Verzicht auf das Experiment. Dieser Verzicht rührt nun an die Grundlagen naturwissenschaftlichen Arbeitens überhaupt. Hypothese, experimentelle Nachprüfung, verbesserte Hypothese, erneute experimentelle Nachprüfung, dieser Iterationszyklus ist konstitutiv für Naturwissenschaft und damit auch für Technik. Wegen der Reichweite der mit einer Aktivitätsfreisetzung verbundenen Folgen verbietet sich im Bereich der Reaktorsicherheit das umfassende Experiment. Große Reaktorunfälle müssen deshalb ausschließlich im Bereich des Hypothetischen behandelt werden. Das Verbleiben im Hypothetischen führt aber zu einem offenen Ende aller Betrachtungen, letzte Kontroversen können nicht durch ein Experiment endgültig beantwortet werden. So läßt sich im Hypothetischen trefflich streiten und die Öffentlichkeit beginnt zu staunen, wie sehr Experten verschiedener Meinung sein können. Das macht das eigentümlich Neuartige und z.T. auch Unbefriedigende dieses Gebietes aus. Bei solchem Sachverhalt ist es erforderlich, das Problem eines betrachteten, möglichen Schadensablaufes in Teilprobleme zu zerlegen und eben diese Teilprobleme im Sinne naturwissenschaftlicher Methodik dann im Iterationszyklus von Hypothese und Experiment sicher in den Griff zu bekommen. Für solche Zerlegung in Teilprobleme ist freilich wieder ein Mindestmaß an Vorverständnis des Schadensablaufes erforderlich. Das Ausmaß an so gefordertem Vorverständnis wird naturgemäß um so geringer, je umfassender die so auch experimentell behandelten Teilprobleme sind. Wonach im Bereich der Reaktorsicherheit der Unterschied zwischen Hypothesen, die durch ein Experiment korrigiert werden können, und Hypothesen, die notwendig Hypothesen bleiben müssen, zum Angelpunkt der Argumentation wird, bekommen Experimente für einen konkreten Fall dann einen besonderen Stellenwert, wenn sie gerade einen großen und komplexen Sachverhalt, der selbst wieder in viele Teilprobleme zerlegbar ist, erfassen. Dabei reduziert die Bezugnahme auf den konkreten Fall, wie sie die Komplexität des Sachverhalts erfordert, die Allgemeingültigkeit der Aussage. Man spricht von zu führenden Nachweisen. Das absichtlich herbeigeführte Bersten eines großen Druckgefäßes ist z.B. solch ein Nachweis. Dabei wird es als letztlich nicht ausreichend empfunden, das so in Rede stehende Druckgefäß durch ein Modell

 Verhandlungen der Gesellschaft Deutscher Naturforscher und Ärzte 1972

z.B. im Maßstab 1:5 zu ersetzen, denn solche Modellbildung impliziert wieder ein zwar nur geringes, aber doch erforderliches Vorverständnis des Problems. Der Nachweis soll also wenn irgend möglich im Maßstab 1:1 oder, allgemeiner ausgedrückt, unter so echten Bedingungen wie möglich geführt werden. Immer weniger wird dann solch ein Nachweis ein Experiment zum Verfeinern einer ganz allgemein gültigen Theorie, d.h. ein Experiment im traditionellen naturwissenschaftlichen Sinn des Wortes, sondern mehr und mehr wird der Nachweis zur Demonstration: Dieses eine Druckgefäß hält hier und jetzt diese Belastung aus. Je mehr, wie gesagt, der Nachweis zur Demonstration wird, desto geringer wird die allgemeine Aussagekraft, die ja sonst gerade bei der iterativen Verknüpfung von Hypothese und Experiment der Zielpunkt der Anstrengung ist. Geht man diesem Problem noch weiter nach, so stößt man auf das Problem der kontingenten Sachverhalte im Bereich von Naturwissenschaft und Technik [27][1]. Kontingente Sachverhalte sind Sachverhalte, die naturgesetzlich nicht ableitbar sind, sei es aus grundsätzlichen Zusammenhängen heraus oder sei es aus methodisch-pragmatischen Gründen heraus. Naturgesetze stellen eine Abstraktion von den jeweils an einem bestimmten Ort und zu einer bestimmten Zeit vorliegenden Schmutzeffekten dar. Das heißt, von den kontingenten Elementen, wie z.B. der Luftreibung beim freien Fall, wird abstrahiert. Technik bedeutet aber den Schritt der Rekonkretisierung eines abstrakten Naturgesetzes in ein bestimmtes Hier und Jetzt hinein mit allen seinen kontingenten Elementen. Solange die bei solcher Rekonkretisierung in Rede stehenden technischen Systeme ein gewisses Ausmaß an Komplexität nicht überschreiten und solange die Reichweite der Auswirkungen solcher technischen Systeme ein gewisses Maß nicht übersteigt, braucht der methodische Umgang mit kontingenten Elementen nicht thematisiert zu werden. Es genügte, das alles unter Begriffe wie „know how" usw. zu subsumieren. Nachdem der technische Fortschritt aber heute ein gewisses Maß überschritten hat, gehört dieses Thematisieren des Kontingenten zum Bewältigen des Fortschrittes. Ein Schritt in dieser Richtung ist die Zuverlässigkeitskontrolle. Gehen wir dem noch etwas ausführlicher nach:

Zur sicheren Behandlung möglicher Schadensabläufe sind technische Vorrichtungen erforderlich. Diese können nur mit einem bestimmten Ausmaß an Zuverlässigkeit funktionieren, eben weil auch sie im Hier und Jetzt kontingente Elemente beinhalten. Für den Fall, daß z.B. bei einem Auto die Bremsen versagen, gibt es eine zweite Bremse, die Handbremse. Daß beide Bremssysteme gleichzeitig versagen, wird im allgemeinen ausgeschlossen. Wollte man das nicht ausschließen, so hätte man eine dritte, unabhängige Art von Bremsen zusätzlich vorzusehen, usw. Sinngemäß gilt dasselbe für Sicherheitsvorrichtungen komplexer technischer Systeme, auch Kernreaktoren. Man kommt so zu einer Stufung von Sicherheitsmaßnahmen. Als mehrfach konditionierte Wahrscheinlichkeit ist die Ausfallwahrscheinlichkeit des Systems das Produkt der Ausfallwahrscheinlichkeit der verschiedenen Stu-

fen. Gibt es n Stufen, so kann mit wachsendem n die Ausfallwahrscheinlichkeit des Gesamtsystems kleiner als jede beliebig vorzugebende kleine Zahl gemacht werden. Die Differenz gegenüber Null ist dann das Restrisiko. Will man mit dem Restrisiko quantitativ umgehen, so hat man es mit außerordentlich kleinen Zahlen zu tun, z.B. ist in solchem Zusammenhang von Wahrscheinlichkeiten von 10^{-9}/Reaktorbetriebsjahr die Rede. Das heißt, daß Ereignisse betrachtet werden, die durchschnittlich etwa einmal während der Lebensdauer des Kosmos zustandekommen könnten. Die ontologische Relevanz solcher Betrachtungen ist hinterfragenswert. Es ist unklar, wie solche Wahrscheinlichkeiten zu konkreten Lebensvollzügen und Entscheidungen in Beziehung zu setzen sind.

Diese Situation führt zu der Notwendigkeit, eine Methodologie des Behandelns solcher Zuverlässigkeitszusammenhänge und damit eine Methodologie zur Behandlung des Kontingenten zu entwickeln. Das geschieht, wenn Methoden und Verfahren der quantitativen Zuverlässigkeitskontrolle heute entwickelt werden [28]. Allerdings muß hier festgestellt werden, daß solche quantitative Zuverlässigkeitskontrolle nicht im Bereich der Kernenergie ihre ersten Anfänge hatte. Vielmehr war das im Bereich der Raumfahrt der Fall. Weitgehend macht der Aspekt des sicheren Handhabens die Problematik der Raumfahrt überhaupt aus. Raketen, Funkverkehr und die Berechnung von Flugbahnen sind keineswegs etwas Neues, je einzeln und in anderem Zusammenhang gibt es diese Elemente schon lange. Das Neue ist das methodische Zusammenfügen zu einem System bestimmter Zuverlässigkeit. Die Entwicklung der Zuverlässigkeitskontrolle befindet sich erst in ihren Anfängen. Ziel ist es, auch zu Vorhersagen und damit dem vorzeitigen Abschätzen von Ausfällen zu kommen. Die Zuverlässigkeitskontrolle ist ganz der sicheren Handhabung des technischen Fortschrittes gewidmet. Wenn nicht die friedliche Nutzung der Kernenergie, so doch dann die „big science" war der Ansatzpunkt für diese bedeutsame, neue Entwicklung.

V. Technischer Fortschritt und Öffentlichkeit

Für die Bewältigung des Fortschritts und bei der Rückfrage nach Fortschritt, Funktion und Einordnung der Kernenergie ist der Umkreis der Überlegungen aber noch weiter zu fassen. Es war deutlich geworden, daß wegen der Reichweite solcher technischen Entwicklung in ihrer mehrfachen Bedeutung, nämlich hinsichtlich ihres Nutzens, ihres Risikos und ihrer Sicherheit, ein Teil der Behandlung der anstehenden Fragen notwendig im Bereich des Hypothetischen verbleiben muß. Weiter war darauf hingewiesen worden, daß genau deshalb auch Dissens zwischen Experten ein Stück weit zum Wesen der Sache gehört. Das bisherige Verhältnis der Öffentlichkeit gegenüber dem wissenschaftlichen Bereich ging aber ausdrücklich oder unausdrücklich davon aus, daß in diesem wissenschaftlichen Bereich wegen der Objektivität der in Rede stehenden Probleme letztlich immer Konsens herzustellen sei. Objektivität wird hergestellt, wenn der Iterationsprozeß zwischen Hypothese und Experiment den zugrundeliegenden Sachverhalt erreicht. Dort, wo dieses Erreichen des zugrundeliegenden Sachverhaltes so nicht mehr möglich ist, wo man im Bereich des Hypothetischen verbleibt, wo man im Bereich der

---

[1] Bei dem hier vorgelegten Gedankengang soll bewußt nicht auf die Begrifflichkeit der Quantentheorie eingegangen werden, da der hier angesprochene Problemkreis damit mindestens direkt nicht zusammenhängt.

Vorsichtsmaßnahmen ist und Unfallerfahrung nicht gesammelt werden kann, muß sich das Verhältnis der Öffentlichkeit zur Wissenschaft dann naturgemäß ändern. Die Öffentlichkeit tritt dann als Partner auf, denn als Betroffene ist sie an dem Zustandekommen des Urteils über das Ausmaß erforderlicher Vorsichtsmaßnahmen interessiert.

Ein besonderes Beispiel dafür ist die Gofman-Tamplin-Debatte in den Vereinigten Staaten, die in den letzten Jahren zustandegekommen ist, und die so viel Beachtung gefunden hat. Dieser Vorgang kann hier nur kurz angedeutet werden: Von seiten der amerikanischen USAEC-Behörde war auf Empfehlung des International Commission of Radiation Protection (ICRP) ein Wert von 170 mrem/a für die Strahlendosis, die einer Bevölkerungsgruppe in der Nähe einer nuklearen Anlage zugemutet werden kann, festgelegt worden. Gesichtspunkt für diese Festlegung war dabei in erster Linie die mit einer Dosisrate von 170 mrem/a verbundene Mutationsrate. Aus strahlenbiologischen Experimenten war gefolgert worden, daß dann die sowieso immer vorhandene, d.h. natürliche Mutationsrate sich um einen Betrag zwischen einem halben und 4% erhöhen würde. Außerdem war aus bekannten Daten über Leukämieerkrankungen gefolgert worden, daß bei dieser Dosisrate pro Million Einwohner etwa 8 zusätzliche Erkrankungen bei sonst 600—700 Leukämiefällen pro Jahr, d.h. ein Zuwachs um etwa 1%, entstehen würden. Diese Schlußfolgerung war aber eine Extrapolation, die Experimente waren bei hohen Dosen und nicht bei so schwachen Dosen, wie sie 170 mrem/a darstellen, gemacht worden. Die Theorie solcher Extrapolation im Experiment zu bestätigen, ist aber nicht durchführbar. Nun läßt sich im Hypothetischen, wie gesagt, streiten. Gofman und Tamplin traten dafür ein, eine erheblich geringere Dosisrate als 170 mrem/a anzusetzen [29]. Mit der Durchführung dieser zusätzlichen Vorsichtsmaßnahmen, deren Begründung im Hypothetischen liegt, kamen sie aber bei den zuständigen Stellen nicht durch, sie gingen deshalb an die Öffentlichkeit. Die daraufhin einsetzende, teilweise chaotische Debatte führt jetzt dazu, daß heute in den USA für praktische Zwecke der Regelwert von 5 mrem/a für die nähere Umgebung eines Leichtwasserkernkraftwerkes gilt [30]. Die Einzelheiten solcher Festlegung sind wichtig und oft entscheidend, auf sie kann hier nur verwiesen werden [31]. Man hat sich aber vor Augen zu halten, wie vage der ganze Sachverhalt ist: Die natürliche Radioaktivität liegt bei etwa 120 mrem/a und ist dabei starken geographischen Schwankungen unterworfen. Ein Umzug von Hamburg nach Freudenstadt im Schwarzwald, d.h. ein Wechsel in der Höhe von Meeresniveau auf 700 m und der damit weiter verbundene Wechsel in eine andere geologische Umgebung bringt eine Erhöhung der natürlichen Dosisrate um insgesamt 40 mrem/a mit sich. Hält man sich weiter vor Augen, daß die Strahlenbelastung, wie sie beim Betrieb eines Kernkraftwerkes in dessen Nähe zustandekommt, bei weniger als 1 mrem/a liegt, so wird einem deutlich, wie wenig greifbar der ganze Vorgang ist. Man kann ihn im hergebrachten Sinne des Wortes wissenschaftlich gar nicht fassen. Weinberg spricht bei solcher Problematik deshalb auch von „trans-science" [32]. Es geht dann auch gar nicht um einen wissenschaftlichen Sachverhalt im klassischen Sinne des Wortes, sondern um eine Urteilsbildung, um Ermessensfragen, die im wissenschaftlichen Bereich ihre Wurzeln haben, aber über diesen Bereich hinausführen, d.h. um den Bereich von „trans-science". Dazu mussen Wissenschaft und Öffentlichkeit noch sehr viel mehr lernen, miteinander umzugehen [33].

Die öffentlichen Anhörungsverfahren, die der Zulassung von Kernkraftwerken vorangehen, sind ein weiteres Beispiel für die jetzt als Partner in Erscheinung tretende Öffentlichkeit, jedenfalls sollte man sie so eigentlich verstehen. Allerdings lassen die immer häufiger chaotischen Formen solcher Anhörungen auch die Problematik solcher Verfahren deutlich werden. Man kann wohl bei solchen Anhörungen wenigstens vier Gruppen unterscheiden:

a) Es gibt die Gruppe der vorwiegend ideologisch motivierten Kernenergiegegner. Für sie ist die Kernenergie der am besten greifbare und zugleich typischste Ausdruck moderner technologischer Entwicklung. Solche moderne, technologische Entwicklung wird aber als „systemerhaltend" empfunden, und da es dieser Gruppe um die Beseitigung des augenblicklich vorherrschenden „Systems" geht, wird hier angesetzt. Das gilt um so mehr, als die Fragen einer gesicherten Energieversorgung in der Tat für unseren Lebensvollzug in einer industrialisierten Welt mit entscheidend sind.

b) Es gibt die Gruppe derer, die die Mitbestimmung auf spontaner Basis durchsetzen wollen. Dabei sollen die Regeln und Institutionen der verfassungsmäßigen, parlamentarischen Demokratie übergangen werden.

c) Es gibt die große Gruppe derer, denen Kernkraftwerke im besonderen und moderne Technik im allgemeinen unheimlich sind und denen das alles über den Kopf wächst. Bei dieser Gruppe finden sich auch die Vertreter legitimer Interessen, wie z.B. Tabakpflanzer oder Weinbauern.

d) Es gibt die Gruppe von Experten, die auf ihrem Gebiet, aber nicht auf dem Gebiet der Nutzung der Kernenergie und den dabei anstehenden Fragen, Experten sind. Sie treten häufig bei solchen Anhörungen mit dem Anspruch allgemeiner wissenschaftlicher Kompetenz auf.

Es ist hier nicht der Ort, die hier angesprochene Problematik zu entfalten. Neben den positiven Ansatzpunkten, die sich zumal der Gruppe c) gegenüber ergeben, muß hier darauf hingewiesen werden, wie groß das entstehende Problem ist und wie groß die damit verbundenen Gefahren auch politischer Art sind, wenn zu Recht zu fordern ist, daß die Öffentlichkeit bei der Bewältigung des Fortschritts Partner zu werden hat. Bei der weiteren Durchdringung und Aufarbeitung dieser Problematik wird vor allem auch die Rolle der Massenmedien und die durch Massenmedien zustandekommende allgemeine Stimmungslage in der Öffentlichkeit näher zu untersuchen sein. In unserer pluralistischen Gesellschaft ist der Zusammenhang dieser Stimmungslage mit dem breiteren Bereich des Parlaments und damit dem eigentlich politischen Raum sehr eng. Die Bewältigung des technischen Fortschritts führt dann rasch in Fragen des Selbstverständnisses eines modernen Staatswesens [27].

Ein Hinweis sei in diesem Zusammenhang jedoch noch etwas ausführlicher erläutert. Dieser Hinweis ergibt sich wieder aus dem Bereich der friedlichen Nutzung der Kernenergie und erneut läßt sich daran die Schrittmacherfunktion dieser Entwicklung ablesen. Das Lizenzierungsverfahren von Kernkraftwerken ist ein ausgedehnter, vielfältiger Vorgang, bei dem der Antragsteller, d.h. das den Bau beabsichtigende Elektrizitätsversorgungsunternehmen, mit ihm der Kraftwerkhersteller, weiter die die Lizenz letztes Endes erteilende Behörde, die als solche gekennzeichneten Sachverständigen und dabei besonders die Reaktorsicherheitskommission und die betroffene Öffentlichkeit in ein Gespräch über die Ermessensfragen eintreten, s. Fig. 13, [34]. Dieses Gespräch ist aber dadurch ausgezeichnet, daß die Rolle jedes Partners sehr klar umrissen ist und nur von dieser umrissenen Rolle her kann jeder Partner dieses Gespräches votieren. Weiter ist der Ablauf dieses Gespräches stark formalisiert. Die Zwischenstadien auch der rein technisch-wissenschaftlichen Erwägungen werden schriftlich und verbindlich festgehalten. Das Element der Verbind-

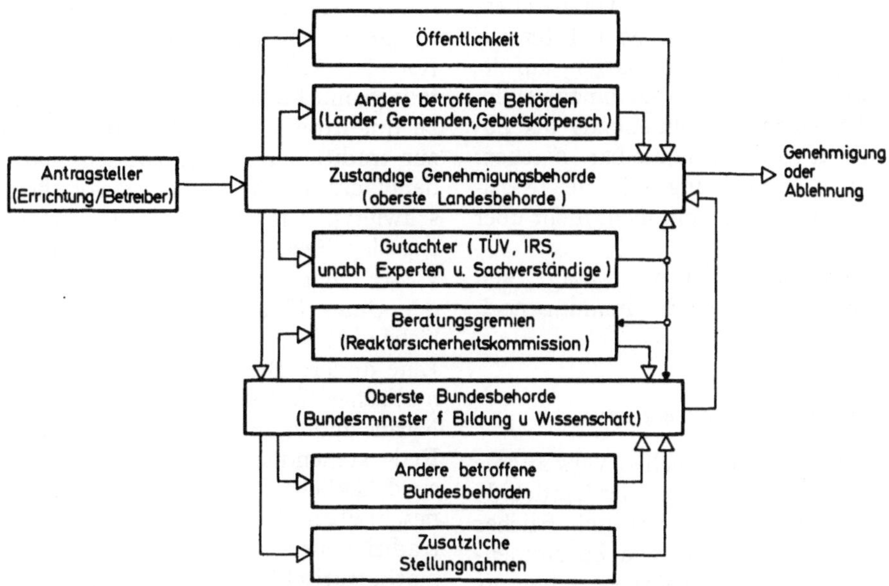

Fig. 13. Partner im atomrechtlichen Genehmigungsverfahren

lichkeit vermittelt dann auch wesentlich den Fortschritt des Gespräches. Es kommt zu einem Formalisierten Gespräch, dessen Reichweite in diesem Zusammenhang größer ist als die des einfachen, normalen Gespräches. Vorhin hatten wir gesehen, daß durch das Hypothetische Unfaßbarkeiten bei der Bewältigung des technischen Fortschritts stark ins Spiel kommen, und daß diese Unfaßbarkeiten mit der Einbettung wissenschaftlich-technischer Forschung und Entwicklung in den allgemeinen Lebensvollzug einer menschlichen Gemeinschaft zusammenhängen. Durch das Formalisierte Gespräch werden diese Unfaßbarkeiten faßbar. Der Naturwissenschaftler, der technische Projekte verfolgt, sieht sich so heute zu einem Zusammenhang geführt, von dem her sich Rechtswissenschaft im besten Sinne des Wortes wohl immer verstanden hat.

VI. Einordnung der Kernenergie

Zur Bewältigung des Fortschritts der Kernenergie gehört aber schließlich auch noch der Vorgang der Analyse der Entwicklung und des Einsatzes der Kernenergie. Solche Analyse erstreckt sich auf eine Reihe von Zusammenhängen. Die Entwicklung eines neuartigen Reaktortyps, z.B. eines Schnellen Brüters, ist ein außerordentlich umfangreiches und auch langfristiges Unterfangen. Bei der Entwicklung geht es u.a. um die Optimalisierung der inneren Parameter, d.h. der technischen Charakteristika solchen Reaktors. Zu einem Teil läßt sich die Optimalisierung von dem Reaktor selbst her verstehen. Zum anderen Teil aber müssen die Randbedingungen, unter denen der Reaktor später einmal eingesetzt werden soll, klar sein. Solche Randbedingungen sind dann die äußeren Parameter. Bei der Entwicklung schneller Brutreaktoren sind die thermische Belastung pro kg Kernbrennstoff, die wünschenswerte Brutrate und der Ladezyklus Beispiele solcher äußeren Parameter. Nun ist aber die Entwicklung eines neuartigen Reaktortyps ein sehr langfristiges Vorhaben. Mit der Entwicklung Schneller Brutreaktoren wurde in Deutschland 1960 begonnen. Jetzt, nach 12 Jahren intensiver Arbeit, kommt es zum Bau des 300 MWe-Prototyp-Reaktors. Sein Bau

wird weitere 6 Jahre in Anspruch nehmen. Bis zum kommerziellen Einsatz der Brutreaktoren, d.h. dem Oyster-Creek bzw. Stade/Würgassen-Ereignis für Schnelle Brüter, wird es wohl 1985 werden. Das heißt aber, daß die äußeren Parameter der Jahre nach 1985 für die Auslegung und Optimalisierung Schneller Brüter ins Auge gefaßt werden müssen. Das führt zur Notwendigkeit des Abschätzens von Entwicklungstrends. Man muß den Schnellen Brüter also auf ein sich bewegendes Entwicklungsziel hin entwickeln. Zum Abschätzen von Entwicklungstrends sind umfangreiche Analysen erforderlich. Häufig versucht man dabei zu mathematischen Modellen zu kommen, weil zum einen das Aufstellen des Modells hilft, ein solches Maß an begrifflicher Klarheit einzuführen, zum anderen, weil ein mathematisches Modell es ermöglicht, einen viel größeren Zusammenhang, als es sonst möglich wäre, quantitativ zu überblicken. Im Bereich der Entwicklung der Kernenergie sind hier in Deutschland mehrere solcher Analysen durchgeführt worden [35, 36, 37]. Aber auch die operative Durchführung eines großen Projektes ist Ansatzpunkt neuartiger analytischer Methoden. Beim Bau bestimmter Waffensysteme für reaktorbetriebene Unterseeboote ist es in den USA zur Entwicklung der Netzplantechnik gekommen [38]. Dort steht die funktionale Verknüpfung der für ein Projekt erforderlichen Tätigkeiten im Vordergrund der formalen Darstellung, während der rein zeitliche Ablauf der jeweiligen Einzeltätigkeiten in formaler Entkopplung von dem funktionalen Ablauf bis dahin allein zur Anwendung gekommen war. Der allgemeine begriffliche Hintergrund solcher Entwicklung führt auf das neue Gebiet des Operations Research, d.h. der mathematischen Modellbildung für Handlungsabläufe und deren Optimalisierung.

Die Analyse langfristiger Entwicklungstrends und die Analyse von Handlungsabläufen sind Teile des heute in der Bildung und im Aufbau begriffenen Gebietes der Systemanalyse, das freilich umfassender ist, denn u.a. gehören auch mathematische Modelle im Bereich der Wirtschaftswissenschaften und in einem bestimmten Sinne auch das Gebiet der Informatik dazu. Es ist hier nicht der Ort, das neue, umfangreiche Gebiet der

Systemanalyse in aller Ausführlichkeit vorzustellen, dazu muß vielmehr auf die entsprechende Literatur verwiesen werden [39]. Jedoch geht es darum, auf die Grundsätzlichkeit der Systemanalyse hinzuweisen. Systemanalysen sollen einen Zusammenhang als Zusammenhang erkennbar und behandelbar machen. Eben das erlaubt dann Einordnung z.B. der Kernenergie. Entwicklungen wachsen dann nicht mehr über den Kopf.

Das Gebiet der Systemanalyse ist, wie gesagt, neu und so soll zu seiner begrifflichen Bestimmung noch einiges gesagt werden.

VII. Bestimmung des Begriffes Systemanalyse

Naturwissenschaft in ihrem traditionellen Verständnis hat es mit der objektiven Natur zu tun, der handelnde Mensch ist nicht Gegenstand naturwissenschaftlicher Betrachtung. Bei der Untersuchung von Zusammenhängen in der objektiven Natur gehört es dabei zur naturwissenschaftlichen Methode, sich auf ein bestimmtes Phänomen zu konzentrieren und nach dem kausalen Grund des Phänomens zu fragen. Um Naturgesetze zu erkennen, ist es dazu erforderlich, von gewissen Nebeneffekten abzusehen. Das wird dadurch geleistet, daß wesentliche Parameter von unwesentlichen Parametern unterschieden werden. Das in Rede stehende Phänomen wird dann isoliert. In der Physik, aber der Absicht nach auch in anderen Bereichen der Naturwissenschaft, ist es das Ziel, ein mathematisches Modell des in Rede stehenden Phänomens zu erhalten. Das impliziert notwendig den Meßvorgang — durch den Gebrauch von Maßstäben werden Zahlen erzeugt, und so werden quantitative Größen zu Elementen eines mathematischen Modells. Solcher Gebrauch von Maßstäben bewältigt im Bereich der Naturwissenschaften die sonst oft schwer oder gar nicht lösbare Aufgabe der Quantifikation. Im Bereich der traditionellen Naturwissenschaft ist solche Modellbildung so sehr erfolgreich, daß zumindest für praktische Zwecke nicht mehr zwischen dem Phänomen und seinem mathematischen Modell unterschieden werden muß.

Im Gegensatz zum traditionellen Verständnis von Naturwissenschaft hat es Systemanalyse nicht nur mit der objektiven Natur zu tun, der handelnde Mensch ist ausdrücklich eingeschlossen. Deshalb ist auch die Wechselwirkung zwischen am System beteiligten Menschen und im besonderen zwischen Mensch und Maschine Gegenstand der Systemanalyse. Bei der Untersuchung von Zusammenhängen solcher Art gehört es dabei zur Methode der Systemanalyse, das ganze System zum Gegenstand der Behandlung zu machen und eben nicht ein einzelnes Phänomen zu isolieren. Das in Rede stehende System zeigt sich, wenn man nach dem Ziel fragt, von dessen Erreichen her sich das System definiert. Auch von daher ergibt sich ein Gegensatz zum traditionellen Verständnis von Naturwissenschaft: dort wird nach dem Grund gefragt; hier steht der Zweck methodisch und inhaltlich im Vordergrund. Isolierte Analyse eines Phänomens ist dann eben nicht die Methode der Wahl, vielmehr ist es die Synthese. Das führt auf Organisation im weitesten Sinne des Wortes. Genau wie im Bereich traditioneller Naturwissenschaft jedoch ist es auch das schließliche Ziel der Systemanalyse, ein mathematisches Modell zu haben. Gegenstand eines solchen Modells ist dann das in Rede stehende System. Wie im Bereich der traditionellen Naturwissenschaften auch müssen — jedenfalls grundsätzlich — Messungen gemacht werden, um zu quantitativen Größen zu kommen. Im Gegensatz zur traditionellen Naturwissenschaft ist das Problem der Quantifikation hier gewöhnlich außerordentlich schwierig. Aus dem bisher Gesagten ist deutlich, wie eng der Bezug zu soziologischen Größen und Wertvorstellungen ist, und man versteht, daß das Problem der Quantifikation sehr schwer, wenn nicht oft unlösbar ist.

Eine andere Besonderheit systemanalytischer mathematischer Modelle liegt darin begründet, daß objektive Natur und handelnder Mensch Komponenten des in Rede stehenden Systems sind. Es sind deshalb auch ausdrücklich Konfliktsituationen mathematisch zu beschreiben. Das ist ein Aspekt, den es im Bereich traditioneller Naturwissenschaft so nicht gibt. Die mathematische Theorie der Entscheidungen und Spiele versucht hier, vorwärts zu kommen. Man hat abzuwarten, wie weit man auf diesem Wege kommen wird. Die eben angesprochenen Schwierigkeiten der Quantifikation, die Probleme der mathematischen Behandlung von Konfliktsituationen, der meist gravierende Mangel an Eingangsdaten, das Problem der sinnvollen Behandlung sehr großer Datenmengen lassen mathematische Modellbildung im Bereich der Systemanalyse weit weniger erfolgreich erscheinen als im Bereich traditioneller Naturwissenschaften.

So gibt es vor allem drei Dinge, die durch Modellbildung im Bereich der Systemanalyse erreicht werden können:

1. Mathematische Modellbildung zwingt ganz allgemein zur Klärung der Begriffe. Insbesondere hat man das Ziel, auf das hin das System ausgerichtet ist, sauberer als sonst zu fassen. Ebenso aber gilt das für die Elemente des Systems und ihre wechselseitigen Beziehungen. Oder anders ausgedrückt: Es ist meist vorteilhafter, ein sauberes Verständnis des vorgelegten Systemproblems zu haben, auch wenn man nur zu qualitativen oder Näherungslösungen kommen kann, als daß man nur ein ungefähres Verständnis des Systems hat und zu scheinbar genauen Lösungen kommt.

2. Systemmodelle können dazu beitragen, Schwachstellen und kritische Parameterbereiche zu identifizieren. Ein einfaches Beispiel dafür ist, wie vorhin schon angesprochen, PERT (Program Evaluation Review Technique), was eben dieses leistet, wenn der kritische Pfad eines Netzplanes ermittelt wird.

3. Bei der Konzipierung und Auswertung eines Systemmodells kommt man erfahrungsgemäß dazu, eine Reihe von Alternativen bzw. Optionen zu formulieren. Das kann bis zu einer Modifikation der ursprünglichen Zielvorstellung führen.

Von daher ist der Zweck eines Systemmodells nicht einfach der, numerische Werte für Systemparameter als Output zu ermitteln. Vielmehr müssen numerische Aussagen durch den Schritt der Requalifikation in die Wirklichkeit umgesetzt und verstanden werden, so wie der Schritt der Quantifikation aus der Wirklichkeit in den Raum des Modells geführt hat. Der Schritt der Requalifikation erfordert weit mehr Sorgfalt, als das bisher gesehen wurde.

Das hier dargelegte Verständnis von Systemanalyse ist nicht die einhellige Meinung der Wissenschaftler, die Systemanalysen ausführen. Eine gewisse Gruppe besteht darauf, daß es Systemanalyse mit objektiver Natur zu tun habe. Im besonderen wird dabei der kybernetische Aspekt in den Vordergrund gestellt. Immerhin sind auch die Elemente eines kybernetischen Systems so zu organisieren, daß auch sehr komplexe Aufgabenstellungen erfüllt werden können. Wenn also auch das Systemverständnis dieser Gruppe schließlich ein deterministisches ist und deshalb von dem oben dargelegten Verständnis sich wesentlich unterscheidet, so ist es doch immerhin der zentrale Begriff der Organisation, der für beide Systemverständnisse einen gemeinsamen Nenner darstellt. Bezeichnenderweise war das Gebiet des Operations Research die erste frühe Ausprägung von Systemanalyse.

Es gibt noch eine dritte Interpretation von Systemanalyse: Ingenieure, die umfangreiche, komplexe technische Systeme entwerfen und analysieren, sprechen ebenfalls von Systemanalyse. Der Gegenstand solcher Analyse ist offenkundig das technische System, beispielsweise der Primärkreis eines Kernreaktors und sein dynamisches Verhalten können so untersucht werden. Im Hinblick auf den Umfang und Komplexheitsgrad moderner technischer Systeme kann solche Analyse sehr kompliziert werden, und in vielen Fällen ist man gezwungen, besondere Methoden und Verfahren zu entwickeln. Aber auch hier ist es möglich, den Begriff der Organisation in den Vordergrund zu stellen, denn der Entwurf solcher technischer Systeme bedeutet die Organisation von Komponenten und Funktionen.

VIII. Schlußbemerkung

Meine Damen und Herren, damit sind wir am Ende meiner Ausführungen angelangt. Ich hoffe, daß es mir gelungen ist, Ihnen die Hauptstationen zu zeigen, an denen ablesbar ist, wie die Kernenergie zum Vorreiter der Bewältigung des technischen Fortschritts geworden ist. Das war jeweils nur dann möglich, wenn konkreten Problemsituationen nicht ausgewichen wurde, wenn vielmehr die Herausforderungen, seien sie äußerer oder innerer Art, ganz angenommen wurden. Ich glaube, daß somit die friedliche Nutzung der Kernenergie nicht das letzte, dicke Ende einer befragungswürdigen Phase blinden Fortschritts ist, sondern vielmehr Vorreiter eines bewußten, bewältigten Fortschritts und damit ein Anfang für eine nachindustrielle, moderne Gesellschaft.

Der Autor möchte Frau U. Seele und Herrn D. Faude für zahlreiche Hilfe bei der Erstellung der Tabellen und Anhänge danken.

[1] Hewlett, R. G., Anderson, O. E.: The New World, 1939/46. Pennsylvania State University Press (1962). — [2] McKinney, R.: Review of the International Atomic Policies and Programs of the United States. Report to the Joint Committee on the Atomic Energy, Congress of the United States. Vol. 1, Oct. 1960. US. Government Printing Office, Washington 25, D. C. — [3] Memorandum der Deutschen Atomkommission zu technischen, wirtschaftlichen und finanziellen Fragen des Atomprogramms. (9. Dez. 1957, 5. Dez. 1958). — Siehe auch Bundesministerium füf Atomkernenergie und Wasserwirtschaft: Nuclear Power in the Federal Republic of Germany. Proc. II UN Int. Conf. Peaceful Uses of Atomic Energy, Geneva, September 1958. Vol. 1, S. 111, UN, Geneva (1958). — [4] Der Bundesminister fur wissenschaftliche Forschung: Atomprogramm der Bundesrepublik Deutschland 1963—1967. — [5] Der Bundesminister für wissenschaftliche Forschung: 3. Atomprogramm der Bundesrepublik Deutschland 1968—1972. Druckerei und Verlag Gerhard Rautenberg, Leer (Ostfriesland). — [6] Ein neuer Abschnitt hat begonnen. Leitartikel, Atomwirtschaft, Jahrgang 12, Nr. 8/9, S. 403 (Aug./Sept. 1967). — Siehe auch Frewer, H., Keller, W.: Das 660-MW-Kernkraftwerk Stade mit Siemens-Druckwasserreaktor. Atomwirtschaft, Jahrgang 12, Nr. 12, S. 568 (Dez. 1967). — Siehe auch Ringeis, W. K.: Das 670-MW-Kernkraftwerk Würgassen mit AEG-Siedewasserreaktor. Atomwirtschaft, Jahrgang 13, Nr. 1, S. 40 (Jan. 1968). — [7] Faude, D., Seetzen, J.: Die Zukunft der Kernenergie in der Weltenergiewirtschaft. Jahrbuch der Atomwirtschaft 1971, S. A17 (1971). — Siehe auch Mandel, H.: Die künftige Rolle der Kernenergie als Primärenergieträger. Atomwirtschaft, Jahrg. 15, Nr. 5, S. 220 (Mai 1970). — [8] Häfele, W., Krämer, H.: Technischer und wirtschaftlicher Stand sowie Aussichten der Kernenergie in der Kraftwirtschaft der BRD. Studie im Auftrag des Bundesministeriums für Bildung und Wissenschaft, Teil II, KFK-1430, Jül-775-RG (Juni 1971). — Siehe auch Schulten, R.: Perspektiven der Energiewirtschaft in Nordrhein-Westfalen auf dem Weg in das Jahr 2000. Droste Verlag, Dusseldorf (1970). — [9] Mohrhauer, H.: Stand der Urananreicherung in Europa. Atomwirtschaft, Jahrgang 17, Nr. 6, S. 300 (Juni 1972). — [10] Schüller, W.: Die Wiederaufbereitung von Kernbrennstoffen. Vortrag anläßlich des 186. Dechema-Kolloquiums, 9. März 1972, Frankfurt, Kurzfassung: Chemie-Ingenieur-Technik, 44. Jahrg., Heft 14/72, Seite 911 (1972). — Siehe auch Baumgärtner, F., Philipp, H.: Wiederaufarbeitung von Uran, Plutonium, Kernbrennstoffen. Fortschritte der chemischen Forschung, 12/4, S. 712 (1969). — [11] Stoll, W.: Der äußere Brennstoffkreislauf, Herstellung, Einsatz und Wiederaufarbeitung von Brennelementen. Jahrbuch der Atomwirtschaft 1971, S. A43. Handelsblatt Verlag, Düsseldorf (1971). — Siehe auch Braatz, U., Hackstein, K. G., Kleiberler, H.-J., Schwarzwälder, R.: Contribution to Section IV "Fuel Manufacturing", Beiträge der Bundesrepublik Deutschland zum 4. FORATOM Kongress "Industrial Aspects of the Nuclear Fuel Cycle in Europe", Stockholm, 21.—23. 9. 1970. Deutsches Atomforum e.V., Bonn (1970). — Siehe auch Stoll, W.: Technologie des Plutoniums. Atomwirtschaft, Jahrgang 15, Nr. 12, S. 580 (Dez. 1970). — [12] Belter, W. G.: Nuclear Waste Management: An Overview of Current Practice. 16. Annual Meeting of the Health Physics Society Meeting, New York, July 14, 1971. AED-Conf. 1971, 200—023. — Siehe auch Krawczynski, S. G. B.: Radioaktive Abfälle — Aufbereitung — Lagerung — Beseitigung. Verlag Karl Thiemig KG, Munchen (1967). — Siehe auch European Nuclear Energy Agency: Radioactive Waste Management Practices in Western Europe. O.E.C.D. Publications, zu beziehen über Deutscher Bundes-Verlag GmbH, Bonn (1971). — Siehe auch Krause, H., Kuhn, K., Levi, H. W., Merz, E.: The Actual Status of the Treatment and Final Storage of Radioactive Wastes in the Federal Republic of Germany. Fourth United Nations International Conference on the Peaceful Uses of Atomic Energy, Geneva, 6—16 September 1971, AED-CONF-71-100-40, Germany (Mai 1971). — [13] Weinberg, A. M.: Impact of Large Scale Science on the United States. Jahresvortrag gehalten am 25. Jan. 1962. Science, July 21, 1961, Vol. 134, No. 3473, S. 161—164 (1961). — [14] Cartellieri, W.: Die Großforschung und der Staat. Schriftenreihe des Bundesministers für wissenschaftliche Forschung: „Die Projektwissenschaften", Forschung und Bildung, 4 (1963). — Siehe auch Cartellieri, W.: Die Großforschung und der Staat. Gutachten uber die zweckmäßige rechtliche und organisatorische Ausgestaltung der Institutionen für die Großforschung. Gersbach & Sohn Verlag, München (1967). — [15] Hafele, W.: Neuartige Wege naturwissenschaftlich-technischer Entwicklung. Festvortrag anläßlich der 800-Jahresfeier des Klosters Loccum am 21. Juni 1963 im Kloster Loccum. Schriftenreihe des Bundesministers für wissenschaftliche Forschung: „Die Projektwissenschaften", Forschung und Bildung, 4 (1963) — Siehe auch Häfele, W.: Die Projektwissenschaften. Radius, Eine Vierteljahresschrift, herausgegeben von der Evangelischen Akademikerschaft in Deutschland, 3 (1965). — [16] Servan-Schreiber, J.-J.: Die amerikanische Herausforderung. Hoffmann und Campe Verlag, Hamburg (1968). — [17] Howe, G.: Probleme der militärischen und wirtschaftlichen Nutzung der Kernenergie. Erschienen in Nichtverbreitung von Kernwaffen — Ein Problem der Friedenssicherung. Eckart-Verlag Witten (1968). —

[18] Häfele, W., Seetzen, J.: Prioritäten in der Großforschung. Erschienen in: Das 198. Jahrzehnt. Christian Wegner Verlag, Hamburg (1969). — [19] Foster, W. C.: Risks of Nuclear Proliferation: New Directions in Arms Control and Disarmament. Foreign Affairs, An American Quarterly Review, Vol. 43, No. 4, S. 587 (1965). — [20] Kramish, A.: Die Zukunft der Nichtatomaren. Zur Situation nach dem Kernwaffensperrvertrag. Leske Verlag, Opladen (1970). — Siehe auch Nonproliferation of Nuclear Weapons. Hearings before the Joint Committee on Atomic Energy. Congress of the United States, Eighty-Ninth Congress, Second Session on S. Res. 179, Febr. 23, March 1 and 7, 1966, S. 109 u. S. 111. U.S. Government Printing Office, Washington (1966). — [21] Erklärung der Bundesregierung bei der Unterzeichnung des NV-Vertrages; Der Vertrag über die Nichtverbreitung von Kernwaffen (S. 1237). Bulletin des Presse- und Informationsamtes der Bundesregierung Nr. 145, Z 1988 B (29. Nov. 1969). — [22] Gmelin, W., Gupta, D., Häfele, W.: On Modern Safeguard in the Field of Peaceful Application of Nuclear Energy. I. Basic Considerations. II. Preparational Considerations for a System Analysis. Bericht des Kernforschungszentrums Karlsruhe KFK 800 (Mai 1968). — [23] Häfele, W.: Systems Analysis in Safeguards of Nuclear Material. IV Geneva Conference 1971, P/771. Proceedings of the Fourth International Conference Geneva, 6—16 September 1971. United Nations and the International Atomic Energy Agency (1972). — [24] International Atomic Energy Agency: The Structure and Content of Agreements between the Agency and States required in Connection with the Treaty on the Non-Proliferation of Nuclear Weapons INFCIRC/153, IAEA, Wien (Mai 1971). — [25] Mandel, H.: Die künftige Rolle der Kernenergie als Primärenergieträger. Atomwirtschaft, Jahrgang 15, Nr. 5, S. 220 (Mai 1970). — [26] Engler, A.: The Truth About Safety of Nuclear Power Plants. Source Book, General Electric Company, San Jose, California, USA (1972). — Siehe auch Grümm, H.: Die Sicherheitsbilanz der Reaktoren. Informationstagung über die Sicherheit von Kernkraftwerken und die Probleme der Radioaktivität, 4.—6. Nov. 1970 in Bern. Schweizerische Vereinigung für Atomenergie (1971). — [27] Häfele, W.: Ergebnis und Sinn des SEFOR-Experiments. In: Einheit und Vielheit. Festschrift für C. F. von Weizsäcker zum 60. Geburtstag, herausgegeben von E. Scheibe und G. Süßmann. Vandenhoeck & Ruprecht, Göttingen (1972). — [28] Hofmann, W.: Zuverlässigkeit von Meß-, Steuer-, Regel- und Sicherheitssystemen. Verlag Karl Thiemig KG, München. Thiemig-Taschenbücher, Band 32 (Juli 1968). — Siehe auch Technische Zuverlässigkeit. Herausgegeben von Messerschmitt-Bölkow-Blohm. Berlin, Heidelberg, New York: Springer 1971. — Siehe auch Proceedings 1972 Annual Reliability and Maintainability Symposium, San Francisco, California, January 25—27, 1972, Vol. 5, No. 1 (IEEE Catalog No. 72 CH 0577-7 R). — [29] Gofman, J. W., Tamplin, A. R.: 'Population Control' through Nuclear Pollution. Nelson Hall, Chicago (1970). — Gofman, J. W., Tamplin, A. R.: Poisoned Power. The Case against Nuclear Power Plants. Rodall Press Inc., Emmaus, Pa., USA (Juni 1971). — [30] U.S. Atomic Energy Commission: Proposed Rule Making, Lidensing of Production and Utilization Facilities. Light-Water-Cooled Nuclear Power Reactors. /10 CFR Part 50/. Federal Register, Vol. 36, No. 111 (9. Juni 1971). — Siehe auch "AEC's 'As low as practicable' numbers could end the radiation controversy, ..." Nucleonics Week, Vol. 12, No. 22, S. 4 (3. Juni 1971). — [31] Schwibach, J.: Strahlenschutzrichtwerte für die Genehmigung der Ableitung radioaktiver Stoffe, Teil I bis III. Atomwirtschaft, Jahrgang 17, Nr. 3 (S. 153), Nr. 4 (S. 196), Nr. 5 (S. 280). (März bis Mai 1972). Siehe insbesondere Teil III. — [32] Weinberg, A. M.: Science and Trans-Science. Minerva, Vol. X, Nr. 2, S. 209 (April 1972). — [33] Häfele, W.: Eröffnungsansprache bei der Reaktortagung 1972, Hamburg (April 1972). — [34] Schnurer-H.: Das atomrechtliche Genehmigungsverfahren in der Bundesrepublik Deutschland. Sonderdruck S-1, Deutsches Atomforum e.V., Bonn (Juli 1972). — [35] Grümm, H., Gupta, D., Häfele, W., Jansen, P., Seetzen, J.: Kernbrennstoffbedarf und Kosten verschiedener Reaktortypen in Deutschland. Berichte des Kernforschungszentrums Karlsruhe KFK 366 (1965) und KFK 466 (1966) (Ergänzungsbericht). — [36] Jansen, P.: Methoden zur Beurteilung von Kernkraftwerksentwicklungen, insbesondere der Schnellen Brüter. Berichte des Kernforschungszentrums Karlsruhe KFK 1066 (1970). — [37] Harde, R., Memmert, G.: Modelluntersuchungen über Aussichten und Konsequenzen der Verwendung von Kernenergie zur Elektrizitätserzeugung. Atomwirtschaft, Jahrgang 11, Nr. 4, S. 164 (1966). — [38] Department of the Navy, Bureau of Naval Weapons, Special Projects Office: PERT Program Evaluation Research Task, Summary Report, Phase 1, July 1958, Washington (1962). Phase 2, Sept. 1958, Washington (1961). — [39] Seetzen, J.: Entwicklung zu einer allgemeinen Systemtechnik. Pastoraltheologie — Wissenschaft und Praxis, 56. Jahrg., Heft 4 (April 1967). — Siehe auch Jansen, P.: Systemtechnik ist mehr als Technologie. gdi-topics, Monatszeitschrift des Gottlieb-Duttweiler-Instituts, Zürich, Heft 7 (1971). — Siehe auch Zangenmeister, C.: Nutzwertanalyse in der Systemtechnik. Wittemann Verlag, München (1970). — Siehe auch Churchman, C. W., Ackoff, R. L., Arnoff, E. L.: Introduction to Operations Research. John Wiley and Sons, New York (1957).

Das Welternährungsproblem — Produktion und Verteilung

T. Heidhues

Institut für Agrarökonomie der Universität Göttingen

I. Das Problem

Fragen der Ernährung einer rasch wachsenden Weltbevölkerung aus ökonomischer Sicht im Rahmen eines Referats zu behandeln, zwingt sowohl zu einer begrenzten Auswahl der zu behandelnden Probleme als auch zu ihrer knappen Darstellung. Die nachhaltige Steigerung der Agrarproduktion in einem immer größeren Bereich der Welt und damit die Möglichkeit, eine rasch gewachsene Bevölkerung zu ernähren, ist eine der größten Leistungen des an Fortschritten in den Naturwissenschaften und der Technik wahrlich nicht armen letzten Jahrhunderts. Neue, nicht an die agrarischen Ressourcen gebundene Nahrungsquellen zeichnen sich ab. Trotzdem entspricht die Ernährung der Menschen in vielen Teilen der Welt nur unzureichend bestimmten physiologischen Normen. Krasse Unterschiede bestehen sowohl zwischen entwickelten und weniger entwickelten Ländern, als auch in großem Maße zwischen verschiedenen Bevölkerungsgruppen innerhalb der Länder. Die Frage, ob die für die Nahrungsmittelproduktion verfügbaren Ressourcen auf längere Sicht ausreichend sein werden, stellt sich heute ebenso brennend und wird nicht weniger leidenschaftlich diskutiert als zu Malthus Zeiten. Getrennt davon muß die Frage gestellt werden, ob wirtschaftliche Entwicklung allgemein und landwirtschaftliche Entwicklung speziell es ermöglichen, kurz- und mittelfristig, etwa im kommenden Jahrzehnt eine durchgreifende Verbesserung der Ernährung vor allem der bisher noch unzureichend Versorgten zu erreichen.

Ich möchte das mir gestellte Thema in erster Linie aus ökonomischer Sicht behandeln, einer Sicht also, der nach einer Meldung der Süddeutschen Zeitung vom 21. Juli 1972 von einer Gruppe Ökologen bestätigt wurde, daß sie sich von der ökologischen in erster Linie durch ihre Kurzsichtigkeit unterscheide. In diesem gleichen Bericht wird mitgeteilt, daß nach Auffassung einer „Gruppe Ökologie" nur die Anwendung ökologischer Einsicht gegen ökonomische Irrlehren den Zusammenbruch verhindern könne [23].

Sicher kann wissenschaftliche Polemik Anstöße für neue Fragestellungen geben, doch dürfte in der Regel die Zusammenarbeit der Disziplinen bei komplexeren Fragestellungen zu deren Lösung mehr beitragen. Die Betrachtungsweise des Ökonomen läßt sich kurz dahingehend zusammenfassen, daß er bei der Analyse eines realen Problems, also z.B. dem der Sicherung der Ernährung einer wachsenden Bevölkerung, von der Struktur der Wünsche und Bedürfnisse Einzelner, sozialer Gruppen oder ganzer Völker ausgeht und sie zu den Möglichkeiten in Beziehung setzt, derartigen Wünschen und Bedürfnissen gerecht zu werden. Er prüft die organisatorischen Mechanismen, die es gestatten, daß die Konsumenten im weitesten Sinne den Produzenten im eigenen Lande ebenso wie in anderen Ländern ihre Wünsche signalisieren, und wie die Produzenten darauf reagieren können. Schließlich werden die institutionellen Voraussetzungen abgeleitet, unter denen sich der Tausch von Gütern und Dienstleistungen auf nationaler und internationaler Ebene vollziehen kann. Inwieweit eine Bewertung der Wünsche vorgenommen wird, ist eine umstrittene Frage, nicht dagegen die Notwendigkeit, zu den Unterschieden einzelner Gruppen oder ganzer Länder im Zugang zu den produzierten Gütern Stellung zu nehmen. Die für den sozialen Frieden in einem Lande sowie für den Frieden zwischen den Ländern wichtigen Fragen der Einkommensverteilung und ihrer bestimmenden Kräfte beanspruchen in zunehmendem Maße unsere Aufmerksamkeit.

So lautet die Frage des Ökonomen bei der Analyse der Ernährungssituation eines Landes selbstverständlich zwar auch, ob die Ernährung bestimmten physiologischen Optima entspricht. Sein Interesse richtet sich aber vor allem darauf, wie groß die Präferenzen, speziell die marginalen Präferenzen für eine Verbesserung des Ernährungsniveaus im Rahmen der sonstigen Wünsche der Bevölkerung wie Wohnung, Ausbildung u. a. sind und welche Mittel der Wirtschaft zur Verfügung stehen, diesen verschiedenen Wünschen zu welchen Kosten gerecht zu werden. Neben die physiologische Bedarfsanalyse tritt die ökonomische Nachfrageanalyse und die Untersuchung der Produktionsmöglichkeiten einer Volkswirtschaft im Rahmen ihrer technischen Möglichkeiten.

Nicht behandelt werden einige für die Entwicklung der Nahrungsmittelversorgung wichtige Probleme wie z.B. Nahrungsquellen außerhalb der Landwirtschaft, Fragen der Ausbildung u.a. Ebenfalls bedürfen Fragen der Entwicklungs- und der internationalen Handelspolitik einer umfassenderen Analyse als sie hier gegeben werden kann.

II. Die Ernährungslage

Eine Darstellung der Welternährungslage in zusammenfassender Form bereitet erhebliche Schwierigkeiten. Erstens liegen vielfach nicht ausreichende statistische Unterlagen vor. Zwar verfügt die Landwirtschaftsorganisation der Vereinten Nationen (FAO) über umfangreiches Material, jedoch ist dessen Basis zum Teil nicht unumstritten. Zweitens liegen die Daten in hoher Aggregation vor, d.h. im wesentlichen für die Länder insgesamt, häufig dagegen nicht für sozialökonomische Gruppen innerhalb der Länder, vor allem der Entwicklungsländer. Drittens werden die Ernährungsnormen, die als Grundlage für die Schätzung und Beurteilung der Ernährungssituation verwandt werden, weiterhin stark diskutiert [6]. Dabei wurde der FAO vor allem vorgeworfen, daß in ihren Publikationen Probleme der Unterernährung oder doch mangelhaften Ernährung übertrieben dargestellt würden. Inzwischen liegen erheblich nach unten revidierte Normen bezüglich des Eiweißbedarfs vor, so daß sich die Gesamtbilanz wesentlich günstiger als ursprünglich von der FAO angenommen darstellt [13].

Einen Überblick über Bedarfs- und Versorgungslage für die Energie- und Proteinversorgung nach Ländergruppen gibt Fig. 1. Danach könnte nach den heute benutzten Normen global sowohl der Energie- als auch der Eiweißbedarf für die gesamte Weltbevölkerung gedeckt werden. Insofern könnte das Ernährungs problem in erster Linie als Verteilungsproblem charakterisiert werden. Daß es jedoch nicht nur in der Verteilung einer insgesamt ausreichenden Produktion liegt, wird bald deutlich werden.

Eine regional gegliederte Aufschlüsselung nach großen Ländergruppen zeigt eine Unterversorgung mit Nahrungskalorien in großen Gebieten der Erde. Dieser Zustand wird bei weiterer Untergliederung noch deutlicher. Obwohl ausgesprochener Hunger relativ selten und periodisch begrenzt sein dürfte, verbergen die Durchschnittszahlen eine für bestimmte Bevölkerungsgruppen in bestimmten Ländern recht weitgehende Unterversorgung, die eine volle Entfaltung der Menschen behindert und ihre Leistungsfähigkeit einschränkt. Die schon sehr knappen Durchschnittswerte deuten gleichzeitig auf eine besondere Anfälligkeit gegenüber Ernteschwankungen hin.

Komplexer noch als die in Kalorien ausgedrückte energetische Versorgung ist die gegenwärtige Versorgungslage mit Eiweiß zu beurteilen. Hier bestehen erhebliche Unterschiede im Konsumniveau zwischen entwickelten Ländern allgemein und Entwicklungsländern, die noch krasser hervortreten, wenn die Relation zwischen tierischem und pflanzlichen Eiweiß und damit die physiologische Wertigkeit mitberücksichtigt wird. Innerhalb vieler Entwicklungsländer überdecken derartige Durchschnittszahlen saisonale Schwankungen, eine vielfach sehr ungleiche Einkommensverteilung und dadurch bedingt eine Unterversorgung einkommenschwächerer und größerer Familien. Zudem wurde eine Tendenz der Erwachsenen beobachtet, ihren Bedarf auf Kosten einer ausreichenden Versorgung der Kinder zu decken, so daß unter Mangel vor allem Kinder leiden [1]. Proteinmangelerscheinungen dürften vor allem in solchen Gebieten auftreten, deren Haupternährungsbasis eiweißarme Nahrungsmittel sind, also in Teilen Lateinamerikas mit Mais als Hauptnahrung, Äquatorialafrika mit stärkereichen Knollenfrüchten und Teilen Südostasiens mit Reis als Nahrungsgrundlage. Für die entwickelten Länder insgesamt ist die Versorgung nach Qualität und Quantität voll ausreichend, aber auch

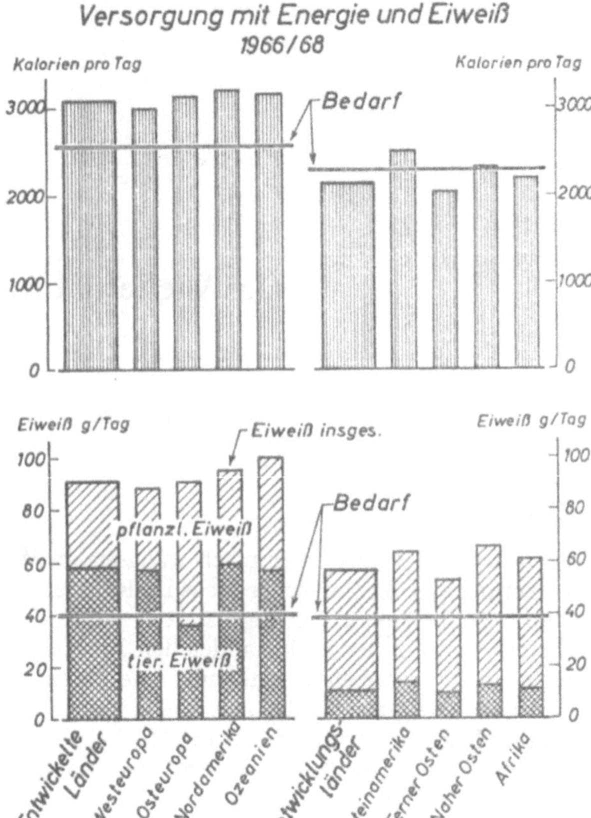

Fig. 1.

hier gibt es einkommensmäßig benachteiligte Gruppen, deren Ernährung qualitativ zu wünschen übrig läßt.

Wie nach Berechnungen der FAO [13] die Gesamtproduktions- und Nachfragebilanz für wichtige Agrarprodukte im Jahre 1970 aussieht, geht aus der oberen Hälfte von Übersicht 1 hervor. Danach überstieg die Getreideproduktion in den entwickelten Ländern als Block[1] die Nachfrage nicht unerheblich, während die Situation in den Entwicklungsländern genau umgekehrt liegt. Entsprechend fand — teilweise im Rahmen der Nahrungsmittelhilfe — ein erheblicher Nettoexport vor allem von Weizen in die Entwicklungsländer statt. Eine Tendenz zur Überproduktion auf weltweiter Ebene blieb dabei bestehen. Bei Zucker, Zitrusfrüchten sowie Ölen, Fetten und deren Nachprodukten konkurrieren beide Ländergruppen um insgesamt begrenzte Märkte bei einem Nettoexportüberschuß der Entwicklungsländer. Bei Rindfleisch besteht ein Exportüberschuß der Entwicklungsländer, der jedoch vorwiegend auf ein Land, Argentinien, beschränkt ist. Für Milch und Milchprodukte tendieren die entwickelten Länder wiederum zur Überproduktion, während die Entwicklungsländer zwar eine potentielle Nachfrage aufweisen, die eigene Produktion jedoch zurückbleibt und durch Importe aus entwickelten Ländern zu einem erheblichen Teil in Form von Nahrungsmittelhilfe ergänzt werden muß.

Die Hauptprobleme der Welternährung lassen sich bei dieser Ausgangssituation folgendermaßen zusammenfassen: Einer reichlichen Versorgung der entwickelten

---

1 Entwickelte Länder umfassen Nordamerika, Ozeanien, Westeuropa, Japan, Israel, Südafrika sowie die kommunistisch regierten Länder Osteuropas einschließlich der UdSSR; zu den Entwicklungsländern gehören alle übrigen Länder.

Übersicht 1. Entwicklung der Nahrungsmittelproduktion und -Nachfrage und der Versorgungsbilanzen (in Mill. t)

	Produktion			Nachfrage			Exportierbare Mengen			Importbedarf			Bilanz[a]		
	W	E	U	W	E	U	W	E	U	W	E	U	W	E	U
1970															
Getreide	1 079,9	598,9	481,0	1 089,7	595,9	494,1	101,8	84,0	17,8	94,3	58,4	35,9	− 7,6	−24,9	+17,1
Weizen	304,9	213,1	91,8	312,9	195,5	197,4	51,2	49,9	1,3	47,5	20,6	26,9	− 3,8	−29,0	+25,2
Reis	199,4	21,7	177,7	197,5	19,8	177,7	6,7	2,8	3,9	6,7	0,7	6,0	+ 0,0	− 1,5	+ 1,5
sonstiges Getreide	575,6	364,1	211,5	579,3	380,6	198,7	43,9	31,3	12,6	40,1	37,1	3,0	− 3,8	+ 5,6	− 9,6
Zucker[b]	71,5	34,1	37,4	70,5	44,4	27,1	18,8	4,1	14,7	19,3	14,8	4,5	− 0,5	+10,6	−11,2
Zitrusfrüchte	36,1	22,0	14,1	35,9	23,5	12,4	6,7	4,3	2,3	6,6	6,0	0,6	− 0,1	+ 1,5	− 1,6
Fleisch	98,6	65,5	33,1	98,5	66,4	32,1	5,8	4,0	1,8	5,6	4,9	0,7	− 0,2	+ 0,9	− 1,1
Rind- und Kalbfleisch[c]	40,0	27,0	13,0	39,7	28,0	11,7	2,1	1,1	1,0	2,2	2,2	0,0	− 0,3	+ 0,8	− 1,1
Schaffleisch[c]	7,2	3,9	3,3	7,2	5,0	3,8	0,6	0,6	0,0	0,7	0,7	0,0	− 0,0	+ 0,0	− 0,0
Schweinefleisch[c]	35,1	16,5	18,6	35,1	23,0	12,1	1,1	1,1	0,0	1,5	1,4	0,1	+ 0,0	+ 0,0	− 0,0
Geflügelfleisch[c]	16,4	11,8	4,6	16,4	11,8	4,6	0,5	0,5	0,0	0,3	0,3	0,0	− 0,0	− 0,0	+ 0,0
Fisch[aa]	66,5	32,6	33,9	66,5	44,4	22,1	—	—	—	—	—	—	+ 0,0	+ 9,4	− 9,4
Milch- und Milchprodukte[bb]	402,5	318,5	84,0	405,6	316,7	88,9	25,9	25,7	0,2	25,9	20,9	5,0	+ 3,1	− 1,7	+ 4,8
Öle und Fette (Butter)	41,1	24,4	16,7	40,9	26,3	14,6	9,3	5,4	3,9	8,8	6,9	1,9	− 0,5	+ 2,1	− 1,6
Ölkuchen und Fischmehl	57,6	35,7	21,9	58,6	44,5	14,1	22,5	14,1	8,4	21,3	20,5	0,8	− 1,3	+ 6,2	− 7,5
1980															
Getreide	1 427,4	781,2	646,2	1 365,7	708,5	657,2	170,8	136,6	33,7	108,5	66,1	42,4	−61,7	−72,7	+11,0
Weizen	395,4	261,6	133,8	377,4	219,5	157,9	66,7	61,4	5,3	48,6	18,8	29,8	−18,0	−42,1	+24,1
Reis	258,2	23,5	234,7	255,6	20,1	235,5	8,6	2,3	6,3	6,0	0,8	5,2	− 2,6	−3,4	+ 0,8
sonstiges Getreide	773,8	496,1	277,7	732,7	468,9	263,8	95,0	72,9	22,1	53,9	46,5	7,4	−41,1	−27,2	−13,9
Zucker	92,9	41,5	51,4	93,2	53,1	40,1	22,2	5,1	17,1	22,1	16,7	5,4	+ 0,3	+11,6	−11,3
Zitrusfrüchte	49,1	28,8	20,3	48,3	30,8	17,5	9,3	5,7	3,6	8,7	7,9	0,8	− 0,7	− 1,9	− 2,7
Fleisch	131,2	83,2	48,0	133,4	85,9	47,5	7,7	4,7	3,0	9,8	7,5	2,3	+ 2,1	+ 2,7	− 0,6
Rind- und Kalbfleisch[c]	51,7	33,5	18,2	53,4	36,5	16,9	3,4	1,5	1,9	4,2	4,1	0,1	+ 1,6	+ 3,0	− 1,4
Schaffleisch[c]	9,4	4,8	4,6	10,0	5,0	5,0	0,9	0,9	0,0	1,1	1,1	0,0	+ 0,6	+ 0,2	+ 0,4
Schweinefleisch[c]	45,8	27,6	18,2	45,7	27,4	18,3	1,5	1,5	0,0	1,4	1,2	0,2	− 0,1	− 0,2	+ 0,1
Geflügelfleisch[c]	24,4	19,5	4,9	24,4	17,1	7,3	0,6	0,6	0,0	0,4	0,3	0,1	+ 0,0	− 0,2	+ 0,2
Fisch	83,3	41,2	42,1	91,2	58,6	32,6	—	—	—	—	—	—	+ 7,9	+14,5	− 6,6
Milch- und Milchprodukte[bb]	478,7	367,4	111,3	498,7	367,6	131,1	23,8	23,3	0,5	43,3	22,9	20,4	+20,0	+ 0,0	+19,5
Öle und Fette (Butter)	54,8	30,7	24,1	53,6	31,8	21,8	13,9	7,0	6,9	12,6	8,2	4,4	− 1,2	+ 1,2	− 2,4
Ölkuchen und Fischmehl	74,8	46,2	28,6	71,4	53,0	18,4	30,3	18,5	11,8	26,8	25,3	1,5	− 3,4	+ 6,8	−10,2

[a] 1970 Lagerveränderung eingeschlossen; [b] Rohzuckeräquivalent; [c] Exportierbare Mengen und Importbedarf nur in den Haupt-Im- und Exportländern; [aa] Lebendgewicht; [bb] Milchprodukte und Milchäquivalente auf der Basis des Fettgehaltes.
E = Entwickelte Länder; U = Entwicklungsländer; W = Welt.
Quelle: FAO Agricultural Commodity Projections 1970—1980 Vol. I.

Übersicht 2. Bevölkerungswachstum und Einkommen in der Welt nach Regionen

Region	Bevölkerung in (Mill.)				Jährliche Änderungsraten[a]			Bruttosozialprodukt in US-Dollar/Kopf 1969[b]
	1950	1960	1965	1970	1950—1960	1960—1965	1965—1970	
Welt insgesamt	2486	2982	3289	3632	+1,8	+2,0	+2,0	1038
Afrika	217	270	303	344	+2,2	+2,3	+2,6	248
Nordamerika	166	199	214	228	+1,8	+1,5	+1,3	4091
Lateinamerika	162	213	246	283	+2,7	+2,9	+2,8	462
Ostasien[aa]	657	780	852	930	+1,7	+1,8	+1,8	1054
Südasien[aa]	698	865	981	1126	+2,2	+2,6	+2,8	143
Europa	932	425	445	462	+0,8	+0,9	+0,7	1536
UdSSR	180	214	231	243	+1,8	+1,5	+1,0	1200
Ozeanien	12,6	15,8	17,5	19,4	+2,3	+2,1	+2,1	1843

[a] Nach Zinseszins. [b] Ohne Länder mit weniger als 100 US-Dollar BSP/Kopf. [c] Ohne China. [aa] Länderaufteilung vgl. Demographic Yearbook 1970 U.N. S. 74 und S. 105.
Quelle: UN Demographic Yearbook 1970 S. 105 und World Bank Atlas: Population, per Capita Product and Growth Rates 1971.

Länder insgesamt stehen die Entwicklungsländer mit teilweise unzureichender Versorgung gegenüber. Während für die entwickelten Länder als Gruppe die Vermeidung von Überproduktionserscheinungen sich mittelfristig als Hauptproblem darstellt, muß die Hauptfragestellung eines großen Teils der Entwicklungsländer darin gesehen werden, die Nahrungsmittelproduktion zu erhöhen und die dazu notwendigen ökonomischen und sonstigen Voraussetzungen zu schaffen sowie die Wachstumsraten ihrer Bevölkerung und ihrer Nahrungsversorgung in eine günstigere Relation zu bringen. Schließlich ist zu fragen, inwieweit und auf welchen Wegen längerfristig ein Versorgungsausgleich zwischen entwickelten und Entwicklungsländern möglich ist. Zur Klärung dieser Fragen sei kurz auf die wichtigsten Nachfrage- und angebotsbestimmenden Faktoren eingegangen.

III. Die Nachfrage nach Nahrungsmitteln

Die Gesamtnachfrage nach Nahrungsmitteln und nach einzelnen Ernährungsgütern hängt im wesentlichen ab von der Bevölkerungszahl, der Kaufkraft der Bevölkerung, d. h. ihren Realeinkommen, der Einkommensverteilung zwischen verschiedenen Gruppen und den Nahrungsmittelpreisen im Vergleich zu den Preisen anderer Güter und Dienstleistungen. Mittelfristig müssen darüber hinaus die Ernährungssitten, die sich aufgrund der vorwiegend verfügbaren Nahrungsmittel, sozialer und oft auch religiöser Einstellungen gebildet haben, berücksichtigt werden.

Der Haupteinflußfaktor für die absehbare Zukunft dürfte in der Entwicklung der Bevölkerungszahl zu sehen sein[2]. Während die Wachstumsrate der Bevölkerung in den entwickelten Ländern abnehmende Tendenz hat und für das nächste Jahrzehnt auf rund 1 % p. a. geschätzt wird, lag sie in den letzten Jahren in den Entwicklungsländern bei rund 2,5 % p. a. und dürfte auch bis 1980 nicht wesentlich fallen. Auswirkungen einer verstärkten Familienplanung sind erst in der Zeit nach 1980, in stärkerem Maße nach dem Jahre 2000 zu erwarten. Weltweit bedeutet dies zwischen 1970 und 1980 eine Wachstumsrate von 2,1 % p. a. In absoluten Zahlen ausgedrückt müssen demzufolge 850 Millionen Menschen zusätzlich ernährt werden

2 Vgl. dazu Übersicht 2.

und zwar vornehmlich in den Entwicklungsländern. Bei gegebenen Versorgungsmaßstäben würde allein diese Bevölkerungszunahme zu einem Anstieg der Nachfrage nach Nahrungsmitteln in Höhe von rund 23 % führen.

Die zweite nachfragebestimmende Größe bildet die Kaufkraft der Bevölkerung, die im wesentlichen von der Höhe der Einkommen bestimmt wird. Als grober Maßstab für diese Einkommensentwicklung kann die Höhe des Sozialprodukts der Länder angesehen werden[3]. Dabei weisen schon die großen Ländergruppen im Jahre 1969 erhebliche Unterschiede auf mit z. B. gut 4000 Dollar je Kopf in Nordamerika, dagegen nur rund 450 Dollar in Lateinamerika, 250 Dollar in Afrika und knapp 150 Dollar in Südasien. Die Problematik wird noch deutlicher, wenn einzelne Länder herausgegriffen werden. So hat z. B. Kenya bei einem Sozialprodukt von 130 Dollar je Kopf ein Bevölkerungswachstum von 3,1 % und ein Sozialproduktwachstum von 1,5 % insgesamt. Das Sozialprodukt je Kopf nimmt ab. Andererseits weist Sambia bei einem Sozialprodukt von 290 Dollar pro Kopf Wachstumsraten der Bevölkerung von 2,6 % und 5,4 % des Sozialprodukts auf. Seine Je-Kopf-Versorgung bessert sich. Im fernen Osten lassen sich ähnliche Unterschiede feststellen, so z. B. zwischen den Philippinen mit einer Kombination von 210 Dollar je Kopf, 3,1 % Bevölkerungs- und 1,9 % Sozialproduktswachstum gegenüber Malaysia mit 340 Dollar je Kopf, 3,0 % Bevölkerungs- und 3,8 % Sozialproduktswachstum. Nicht nur zwischen entwickelten und Entwicklungsländern insgesamt, sondern auch innerhalb vor allem der Gruppe der Entwicklungsländer sind somit erhebliche Unterschiede in den Wachstumsraten je Kopf festzustellen. Für die 70er Jahre wird von der FAO im wesentlichen als trendmäßige Fortschreibung eine reale Wachstumsrate des Sozialprodukts insgesamt von weltweit rund 5,3 % pro Jahr mit geringen Unterschieden zwischen den großen Ländergruppen unterstellt, wobei allerdings für

3 Auf die Unsicherheit in der Sozialproduktsberechnung vor allem der Entwicklungsländer sei besonders hingewiesen. Außerdem werden die Berechnungen in nationaler Währung auf der Basis amtlicher Paritäten in US-Dollar umgerechnet. Ebenso ergeben sich Probleme in Vergleichen zwischen marktwirtschaftlich organisierten Volkswirtschaften und Zentralverwaltungswirtschaften. Schließlich wurden Länder mit einem Je-Kopf-Sozialprodukt von weniger als 100 US-Dollar nicht mit aufgenommen [24].

     Verhandlungen der Gesellschaft Deutscher Naturforscher und Ärzte 1972   © by Springer-Verlag 1973

die Entwicklungsländer eine günstigere Alternative mit rund 6,7% pro Jahr durchgerechnet wird. Bezogen auf die Bevölkerungszahl folgt aber aus diesen Schätzungen ein bedeutend günstigerer Anstieg des Je-Kopf-Einkommens in den entwickelten Ländern. Er beträgt nach diesen Schätzungen 3,2% pro Jahr für die Welt insgesamt, 4,2% für die entwickelten und nur 2,7% für die Entwicklungsländer. Selbst bei einer äußerst optimistischen Erwartung bezüglich hoher globaler Wachstumsraten für die Entwicklungsländer reicht die dann erwartete Rate Je-Kopf nur knapp an die der entwickelten Länder heran. Die Lücke in der durch reale Kaufkraft gesicherten Nachfrage auch nach Nahrungsmitteln und damit in der Versorgung wird zwischen reichen und armen Ländern vermutlich weiter zunehmen, keinesfalls aber abnehmen.

Ich möchte die Frage des Wachstums als wirtschaftspolitisches Ziel im Lichte der jüngeren Diskussion an dieser Stelle noch nicht aufnehmen. Anzumerken ist nur, daß für die Entwicklungsländer hohe wirtschaftliche Wachstumsraten auf absehbare Zeit eine wesentliche wirtschaftspolitische Forderung bleiben müssen, wenn sie die Lebensverhältnisse der Menschen einschließlich der Ernährung verbessern wollen. Der einzige Schlüssel dazu ist der produktive Einsatz vorhandener und zusätzlicher Produktionsmittel. Darüber hinaus werden Absatzmöglichkeiten für Produkte der Entwicklungsländer nicht zuletzt auch dadurch geschaffen, daß in den entwickelten Ländern Wachstum zusätzliche Nachfrage schafft.

Nun besteht jedoch keine lineare Beziehung zwischen Einkommenszuwachs und Zunahme der Nachfrage nach Nahrungsmitteln. Vielmehr ändert sich das Gewicht, das dem Konsum von Nahrungsmitteln zugemessen wird, im Zuge der wirtschaftlichen Entwicklung nicht unerheblich. Einige typische Abhängigkeiten werden durch die Kurvenläufe in Fig. 2 wiedergegeben.

Zur Charakterisierung der Reaktionsstärke der Nachfrage in Abhängigkeit von Einkommensänderungen wird als dimensionsloses Maß für bestimmte Punkte der Kurven in den Wirtschaftswissenschaften der Begriff der Elastizität verwandt. Er ist definiert als prozentuale Änderung der nachgefragten Menge relativ zur prozentualen Änderung der entsprechenden Einflußgröße. Wenn also z. B. die Elastizität der mengenmäßigen Nachfrage nach Nahrungsmitteln auf Erzeugerebene bezogen auf das Einkommen in der Bundesrepublik etwa 0,15 beträgt, so nimmt bei einer realen Einkommenssteigerung von 10% die Nachfrage nur um 1,5% zu.

Für die Nachfrage nach Nahrungsmitteln können wir insgesamt eine Elastizität unterstellen, die kleiner als 1 ist. Sie nimmt außerdem mit zunehmendem Einkommensniveau ab. Bei einzelnen Produkten ergeben sich jedoch typische Unterschiede. Greifen wir als Beispiel die Nachfrage nach Getreide für den direkten Konsum auf, so wird die Funktion des Getreides als Grundnahrungsmittel deutlich. Bei extrem niedrigen Einkommen ist die Präferenz für Getreide als lebensnotwendigen Energieträger sehr hoch. Sie erreicht aber bereits auf einem vergleichsweise niedrigen Einkommensniveau ihr Maximum und nimmt bei weiterem Einkommenswachstum ab. Getreide wird als Energieträger durch höherwertige, vornehmlich tierisches Eiweiß enthaltende Nahrungsmittel ersetzt. Es

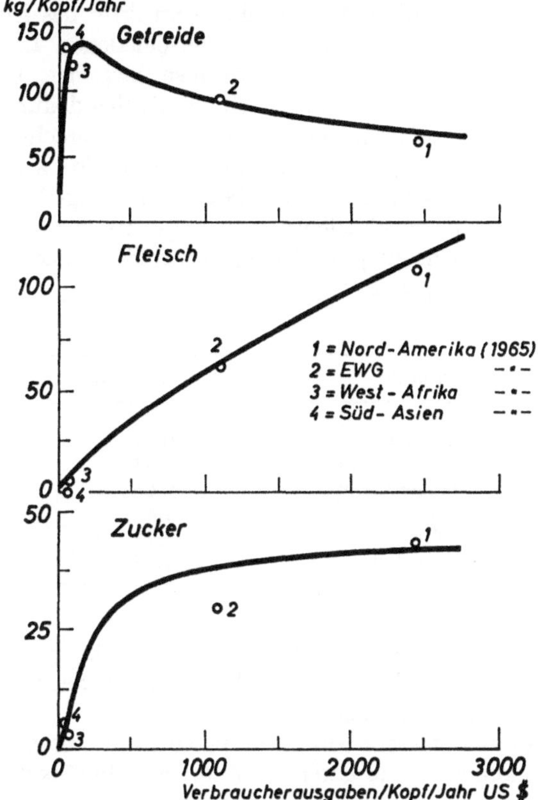

Fig. 2.

wird zum inferioren Gut. Völlig anders verläuft die Entwicklung der Nachfrage nach Fleisch. Hier zeigt sich — namentlich bei magerem Fleisch — auch bei höherem Einkommen eine nur langsam abnehmende Tendenz im Nachfragewachstum. Als drittes Beispiel sei auf die Zuckernachfrage hingewiesen, die auf niedrigem Einkommensniveau vergleichsweise hohe Zuwachsraten bei zunehmendem Einkommen aufweist, dann aber langsamer wächst und sich einer oberen Grenze nähert.

Aus diesen Zusammenhängen lassen sich bereits Unterschiede in den Agrarproblemen zwischen entwickelten Ländern und Entwicklungsländern erkennen. In den entwickelten Ländern trifft eine wachsende Produktion auf sehr enge Grenzen des Nachfragewachstums. Sowohl das Bevölkerungswachstum mit 1% p. a. oder weniger als auch die Einkommenselastizität der Nachfrage auf Erzeugerebene mit größenordnungsmäßig 0,1—0,2 sind niedrig. Demgegenüber benötigen die Entwicklungsländer mit Wachstumsraten der Bevölkerung zwischen 2 und 3% p. a. und Einkommenselastizitäten der Größenordnung 0,5—0,8 einen raschen Produktionszuwachs bei Nahrungsgütern, um die einheimische Nachfrage decken zu können.

Weitere die Nachfragestruktur und das Niveau wesentlich beeinflussende Faktoren sind die Höhe der Nahrungsmittelpreise und die Preisverhältnisse zwischen verschiedenen Produkten im Vergleich zu anderen Gütern und Dienstleistungen. Ein hohes Preisniveau für Nahrungsmittel wirkt besonders auf niedrigen Entwicklungsstufen verbrauchsdämpfend. Innerhalb des Gesamtangebots an Nahrungsmitteln werden in den Ländern mit geringer Kaufkraft naturgemäß diejenigen Produkte besonders bevorzugt, die im Verhältnis zu anderen besonders niedrige Preise je Energie-(Kalorie) oder Proteineinheit aufweisen.

So läßt sich die unterschiedliche Struktur des Eiweißkonsums, d.h. die zwischen verschiedenen Ländern sehr unterschiedlichen Relationen zwischen pflanzlichem und tierischem Eiweiß, weitgehend durch die Produktpreisrelationen erklären. Nach Berechnungen von Abbot [1], der sich jeweils auf Preise wichtiger Produktionsländer stützt, betrug der Kg-Preis des Protein in verschiedenen Nahrungsmitteln auf Großhandelsebene im Jahre 1970/71 unter Berücksichtigung des Energiegehalts:

Produkt	US-Dollar
Erbsen	0,13
Weizenmehl	0,33
Magermilchpulver	0,68
getrockneter Fisch	1,41
Schweinefleisch	3,25
Rindfleisch	4,78

Ein solcher Preisvergleich kann nur sehr grobe Anhaltspunkte bieten, weist aber dennoch deutlich auf die Zusammenhänge hin.

Zusammenfassend erlauben bereits die wesentlichen ökonomisch faßbaren Variablen Bevölkerungs-, Einkommens- und relative Preisentwicklung umfassende Aussagen über die vermutliche Entwicklung der Nachfrage nach Nahrungsmitteln zumindest für größere Produktgruppen innerhalb der Länder.

Wesentliche, die Globalentwicklung für bestimmte Regionen und Länder modifizierende Einflüsse ergeben sich jedoch aus Traditionen sowie sozialen und religiösen Bindungen. So können Traditionen im Bereich der menschlichen Ernährung darauf beruhen, daß die Breite des Angebots an Nahrungsmitteln für viele Gebiete und dabei vor allem für deren ländliche Bevölkerung äußerst begrenzt war. Sie reflektieren das Ausmaß der Wahlmöglichkeiten und haben sich in heute vielfach nur schwer veränderbaren Verzehrsgewohnheiten niedergeschlagen. Als Beispiel sei an die Schwierigkeit der Einführung von auf Weizen basierenden Produkten in Ländern, in denen Reis als Hauptnahrungsmittel dient, hingewiesen. Auf der anderen Seite sind wiederum bestimmte allgemeine Grundzüge menschlicher Präferenzen insofern erkennbar, als im Prinzip weltweit tierische Produkte, soweit sie überhaupt bekannt sind, zu einem erheblichen Grade pflanzlichen vorgezogen werden, wenn Einkommen und Preise dies gestatten [1]. Ebenso mögen soziale und religiöse Tabus ihren Ursprung zumindest teilweise darin haben, daß gesundheitliche Einflüsse und die Erhaltung der Ernährungsbasis darin ihren Niederschlag finden. Vielfach verbleibt jedoch ein nicht erklärbarer Rest, der trotzdem für bestimmte Länder von erheblicher Bedeutung für ihre Ernährungswirtschaft ist. Erinnert sei nur an die Verschwendung von Ressourcen aufgrund hinduistischer Auffassungen über Rinderhaltung in Indien. Derartige Fixierungen und Traditionen können somit einer Verbesserung der Versorgungslage durchschlagend und nachhaltig im Wege stehen.

Zusammenfassend läßt sich von der Nachfrageseite her feststellen, daß Bevölkerungswachstum und Einkommensentwicklung die wesentlichen Bestimmungsfaktoren für die Nachfrageentwicklung darstellen. Eine bessere Versorgung je Kopf hängt also einmal davon ab, inwieweit die Wachstumsraten des Sozialprodukts die Zunahmeraten der Bevölkerung übersteigen. Ansatzpunkte zur Verbesserung müssen auf absehbare Zeit in der Mehrzahl der Entwicklungsländer ein doppeltes Ziel verfolgen: eine Reduktion des Bevölkerungswachstums einerseits und eine Steigerung des Wirtschaftswachstums andererseits. Das Gewicht, das diesen beiden Zielen zugemessen wird, kann jedoch entsprechend der Bevölkerungsdichte und der Verfügbarkeit von Ressourcen von Land zu Land variieren. Ebenso muß deutlich gesehen werden, daß Maßnahmen zur Verringerung des Bevölkerungswachstums nur längerfristig Auswirkungen zeigen. Eine zusätzliche Möglichkeit zur Verbesserung der Kaufkraft des am schlechtesten versorgten Teils der Bevölkerung könnte in manchen Ländern in Maßnahmen der Einkommensumverteilung gefunden werden.

IV. Produktionsmöglichkeiten

Wenn bei der Analyse der Nachfrageentwicklung nach Nahrungsmitteln trotz einer recht großen Zahl von Einflußgrößen letztlich doch wenige — Bevölkerung, Einkommen, Preise — als dominierend herauskristallisiert werden können und so eine Groborientierung über die wahrscheinliche weitere Entwicklung gestatten, so ist die Situation im Produktionsbereich wesentlich schwieriger. Einmal muß eine sehr viel größere Zahl von Bestimmungsfaktoren in die Analyse einbezogen werden, zum anderen ist die Struktur des Zusammenwirkens dieser Faktoren viel komplexer. Die Ausstattung eines Landes mit landwirtschaftlich nutzbaren Produktionsfaktoren, in erster Linie Boden bestimmter Qualität, und die klimatischen Bedingungen grenzen die möglichen Formen landwirtschaftlicher Produktion wie z.B. die verschiedenen Formen der Weidewirtschaft und des Ackerbaus ein [20]. Welche konkrete Ausprägung die möglichen Formen der Bodennutzung erfahren, hängt von der Bevölkerungsdichte, dem Stand der wirtschaftlichen Entwicklung, vor allem der Agrartechnologie, und der Verfügbarkeit komplementärer Produktionsmittel wie z.B. Dünge- und Pflanzenschutzmitteln ab. Dabei kann die soziale Struktur, speziell die jeweilige Bodenordnung und Agrarverfassung, wesentlich modifizierende Wirkungen haben. Schließlich ist die Agrar- und Wirtschaftspolitik zu nennen, die in den einzelnen Ländern wichtige Rahmendaten setzt, etwa durch die Preispolitik, die Entwicklung eines Absatz- und Vermarktungssystems und die Steuer- und Abgabenpolitik. Innerhalb des so gegebenen Rahmens beruht die globale Produktionsentwicklung auf den Entscheidungen einer Vielzahl mehr oder weniger selbständiger Wirtschaftseinheiten, meist bäuerlicher Familienbetriebe, deren Verhaltensweisen gegenüber den ökonomischen Problemen der Produktion einer Klärung bedarf, wenn Aussagen über die Gesamtentwicklung möglich werden sollen.

Die Wirtschaftswissenschaften allgemein und die Agrarökonomie speziell haben zwar brauchbare Modelle entwickelt, die die Entscheidungsstruktur einzelner Betriebe oder größerer Regionen darzustellen vermögen und von dieser Basis aus Rückschlüsse über Produktionsentwicklung und Faktoreinsatz gestatten. Die Ergebnisse solcher Analysen sind jedoch nicht ohne weiteres aggregierbar, d.h. für größere Gebiete oder gar Länder zusammenzufassen. Dies gilt bereits für die entwickelten Länder mit gut ausgebauter Agrarstatistik und zahlreichen agrarökonomischen Forschungsstätten. In Entwicklungsländern ist eine solche Aufgabe z.Z. praktisch nicht möglich. Wir müssen uns infolgedessen anderer, weniger exakter Methoden bedienen, um Anhaltspunkte über die vermutliche Entwicklung der Produktion in bestimmten Gebieten der Welt zu gewinnen. Dabei kann auf eine Vielzahl mikroökonomischer Untersuchungen insoweit zurückgegriffen werden, als diese bestimmte, theoretischen Konzepte im allgemeinen konforme Verhaltensmuster bestätigen. Insoweit gestatten sie zumindest qualitativ Schlußfolgerungen dahingehend, daß die Auswirkungen bestimmter Maßnahmen, wie z.B. der Einführung neuer Getreidesorten oder neuer technischer Hilfsmittel, beurteilt werden können[4]. Ein Wort der Vorsicht ist insofern angebracht, als die modelltheoretische Grundlage nicht auf einfachen Gewinnmaximierungsmaßnahmen beruhen darf, sondern auf einer komplexeren Präferenzstruktur der Produktionseinheiten, in der Mehrzahl bäuerlicher Familienbetriebe, aufgebaut sein muß. Insbesondere müssen die Auswirkungen eines gerade auf niedriger Entwicklungsstufe besonders ausgeprägten Sicherheitsstrebens, der Selbstversorgung, von Lernprozessen und der institutionellen Struktur, wie z.B. die Art der Pachtregelungen, berücksichtigt werden. Quantitative Vorausschätzungen für eine große Zahl von Ländern lassen sich heute nur durch eine qualitative Analyse trendmäßiger Entwicklungen gewinnen, in der die Auswirkungen modifizierender Faktoren, wie z.B. der Verfügbarkeit neuer Sorten von Kulturpflanzen, neuer Pflanzenschutzmittel, neuer Maschinen, wie auch Strukturentwicklungen der Gesamtwirtschaft aufgrund detaillierter Einzeluntersuchungen mit einbezogen werden.

Auf einem solchen Verfahren beruhen Vorausschätzungen der FAO, die hier mit herangezogen werden sollen [13].

Um einen Eindruck von der Entwicklung der Weltnahrungsmittelproduktion zu gewinnen, wird in Fig. 3 ein regional gegliederter Überblick über die Entwicklung in den beiden vergangenen Jahrzehnten gegeben, wobei die Volksrepublik China nicht berücksichtigt ist.

Die Zunahmeraten der Nahrungsmittelproduktion insgesamt divergieren zwischen entwickelten Ländern einerseits und Entwicklungsländern andererseits nur wenig. Bezogen auf die Bevölkerung sind jedoch entsprechend den unterschiedlichen Wachstumsraten erhebliche Differenzen festzustellen. Als Gruppe haben die Entwicklungsländer seit etwa 1960 gerade mit dem Bevölkerungswachstum Schritt halten können, wobei Mitte der 60er Jahre ein deutlicher Rückschlag zu beobachten war. Zudem stehen hinter diesen Zahlen völlig unterschiedliche technologische, strukturelle und agrarpolitische Positionen [17], die für drei große Ländergruppen angedeutet werden sollen.

---

4 Vgl. dazu [8].

Die *entwickelten Marktwirtschaften* in Westeuropa, Nordamerika, Ozeanien sowie Israel, Japan und Südafrika haben die Wirkungen des II. Weltkrieges rasch überwunden. Sie befinden sich in der Phase einer abnehmenden Zahl der Beschäftigten in der Landwirtschaft, einer Entwicklung zu größeren, höher mechanisierten Betriebseinheiten und besitzen ein umfangreiches, institutionalisiertes System der Forschung und Entwicklung, welches arbeitssparende und ertragssteigernde Innovationen in zügiger Folge produziert. Trotz einer raschen Verminderung der in der Landwirtschaft Tätigen existiert weiterhin ein Ungleichgewicht dahingehend, daß seit Beginn der 60er Jahre das Produktionswachstum dem Wachstum der Nachfrage vorauseilt. Bei Getreide, vor allem bei Weizen, und bei Milchprodukten führte dies zu steigender Vorratshaltung, bei Zucker und pflanzlichen Ölen zu einer verstärkten Abschirmung gegenüber Exporten aus Entwicklungsländern. Dabei wird das vorhandene Produktionspotential selbst bei heutigen Preisen keineswegs ausgeschöpft. Flächenstillegungsprogramme und Maßnahmen der Produktionskontrolle in einigen wichtigen Ländern versuchen, den Zuwachs in Grenzen zu halten. Eine weitere Modernisierung der Produktionsstruktur begegnet der Schwierigkeit nur langsam wachsender Absatzmöglichkeiten. Der deutlich zu beobachtenden Verschiebung der Nachfrage zugunsten eiweißreicher, darunter vor allem tierischer Produkte, hat die Produktion durch eine entsprechende Ausdehnung der tierischen Veredlung Rechnung getragen. Aufgrund eines Veredlungskoeffizienten, d.h. des Verhältnisses von pflanzlichen Primär- zu tierischen Sekundärkalorien, von größenordnungsmäßig 4:1 müßte bei gegebener Produktionstechnik die Produktion zunehmend aufwendiger in ihren Ansprüchen an die zur Nachfragedeckung notwendigen Futterflächen werden. Doch haben vor allem biologische und chemische ertragssteigernde Fortschritte dazu geführt, daß diese zunehmende Nachfrage nach Primärkalorien auf praktisch gleichbleibender oder sogar leicht abnehmender Gesamtfläche gedeckt werden konnte.

Obwohl gerade ihre landwirtschaftliche Entwicklung besonderen Schwierigkeiten begegnete, haben die *kommunistischen Länder Osteuropas* einschließlich der UdSSR ihre Gesamt- und ihre Pro-Kopf-Produktion erheblich steigern können. Ihre Versorgung mit Nahrungsmitteln ist insgesamt ausreichend, der Verbrauch tierischer Eiweißprodukte jedoch noch vergleichsweise niedrig. Deshalb dürfte die Nachfrage nach tierischem Eiweiß stark wachsen. Das würde eine deutliche Verschiebung von Primär- zu Sekundärkalorien in der Gesamtversorgung und damit eine erheblich wachsende Nachfrage nach Primärkalorien bedeuten. Inwieweit dazu Futtermittelimporte erforderlich werden und die staatliche Handelspolitik der potentiellen Nachfrage Rechnung trägt, ist schwer zu überblicken. Auf jeden Fall kann unterstellt werden, daß diese Länder weiterhin große Anstrengungen unternehmen werden, die Effizienz der Produktion und die Produktion insgesamt zu steigern.

Die *Entwicklungsländer* (ohne China) stellen nach den natürlichen und wirtschaftlichen Voraussetzungen sowie nach dem bereits erreichten Entwicklungsstand die heterogenste Gruppe dar. Ihre Hauptprobleme liegen darin, daß ihr Ernährungsstandard quantitativ niedrig und qualitativ ungenügend ist und daß selbst

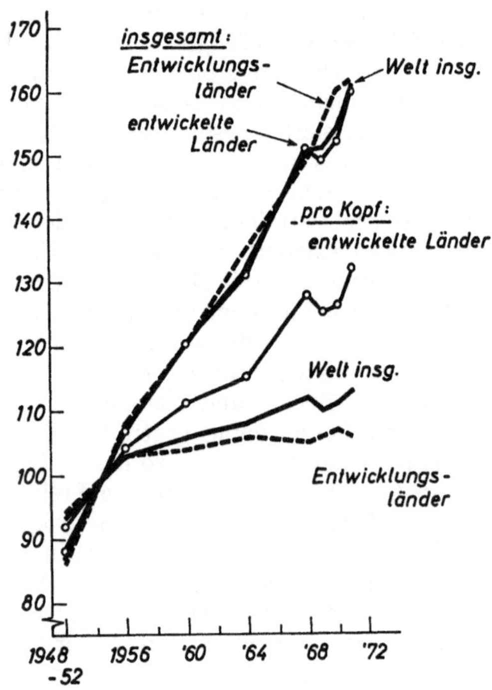

Fig. 3.

bei hohen Wachstumsraten der Produktion diese im vergangenen Jahrzehnt kaum mit der wachsenden Bevölkerung Schritt halten konnte. Global gesehen verschlechterte sich ihre Ernährungslage nicht, wie aus Fig. 3 hervorgeht. Doch konnte die Produktion vielfach nicht mit der aufgrund zunehmender Einkommen wachsenden Nachfrage Schritt halten, so daß umfangreiche Importe notwendig wurden. Das Defizit zwischen einheimischem Angebot und Nachfrage wurde weitgehend durch die Nahrungsmittelhilfe der USA gedeckt. Bei den Grundnahrungsmitteln Weizen, Reis und bis zu einem gewissen Grade auch Mais hat jedoch die „grüne Revolution" Hoffnungen auf eine bessere Versorgung entstehen lassen.

Die insgesamt auf sehr komplexen Ursachen beruhende Erscheinung zunehmender Wachstumsraten der Produktion vor allem von Weizen, Reis und Mais in einer Reihe von Entwicklungsländern seit Mitte der 60er Jahre wird unter der Bezeichnung „Grüne Revolution" zusammengefaßt. Da die weitere Entwicklung und die Auswirkungen sehr umstritten sind, soll versucht werden, einige besonders wichtige Aspekte kurz zu behandeln [2, 3, 5, 6, 18 und 22].

Zunächst ist festzuhalten, daß hier nur eine relativ geringe Zahl von allerdings wichtigen Produkten beteiligt ist und daß der wesentliche Teil des Anstiegs auf bewässerten Flächen stattfand. Nachdem Mexiko diese Entwicklung wesentlich miteingeleitet hat, sind die in erster Linie partizipierenden Länder Indien, Pakistan und die Philippinen, darüber hinaus aber zunehmend auch andere asiatische, afrikanische und lateinamerikanische Länder. Die Produktionszunahmen treten um so deutlicher in Erscheinung, als die Jahre 1965 und 1966 durch äußerst ungünstige Witterungsbedingungen vor allem auf dem indischen Subkontinent gekennzeichnet waren und die Ernten entsprechend niedrig ausfielen. Tatsächlich beruht die eher spektakuläre Entwicklung zu einem nicht un-

erheblichen Teil auf bereits längerfristig eingeleiteten Maßnahmen der Züchtung, Bewässerung, Mechanisierung, des Düngemitteleinsatzes, auf Maßnahmen des Pflanzenschutzes und nicht zuletzt auch auf einer für die Landwirtschaft günstigeren Preispolitik. Schließlich wirken sich Anstrengungen in der Forschung, Ausbildung und Beratung sowie institutionelle Reformen allmählich aus. Alle diese Maßnahmen gemeinsam führten zu einer relativ rasch zunehmenden Verwendung der neuen Sorten und damit parallel zu einem schnell steigenden Düngeraufwand.

Zwei Voraussetzungen scheinen diese Entwicklung besonders gefördert zu haben, einmal eine Agrarstruktur, in der ein größerer Anteil großer oder mittelgroßer Betriebe vorhanden war wie in Indien, Pakistan, Mexiko oder Kenya. Diese Betriebe sind kapitalkräftiger als die Subsistenzbetriebe und haben vielfach nicht unerhebliche Preisvorteile aufgrund besserer Marktübersicht. Zum anderen verbreiten sich neue Sorten und Parallelmaßnahmen in Düngung und Pflanzenschutz ziemlich rasch in solchen Ländern, die zwar eine fast ausschließliche Kleinbetriebsstruktur aufweisen, in denen aber die institutionellen Voraussetzungen in Form genossenschaftlicher oder staatlicher Kreditinstitute, der Beratung und des Absatzwesens gegeben sind. Die zentrale Rolle der intensiveren Bodennutzung insbesondere in Form zunehmender Nährstoffzufuhr geht aus dem stark gewachsenen Verbrauch an Handelsdüngern hervor (vgl. Übersicht 3). Während der Gesamtnährstoffaufwand in den 15 Jahren bis 1969/70 in den entwickelten Ländern bei einem bereits vergleichsweise hohen Aufwand in der ersten Hälfte der 50er Jahre um etwa 175 % zunahm, stieg er in den Entwicklungsländern um das Fünffache, erreichte aber sowohl absolut als auch bezogen auf die Ackerfläche noch immer bei weitem nicht das Ausgangsniveau der entwickelten Länder.

Eine eindrucksvolle Darstellung des durch die Einführung neuer Produktionstechniken bei günstigen Voraussetzungen zu erwartenden Strukturwandels geben Singh und Day [22] für das indische Punjabgebiet. Die Entwicklung setzte bereits in den 50er Jahren ein und trat seit Anfang der 60er Jahre beschleunigt in Erscheinung. Sie ist charakterisiert durch ein Produktionswachstum von fast 8 % pro Jahr, d. h. bei unterproportional wachsendem Eigenverbrauch steigt bei Ertragssteigerungen der vermarktete Teil überproportional und führt zu einer zunehmenden marktwirtschaftlichen Verflechtung. Parallel mit dem Produktionswachstum nimmt auch die Produktivität der eingesetzten Faktoren, Boden, Kapital und Arbeit, zu. Der Einsatz vom Markt bezogener Hilfsmittel, z. B. Düngemittel und Maschinen, steigt wesentlich stärker als der Einsatz traditioneller Faktoren wie Boden und Arbeit, während der Einsatz tierischer Zugkraft sogar reduziert wird. Die Zunahme marktwirtschaftlicher Verflechtungen bezieht sich somit ebenfalls auf die der Landwirtschaft vorgelagerten Produktions- und Dienstleistungsbereiche. Diese zunehmende Verflechtung mit vor- und nachgelagerten Wirtschaftsbereichen gibt nicht nur diesen Bereichen neue Impulse, sondern verlangt auch erhebliche Investitionen infrastruktureller Art. Interessant ist, daß gezeigt werden kann, wie sich die Einführung neuer Maschinen an ökonomisch nachweisbaren Knappheitssituationen ausgerichtet hat, speziell

Übersicht 3. Produktion und Verbrauch von künstlichen Düngemitteln[a] (in Mill t)

Region	Produktion				Verbrauch				pro ha Ackerfläche (kg)	
	∅									
	1952/53 —1956/57	1967/68	1968/69	1969/70	1952/53 —1956/57	1967/68	1968/69	1969/70	1968/69	1969/70
Welt insgesamt	20,8	56,6	60,0	70,1	20,2	53,3	56,5	59,9	44	44[b]
Entwickelte Länder[c]	20,2	54,0	56,7	60,1	18,8	46,5	48,8	51,3	73	94
Westeuropa	8,5	17,6	18,5	18,7	7,5	15,0	15,5	16,3	151	162
Osteuropa und UdSSR	4,0	13,8	15,2	17,0	3,5	12,7	14,0	15,2	48	54
Nordamerika	5,9	17,7	18,0	19,2	5,9	14,6	14,9	15,3	68	70
Ozeanien	0,6	1,3	1,2	1,3	0,7	1,5	1,6	1,6	37	32
Japan	1,0	2,7	2,9	2,9	1,1	2,2	2,3	2,3	400	410
Entwicklungsländer	0,6	2,6	3,3	4,0	1,4	6,8	7,7	8,6	13	12
Lateinamerika	0,4	0,8	0,9	1,0	0,5	2,0	2,5	2,6	21	21
Ferner Osten[aa]	0,1	1,2	1,7	2,1	0,6	3,5	3,7	4,4	14	13
Naher Osten[bb]	—	0,3	0,3	0,4	0,2	0,8	1,0	1,0	23	25
Afrika[cc]	0,1	0,3	0,4	0,5	0,1	0,5	0,5	0,6	3	3

[a] Nach Nährstoffgehalt an P_2O_5 und K_2O. [b] Mit Volksrepublik China. [c] Einschließlich Israel, Japan, Südafrika. [aa] Ohne Japan. [bb] Ohne Israel. [cc] Ohne Südafrika.
Quelle: The State of Food and Agriculture. FAO, Rom 1970 S. 29 und 1971 S. 31.

an saisonaler Arbeitsknappheit oder zeitgerechterer Arbeitserledigung. Im Zuge dieser Marktöffnung und Produktionssteigerung stieg der Bedarf an Umlauf- und Investitionskapital an mit dem Ergebnis, daß während der 50er Jahre die Verschuldung der Betriebe zunahm. Diese Tendenz erfuhr seit etwa 1960 eine durchgreifende Änderung dahingehend, daß jetzt zunehmende Bareinnahmen eine wesentlich größere Eigenfinanzierung gestatten.

Eine nicht nur für den speziellen Fall des Punjab wichtige Frage ist die der Mechanisierung der Landwirtschaft angesichts noch weit verbreiteter verdeckter Arbeitslosigkeit. Dieses Phänomen ist dadurch charakterisiert, daß ein großer Teil der landwirtschaftlichen Bevölkerung zwar in der Landwirtschaft beschäftigt ist, aber keinen oder einen ihren Lohnsatz nicht erreichenden Beitrag zur Produktion leistet. In dieser Untersuchung wird deutlich, daß für das Punjabgebiet eine solche makroökonomisch wenig sinnvoll erscheinende Entwicklung auf sehr speziellen Ursachen beruht. So bestehen erhebliche saisonale Unterschiede im Arbeitsbedarf mit der Folge, daß eine auf Jahresbasis berechnete fast 50%ige Unterbeschäftigung nicht die volle Auslastung und teilweise sogar Knappheit an Arbeitskräften in der Anbau- und Erntezeit berücksichtigt. Zudem nahm bei zunehmend intensiver Bodennutzung die Zeitabhängigkeit bestimmter Arbeitsgänge zu, und schließlich erwies sich eine Mechanisierung, insbesondere eine verstärkte Traktorennutzung, auch deshalb als ökonomisch zweckmäßig, weil durch die Möglichkeiten intensiverer Bodennutzung mit ertragreicheren Früchten die Kosten für die tierische Zugkraft in Form eines Verzichts auf Marktfrucht zugunsten von Futterbau zu hoch wurden. Diese etwas ausführlichen Bemerkungen über eine spezielle Fallstudie deuten auf einige im weiteren Verlauf der grünen Revolution auftretenden Probleme hin, nämlich
die Probleme breiterer Zugänglichkeit neuerer Technologien für bisher nicht teilnehmende Gruppen und Gebiete,
die Notwendigkeit einer gleichzeitigen Erweiterung der Bezugs- und Absatzwege,
eines Ausbaus des Transportsystems, der Lagerhaltung und Verarbeitungsmöglichkeiten,
die Möglichkeit einer zumindest temporären Überproduktion infolge eines zunehmenden Marktanteils der Produktion und daraus sich ergebende Probleme in der Agrarpreis- und Außenhandelspolitik,
die Notwendigkeit eines erleichterten Zugangs zum Kreditmarkt,
möglicherweise rasch steigende Bodenpreise und daraus sich ergebende Konsequenzen für die Höhe der Pachtsätze und die Verdrängung von Kleinpächtern durch die Bodeneigentümer,
eine vermutlich zunehmende Ungleichheit der Einkommensverteilung innerhalb der Landwirtschaft und zwischen verschiedenen Regionen eines Landes, die in solchen Gesellschaften besonders gravierende Wirkung haben können, in denen vorhandene soziale Bindungen sich schnell auflösen.

Eine ähnliche Entwicklung wie bei Weizen, Reis und Mais und in Andeutungen auch bei anderen Bodenerzeugnissen ist in der tierischen Produktion der Entwicklungsländer bisher nur in sehr viel geringerem Maße zu beobachten. Es kann jedoch die begründete Vermutung ausgesprochen werden, daß jahrzehntelange züchterische Arbeiten im Hinblick auf eine klimatische Adaptation leistungsfähiger Tierrassen sowie Maßnahmen der Seuchenbekämpfung, der Verbesserung der Fütterungs- und Haltungstechniken im Laufe des kommenden Jahrzehnts gewisse Erfolge erwarten lassen. Das setzt voraus, daß die ökonomischen, d.h. in erster Linie durch Wirtschaftswachstum bedingten Voraussetzungen zu ihrer Nutzung geschaffen werden. Dies gilt sowohl für wichtige Bereiche Lateinamerikas als auch für große Zonen in Afrika und für den indischen Subkontinent. Stärker als im Bereich der Bodenproduktion verhindern nicht selten tradierte Wertvorstellungen und religiöse Überzeugungen eine rasche Intensivierung. Erinnert sei vor allem an Indien, aber auch an gemeinschaftliche Weiderechte in Afrika, die einer Intensivierung im Wege stehen und die Gefahr einer zu starken Nutzung akut werden lassen [12]. Zudem ist die tierische Produktion in der Regel kapitalintensiver als die pflanzliche. Die Absatz- und Verarbeitungsmöglichkeiten sind bisher noch begrenzt, so daß erhebliche Infrastrukturinvestitionen unvermeidlich sind. Schließlich setzt die

Nutzung neuer Tierrassen eine Umgestaltung der Weidetechniken und der Futterwirtschaft allgemein voraus, so daß die Anforderungen an die Ausbildung der landwirtschaftlichen Bevölkerung wesentlich höher sind als in der pflanzlichen Produktion.

Als vorläufiges Fazit der grünen Revolution lassen sich somit nachhaltige Tendenzen zur Erweiterung der Kalorienbasis feststellen, während die Eiweißversorgung insbesondere in Form von tierischem Eiweiß bisher in wesentlich geringerem Umfang berührt wurde. Sie erleichtert die Versorgung mit Nahrungsmitteln, kann aber keineswegs in kurzer Zeit die Versorgungsprobleme auf allen Gebieten lösen.

Die mittelfristigen Schwierigkeiten enthalten jedoch noch keine Aussage über die Verfügbarkeit von Ressourcen für die Nahrungsmittelproduktion überhaupt. Obwohl Schätzungen über das Produktionspotential der Erde weit divergieren — Colin Clark [7] spricht von einem Potential für 47 Milliarden Menschen bei einer Ernährungsbasis nach US-Vorbild —, kann doch festgestellt werden, daß von den Ressourcen aus gesehen ein Mehrfaches der jetzigen Weltbevölkerung ernährt werden könnte. Das sehr viel akutere Problem liegt darin, kurz- und mittelfristig die Produktion genügend stark zu erhöhen, sie in ihrer qualitativen Zusammensetzung zu verbessern und die weltweite Verteilung von Überschüssen und Defiziten so zu organisieren, daß mit der heute schnell wachsenden Bevölkerung Schritt gehalten wird [2]. Verschiedene Entwicklungen, vor allem die unter dem Begriff „Grüne Revolution" zusammengefaßten Erscheinungen, geben zu einer optimistischeren Beurteilung Anlaß. Dennoch bleibt eine nachhaltige Mobilisierung landwirtschaftlichen Produktionspotentials von der Gesamtentwicklung heute wenig entwickelter Länder abhängig, und viele Rückschläge werden daher unvermeidlich sein.

V. Entwicklung der Versorgungsbilanzen

Fassen wir die Diskussion der vorausgehenden Abschnitte zusammen, so ergibt sich, daß ein starkes Bevölkerungswachstum die Nachfrage nach Nahrungsmitteln rasch wachsen läßt und daß die Verbesserung der Ernährung in weiten Teilen der Welt sowohl von der Einkommensentwicklung, d.h. dem wirtschaftlichen Wachstum, als auch von der produktiven Mobilisierung landwirtschaftlicher Ressourcen abhängen kann. Diese hängt ihrerseits wiederum von einem Komplex von Einflußfaktoren ab. Wir haben es somit mit einem interdependenten System zu tun, in dem die von Bevölkerungszunahme und Wirtschaftswachstum abhängige Nachfrage nur wirksam werden kann, wenn ein quantitativ und qualitativ ausreichendes Angebot ihr gegenübersteht. Die Produktionsentwicklung wiederum hat zur Voraussetzung, daß kaufkräftige Nachfrage entweder im eigenen Land oder auf den Weltmärkten die Produktion aufzunehmen in der Lage ist. Hier dürften mittelfristig große Probleme entstehen, die kurz angedeutet werden sollen. Umfangreiche Projektionen dazu wurden von der FAO [13] vorgelegt, auf die vorher bereits mehrfach Bezug genommen wurde.

Im einzelnen wurde unter bestimmten Annahmen die Nachfrage und das Angebot für 132 Länder sowie alle wichtigen Agrarprodukte berechnet. Die Annahmen sind im wesentlichen eine konstante Agrarpolitik, konstante Preise auf der Basis 1970, trendmäßig weiterhin fortschreitende Einführung neuer Produktionstechniken, trendmäßig etwa gleichbleibende gesamtwirtschaftliche Wachstumsraten und die in Abschnitt II bereits diskutierten Annahmen über das Bevölkerungswachstum. Diese Annahmen sind sicherlich problematisch, worauf Ojala [18] nachdrücklich hinweist. Die Ergebnisse, wie sie in Übersicht 1, untere Hälfte, zusammenfassend dargestellt sind, werden auch nicht eintreten, da vorher korrigierende Maßnahmen ergriffen werden. Sie zeigen aber deutlich die Richtung möglicher Ungleichgewichte.

Bei Weizen wächst der Importbedarf aufgrund überproportional steigender Produktion in wichtigen Entwicklungsländern nur langsam, während die für den Export verfügbaren Mengen kräftig zunehmen. Indien und Pakistan dürften volle Selbstversorgung erreichen, während andere Entwicklungsländer aufgrund von Devisenschwierigkeiten nur dann eine größere Aufnahmekapazität erreichen, wenn Weizen im Zuge der Nahrungsmittelhilfe zur Verfügung gestellt würde. Ein ähnliches Ungleichgewichtsproblem ist für die sonstigen Getreidearten zu erwarten, wo nicht nur der Importbedarf aufgrund weiterer Expansion der Veredlungswirtschaft zunehmen wird, sondern gleichzeitig starke Produktionserweiterungen zu erwarten sind. Jedoch dürften diejenigen Länder, deren Versorgung mit tierischem Eiweiß ungenügend ist, nicht in der Lage sein, ihre Veredlungsproduktion auf der Basis importierten Futtergetreides auszudehnen. Bei Reis wird die grüne Revolution, wie bereits heute zu beobachten ist, Exportländer wie Burma und Thailand in ihren Absatzmöglichkeiten beschränken, weil vor allem Indien, Malaysia und Südvietnam ihre Versorgungslage verbessern dürften.

Insgesamt sind für *alle Getreidearten* Tendenzen zu Überschüssen zu erwarten, so daß der Wettbewerb auf den Weltmärkten zunehmen wird. Die entwickelten Länder werden dabei weiterhin in erster Linie ihre Importe aus den entwickelten Ländern beziehen, weil diese — häufig mit Hilfe von Exportsubventionen — am günstigsten anbieten können. Nichtsdestoweniger wird eine Tendenz zu Überschüssen zu verstärktem Anpassungsdruck führen. Obwohl, gemessen an den an die Ernährung zu stellenden Anforderungen, die Versorgung in manchen Ländern weiterhin unzureichend bleibt, werden unzureichende gesamtwirtschaftliche Wachstumsraten je Kopf die effektive Nachfrage begrenzen.

Eine einschränkende Bemerkung in bezug auf mögliche Überschüsse ist an dieser Stelle angebracht. Die für den Export verfügbaren Getreidemengen betragen nur rund 10—12% der Gesamtproduktion, die möglichen Überschüsse unter den Annahmen der FAO-Schätzung rund 4%. In der Realität werden sie aufgrund von Anpassungsmaßnahmen in der Produktion erheblich niedriger, etwa in der Größenordnung von 1% der Gesamtproduktion liegen. Damit ist eine Situation gegeben, die bereits bei einer Mißernte in einem der großen Produktionsgebiete zu einem kurzfristigen Unterangebot führen kann. Diese Situation war Mitte der 60er Jahre durch schlechte Ernten in Südasien und in der UdSSR gegeben, sie liegt vermutlich in diesem Erntejahr in der Sowjetunion wiederum vor. Bisher konnten Krisen durch die als Folge aufgelaufener Produktionsüberschüsse entstandene und in Kauf genommene umfangreiche Vorratshaltung der USA vermieden werden. Ob die USA diese Weltvorratshaltung in Zukunft weiter beibehalten werden, ist offen. Zumindest verlangen sie eine größere Mitwirkung der übrigen entwickelten Länder.

Eine andere Tendenz dürfte sich bei einigen wichtigen tierischen Produkten ergeben. Bei *Milch* ergibt sich bei trendmäßiger Weiterentwicklung ein hohes Defizit in den Entwicklungsländern, vor allem in Asien. Hier könnte die Nahrungsmittelhilfe der entwickelten Länder eine gewisse Überbrückungsfunktion durch Milchpulverexporte leisten. Dabei wird ähnlich wie bei Getreidelieferungen in der Vergangenheit darauf zu achten sein, daß produktionsmobilisierende Maßnahmen in den Empfängerländern nicht erlahmen.

Ähnlich ergibt sich ein Produktionsdefizit für *Fleisch*, das aber aufgrund der trendmäßig steigenden Preise möglicherweise nicht auftreten wird. Ebenso wird die Marktsituation davon abhängen, ob die osteuropäischen Länder umfangreichere Importe durchführen. Längerfristig dürften sich für die Entwicklungsländer Exportmöglichkeiten vor allem bei Rindfleisch bieten, deren Wahrnehmung jedoch erhebliche Investitionen in Produktion und Absatz verlangt.

Fassen wir die Ergebnisse der FAO-Untersuchung zusammen, so kommen wir zum Ausgangspunkt zurück, nämlich einer auch während des nächsten Jahrzehnts unzureichenden Eiweißversorgung in vielen Entwicklungsländern, während der Energiebedarf weitergehend als heute gedeckt werden kann. Aber nochmals zu betonen ist, daß längerfristig eine bessere Ernährung ein höheres Wirtschaftswachstum je Kopf in den Entwicklungsländern voraussetzt. Insofern ist die bei voller Mobilisierung von Produktionsreserven mögliche Bevölkerungskapazität der Erde im Hinblick auf die in absehbarer Zukunft zu erwartenden Probleme weniger relevant. Von entsprechend begrenztem Wert sind Vorausschätzungen des Tages, an dem die Nahrungsbasis nicht mehr ausreicht, wie es die Studie von Meadows und anderen schon für die absehbare Zukunft voraussagt [16]. Die akuten Probleme liegen vielmehr darin, mittelfristig mit einem bereits absehbaren starken Bevölkerungswachstum fertig zu werden. In bezug auf diese Problematik ist die Agrarentwicklung für die allgemeine Entwicklung von außerordentlicher Bedeutung.

Schnelles Bevölkerungswachstum verursacht gravierende Probleme in der notwendigen Verschiebung des Verhältnisses zwischen agrarischer und industrieller Produktion und Beschäftigung im Verlauf der wirtschaftlichen Entwicklung. Im Zuge des Entwicklungsprozesses nimmt der Anteil der Landwirtschaft am gesamten Sozialprodukt sukzessive ab, obwohl die Agrarproduktion absolut weiter zunimmt. Ebenso nimmt der Anteil der landwirtschaftlichen an der Gesamtbevölkerung ab. Dabei entsteht ein ernstes Problem daraus, daß bei insgesamt sich wenig ändernder Bodenfläche die landwirtschaftliche Bevölkerung zunächst über längere Zeiträume zunimmt, bevor sie auf bereits relativ hohem Entwicklungsstand absolut abnimmt und damit das volle Potential landwirtschaftlicher Produktivitätssteigerung eröffnet wird. Auf diese Zusammenhänge hat Dovring besonders hingewiesen [10] und den Zusammenhang zwischen Wachstumsrate des nichtlandwirtschaftlichen Sektors, Wachstumsrate der Gesamtbevölkerung und der Schnelligkeit des Entwicklungsprozesses deutlich gemacht. In vielen Fällen stellt die Landwirtschaft ein sozialpolitisch notwendiges Refugium für die anderweitig keine Beschäftigung Findenden dar. Deshalb

hängt sie in ihren Absatzmöglichkeiten vom nichtlandwirtschaftlichen Wachstum ab und kann ihr volles Potential der Produktivitätssteigerung nur dann entfalten, wenn der Bevölkerungsdruck abnimmt, d. h. wenn eine landwirtschaftliche Familie nicht mehr für nur wenig mehr als eine Familie produziert, sondern für 10—20 und mehr. Nur dann besteht auch für die Bevölkerung insgesamt die Chance, ihr Ernährungsniveau substantiell zu verbessern. Wiederum nach Schätzungen der FAO wird jedoch weltweit der Anteil der landwirtschaftlichen an der Gesamtbevölkerung von 51 % im Jahre 1970 auf nur 45 % im Jahre 1980 zurückgehen [21].

Zusammen mit der nach wie vor vorliegenden Notwendigkeit, knappe Ressourcen im Agrarsektor dort einzusetzen, wo sie am schnellsten zur Produktionssteigerung beitragen, führt diese Situation auch zu größeren Unterschieden in der Einkommensverteilung innerhalb der Landwirtschaft und zwischen verschiedenen Regionen. Es entsteht die Gefahr einer erneuten Spaltung des Agrarsektors in einen fortschrittlichen, wohlhabenderen und einen größeren, in Armut verbleibenden Teil [2], der das Niveau der Subsistenzwirtschaft kaum überschreitet. Diese Dualität ist aus der Kolonialzeit nicht unbekannt. Derartige Probleme verlangen einerseits Anstrengungen seitens der Regierungen, technischen Fortschritt breit zu streuen und die bildungsmäßigen Voraussetzungen dafür zu schaffen. Andererseits muß aber auch den Beschäftigungsproblemen auf dem Lande größere Aufmerksamkeit gewidmet werden. Bei begrenzter Absorptionsfähigkeit des industriellen Bereichs verlangt dies u. U. die Förderung arbeitsintensiver Methoden in der Landwirtschaft bevölkerungsreicher Entwicklungsländer, um der Bildung städtischer Slums entgegenzuwirken. Dazu können institutionelle Reformen wie Bodenreform insofern beitragen, als sie die Anreize erhöhen, auf dem Lande zu verbleiben. Während die Wirkungen von Bodenreformen auf die Produktionshöhe in den Fällen eher negativ zu beurteilen sein werden, in denen sie den ökonomisch fortschrittlichen Teil der Landwirtschaft reduzieren, sind solche Reformen aus sozial- und beschäftigungspolitischen Gründen oft unvermeidlich. Die Entwicklungsländer sehen sich in dieser Situation vor eine äußerst schwierige Wahl gestellt.

Die wirtschaftspolitisch vielfach geforderte Spezialisierung der Entwicklungsländer auf Agrarprodukte im Rahmen weltwirtschaftlicher Arbeitsteilung steht unter der Gefahr sich verschlechternder Tauschrelationen. Außerdem verhindern die heutigen Preisrelationen und das Preisniveau in vielen Entwicklungsländern einen erfolgreichen Wettbewerb auf dem Weltmarkt. Bezüglich der internationalen Arbeitsteilung in der Agrarproduktion zwischen entwickelten und Entwicklungsländern muß unterschieden werden zwischen

den in tropischen und subtropischen Klimazonen produzierten traditionellen Exportgütern, wie z. B. Baumwolle, Jute, Kautschuk, Kakao, Kaffee, Tee und pflanzlichen Ölen sowie

Produkten der gemäßigten Zonen, die vorwiegend in entwickelten Ländern erzeugt und zwischen diesen gehandelt werden.

Eine Sonderstellung nimmt die Zuckerproduktion ein, wo viele entwickelte Länder bei hohem Protektionsgrad Rübenzucker in Konkurrenz zu dem wesentlich kostengünstiger zu produzierenden Rohrzucker erzeugen.

Bei den Produkten der ersten Gruppe führen bei einer Reihe von Produkten rasch fortschreitende Entwicklungen industrieller Substitute zu einer Verschlechterung der Tauschrelationen und einer Begrenzung der Handelsmöglichkeiten. Bei einigen Produkten, wie z. B. Kaffee, dürfte auch die Belastung durch Verbrauchssteuern eine begrenzende Wirkung ausüben. Darüber hinaus müßte vor allem der zumeist sehr hohe Verarbeitungsschutz für die Weiterverarbeitung der Urprodukte seitens der entwickelten Länder erheblich reduziert werden, um den Entwicklungsländern die Chance zu bieten, eigene Verarbeitungsindustrien aufzubauen [9].

In der zweiten Produktgruppe dürften sich, wie oben bereits angedeutet, in Zukunft größere Änderungen anbahnen. Hier hat vor allem bei den Grundnahrungsmitteln wie Weizen und Reis die Produktion in den Entwicklungsländern erheblich zugenommen. Dadurch verlieren die traditionellen Weizenländer wie die Vereinigten Staaten, Canada, Australien und Argentinien Absatzgebiete mit dem Ergebnis, daß sie mit Nachdruck neue Märkte in entwickelten Ländern suchen. Angesichts des hohen Standes der Produktionstechnik und eines gut entwickelten Vermarktungswesens in diesen Ländern werden es die Entwicklungsländer bereits schwer haben, in Qualität und Standardisierung mit ihnen zu konkurrieren [9]. Darüber hinaus steht die Landwirtschaft in allen entwickelten Ländern unter einem so weitgehenden Anpassungsdruck, daß ein rascher Abbau von Schutzmaßnahmen für die entwickelten Länder insgesamt kaum erwartet werden kann.

Als Konsequenz für die Entwicklungsländer ergibt sich aus dieser Situation, daß sie bei der Auswahl ihrer Exportprodukte neben Standortvorteilen vor allem auch der Einkommenselastizität der Nachfrage ihre Aufmerksamkeit widmen und solche Produkte anbieten, für die noch Marktlücken bestehen. Insgesamt können jedoch auf diesem Gebiet sehr schnelle Änderungen kaum erwartet werden, und es bedarf kontinuierlicher Bemühungen beider, der entwickelten ebenso wie der Entwicklungsländer, um durch eine Intensivierung des Handels mit Agrarprodukten die Wachstumschancen der Entwicklungsländer zu verbessern [14].

Angesichts dieser vielfältigen Schwierigkeiten ist deshalb eine nachhaltige Entwicklung sowohl auf eine ausreichende landwirtschaftliche als auch industrielle Entwicklung angewiesen. Diese trägt jedoch bei den in der Regel in entwickelten Ländern unter arbeitssparenden Gesichtspunkten geschaffenen technischen Prozessen ihrerseits nicht in genügendem Umfang dazu bei, dem hohen Bevölkerungswachstum und den Entwicklungsnotwendigkeiten entsprechende Beschäftigungsmöglichkeiten zu schaffen. Darüber hinaus stößt eine schnell wachsende industrielle Produktion für den Export zwar nicht in gleichem Maße wie bei Agrarprodukten, aber bei manchen Produkten doch bereits deutlich erkennbar auf Absatzschwierigkeiten in den entwickelten Ländern. Diese Situation tritt ähnlich wie bei Agrarprodukten vor allem dann ein, wenn Rückwirkungen auf die Löhne und Beschäftigungsmöglichkeiten der entsprechenden Branchen in entwickelten Ländern zu verzeichnen sind und dort Anpassungsnotwendigkeiten auslösen. Das Argument des Schutzes gegen Unterbietung durch billige Arbeit ist bekannt. Schließlich führt erfolgreiche Entwicklung, wenn sie auf bestimmte Bevölkerungsgruppen oder regional begrenzt ist, zu zunehmenden sozialen Spannungen.

Diese Kumulation von Problemen hat *eine gemeinsame Ursache*, nämlich die in den vergangenen Jahrzehnten zu stark angestiegenen Wachstumsraten der Bevölkerung. Die Verminderung dieser Wachstumsrate ist somit ein allgemein vordringliches Problem. Da dies jedoch nicht schnell erreicht werden kann, werden die Schwierigkeiten der Entwicklungsländer insgesamt nicht abnehmen. Ihre zumindest partielle Linderung verlangt ein Bündel von Maßnahmen sowohl innerhalb der Länder als auch zwischen entwickelten und Entwicklungsländern insgesamt. Teilweise großen Erfolgen stehen bisher zu viele Mißerfolge gegenüber.

Verglichen mit dem Entwicklungsprozeß der heute entwickelten Länder, der seinerseits nur unter großen Spannungen struktureller und sozialer Art ablief, sind die Probleme der heutigen Entwicklungsländer unbeschreiblich größer; denn die Wachstumsraten der Bevölkerung liegen höher, die Erwartungen der Menschen orientieren sich an dem in anderen Ländern erreichten Stand und die Möglichkeit, mit importierter Technik wesentliche Stufen zu überspringen, führt zu einer Verschärfung des Problems der Arbeitslosigkeit. Entsprechend größer sind die sozialen Spannungen, für deren Ausgleich wir kaum Lösungen anbieten können.

VI. Wahlprobleme zwischen Wachstum und Umwelt

Abschließend möchte ich kurz auf einige Probleme eingehen, die in jüngster Zeit eine lebhafte öffentliche Diskussion ausgelöst haben, vor allem auf die Frage des Wirtschaftswachstums als gesellschaftspolitisches Ziel. Dabei kann ich nicht umfassend Stellung nehmen, sondern möchte mich auf die mit meinem Thema in Verbindung stehenden Fragen beschränken.

Zunächst ist festzuhalten, daß sich die Frage der Priorität wirtschaftlichen Wachstums völlig unterschiedlich stellt, je nachdem, ob es sich um entwickelte oder um Entwicklungsländer handelt. Die entwickelten Länder haben ein Niveau der Versorgung mit Gütern und Dienstleistungen erreicht, das es gestattet, hier überhaupt ein Wahlproblem zu stellen. So wie es heute jedoch oft als Alternative zwischen Wirtschaftswachstum und Verhütung von Umweltschäden gestellt wird, ist es zumindest einseitig formuliert. Diese Art der Formulierung von Alternativen beruht darauf, daß die Konsequenzen niedrigerer Wachstumsraten nur insoweit geprüft werden, als an die Lösung derjenigen Probleme gedacht wird, die in unserer Volkswirtschaft bei im wesentlichen unveränderter Struktur auftreten. Nicht ausreichend diskutiert werden Alternativen gerade unter Einbeziehung der durch Wachstum geschaffenen Möglichkeiten, Probleme zu lösen und dem Wachstum eine qualitativ andere Richtung zu geben. Es werden die Möglichkeiten unterschätzt, im Zuge des Wachstums neue Schwerpunkte, wie z. B. im Dienstleistungsbereich, sprich Ausbildung, Krankheits- und Altersvorsorge u. a., zu setzen. Wir sollten vor allem auch der Frage nachgehen, ob das Unbehagen z. T. daher rührt, daß gerade als Folge hohen Wachstums in der Nachkriegszeit unsere Gesellschaft einer sehr viel größeren Zahl von Menschen als früher zunehmend die Möglichkeiten der persönlichen Entfaltung und der Wahrnehmung zivilisatorischer Errungenschaften eröffnet und daß diejenigen sich plötzlich beengt fühlen, denen diese früher vorbehalten waren. In der „kurzsichtigen" Blickweise der Ökonomen, die ihnen seitens mancher Ökologen vorgeworfen wird, würden wir sagen, die Einkommenselastizität der Nachfrage nach allem dem, was heute unter günstiger Umwelt zusammengefaßt wird, nehme mit steigendem Einkommen zu.

Unter Inkaufnahme erheblicher Preissteigerungen für Agrarprodukte hätten wir sicherlich begrenzte — ich betonte begrenzte — Möglichkeiten, auf die „fabrikmäßige Land- und Forstwirtschaft mit ihren öden und schädlingsanfälligen Monokulturen" [23] zu verzichten. Das würde sogar aufgrund eines höheren Budgets für Nahrungsmittel andere „Probleme" lösen. Nur ist die Frage zu stellen, ob dies gewollt ist. Ich persönlich habe bisher mehr Forderungen nach zusätzlichen, insbesondere öffentlichen Leistungen wahrgenommen als Verzichtsangebote, die es erlauben würden, solchen zusätzlichen Forderungen ohne Wachstum gerecht zu werden. Wir sollten uns hüten, aus einem Blickwinkel im oberen Bereich der Einkommensskala zu weitreichende Folgerungen zu ziehen. Die Alternative Wachstum oder bessere Umwelt besteht nicht, wohl aber gilt es, alternative, durch Wachstum erreichbare Strukturen zu diskutieren.

Für die Entwicklungsländer muß dagegen nüchtern festgestellt werden, daß ihre Problematik völlig anders liegt als die der entwickelten Länder. Hier ist das Hauptproblem darin zu sehen, einer noch immer rasch wachsenden Bevölkerung eine elementare Versorgung mit Gütern und Dienstleistungen zu sichern, insbesondere auch die Basis für eine qualitativ ausreichende Ernährung zu schaffen. Voraussetzung dazu sind jedoch hohe wirtschaftliche Wachstumsraten je Kopf, die die erforderliche Kaufkraft gewährleisten. Gerade weil die Entwicklungsländer diese Problematik sehr deutlich sehen, nehmen sie gegenüber Fragen des Umweltschutzes eine andere Haltung ein. Sie sind vielfach einfach nicht in der Lage, hier größere Anstrengungen zu unternehmen. Ihre Argumentation auf der Stockholmer Konferenz im Juni 1972 ließ dies sehr deutlich und verständlicherweise zum Ausdruck kommen.

Versuchen wir den hier angesprochenen Komplex einerseits zu verallgemeinern, andererseits auf die Fragen landwirtschaftlicher Entwicklung und Ernährung zu begrenzen, so stellen sich folgende Probleme besonders dringlich, nämlich

1. durch zu hohe Wachstumsraten der Bevölkerung eingeschränkte Möglichkeiten eines für die Entwicklungsländer ausreichenden Wachstums je Kopf;

2. im Zuge industrieller Expansion auftretende Gefahren von Umweltschäden. Dabei handelt es sich in der Nahrungsmittelerzeugung speziell um Schäden, die mit der Produktionssteigerung verbunden sein können, wie der Abbau natürlicher Ressourcen durch Bodenerosion oder die Gefahren der Akkumulierung von Rückständen produktionssteigernder oder -sichernder chemischer Hilfsmittel;

3. die Schaffung institutioneller Regelungen, die es gestatten, auf die Verteilung der Vorzüge des Wachstums dahingehend Einfluß zu nehmen, daß sie einerseits breit gestreut werden und daß andererseits den durch einen wachstumsbedingten Strukturwandel negativ betroffenen Gruppen ausreichende Kompensationsmöglichkeiten geboten werden.

Zumindest im Agrarbereich gehört die Erschöpfung natürlicher Ressourcen nicht zu den vordringlichen Problemen. Wir dürfen die Fähigkeit des Preismechanismus, bei Verknappung von Produktionsfaktoren auf ihre sparsame Verwendung Einfluß zu nehmen, d.h. die Fähigkeit des Systems, Methoden zum teilweisen oder vollständigen Ersatz knapp werdender Ressourcen zu produzieren, nicht unterschätzen; eine Tatsache, auf die Kaysen in seiner Kritik der Meadows-Studie eindringlich hingewiesen hat [15].

Gerade auf dem Gebiet der Erhaltung und Verbesserung der Umwelt kann ökonomische Analyse im Zusammenwirken mit Naturwissenschaften und Technik zur Entwicklung zweckmäßiger Strategien beitragen; allein würde sie — und insofern enthält der anfangs zitierte Vorwurf einen ernstzunehmenden Kern — dazu tendieren, die naturwissenschaftlich-technischen Beziehungen und die Erkenntnisse dieser Disziplinen nicht oder nicht schnell genug zu berücksichtigen. Auf sich allein gestellt, würden andererseits Naturwissenschaften und Technik allzu leicht der Gefahr erliegen, auf den Wert relativierender Betrachtungsweise und die Erkenntnisse über soziale Anpassungsmechanismen zu verzichten, die die Wirtschaftswissenschaften aus ihrem Erkenntnisbereich beitragen können.

[1] Abbot, J. C.: The Efficient Use of World Protein Supplies. Monthly Bulletin of Agr. Econ. and Stat. 21, 6, 1—8 (1972). — [2] Abercrombie, K. C.: Population Growth and Agricultural Development. Monthly Bulletin of Agricultural Econ. and Stat. 18, 4, 1—9 (1969). — [3] Barter, P. G. H.: Economic Problems and Price Policies for High-Yielding Varieties of Cereals. Monthly Bulletin of Agr. Econ. and Stat. 20, 4, 1—8 (1971). — [4] Blanckenburg, P. von: Die Eiweißversorgung als Kern des Welternährungsproblems. Zeitschrift für Ausländische Landwirtschaft 9, 1, 1—23 (1970). — [5] Borlaug, N. E.: Mankind and Civilization at another Crossroad. FAO, Nov. 1971. — [6] Clark, C.: Problems of Subsistence Agriculture. Zeitschrift für Ausländische Landwirtschaft 8, 3, 229—247 (1969). — [7] Clark, C.: Population Growth and Land Use. New York 1967. — [8] Clayton, E.: Produktionsökonomik. In: P. von Blanckenburg und H. D. Cremer (Hrsg.) Handbuch der Landwirtschaft und Ernährung in den Entwicklungsländern, S. 96—121. Stuttgart 1967. — [9] Cochrane, W. W.: Agricultural Aspects of U.S. Economic Relation with Developing Countries. In: U.S. International Economic Policy in an Interdependent World, Vol. II, Washington 1971. — [10] Dovring, F.: The Share of Agriculture in a Growing Population. FAO Monthly Bulletin of Econ. and Stat. 8, 1—11 (1959). — [11] Falcon, W. P.: The Green Revolution: Generation of Problems. American Journal of Agricultural Economics 52, H. 5, 698—710 (1970). — [12] FAO: African Livestock Problems. World Agriculture 21, H. 2, 35—37 (1972). — [13] FAO: Agricultural Commodity Projections, 1970—1980, Vol. I u. II, Rome 1971. — [14] Hanau, A.: Entwicklungstendenzen der Ernährung in marktwirtschaftlicher Sicht. In: Forschungsrat für Ernährung, Landwirtschaft u. Forsten (Hrsg.). Entwicklungstendenzen der Ernährung, München 1962. — [15] Kaysen, C.: The Computer that Printed WxOxLxF. Foreign Affairs 50, H. 4, 660—668 (1972). — [16] Meadows, D. H.: The Limits to Growth. New York 1972. — [17] Ojala, E. M.: The Agricultural Economist and World Agriculture. Monthly Bulletin of Agric. Econ. and Stat. 1, 1—8 (1971). — [18] Ojala, E. M.: From the Green Revolution to Trade Revolution. World Agriculture 21, H. 2, 11—17 (1972). — [19] Report of the Presidents Science Advisory Committee: Vol. I. "Report of the Panel on the World Food Supply", Washington 1967. — [20] Ruthenberg, H.: Organisationsformen der Bodennutzung und Viehhaltung in den Tropen und Substropen, dargestellt an ausgewählten Beispielen. In: P. von Blanckenburg u. H. D. Cremer (Hrsg.), Handbuch der Landwirtschaft und Ernährung in den Entwicklungsländern, Bd. I, S. 122—208, Stuttgart 1967. — [21] Schulte, W., Naiken, L., Bruni, A.: Projections of World Agricultural Population. FAO Monthly Bulletin of Econ. and Stat. 21, H. 1, 1—10 (1972). — [22] Singh, I., Day, R. H.: A Microeconometric Chronicle of the Green Revolution. Workshop Paper No. 7133, SSRI. The University of Wisconsin, March 1972. — [23] Süddeutsche Zeitung: Umweltschutz als Wahlkampfthema. 21. 7. 1972. — [24] World Bank Atlas: Population, per Capita Product and Growth Rates 1971.

Biologische und kulturelle Evolution — die zweifache Geschichte des Menschen und seine Sonderstellung

G. Osche

Biologisches Institut I (Zoologie) der Universität Freiburg

I. Einleitung

Die Menschheit ist in eine Krise geraten; die stürmische Entwicklung der letzten Jahrzehnte bringt Sorgen um „die Bewältigung des Fortschritts", das einzige Lebewesen, das um seine Zukunft weiß, muß daran gehen, diese seine Zukunft zu planen. Wie alles Lebendige hat der Mensch nicht nur eine Zukunft, sondern auch eine Vergangenheit, er ist ein historisch gewordenes Wesen, das Produkt einer langen Evolution. Ein Teil derselben verlief nach denselben Prinzipien, wie die Evolution der Pflanzen und Tiere auch, ein Teil, den wir biologische Evolution nennen. Darüber hinaus ist der Mensch jedoch nicht nur der Schöpfer, sondern auch das Geschöpf einer Kultur, so daß seine *biologische Evolution* sich in einer *kulturellen Evolution* fortsetzte und fortsetzt. Darauf beruht die Sonderstellung des Menschen im Reich des Lebendigen; er ist, wie Mayr (1967) sagt, „das historische Wesen par excellence", ein Wesen doppelter Geschichtlichkeit, mit einer *Natur*geschichte und einer *Kultur*geschichte.
Um den Standpunkt des Menschen in der heutigen Welt verstehen und Wege einer zukünftigen Entwicklung besser beurteilen zu können, mag es daher nützlich sein, einige Phänomene der biologischen und kulturellen Evolution vergleichend zu betrachten.
Als Linné in seinem „Systema Naturae" in der Mitte des 18. Jahrhunderts die Organismen ordnend zusammenzufassen versuchte, hat er den Menschen als *Homo sapiens* mit dem Schimpansen und dem Gorilla (als *Homo troglodytes*) zusammen in eine Gattung und mit den übrigen Affen in die gleiche Ordnung der Herrentiere, der Primates, gestellt. Er hat damit angezeigt, daß der Mensch auf Grund seiner körperlichen Eigenschaften sich nur wenig von seinen tierischen Verwandten unterscheidet. Auch heute sehen die Systematiker keinen Grund, ihm mehr als den taxonomischen Rang einer eigenen Familie zuzuerkennen (Mayr, 1950). Und dennoch, so oft auch das Gegenteil unterstellt worden ist, haben selbstverständlich und zu allen Zeiten gerade auch die Biologen nicht aufgehört darauf hinzuweisen, wie falsch es wäre, im Menschen nichts weiter als *nur* eine Tierart zu sehen, und seine einmalige Sonderstellung im Bereich des Lebendigen zu vergessen. Schon Darwin würdigte ihn als „the wunder and glory of the universe", und unter

den heutigen Evolutionsbiologen betont Mayr (1967) in diesem Zusammenhang, daß der Mensch „einzigartig" ist. „Man is man as well as an animal" sagt Dobzhansky (1972) und deutet damit erneut die *beiden* Seiten menschlicher Entwicklung an. Der Mensch ist „von Natur aus ein Kulturwesen" (Gehlen, 1961, 1966) und muß daher unter den Aspekten der biologischen und seiner kulturellen Evolution betrachtet werden. „Nosce te ipsum" — erkenne dich selbst, hat Linné an Stelle einer sonst üblichen Artdiagnose unter den Namen *Homo sapiens* geschrieben. Die folgende Betrachtung einiger Aspekte unserer biologischen und kulturellen Evolution, unter besonderer Betonung der vielfachen Wechselwirkungen der beiden, versteht sich als ein Beitrag dazu, dieser Aufforderung Linnés zu folgen. Ehe jedoch entsprechende Vergleiche durchgeführt werden können, ist zunächst zu fragen, ob für solche eine gemeinsame Basis besteht und welche fundamentalen Übereinstimmungen die hier betrachteten Evolutionsprozesse im allgemeinen aufweisen.

II. Evolution und die Weitergabe von Information

Sowohl die Lebewesen und deren Organe als „Produkte" der biologischen Evolution, als auch die Kulturprodukte des Menschen (Artefakte), seien es dorische Säulen, Schriftstücke oder Automobile, weisen jeweils spezifische Eigenschaften auf (z. B. eine bestimmte Form), die nicht allein auf „physikalischen Zwängen" beruhen, sondern nach einem Plan, einem Programm mehrfach (wiederholt) entwickelt worden sind (vgl. Monod, 1971). Der Plan stellt die Summe der dafür notwendigen Informationen dar. Diese Informationen müssen in einem Informationsspeicher abrufbar vorliegen, um bei der wiederholten Erstellung der spezifischen Strukturen immer wieder zur Verfügung zu stehen. Sowohl in der biologischen als auch in der kulturellen Evolution muß es daher Informationsspeicher und Informationsübertragung geben. Wir wissen heute, daß der Informationsspeicher in der biologischen Evolution im wesentlichen die DNS (als Träger der Erbinformation) ist, die in der sexuellen Fortpflanzung neu kombiniert und an die nächste Generation weitergegeben wird. In der kulturellen Evolution sind es Erfahrungen und Erfindungen, die zunächst in den Gehirnen der Menschen als Gedächtnisinhalte gespeichert und durch Nachahmung oder Wort oder Schrift auf die nächste Generation übertragen werden. Wir kommen darauf noch zurück.

Bleibt die Information bei der Weitergabe von Generation zu Generation unverändert, invariant, liegt also „identische Reproduktion" vor, dann haben wir es mit einfacher Fortpflanzung, jedoch nicht mit Evolution zu tun. Solche identische Reproduktion ist auch in der biologischen Evolution für den Großteil der Erbanlagen über viele Generationen hinweg die Regel und garantiert die relative Konstanz der Eigenschaften. Im kulturellen Bereich entsprechen dem die unverändert beibehaltenen Traditionen. Werden im Laufe der Generationenfolge Informationen abgeändert, dann kommt es zu einer gewissen Variabilität der entwickelten Eigenschaften, die Grundlage für einen Eigenschaftswandel in der Generationenfolge und damit für eine Evolution werden kann. Mutationen, Änderungen an der Erbsubstanz in der biologischen — neue Erfahrungen, Intuition bei der kulturellen Evolution, das sind hier die einander entsprechenden Vorgänge.

Die den biologischen Eigenschaften der heutigen Organismen, einschließlich des Menschen, zugrundeliegende Information ist ein in den über 3 Milliarden Jahren der biologischen Evolution — seit der Entstehung von Lebewesen — aufsummierter und „erprobter Schatz". Die Kultur des heutigen Menschen gründet sich auf die in den Hunderttausenden von Jahren der Kulturgeschichte gesammelten Erfahrungen, Erfindungen und Ideen. Die Kontinuität in der Weitergabe der Information von Generation zu Generation darf daher in beiden Fällen nicht durchbrochen werden. Ein Abreißen des Informationsflusses bedeutet den Tod. Nur Lebewesen und Kulturen können sterben und aussterben, d. h. nach dem Erlöschen des letzten Informationsträgers nicht wieder in gleicher Weise entstehen. Nur im Zeitalter der idealistischen Morphologie, als die Information für das spezifische So-Sein der Organismen, ihre „Baupläne", als „platonische Ideen" gedacht oder bei einem Schöpfergott ruhend angenommen wurden, konnte Cuviers Katastrophentheorie, mit dem jeweils völligen Erlöschen bestimmter Organismenformen und einer folgenden Neuschöpfung, als Erklärung für den Formenwandel im Verlauf der Erdgeschichte angeboten und damit auf Kontinuität verzichtet werden. In dieser Sicht mußte nur der Schöpfer als Träger des Planes unsterblich bleiben und die Kontinuität bewahren. Wenn die Organismen *selbst*, sei es in ihren Erbanlagen oder in ihren Gehirnen, die zum Aufbau ihrer Strukturen notwendigen Informationen tragen, dann dürfen diese Informationsträger nicht sterben, ehe sie ihre Information weitergegeben, ehe sie sich fortgepflanzt haben. Auf Kontinuität des Informationsflusses angewiesene Systeme müssen daher über Eigenschaften verfügen, die das System am Leben erhalten und ihm eine Fortpflanzung ermöglichen. Es ist typisch für die Eigenschaften von Organismen (und auch Kulturgüter des Menschen gehören hierher), daß ihnen eine *Funktion* in der Auseinandersetzung mit der Umwelt zukommt, daß sie ihrem Träger „zu etwas nutz" sind, und das heißt, daß sie einen „arterhaltenden Wert" haben. Dieser als *Teleonomie* (Pittendrich, 1958) bezeichnete Aspekt ist typisch für Lebewesen, und die Frage nach dem „Wozu?", die Frage danach, wie eine Eigenschaft zur Erhaltung und

Reproduktion des Systems beiträgt, ist in der Biologie daher legitim. Die natürliche Auslese, das Selektionsprinzip Darwins, ist der Mechanismus, der aus dem Angebot zufälliger, „planloser" Erbänderungen (Mutationen) in einem statistischen Prozeß jene bevorzugt, die ihrem Träger eine im Durchschnitt höhere Chance verleihen, mehr Nachkommen zu produzieren, wodurch auch dessen Erbeigenschaften vermehrt werden. „Natürliche Auslese ist einfach unterschiedliche Fortdauer von Genotypen" (Mayr, 1967). „Die Selektion erfolgt nach der Beurteilung der teleonomischen Leistung" (Monod, 1971, S. 151). Selektion ist daher einer der wichtigsten Faktoren in der biologischen Evolution gewesen und spielt entsprechend auch in der kulturellen Evolution des Menschen eine große Rolle.

Sowohl die biologische als auch die kulturelle Evolution hat Mannigfaltigkeit erzeugt. Auf die in der biologischen Evolution der Organismen wirksamen allgemeinen Prinzipien sei im folgenden Kapitel eingegangen, um eine Vergleichsbasis zu schaffen.

III. Die Produktion von Mannigfaltigkeit in der biologischen Evolution

Die Organismenwelt beeindruckt uns durch eine ungeheure Mannigfaltigkeit an Formen und Lebensweisen. Über 1 Million verschiedene Tierarten und nahezu eine halbe Million Pflanzenarten besiedeln unsere Erde. Letztlich alle miteinander verwandt, haben sie sich in den ca. 3 Milliarden Jahren der Geschichte des Lebens „auseinander entwickelt", dabei verschiedene Lebensräume besiedelt, in denen sie auf unterschiedliche Weise Nahrung finden, Brut- und Ruheplätze beanspruchen, d. h. auf teilweise recht differente Weise leben und daher der wechselseitigen Konkurrenz soweit wie möglich entgehen. Indem jede Art eine bestimmte Umwelt in jeweils artspezifischer Weise nutzt, bildet sie ihre eigene sog. „ökologische Nische" aus, und ist dadurch von anderen Arten ökologisch gesondert. Diese „ökologische Sonderung" und der damit verbundene Konkurrenzausschluß erlaubt die Koexistenz zahlreicher Arten nebeneinander (vgl. Osche, 1971). Ökologische Sonderung, also unterschiedliche Nutzung der Umweltgegebenheiten, macht unterschiedliche Anpassungen an die jeweils spezifischen Funktionen erforderlich. Ein Specht, der, am Stamm hängend, aus dem Holz seine Insektennahrung sondieren und sich eine Bruthöhle im Stamm zimmern muß, braucht dazu andere „Werkzeuge" als ein Bussard, der mit seinen Fängen Beute schlägt und aus Zweigen einen Horst in der Krone eines Baumes errichtet. Beide sind daher, trotz der vielen Übereinstimmungen, die sie als Vögel vereinen, u. a. im Bau ihres Schnabels und ihrer Beine stark different. Von einer gemeinsamen Ahnenform, von der sie die übereinstimmenden Merkmale des „Vogelbauplanes" geerbt haben, ausgehend, haben sich diese beiden Vogelformen in unterschiedlicher Weise Anpassungen an ihre Lebensweise erworben, und die richtende Kraft dabei ist die Selektion gewesen. Der Specht und der Bussard sind dabei nur *ein* Beispiel für die reiche Aufspaltung einer Urvogelgruppe in verschiedene Gruppen und Arten, eine Aufspaltung in Finken, Enten und Störche und viele andere, die alle jeweils eigene ökologische Nischen ausbildeten. Eine solche Entwicklung von einer gemeinsamen Ahnenform aus in verschieden angepaßte Arten nennen wir allgemein *adaptive Radiation*.

Betrachtet man die Mannigfaltigkeit der Arten, so stellt man Übereinstimmungen und Unterschiede fest. Ein Teil der Übereinstimmungen der Organismen beruht auf gemeinsamer Information, die von einem gemeinsamen Ahnen vererbt worden ist. Solche Übereinstimmungen bezeichnen wir als *Homologien*. Es können im Laufe der Evolution jedoch auch grundlegend unterschiedlich organisierte, also *nicht* homologe Organe sich durch Anpassung an eine ähnliche Funktion äußerst ähnlich entwickelt haben, *Konvergenzen* aufweisen. In diesen Fällen ist gewissermaßen das gleiche „Problem" in ähnlicher Weise, aber mit verschiedenen Mitteln gelöst worden. So haben z.B. die Männchen einiger Vogelarten zur Balz ein optisch wirksames und entsprechend durch Färbung und Zeichnung bedingtes „Rad" konvergent entwickelt. Die dazu bereitgestellten Federn sind jedoch beim Pfau Rückenfedern, beim Truthahn Schwanzfedern und beim Argusfasan Schwungfedern des Flügels. Schließlich können verschiedene Organismen dieselben „Probleme" nicht nur mit unterschiedlichen Mitteln, sondern auch auf unterschiedliche Weise lösen, ein Phänomen, das für unsere Vergleiche mit der kulturellen Evolution des Menschen noch wichtig sein wird. Einige Beispiele mögen illustrieren, was gemeint ist. Zahlreiche Insektengruppen produzieren Laute. Dies geschieht in der Regel durch Stridulation, d.h. nach dem „Zahnradprinzip", indem ein geriefter harter Körperteil über eine Kante gestrichen wird. Grillen besitzen entsprechende Strukturen an den Flügeln, manche Feldheuschrecken in *konvergenter* Ausbildung an Beinen und Flügeln, manche Wanzen an Rüssel und Brust. Ein gänzlich anderes Prinzip der Lauterzeugung haben dagegen die Zikadenmännchen entwickelt. Sie dellen durch Muskelzug eine elastische zurückspringende Stelle des Chitinpanzers in rascher Folge ein (Knickknackscheibe) und produzieren so Töne. Ein anderes Beispiel: Insekten sind bei der Atmung in der Regel völlig auf atmosphärischen Sauerstoff angewiesen. Bei der Evolution von Arten, die zeitweise oder ständig unter Wasser leben, ist dieses Problem auf höchst unterschiedliche Weise gelöst worden. Es gibt z.B. Wasserwanzen, die mit einer röhrenförmigen Verlängerung des Hinterendes, einer Art Schnorchel, Kontakt mit der Wasseroberfläche halten, während andere in einem Reservoir eine Luftblase mit unter Wasser nehmen, die sie gelegentlich erneuern. Manche aquatilen Insektenlarven haben schließlich Kiemen entwickelt und sind damit in der Lage, den im Wasser gelösten Sauerstoff zu nutzen. Als letztes Beispiel mag uns der Typ der „Spechte" dienen, die mit Meißelschnabel und langer Zunge die „Werkzeuggarnitur" entwickelt haben, die es ihnen ermöglicht, holzbewohnende Insekten aus ihren Gängen zu holen — während der Spechtfink der Galapagos, ein Finkenvogel mit entsprechend kurzem Schnabel und kurzer Zunge, Kaktusstacheln und kleine Ästchen abbricht oder aufsammelt und, diese im Schnabel führend, nach Insekten sondiert, also durch eine besondere Verhaltensweise und durch den im Tierreich seltenen „Werkzeuggebrauch" das Problem gelöst hat. Diese Beispiele mögen genügen. Das der Wasserinsekten und „Spechte" soll gleichzeitig zeigen, daß die in verschiedenen Evolutionslinien erreichten Lösungen keineswegs gleichwertig zu sein brauchen. Es gibt günstigere und weniger günstige Lösungen desselben Problems. Ein Spechtfink hat daher nur auf den Galapagos, wo es keine echten Spechte gibt, die als Konkurrenten auftreten können, eine Chance.

Zum Abschluß dieses Kapitels über einige allgemeine Phänomene der biologischen Evolution muß noch kurz auf die *Isolationsmechanismen* eingegangen werden. Wie oben dargestellt, realisieren die verschiedenen Arten von Organismen jeweils verschiedene Möglichkeiten, auf dieser unserer Erde zu leben und verringern durch diese Ausbildung spezifischer ökologischer Nischen die interspezifische Konkurrenz. Bestimmte Anpassungen an eine bestimmte ökologische Nische müssen daher auf bestimmte Arten beschränkt bleiben, die zur Ausbildung dieser Anpassung nötige Information darf nicht auf den „Andersartigen" übertragen werden. Dafür ist auch gesorgt. Arten — und nur diese — sind Fortpflanzungsgemeinschaften, deren Mitglieder in der sexuellen Fortpflanzung Erbanlagen kombinieren können. Daher verfügen die Angehörigen einer Art im wesentlichen über die gleichen Eigenschaften. Vertretern anderer Arten gegenüber bestehen dagegen Kreuzungsbarrieren, die einen Genaustausch und damit den Informationsfluß unterbinden. Arten sind also reproduktiv voneinander isoliert. Mannigfache sog. *Isolationsmechanismen* sorgen dafür, daß Angehörige verschiedener Arten sich nicht verpaaren. Artspezifische Düfte, Laute, optische Signale u. dergl. gestatten es einem Tier, den Artgenossen angeborener- oder erlerntermaßen zu erkennen und lösen u. U. entsprechendes Fortpflanzungsverhalten aus, während auf Artfremde nicht in dieser Weise reagiert wird. Der ökologischen Sonderung in unterschiedliche ökologische Nischen entspricht also eine genetische Sonderung in unterschiedliche potentielle Fortpflanzungsgemeinschaften, d.h. in verschiedene Arten. Da angeborene Verhaltensweisen durch „übertriebene Auslöser" vielfach leichter und stärker ausgelöst werden, sind mit der Verpaarung im Zusammenhang stehende Auslöser in manchen Fällen „hypertrophiert", wie etwa das Pfauenrad oder aufwendige Balzhandlungen zeigen.

Ehe wir uns im folgenden Kapitel der biologischen und kulturellen Evolution des Menschen zuwenden, sei das bisher allgemein Dargestellte nochmals zusammengefaßt.

1. Evolution setzt Fortpflanzung voraus und bei dieser findet eine Weitergabe von Informationen statt. Dieser Informationsfluß darf nicht abreißen.

2. Änderungen von Teilen der Information führen zur Variabilität und liefern somit das Material für evolutiven Wandel.

3. Selektion führt zur Ausbildung von Eigenschaften, die einen arterhaltenden Wert haben, also teleonomisch sind.

4. Ökologische Sonderung der verschiedenen Arten ermöglicht Konkurrenzvermeidung und daher Coexistenz.

5. Genetische Sonderung durch sog. Isolationsmechanismen hält die Differenzierung in Arten und damit die Mannigfaltigkeit aufrecht.

IV. Die natürliche und die kulturelle Evolution des Menschen

1. Die entscheidenden Evolutionsschritte des Menschen

Die ersten Schritte in der Evolution des Menschen aus dem Evolutionsniveau der höheren Primaten heraus erfolgte noch ganz mit den Faktoren der biologischen Evolution. Mutationen, Kombination des Erbgutes in den Populationen, Selektion in der Auseinandersetzung mit der Umwelt haben dabei eine entscheidende Rolle gespielt. Freilich sind schon auf dem Niveau der äffischen Vorfahren dabei Eigenschaften ausgebildet worden, die wesentliche Voraussetzungen (Präadaptationen; vgl. Osche, 1962) für die typische Entwicklung des Menschen und seiner kulturellen Evolution werden sollten. Die von der arboricolen Lebensweise der Affen her entwickelte *Greifhand* mit opponierbarem Daumen war die Voraussetzung zur Evolution der menschlichen Hand, die ein außerordentlich vielseitig einsetzbares „Kulturorgan" (Kälin) darstellt. Entscheidend für diese Entwicklung war der wohl im Zusammenhang mit dem Übergang zum Bodenleben stehende Erwerb des *aufrechten Ganges*. Auch Menschenaffen können sich zeitweise auf den Hinterextremitäten aufrichten und aufrecht gehen, aber allein für den Menschen ist die aufrechte Haltung und der ständige aufrechte Gang charakteristisch. Daher sind bei ihm auch, im Gegensatz zu den Affen, die Hinterextremitäten länger als die Vorderextremitäten, Proportionen, die sich, durch entsprechendes Wachstum der Beine, erst nach der Geburt einstellen. Diese permanente Aufrichtung des Körpers war einer der entscheidendsten Schritte in der Evolution zum Menschen. Das hat Illiger schon 1811 veranlaßt, dieses Sonderverhalten dadurch hervorzuheben, daß er den Menschen einem eigenen Stamm einordnete und diesen „Erecta" nannte. Durch den aufrechten Gang wurde die Vorderextremität von der Aufgabe der Fortbewegung, jener Jahrmillionen alten Funktion der Wirbeltierextremitäten, befreit und konnte ganz in den Dienst neuer Funktionen gestellt werden. Dadurch wurde der Mensch im wahrsten Sinne des Wortes „handlungsfähig", konnte die Welt „begreifen" lernen und vieles „in den Griff" bekommen. Werkzeugbenutzung und Werkzeugherstellung wurden möglich und damit der Beginn der kulturellen Entwicklung. Durch den aufrechten Gang, der von einer Reihe anatomischer Umkonstruktionen begleitet war, bekam auch der Kopf mit den wichtigsten Sinnesorganen eine neue erhabene Position, die „Übersicht" und „Weitblick" ermöglichte. „Bimana" nannte Blumenbach (1791) den eigenen Stamm, den er dem Menschen zugedacht hatte, und wies dadurch auf die Bedeutung der „befreiten Hände" des Menschen hin.

Ein allgemeiner Trend der Säugetierevolution, der zur *Steigerung der Gehirngröße*, führte in der Entwicklung des Menschen zu einem außergewöhnlich raschen und starken Anwachsen des Gehirns. Damit verbunden war ein gesteigertes Lern- und Kombinationsvermögen und schließlich auch die Ausbildung einer der Informationsübermittlung dienenden Symbolsprache, die dem in Gruppen lebenden Sozialwesen Mensch eine völlig neue Stufe evolutiver Möglichkeiten in der kulturellen Evolution eröffnet hat. Wir kommen darauf noch ausführlicher zurück. Heute überblicken wir ca. 3 Millionen Jahre der Evolution des Menschen, die sich im wesentlichen vom Beginn der Eiszeit bis zu deren Ende abgespielt hat. Sie läßt sich grob in drei Etappen gliedern. Zu Beginn des Pleistozäns sind es die Urmenschen oder *Australopithecinen*, die das Tier-Mensch-Übergangsfeld (Heberer) offensichtlich schon überschritten haben. Nach dem Bau des Beckens, des „Standfußes" und der Lage des Hinterhauptloches zu schließen, waren sie bereits eindeutig Aufrechtgänger

und hatten ein u.a. durch Reduktion der Eckzähne schon menschlich anmutendes Gebiß. Zur Herstellung einfachster Werkzeuge fähig, begann bei ihnen bereits ein wesentlicher Schritt der kulturellen Evolution, wenngleich sie mit einem Gehirnvolumen um 500 ccm nicht wesentlich über dem eines Gorillas standen, wobei allerdings zu bedenken bleibt, daß dieser mit 5—6 Zentner die Australopithecinen an Größe und Gewicht gewaltig übertraf.

Die nächste Stufe, die der „Frühmenschen", beginnt vor etwa 500 000 Jahren und wird bereits der *Gattung Homo* zugestellt (früheste Vertreter der Gattung *Homo* [*H. habilis*] waren offensichtlich Zeitgenossen der Australopithecinen). Hierher gehören die früher als *Pithecanthropus erectus* bezeichneten Funde aus Java und China ebenso wie der berühmte Heidelberger, alles Formen, die heute zu einer Art, *Homo erectus*, zusammengefaßt werden. Werkzeugerstellung und -gebrauch findet sich bei all diesen Formen und in einigen Fällen auch schon die *Nutzung des Feuers*, die einen weiteren entscheidenden Schritt in der kulturellen Evolution des Menschen darstellt. Gehirnkapazitäten um 1 000 ccm zeigen, mit welch enormem Tempo sich dieses Organ entwickelte, was auf einen entsprechend starken Selektionsdruck hinweist. Die letzte Stufe, die des *Homo sapiens*, wird schließlich vor ca. 40 000 Jahren erreicht. Zu ihr gehört auch der bekannte Neandertaler als eigene Rasse. Feuerbenutzung und wohl auch Feuererzeugung ist vielfach nachgewiesen. Das Gehirn erreichte beim Neandertaler und den Cro-Magnon mit Werten um durchschnittlich 1 500 ccm die heutigen Dimensionen.

Von den hier grob summarisch zusammengestellten Etappen der biologischen Evolution des Menschen haben physische Entwicklungsprozesse, wie die Aufrichtung des Körpers, die Befreiung der Hand, das Anwachsen und die zunehmende Differenzierung des Gehirns u.a., Voraussetzungen geschaffen (aber auch Rückwirkungen erfahren) für Verhaltensleistungen, die die kulturelle Evolution bedingten. Die wesentlichsten dieser Leistungen waren Werkzeugherstellung, Nutzung des Feuers und Ausbildung einer Symbolsprache. Durch diese Leistungen wurde dem Evolutionsgeschehen eine neue Dimension erschlossen. Welche besonderen Möglichkeiten sich dadurch gegenüber der biologischen Evolution boten, soll im folgenden dargestellt werden.

2. Werkzeuge als „Organe nach Bedarf"

Werkzeuggebrauch kommt, wenn auch selten, schon bei Tieren vor. Menschenaffen, besonders Schimpansen, benutzen Stöcke zum Schlagen und Werfen gegenüber Raubfeinden, angeln mit Grashalmen Termiten aus ihren Bauten, und anderes mehr (Lawick-Goodall). Auch von Nichtprimaten ist Werkzeuggebrauch bekannt (vgl. Alcock, 1972). Die *Herstellung* von Werkzeugen, das Zurichten des Materials im Hinblick auf einen zukünftigen Zweck, Handlungsweisen, die Einsicht und Voraussicht erfordern, finden wir jedoch nur beim Menschen. Mit der Herstellung speziell zugerichteter Geräte beginnt die kulturelle Evolution, die dem Menschen die Möglichkeiten erschloß, sich in zunehmendem Maße gewissermaßen zusätzliche und immer wieder andere „Organe" zuzulegen (Hass, 1971). Tiere sind auf die ihnen angeborenen, arteigenen Organe angewiesen, und lediglich der *Einsatz* dieser Organe kann in einem Lernprozeß durch Erfahrung modifiziert werden. Dasselbe Organ muß dabei in der Regel viele Funktionen erfüllen. So dient z.B. der Schnabel eines Storches nicht nur dem Beuteerwerb, sondern wird auch bei der Gefiederpflege, beim Nestbau und bei der Fütterung der Jungen eingesetzt, er fungiert beim Klappern als Lauterzeugungsapparat und stellt in seiner lackroten Farbe gleichzeitig ein optisches Signal dar — und mit dieser Aufzählung sind keineswegs alle Funktionen erfaßt. Alle diese verschiedenen Funktionen stellen verschiedene Anforderungen an die Ausbildung des Schnabels, üben unterschiedliche Selektionsdrucke aus. Die realisierte Form des Schnabels kann daher nichts anderes als ein Kompromiß zwischen all diesen Selektionsdrucken sein. Auch dieser Tatbestand — und nicht nur die oben erwähnte Konkurrenz — zwingt tierische Organismen dazu, jeweils bestimmte ökologische Nischen zu bilden, zu denen die spezielle Ausbildung ihrer Organe paßt — und die Nutzung anderer ökologischer Gegebenheiten (z.B. anderer Nahrung) entsprechend andersspezialisierten Arten zu überlassen. Gänzlich andere Möglichkeiten hat dagegen der Mensch bei der Produktion seiner Werkzeuge. Sie können je nach Zweckbestimmung spezifisch gestaltet werden, sind austauschbar und können daher unabhängig voneinander zum Einsatz kommen. Jedes Werkzeug kann für eine ganz bestimmte Funktion spezialisiert sein, ohne Rücksicht auf andere Funktionen. Der Kompromiß bei der Ausbildung der Organe, die stets „Mehrzweckwerkzeuge" sind, ist hier nicht zwingend. Der Mensch kann je nach Bedarf feinste Pinzetten oder aber Brechstangen einsetzen. Er konnte daher als Organismus weitgehend „unspezialisiert", ein „offener Ökotyp" bleiben, jene „Weltoffenheit" (Gehlen) erreichen, die durch das Fehlen von speziellen Anpassungen möglich wird. Mit der Herstellung immer speziellerer und komplizierterer Geräte, eine Entwicklung, die auch heute noch weiter fortschreitet, hat es der Mensch im wahrsten Sinne des Wortes „in der Hand", seine Umwelt in nahezu beliebigem Umfang zu nutzen und auf sie einzuwirken.

Ein bedeutender Schritt zur Beeinflussung der Umwelt war schließlich die *Nutzung des Feuers*. Bereits der *Homo erectus* (früher *Pithecanthropus*) vor ca. 350000 Jahren hat das Feuer gekannt, wie wir aus angekohlten Tierknochen und Ascheresten wissen (Peking, Rhône-Gebiet, Budapest), wenngleich der sporadischen Nachweise wegen fraglich bleibt, ob auch schon die Kunst der Feuerherstellung beherrscht wurde. Regelmäßig finden sich dagegen Spuren der Feuerbenutzung dann beim *Homo sapiens* der Cro-Magnon-Stufe (vor 40000 Jahren). Das Feuer brachte dem Menschen nicht nur Wärme und Licht in der Dunkelheit, sondern eröffnete ihm die Möglichkeit, seine Nahrung zu kochen. Dadurch wurden eine Fülle neuer Ernährungsmöglichkeiten erschlossen. Viele Pflanzenarten haben nämlich „sekundäre Pflanzenstoffe" entwickelt, die giftig wirken oder Übelkeit erzeugen und damit einen Schutz gegenüber Tierfraß bewirken. Viele dieser Substanzen (z.B. Enzyminhibitoren, Saponine u.a.) werden durch das Kochen denaturiert, zu unschädlichen Produkten oxidiert, herausgelöst oder anderweitig unschädlich gemacht und dadurch die betreffenden Pflanzen für den Menschen genießbar (Leopold u. Ardrey, 1972). Auf die Rolle des Feuers zur Gewinnung und Be-

arbeitung von Metallen und als Energielieferant sei hier nur hingewiesen.

Geräteherstellung und Feuernutzung waren die beiden wesentlichsten fundamentalen Schritte, die die kulturelle Evolution des Menschen einleiteten und ihm seine Sonderstellung zuwiesen. Eine neue Form der Evolution nahm ihren Anfang. Damit können wir als ersten entscheidenden Unterschied formulieren:

Während in der biologischen Evolution die Anpassung der Organismen an die Umwelt durch Änderung des Erbgutes erfolgte, paßt der Mensch in seiner kulturellen Evolution die Umwelt seinen Bedürfnissen — also seinem Erbgut — an.

Geräteherstellung und Nutzung, später auch die des Feuers, haben dem Menschen eine Fülle ökologischer Möglichkeiten erschlossen, die ihm auf Grund seiner ererbten körperlichen Eigenschaften allein verschlossen geblieben wären. Bereits *Homo erectus*, vor ca. 400000 bis 500000 Jahren, war nachweislich in der Lage, Großtiere bis zur Elefantengröße zu jagen und hatte bereits die ganze alte Welt besiedelt. Im Verlauf der weiteren Entwicklung hat der Mensch schließlich nahezu die ganze Welt erobert und „hält mehr ökologische Nischen besetzt als irgend ein bekanntes Tier" (Mayr, 1967). Wir finden ihn in der Arktis verbreitet und im tropischen Regenwald, in Steppen und Wüsten ebenso wie in hohen Gebirgslagen, wir kennen Menschengruppen, die nahezu ausschließlich als Vegetarier leben, und andere, die sich fast ganz von tierischen Produkten ernähren. Und bei all dieser ökologischen Mannigfaltigkeit ist *Homo sapiens* stets weltweit nur *eine* Art geblieben. Dieser besondere Tatbestand läßt sich wiederum als ein Spezifikum der kulturellen Evolution des Menschen formulieren.

Während in der biologischen Evolution der Organismen die Nutzung unterschiedlicher ökologischer Nischen durch adaptive Radiation mit der Ausbildung verschiedener Spezies erfolgte, spielt sich die adaptive Radiation (vgl. S. 63) des Menschen allein in der kulturellen Evolution durch Ausbildung unterschiedlicher Kulturen ab. Dabei bleibt der Mensch eine einzige biologische Spezies, zwar in geographische Rassen gegliedert, die jedoch alle Gene miteinander austauschen können, also genetisch nicht isoliert sind.

In der Tat hat es offensichtlich niemals in der Evolution des Menschen gleichzeitig und im gleichen Areal mehr als eine einzige Art der Gattung *Homo* gegeben — sondern zunächst *nur Homo erectus* — später und wohl daraus hervorgegangen *nur Homo sapiens*. Auf der Stufe der „Urmenschen", bei den Australopithecinen, deren Umweltbeziehungen noch nicht in diesem Ausmaß durch die kulturelle Evolution erweitert waren (erst einfachste Geräte, kein Feuer), war das noch nicht so. So kennt man von *Australopithecus* zwei „Typen", den „A-Typ" und den „P-Typ" (*Paranthropus*-Typ), die offensichtlich zwei Arten darstellen, die unterschiedliche ökologische Nischen gebildet hatten. In neuerer Literatur wird dementsprechend der A-Typ als *Australopithecus africanus*, der P-Typ als *Australopithecus robustus* geführt. Letzterer, über 1,50 m groß, scheint auf Pflanzennahrung spezialisiert gewesen zu sein. Sein Vordergebiß war schwach entwickelt, das „Kaugebiß" der Molaren dagegen stark ausgebildet. Das knöcherne Schädeldach wies einen Knochenkamm (Crista) auf, der der mächtig entwickelten Kiefermuskulatur (hohe Kaudrucke) Ansatzflächen bot. Der unter 1,50 m bleibende *Australopithecus africanus* dagegen hatte weit weniger stark entwickelte Molaren, keinen Scheitelkamm und war offensichtlich vielseitiger in seiner Ernährung. Beide Arten lebten nebeneinander sowohl in Süd- als auch in Ostafrika. Nach neuesten Angaben Leakeys (1971, 1972) kamen im niederen Pleistozän an der Fundstelle am Rudolfsee beide Arten der Gattung *Australopithecus* sogar gleichzeitig mit einem Vertreter der Gattung *Homo* vor, ohne daß sich Hinweise auf eine Vermischung fanden. Auf dieser frühesten Stufe der kulturellen Evolution finden sich demnach noch Anzeichen einer „Einnischung" verschiedener Menschenarten, wie sie sich auf höheren Stufen (in der Gattung *Homo*) nicht mehr nachweisen lassen, wohl weil durch die Fortschritte der kulturellen Evolution jeweils *eine* Art Mensch die verschiedensten ökologischen Nischen bilden konnte und kann.

3. Lernen — Tradition und Informationsvermittlung durch Sprache

Sowohl der aufrechte Gang, der die Hand freigibt, als auch die Herstellung und Handhabung von Geräten, als zwei typische menschliche Eigenschaften, sind nicht ererbt, sondern müssen im Sozialverband erlernt werden. Auch die Jagd auf größere Beutetiere konnte trotz des Einsatzes von Jagdwerkzeugen nicht von einem Einzelnen betrieben werden, sondern setzte den Einsatz organisierter Jagdverbände voraus. Lernfähigkeit und Kommunikationsfähigkeit der einzelnen Glieder eines Sozialverbandes waren daher entscheidende Eigenschaften, deren Entwicklung unter einem hohen Selektionsdruck gestanden haben muß. Die Notwendigkeit bei der Organisation von gemeinschaftlichen Jagdzügen und vielleicht auch bei der Verteidigung gegenüber Feinden, „sich abzusprechen", hat schließlich zu der allein für den Menschen typischen „Symbolsprache" geführt, ein Schritt, der die Evolution des Menschen erneut auf eine neue Stufe gehoben hat, ja eine neue Form der Evolution mit völlig neuen Möglichkeiten eröffnete.

Wiederum mag ein Vergleich mit der biologischen Evolution das fundamental Neue der kulturellen Evolution nach der Entwicklung einer Symbolsprache darstellen.

Die biologische Evolution basiert, wie oben dargestellt, auf der Weitergabe genetischer Information von den Eltern *ausschließlich* auf deren Kinder, wobei das Erbgut der beiden Eltern kombiniert wird. Dank der Selektion entstehen dabei in der Generationenfolge allgemeine Anpassungen an die Umwelt, die letztlich allen Individuen der Population als „Artmerkmal" zukommen. Biologische Evolution führt daher zur genetischen Anpassung von Populationen. Für den „Spezialfall" des einzelnen Individuums, für die gerade für es in verschiedenen Situationen geltenden Bedingungen, kann dabei nichts vorgesehen sein. Es wird daher allgemein nur eine Reaktionsnorm vererbt, die durch Umwelteinflüsse modifiziert werden kann. So entwickeln sich die Muskeln je nach Belastung mehr oder weniger kräftig, reagiert die Haut je nach Beanspruchung mit stärkerer oder schwächerer Verhornung und hängt bei der weißen Rasse der Pigmentierungsgrad der Haut von der jeweiligen Sonneneinstrahlung ab. Typisch für diese individuell erworbenen Anpassungen (Modifikationen) ist, daß sie *nicht* erblich

sind. Es gibt *keine* Vererbung erworbener Eigenschaften. Während in der biologischen Evolution die durch die Selektion gesammelten „genetischen Erfahrungen" der Population von Generation zu Generation weitergegeben werden können, fehlt ein entsprechender Übertragungsmechanismus für die „individuellen Erfahrungen" aus dem Bereich der Modifikabilität. Für diesen Tatbestand ergibt sich eine besondere Situation beim Verhalten. Auch Verhaltensweisen können in weitem Umfang erblich festgelegt sein (Instinkte), auch beim Menschen kennen wir angeborene Verhaltensweisen, z. B. im Bereich der Mimik. Das Verhalten gegenüber der Umwelt ist jedoch in besonders hohem Maße „situationsabhängig" und daher vor allem bei höher entwickelten Organismen, z. B. den Vögeln und Säugetieren, plastisch, d. h. modifizierbar. Durch Ausprobieren verschiedener Möglichkeiten können viele Tiere am Erfolg oder Mißerfolg lernen und ihr Verhalten dementsprechend modifizieren. Dieses bei verschiedenen Arten in unterschiedlicher Weise ausgebildete *Lernvermögen* läßt sich für die hier anzustellenden Überlegungen etwa folgendermaßen gliedern:

1. Lernen am Objekt: Ein solches Sammeln von Erfahrungen ist auch einem allein aufwachsenden, also solitären Tier möglich. Dieser Informationsgewinn durch *direkte* Erfahrung ist also nicht von einem Artgenossen übernommen worden, so daß hier keine Tradition vorliegt. Der Selektionsvorteil dieses Lernens besteht in der Erhöhung der Überlebens- und Fortpflanzungschancen des lernerfahrenen Tieres.

2. Lernen durch Nachahmung dessen, was ein erfahrener Artgenosse tut (Imitation eines Vorbildes). Dieses Lernen setzt die gleichzeitige Anwesenheit des Artgenossen *und* des Objektes, demgegenüber sich der erfahrene Artgenosse verhält, voraus. Bei sozial lebenden Tieren erhöht sich die Wahrscheinlichkeit für diese Voraussetzungen.

3. Lernen durch Gelehrtbekommen, d. h. dadurch, daß ein erfahrener Artgenosse dem Unerfahrenen am Objekt etwas vormacht. Auch diese Form der Erfahrungsübermittlung setzt die gleichzeitige Anwesenheit des „Demonstrations-Objekts" voraus. Sie kommt ebenfalls schon bei Tieren, z. B. Schimpansen, vor (Lawick-Goodall, 1965).

Durch die Nachahmung des Verhaltens erfahrener Individuen durch unerfahrene können gewisse „Sitten" in Populationen entstehen. Überlappen sich erfahrene und lernfähige unerfahrene Individuen verschiedener Generationen, so ist die Kontinuität der Informationsweitergabe über die Generationengrenzen hinweg gewahrt und ermöglicht so das Entstehen von Traditionen. *Tradition* beruht auf der Weitergabe nicht erblicher Information an die neue Generation, ist also eine „Fortpflanzung erworbener Eigenschaften".
Durch Traditionenbildung über die Generationengrenzen hinweg können die Überlebens- und Fortpflanzungschancen ganzer Populationen erhöht werden, Traditionenbildung ist daher in der Evolution von entscheidender Bedeutung. Wir kennen Traditionen in einigen Fällen auch aus dem Tierreich, so etwa traditionelle Bindungen an bestimmte Brutplätze und Wanderwege (Wechsel), an eine bestimmte Art des Nahrungserwerbs, Dialekte erlernter Vogelgesänge u. dgl. Von größter Bedeutung ist Tradition

für all das, was wir menschliche Kultur nennen. Unter *Kultur* sei in diesem Zusammenhang mit Coon (1954) verstanden „Die Gesamtheit dessen, was Menschen tun, insofern sie es so gelehrt worden sind" — oder nach Linton (1955) „Eine organisierte Gruppe erlernter Reaktionen, die für eine bestimmte Gesellschaft charakteristisch sind". In jedem Fall handelt es sich um *erlernte* Reaktionen und jede Generation muß daher das gesamte Kulturgut erneut erwerben. Dies macht mit dem Anwachsen an Kulturgut ein immer differenzierter werdendes Informationsübermittlungssystem und ein immer höher entwickeltes Lernvermögen nötig, aber auch den Willen zum Lernen. Der Mensch muß sich nicht nur „ausdrücken" können, er muß damit bei anderen auch „Eindruck" machen können. Wer durch nichts zu beeindrucken ist, scheidet als Träger und Übermittler menschlicher Kultur aus.

Eine spezifisch menschliche Möglichkeit sich „auszudrücken" ist die *Symbolsprache*. Auch Tiere vermögen sich „auszudrücken" und die Ethologie hat eine Fülle angeborener Ausdrucksbewegungen beschrieben, die entsprechende Reaktionen auslösen, also angeborenermaßen verstanden werden. Auch der Mensch verfügt über derartig angeborene Ausdrucksbewegungen in der Mimik und Gestik und in Affektlauten, die dementsprechend von allen Menschen „verstanden" werden. Auch akustische Informationsübermittlung kommt im Tierreich vor; Warn- und Lockrufe sind verbreitet. Doch sind fast all diese tierischen Laute affektiv, auf eine momentane Situation, ein momentan vorhandenes Objekt oder einen momentanen emotionalen Zustand bezogen. Das entscheidend Neue an der Sprache des Menschen ist, daß sie eine Symbolsprache ist, eine Sprache, die das Objekt durch ein Symbol ersetzt, Dinge benennt und generalisiert. Der enorme Fortschritt der Symbolsprache beruht darauf, daß, im Gegensatz zur Demonstration am Objekt (s. oben), nun über Objekte „gesprochen" werden kann, ohne daß diese zugegen sind. Auf diese Weise kann der Mensch auch Vergangenes vergegenwärtigen, wobei das Gehirn als Informationsspeicher (Gedächtnis) dient, und Zukünftiges voraussehen. Mit der Entwicklung einer Symbolsprache hat daher „die Zukunft begonnen". Der Mensch ist von nun an — im Gegensatz zum Tier — verantwortlich für sein Tun und zur „Vorsicht" verpflichtet.

An der menschlichen Sprache läßt sich besonders deutlich machen, wie biologische und kulturelle Evolution beim Menschen miteinander in Wechselwirkung stehen. Voraussetzung für die menschliche Sprache ist u. a. die Artikulation, Vokalisation und Modulation der im Kehlkopf produzierten Laute. Kein Affe, auch kein Menschenaffe, ist zu einer entsprechenden Formung von Lauten fähig, die dem Menschen offenbar angeboren ist, wie die „Lallmonologe" von Säuglingen zeigen, in denen die Laute aller Kultursprachen vorkommen. Zur Produktion dieser Laute müssen bestimmte morphologische Voraussetzungen sowohl im Bereich der Mundhöhle als auch im Rachenraum erfüllt sein. So müssen die Zähne alle mehr oder weniger gleich hoch sein und eine geschlossene Zahnreihe bilden. Sie müssen in einem breiten Zahnbogen angeordnet sein, so daß ein hochgewölbter Gaumen als Vokalhöhle und Spielraum für die Zunge entsteht, alles Eigenschaften, über die der Mensch, im Gegensatz zu den Affen, verfügt. Diese Umkonstruktionen der Kiefer-

region wurde dadurch möglich, daß diese dank der Herstellung von Werkzeugen von der Aufgabe, Beute zu ergreifen und sich durch Beißen Feinden gegenüber zu verteidigen, entbunden wurde und folglich u. a. die bei Affen stets dolchförmigen und überstehenden Eckzähne (denen „Affenlücken" an der gegenüberliegenden Zahnreihe entsprechen) reduziert und die „Schnauzenregion" verkürzt werden konnte (Kipp, 1966). Nach der Funktionsveränderung der Kiefer- und Mundhöhlenregion stand diese also auch unter dem Selektionsdruck, ein „Sprechwerkzeug" darzustellen, und hat entsprechende Transformationen erfahren. Ähnliches gilt auch für die Rachenregion. Während der Kehlkopf die Stimme erzeugt, wird sie in einem Ansatzrohr oberhalb desselben zu Sprachlauten artikuliert. Dieses Ansatzrohr in der Rachenhöhle fehlt den Tieren und auch den Affen, da bei ihnen der Kehlkopf mit Kehldeckel unmittelbar an die inneren Nasenöffnungen anschließt, wodurch die Atmungs- und Nahrungswege völlig getrennt sind (Goertler, 1972). So ist es auch noch beim menschlichen Säugling, der bekanntlich gleichzeitig atmen und trinken kann, ohne sich zu verschlucken. Im Verlauf des ersten Lebensjahres kommt es dann beim Menschen jedoch zu einem „Abstieg des Kehlkopfes", der sich über mehrere Jahre erstreckt, bis schließlich Kehldeckel und Gaumenrand 1,5 cm voneinander getrennt sind und damit der genannte Raum geschaffen ist (Portmann).

Daß das Sprachvermögen des Menschen auch in der Hirnrinde in besonders organisierten Zentren repräsentiert ist, sowohl was die motorische Komponente, als auch was das Sprachverständnis betrifft, sei hier nur ergänzend erwähnt. Ererbt ist schließlich auch die Fähigkeit, eine Sprache zu erlernen und sich ihrer zu bedienen. Da anscheinend alle Sprachen in basalen Strukturen einander ähneln (Sprachuniversalien, Chomsky, 1968), ist das Sprachvermögen offensichtlich monophyletisch (aus einer einheitlichen „Wurzel") entstanden (Smith u. Miller, 1966). Alle heute vertretenen Sprachen sind jedoch hochgradig differenziert und keine kann als Modell einer „Ursprache" dienen (Miller, 1972). *Die Bedeutung des Erwerbs einer Symbolsprache* als Weg zu einer völlig neuen Form kultureller Evolution mag wieder ein Vergleich mit der Informationsweitergabe bei der biologischen Evolution zeigen. Sprache ist gewissermaßen „codierte Erfahrung", die an Artgenossen weitergegeben werden kann. Die Entwicklung der Sprache ist daher in ihrer Bedeutung durchaus vergleichbar der Entwicklung des genetischen Codes.

Während genetische Information im Vorgang der Vererbung jedoch nur von den Eltern auf deren Kinder übertragen werden kann und neue Information — durch Mutation entstanden — sich langsam in der Generationenfolge durchsetzen muß, erlaubt die Sprache nicht nur eine Informationsweitergabe von Eltern auf Kinder, sondern potentiell auf alle Mitglieder der Population.

Das hat zu einer ungeheuren Beschleunigung der Evolutionsgeschwindigkeit geführt, wie sie für die kulturelle Evolution charakteristisch ist. Aber noch ein Zweites kommt dazu. Während in der biologischen Evolution bei der sexuellen Fortpflanzung jeweils nur die genetische Information der beiden Eltern in den Kindern kombiniert werden kann und daher nur alle Individuen einer Population *zusammen* über die Gesamtheit aller Gene, den sog. Genpool, verfügen, können durch die Sprache zahlreiche Individuen (theoretisch alle) rasch Erfahrungen und Ideen miteinander austauschen und kombinieren, eine neue Form von „Sexualität", wie sie auch in den Worten „fruchtbarer Gedankenaustausch" und „befruchtendes Gespräch" zum Ausdruck kommt. Dem Genpool als der Gesamtheit des „Erbgutes" einer Population entspricht das „Kulturgut" einer Gruppe, über das theoretisch jeder Einzelne verfügen kann. Mit der Fähigkeit, rasch eine Kultur zu erwerben und sie auch rasch abzuwandeln, ist der Mensch enorm anpassungsfähig. Die wesentlichen Anpassungen, die er im Laufe seiner weiteren Entwicklung vollzogen hat, waren daher kultureller Art (Lomax u. Berkowitz, 1972; Tinbergen, 1972).

Es ist verständlich, daß die enormen Vorteile, die mit der Informationsweitergabe durch Sprache verbunden waren, einen starken Selektionsdruck auf die Entwicklung des Gehirns als Informationsspeicher, Instrument der Informationsverarbeitung und Sprechfähigkeit ausgeübt haben. Wenn auch, worauf schon Darwin hinwies, Intelligenz nicht in Kubikzentimetern meßbar ist, so zeigt doch das enorme und rasche Ansteigen des Gehirnvolumens — von den rund 500 ccm der Australopithecinen auf die durchschnittlich 1 500 ccm des Homo sapiens (vgl. S. 65), was einer Verdreifachung in der kurzen Zeit des Pleistozäns entspricht, die Bedeutung dieser von keiner anderen Art erreichten Entwicklung an.

Da die kulturelle Evolution auf der Weitergabe persönlicher Erfahrungen beruht, spielt das *Lebensalter der Individuen* eine entscheidende Rolle — einmal, weil es u.a. von ihm abhängt, wieviel an Erfahrung ein Individuum sammeln kann, zum andern, weil die Weitergabe dieser Erfahrung an die nächste Generation effektiver wird, wenn sich die Generationen möglichst weit überlappen. Beides ist beim Menschen dadurch erreicht worden, daß zum einen das Lebensalter verlängert worden ist und zum andern die Jugendentwicklung langsam verläuft und somit einen langen Eltern-Kind-Kontakt gewährleistet. Alle heute lebenden Menschen (von den fossilen weiß man es naturgemäß nicht) können älter als die rezenten Menschenaffen werden, wobei im weiblichen Geschlecht das Erlöschen der Fortpflanzungsmöglichkeit u.U. weit überschritten werden kann.

Während in der biologischen Evolution ein Organismus jenseits der Fortpflanzungsfähigkeit keine genetische Information mehr an die nächste Population weitergeben kann und daher für die Evolution bedeutungslos ist, kann in der kulturellen Evolution des Menschen der „weise Alte", mit reicher Erfahrung und als Hüter und Träger der Tradition, für seine Gruppe von großer Bedeutung sein.

Er ist im Hinblick auf das Kulturgut durchaus noch „fortpflanzungsfähig", zumal sich beim Menschen häufig drei Generationen überlappen und eine „Kommunikationseinheit" bilden (Hofer u. Altner, 1972). Der Rat der erfahrenen Alten, der „Ältestenrat", hat daher in der kulturellen Evolution des Menschen eine entscheidende Rolle gespielt, und das „Altersprachtkleid" (Eibl-Eibesfeldt, 1969) des Menschen, mit lohendem weißen Haar, Bart und buschigen Augenbrauen, verleiht den Alten ein entsprechend würdiges Aussehen. Arten, bei denen die geschlechtsreifen Individuen unmittelbar nach der Fortpflanzung (Eiablage) sterben,

wie z.B. viele Insekten, aber auch hochentwickelte und lernfähige, wie manche Tintenfische, können keine Traditionen entwickeln.

Die Verlängerung des Lebensalters beim Menschen bietet die Möglichkeit, mehr Erfahrungen zu sammeln und diese an mehr Gruppenmitglieder mitzuteilen. Das Gehirn fungiert dabei als Informationsspeicher, sein Fassungsvermögen limitiert den Erfahrungsschatz und mit dem Tod des Individuums nimmt es diesen mit ins Grab.

Die Erfindung der Schrift — vor ca. 6000 Jahren —, eine bedeutsame Kulturleistung des Menschen, ermöglichte nun aber eine Informationsspeicherung außerhalb des Gehirns und damit unabhängig von dessen Speicherkapazität und der Lebensdauer des Einzelnen. Dies bedeutete eine enorme Vergrößerung der Kommunikationseinheit. Nun konnten Erkenntnisse, Gedanken und Ideen wirklich „unsterblich" werden und jeder Einzelne konnte sich Jahrhunderte altes, sonst längst vergessenes Ideengut aneignen und mit eigenem kombinieren. Die mit dem Erwerb der Schrift geschaffenen, gesteigerten Kombinationsmöglichkeiten haben daher zu einer erneuten, ungeheuren Beschleunigung des Tempos der kulturellen Evolution geführt, die „Fortschritte" folgten immer rascher aufeinander, mit all den gigantischen Möglichkeiten, aber auch Gefahren, die wir heute kennen und zu bewältigen haben. Daß dabei die Erfahrungen der älteren Generation in manchen Bereichen schon überholt sind, wenn die Kinder und Enkel davon profitieren sollten, daß „Opas Vorstellungen" dann vielfach keine Gültigkeit mehr haben, ist eine der Ursachen des anwachsenden Generationenproblems und der zunehmenden Verunsicherung der alten, wie auch der jungen Generation.

Kehren wir zurück zur *Sprache*, als dem entscheidenden Informationsvermittler des Menschen. Im Gegensatz zu den angeborenen Ausdrucksbewegungen und Affektlauten der Tiere, die vielfach unabhängig davon, ob ein Adressat zugegen ist oder nicht, hervorgebracht werden, muß in der Smbolsprache der Mensch „gewollt" das Wort an den Mitmenschen richten, um eigene Erfahrungen oder Erkenntnisse mit ihm zu teilen, um sich ihm „mitzuteilen".

Der Erfahrene darf sein Wissen nicht „für sich behalten", er darf kein Egoist sein, es ist vielmehr Altruismus erforderlich, wenn die Sprache ihre volle Funktion übernehmen soll. Damit stehen wir vor dem vieldiskutierten Problem der Evolution des Altruismus und den damit verbundenen Phänomenen.

4. Altruismus — Gruppenbildung und Diskriminierung

In evolutionsbiologischer Sicht verstehen wir unter Altruismus jedes Verhalten eines Individuums A, das einem Individuum B Vorteile verschafft, selbst wenn damit Nachteile für A verbunden sind. Da in der Evolution jene Erbeigenschaften von der Selektion bevorzugt werden, die ihrem Träger höhere Reproduktionschancen bieten (vgl. S. 63) und die Individuen einer Art in dieser Beziehung konkurrieren, kann man mit Markl (1971) definieren: „In populationsgenetischer Konsequenz ist jedes Verhalten altruistisch, das die eigenen Reproduktionschancen zugunsten derer anderer Artgenossen gefährdet oder verringert." Nach der allgemeinen Selektionstheorie sollte daher die Evolution von Altruismus nicht möglich sein. Selbst ein so bedeutender Evolutionsbiologe wie Lack sah daher noch 1957 in der nachweislichen Existenz altruistischen Verhaltens, das seiner Meinung nach auf „natürliche Weise" nicht zu erklären sei, einen Hinweis für die Existenz Gottes, obgleich Haldane schon 1932 die Möglichkeiten einer evolutionsbiologischen Erklärung für den Altruismus des Menschen diskutiert hatte. Populationsgenetisch können sich Altruismus bewirkende Gene nur durchsetzen, wenn der Verzicht auf oder die Verringerung der eigenen Fortpflanzungschancen des Individuums A möglichst nahen Verwandten zugute kommen, die mit hoher Wahrscheinlichkeit weitgehend dieselben Gene wie A besitzen (Hamilton, 1964; Wickler, 1967). Daher ist es verständlich, daß altruistisches Verhalten verbreitet in der Brutpflege auftritt, finden sich doch die Gene eines Elternteiles bei einem Kind zur Hälfte, bei zwei Kindern zu $^3/_4$ und bei drei Kindern bereits ungefähr zu $^7/_8$ wieder, so daß der Einsatz der Eltern bei der Brutpflege zum Schutz der Jungen „lohnt". Daher hat sich soziales Verhalten, das stets altruistisches beinhaltet, wo immer wir es im Tierreich antreffen, aus familiären Brutpflegebeziehungen entwickelt (Hamilton, 1964, 1971). Wynne-Edwards (1962) hat schließlich eine Selektion auf Gruppenebene (neben der auf Individualebene), eine „Gruppenselektion", für die Evolution altruistischen Verhaltens verantwortlich gemacht (vgl. auch Wynne-Edwards, 1972, und Wickler, 1967, S. 489). Beim Menschen sind, meiner Meinung nach, beide Wege beschritten worden. Da der Mensch ein soziales Wesen ist, hängt das Schicksal des Individuums wesentlich von dem Schicksal seiner Gruppe ab. Altruismus dem Gruppenangehörigen gegenüber fördert daher die Überlebens- und Fortpflanzungschancen der Individuen solcher Gruppen im Vergleich zu anderen, mit weniger altruistischen Mitgliedern, so daß Gruppenselektion wirksam werden kann. Zum anderen konnte sich „Brutpflegeverhalten" und damit altruistischer Einsatz beim Menschen insofern noch effektiver auch auf *Nicht*-Familien-Angehörige, also auch auf Individuen mit anderem Erbgut ausdehnen, als beim Menschen mehr und mehr die kulturelle Evolution an Bedeutung gewann. Je mehr kulturelle Fortschritte in der Evolution gegenüber den genetischen den Vorrang gewannen und je mehr sprachliche Übermittlung und Tradition dabei von Bedeutung wurden, um so mehr waren alle Angehörigen einer Gruppe — so verschieden auch ihr Erbgut sein mochte — doch Besitzer desselben Kulturgutes und damit alle „Brüder im Geiste", „geistesverwandt". Der Einsatz für den Stammesgenossen trug damit entscheidend zur Erhaltung dieses geistigen Gutes bei. Jeder weiß, zu welch selbstlosem Verhalten Menschen in Verteidigung gemeinsamer Traditionen und Ideen bereit sind.

Verbände mit altruistischem Verhalten — auf welcher Grundlage auch immer — konnten in der Evolution jedoch nur dann den dadurch erreichten Selektionsvorteil nutzen, wenn Gruppenfremde von der Unterstützung ausgeschlossen waren, wenn gegen sie diskriminiert wurde. So altruistisch es in der Gruppe zugehen mochte — der „Gruppenegoismus" mußte erhalten bleiben. Außerdem durften auch aus ökologischen Gründen (Angebot an lebenswichtigen Faktoren, wie Nahrung, Schlafplätze u. dgl.) die Gruppen nicht über eine gewisse Größe anwachsen (Kummer, 1972). Bei peruanischen Klammeraffen ließ sich tatsächlich zeigen, daß die in verschiedenen Gebieten unterschiedliche Gruppengröße offensichtlich vom Nahrungsangebot abhängt (Durham, 1971). Aufspaltung in verschiedene Gruppen und Diskriminierung gegenüber anderen Gruppen der gleichen Art ist daher typisch für nahezu alle in sozialen Verbänden lebende Organismen — und der Mensch macht in dieser Beziehung wahrlich keine Ausnahme. Bei ihm wurde der Diskriminierungseffekt noch dadurch gesteigert, daß bei dem, im Vergleich zur biologischen Evolution, schon früh enorm gesteigerten Tempo seiner kulturellen Evolution relativ kurzfristige geographische oder andersartig bedingte Trennungen (Separation) von Gruppen sehr rasch zu Differenzen in Techniken, Sitten und Gebräuchen, ja auch in der Sprache geführt haben, so daß getrennte Gruppen sich daher im Kulturgut beträchtlich unterschieden. Diese Unterschiede sind bei der Neigung der Gruppen, „*ihr* Kulturgut" reinzuhalten, rasch gesteigert worden, was zu einer großen Mannigfaltigkeit verschiedener Kulturen führte. Im Gegensatz zur biologischen Evolution, bei der geographische Separation und genetische Anpassung an die unterschiedlichen Umweltbedingungen zur adaptiven Radiation mit Bildung verschiedener Spezies führt, haben entsprechende Prozesse beim Menschen biologisch nur relativ geringfügige Rassendifferenzierungen hervorgebracht, im kulturellen Bereich dagegen zur Differenzierung in verschiedene „Kulturarten" geführt, einen Prozeß, den Erikson (1966) entsprechend „*Pseudospeziation*" genannt hat.

Während *Homo sapiens* biologisch eine einzige Art geblieben ist, also trotz des Erwerbs völlig einzigartiger Evolutionsmöglichkeiten keine adaptive Radiation in verschiedene Arten vollzogen hat (vgl. oben), hat er kulturell reich adaptiv radiiert und repräsentiert in dieser Sicht gewissermaßen eine eigene Evolutionsstufe (mit vielen „Kulturarten"). Um *diese* Sonderstellung des Menschen besonders hervorzuheben, hat ihm Huxley (1958) einen eigenen „grade" als „Psychozoa" zuerkannt.

In der biologischen Evolution wird Genaustausch mit anderen Arten durch Isolationsmechanismen (man könnte von genetischer Diskriminierung sprechen) verhindert (vgl. S. 64). Fragen wir uns im folgenden Kapitel, welche Isolationsmechanismen der Mensch allgemein und bei seiner kulturellen „Pseudospeziation" entwickelt und eingesetzt hat.

5. Isolationsmechanismen, ihre Entstehung und Bedeutung

Auf frühen Stufen ihrer biologischen Evolution hat die Art „Mensch" natürlicher Isolationsmechanismen bedurft, die sie genetisch von ihren nächsten Verwandten („Menschenaffen") sonderten. Wir wissen nicht, wie diese Mechanismen beschaffen waren, doch spricht bei der dominierenden Rolle des Auges für die Fernorientierung des Menschen vieles dafür, daß dabei bestimmte Gestaltmerkmale, die aus *funktionellen* Gründen spezifisch für die körperliche Entwicklung der menschlichen Evolutionslinie waren, als optisch wirksame „Art-Kennzeichen" und „sexuelle Auslöser" eine Rolle gespielt haben. Mit der für den Menschen typischen dauernden Aufrichtung des Körpers waren neben vielen anderen Umkonstruktionen folgende, wie ich glaube, in *diesem* Zusammenhang wichtige, anatomische Spezialitäten des Menschen verbunden:

1. Eine starke Betonung der Glutäusmuskulatur, die als Gesäßmuskulatur das Becken nach hinten kippt, es so in Spannung hält und ein Einknicken des Rumpfes nach vorne verhindert. Das auf diese Weise entstehende *prominente Gesäß* ist eine typisch menschliche Eigenschaft, die im Laufe des ersten und zweiten Lebensjahres zunehmend ausgebildet wird und den Affen fehlt.

2. Die im Verhältnis zum Rumpf und zu den Armen stark *verlängerten Beine*, vielfach mit ausgeprägter *Wadenmuskulatur*. Eine solche fehlt allen bekannten Affen, die auch stets relativ viel kürzere Beine haben. (Beine beim Menschen = 171 % der Rumpflänge, beim Schimpansen z. B. = 128 %.)

3. Die Ausbildung eines aufrechten *schmalen* Halses. Während bei den kletterfähigen Menschenaffen die Schlüsselbeine steil nach oben divergieren, werden sie beim Menschen während der Embryonalentwicklung zunehmend waagrecht gestellt, wodurch eine betonte Halsregion entsteht. Außerdem kann der im Zusammenhang mit der Aufrichtung des Körpers und der damit verbundenen Vorverlagerung des Hinterhauptsloches frei auf der Wirbelsäule balancierte Kopf der ihn bei Tieren (und Affen) haltenden starken Nackenmuskulatur (mit entsprechenden Dornfortsätzen an den Halswirbeln) entbehren, was ebenfalls zur Ausbildung des für den Menschen typischen „schlanken Halses" beigetragen hat.

4. Nicht im Zusammenhang mit dem aufrechten Gang, aber typisch nur für den Menschen ist: die Ausbildung von „wulstigen" und vielfach durch ihre Färbung auffallenden *Lippen*. Sie unterscheiden den Menschen auffallend von den schmallippigen Affen. Eibl-Eibesfeldt (1970) vermutet, daß die betonten Lippen sich im Zusammenhang mit der ursprünglich verbreiteten Mund-zu-Mund-Fütterung der Kleinkinder durch die Mutter entwickelt haben.

Alle diese vier typisch menschlichen und optisch auffallenden Eigenschaften (auf seine typische „Nacktheit" sei hier nur hingewiesen) spielen bezeichnenderweise als sexuelle Signale eine Rolle oder wirken zumindest „anziehend". Das gilt im besonderen Maße für das weibliche *Gesäß*, das offensichtlich bei Menschen aller Rassen und Kulturen als starkes sexuelles Signal wirkt und in dieser Funktion durch das breite Becken der Frau und dem damit verbundenen wiegenden Gang noch betont wird. Bei den Khoisaniden, jener Menschenrasse, zu der die Buschmänner und Hottentotten gehören, wird es durch einen besonderen Knick (Lordose) in der Kreuzbeinregion und durch Einlagerung von Fett- und Bindegewebe als sog. „Hottentottensteiß" (Steatopygie) noch besonders betont (Wickler, 1969). Bezeichnenderweise ist das weibliche Gesäß bereits in den sog. „Venusstatuetten" der Paläolithiker übertrieben dargestellt. Ähnlich erfahren auch die *Lippen* bei den verschiedenen Menschenrassen entweder durch besondere rote Färbung (Blut) oder (und) durch starke Vergrößerung zu wulstigen Lippen

(bei den negriden Gruppen) eine deutliche Kontrastierung und Betonung (Morris 1968 u. 169).

Diese erblichen „Signale" der „Art Mensch" wurden in verschiedener Weise von einzelnen Gruppen durch die *kulturelle* Evolution in ihrer Wirkung noch weiter betont und übertrieben (vgl. Entsprechendes in der biologischen Evolution, S. 64). Farbliche Betonung der Lippen durch Schminke, Vergrößerung der Lippen durch Einlagerung von Fremdkörpern, wie z. B. bei den Tellerlippen-Negern in Äquatorialafrika, Verlängerung des Halses bis auf die doppelte Länge durch Umlegen und sukzessive Vermehrung von Metallspiralen während des Wachstums, wie wir es u. a. von den Frauen der Padaung aus Ost-Birma kennen, sind Beispiele dafür. Neben den typischen Artmerkmalen können jedoch auch spezifische Rassenmerkmale durch Manipulation eine Übertreibung erfahren. So wurde bei den Chinesinnen durch Bandagen von früher Kindheit an der Fuß klein gehalten, was zu den bekannten Fußverkrüppelungen geführt hat, wodurch der bei den Mongolen an sich schon relativ kleine Fuß noch weiter verkürzt wurde. Die in der biologischen Evolution des Menschen entwickelten „Artkennzeichen", die primär allen Menschen zukommen und bei diesen nur geringfügige quantitative Unterschiede aufweisen, reichten jedoch, selbst wenn sie durch unterschiedliche Manipulation von verschiedenen Gruppen „differenziert" worden sind, bei weitem nicht aus, die zahlreichen unterschiedlichen Kulturgruppen auch äußerlich zu kennzeichnen. So verwundert es nicht, daß die verschiedenen Kultur-„Arten" sich die ihnen fehlenden „körperlichen Artmerkmale" selbst geschaffen haben. Von den mannigfachen bunten Bemalungen und Tätowierungen, besonderen Haartrachten und spezifischem Schmuck aus Knochen, Federn, Steinen u. dgl. der ursprünglichen Naturvölker bis zu den Kastenzeichen und Trachten haben wir es hier immer mit demselben Phänomen zu tun, und in allen Fällen wird oder wurde gegen den „Anderen" diskriminiert. Eine besondere Folge dieser durch die kulturelle Evolution stark betonten Differenzierung des Menschen in zahlreiche „Gruppen" war eine Differenzierung auch der Sprache, da sie eine typische Lernsprache ist, und daher rasch abwandelt. So kam es zur „babylonischen Sprachverwirrung", die zu den über 3 000 verschiedenen Sprachen, die wir heute kennen, geführt hat. Allein auf Neuguinea werden mehrere hundert Dialekte gesprochen. Dieser Prozeß der *Sprachdifferenzierung* trug in ganz besonderer Weise dazu bei, die zwischen den einzelnen Gruppen bestehende Isolation zu verstärken und zu erhalten. Nicht dieselbe Sprache zu sprechen bedeutet ja in jedem Falle, sich nicht zu verstehen und damit keine Möglichkeit zu haben, Ideen und Erfahrung auszutauschen. Im Gegensatz zum universellen genetischen Code der biologischen Evolution ist das Informationsmittel der kulturellen Evolution, die Sprache, selbst different und damit zum spezifischen Isolationsmittel der Gruppe geworden, das primär jedweden „Gedankenaustausch" unterbindet. Das hat die „Pseudospeziation" des Menschen besonders gefördert und dazu geführt, daß der eine andere Sprache Sprechende wirklich der „Andersartige", der „Nichtmensch", ja der „Unmensch" wurde. In der Tat bedeutet eine ganze Reihe von Stammesnamen von Naturvölkern, wie z. B. Massai, einfach „Mensch", ein Prädikat, das zunächst nur der eigenen Gruppe zu-

gestanden wurde. Darauf beruht es vielleicht auch, daß
der Mensch zu den wenigen hochentwickelten Säugetieren gehört, bei denen Kanibalismus relativ verbreitet war. Schon beim Java-Menschen (*Homo erectus*) finden sich Hinweise dafür. Angeborene Tötungs-
hemmungen wirken beim Menschen zwar mit Sicherheit individuell bekannten Gruppenmitgliedern gegenüber, ob primär auch gegenüber Gruppenfremden, ist
noch nicht erwiesen. Die Entscheidung darüber, ob und
wer getötet werden darf, fällt jedenfalls weitgehend in
den „Kulturbereich" (Hassenstein, 1972).

6. Folgen der Isolation und ihre Überwindung — eine Chance der Menschheit von heute

Die nicht mehr in engem Informationsaustausch
stehenden, unterschiedlichen „Kulturspezies" des Menschen haben, ähnlich den verschiedenen Arten in der
biologischen Evolution der Organismen (vgl. S. 64),
eine Reihe der in ihrer kulturellen Evolution auftretenden Probleme auf unterschiedliche Weise gelöst.
Auch das Tempo ihrer kulturellen Evolution war in
Abhängigkeit von den Selektionsbedingungen (Umwelt) und den Kommunikationsmöglichkeiten („Gedankenaustausch") unterschiedlich. Letzteres drückt
sich darin aus, daß wir von *Homo sapiens* heute nebeneinander Gruppen kennen, die auf dem kulturellen
Niveau der Steinzeit stehen (z.B. bestimmte Stämme
in Australien und Neuguinea) und andere, die z.B.
Weltraumforschung betreiben und auf dem Mond
landen können. Die unterschiedlichen Lösungen derselben Probleme im sozialen Bereich des Menschen
äußern sich z.B. in unterschiedlichen Eheformen, verschiedenen Religionen, verschiedenen wirtschaftlichen,
technischen und sozialen Systemen und anderem mehr.
Das reicht hin bis zu den banalen Dingen des Alltags,
wie z.B. unterschiedlichen Maßeinheiten für Länge,
Gewicht und Temperatur, und unterschiedlichen Ver-
kehrsregeln.

Wollen wir, um Emotionen auszuschalten, bewußt
solche banalen Beispiele beibehalten. Viele dieser unterschiedlich entwickelten Lösungen sind gleich gut
und gleich effektiv — z.B. ob man sich innerhalb einer
Gruppe einigt, im Straßenverkehr rechts oder links
zu fahren (Hauptsache man einigt sich). Andere Lösungen sind von unterschiedlicher Qualität. Das Tele-
fon erlaubt sicher eine differenziertere und gezieltere
Nachrichtenübermittlung als die Trommel. Heute, da
die verschiedenen Gruppen in enormer Vermehrung
begriffen sind und durch die modernen Verkehrsmittel
und Massenmedien in immer engeren Kontakt treten,
werden sie sich dieser Unterschiede bewußt — viel
Trennendes und „Fremdartiges" kommt dabei zum
Vorschein, aber auch viel Gemeinsames und Ver-
bindendes, das den Fremden nicht als „Unmensch",
sondern als „Mitmensch" erleben läßt. Man wird dabei
lernen, Verschiedenheit zu tolerieren, ja sich an der
kulturellen Mannigfaltigkeit, die Voraussetzung für
jede weitere Evolution ist, etwa im Bereich der Kunst,
zu erfreuen. Man wird sich dort, wo gemeinsame Lösungen notwendig sind, auf eine von mehreren, auch
gleich guten Lösungen einigen müssen (z.B. im Straßenverkehr) und man wird, wo immer es möglich ist, die
bessere Lösung wählen.

Die Menschheit verfügt in ihren unterschiedlichen Kulturen über ein ungeheures Reservoir an Ideen und
Erfahrungen, das — ein fundamentaler Unterschied
zu den isolierten Tierarten — nach der möglichen
Überwindung kultureller „Isolationsmechanismen" frei
kombiniert und allen nutzbar gemacht werden kann.
Im Gegensatz zur biologischen Evolution, bei der auch
ungünstige Mutationen und Genkombinationen immer
wieder neu entstehen können und aufs neue ausgemerzt
werden müssen, hat der Mensch in seiner kulturellen
Evolution die Möglichkeit, auch aus seinen Mißerfolgen
und Katastrophen zu lernen.

Sein weiteres Schicksal wird in erheblichem Umfange
davon abhängen, ob und wieweit er diese Möglichkeit
nutzt. Der Mensch ist die einzige Art von Lebewesen,
die um ihre Zukunft weiß und darum besorgt sein kann.
Seine Zukunft wird fast ausschließlich durch seine
weitere kulturelle Evolution bestimmt, die sich planen
läßt. Während der Mechanismus der biologischen Evo-
lutionen opportunistisch mit dem momentan Gegebenen für die momentane Situation arbeiten mußte
und muß — mit dem Erfolg, daß die weitaus meisten
Evolutionstrends letztlich zum Aussterben ihrer Gruppe
führten—, haben wir Menschen die Chance, es besser
zu machen.

Chomsky, N.: Language and mind. Harcourt, New York
1968. — Coon, C. S.: The story of man. Knopf, New York
1953. — Dobzhansky, Th.: Dynamik der menschlichen Evolution. Fischer, Stuttgart 1965. — Dobzhansky, Th.: Unique
aspects of man's evolution. In: Pringle, J. W. S. 1972. — Durham, N. M.: Effects of attitude differences on group organization of wild Black Spider Monkeys (Ateles paniscus)
Proc. 3. Int. Congr. Primat. Zürich, 3, 32—40 Basel (1972). —
Eibl-Eibesfeldt, I.: Liebe und Haß; zur Naturgeschichte ele-
mentarer Verhaltensweisen. Piper, München 1970. — Eibl-
Eibesfeldt, I.: Grundriß der vergleichenden Verhaltensforschung. 3. Aufl. Piper, München 1972. — Eibl-Eibesfeldt, I.:
Stammesgeschichtliche Anpassungen im Verhalten des Men-
schen. In: Gadamer u. Vogler Bd. II, 1—59 (1972). — Erikson,
E. H.: Ontogeny of ritualisation in man. Phil. Trans. 251,
337—349 (1966). — Gadamer, H. G., Vogler, P.: Neue An-
thropologie. Bd. I u. II. Thieme, Stuttgart 1972. — Gehlen, A.:
Der Mensch, seine Natur und seine Stellung in der Welt.
Athenäon, Frankfurt 1966. — Goertler, K.: Morphologische
Sonderstellung des Menschen im Reich der Lebensformen auf
der Erde. In: Gadamer u. Vogler, Bd. II, 215—257 (1972). —
Haldane, J. B. S.: The causes of evolution. Longmans, London 1932. — Hamilton, W. D.: The genetical evolution of social
behavior. J. Theoret. Biol. 7, 1—52 (1964). — Hamilton,
W. D.: Selection of selfish and altruistic behavior in some
extrem models. In: Eisenberg a. Dillon: Man and beast:
comparative social behavior. Smithonian Inst. Press, Washing-
ton 1971. — Hass, H.: Energon — das verborgene Gemeinsame. Molden, Wien 1971. — Hassenstein, B.: Das spezifisch
Menschliche nach den Resultaten der Verhaltensforschung. In:
Gadamer u. Vogler, Bd. 2, 60—97 (1972). — Heberer, G.:
Menschliche Abstammungslehre. Fischer, Stuttgart 1965. —
Hofer, H., Altner, G.: Die Sonderstellung des Menschen.
Fischer, Stuttgart 1972. — Huxley, J. S.: Evolutionary pro-
cesses and taxonomy with special reference to grades. Uppsale
Univ. Arsskr. 1, 21—39 (1958). — Kipp, F. A.: Indizien für
die Sprachfähigkeit fossiler Menschen. Stuttg. Beitr. z. Natur-
kunde, Nr. 170, 1—5 (1966). — Kummer, H.: Ursachen von
Gesellschaftsformen bei Primaten. Umschau in Wissen und
Technik 72, 481—484 (1972). — Lack, D.: Evolutionary
theory and Christian belief. Methuen, London 1957. — Lawick-Goodall: My friends the wild chimpances. Nat. Georgr.
Soc. Wash. 1967. — Leakey, R. E. F.: Further evidence of
low pleistocene hominids from East Rudolf Lake, North
Kenia. Nature, 231, 241—244 (1971). — Leakey, R. E. F.: dasselbe, Nature 237, 264—269 (1972). — Leopold, A. C., Ardrey,
R.: Toxic substances in plants and the food habits of early

man. Science **176**, Nr. 4043, 512—543 (1972). — Linton, R.: The tree of culture. Knopf, New York 1955. — Lomax, A., Berkowitz, N.: The evolutionary taxonomy of culture. Science **177** (4045), 228—238 (1972). — Markl, H.: Vom Eigennutz zum Uneigennützigen. Naturwiss. Rundschau, **24**, 281—288 (1971). — Mayr, E.: Taxonomic categories in fossil hominids. Cold Spr. Harb. Symp. quant. Biol. **15**, 109—118 (1950). — Mayr, E.: The taxonomic evaluation of fossil hominids. In: Classification and human evolution. Aldine, Chicago 1963. — Mayr, E.: Artbegriff und Evolution. Parey, Hamburg 1967. — Miller, G. A.: Linguistic communication as a biologicale process. In: Pringle, 70—94, 1972. — Monod, J.: Zufall und Notwendigkeit. Piper, München 1971. — Morris, D.: Der nackte Affe. Droemer Knaur, München 1968. — Osche, G.: Das Präadaptationsphänomen und seine Bedeutung für die Evolution. Zool. Anz. **169**, 14—49 (1962). — Osche, G.: Mechanismen der Evolution und die Mannigfaltigkeit der Organismen. Studium Generale **24**, 191—201 (1971). — Pittendrigh, C. S.: Adaptation, natural selection and behaviour. In: Roe and Simpson: Behavior and evolution, New Haven 1958. — Portmann, A.: Biologische Fragmente zu einer Lehre vom Menschen. Schwabe, Basel 1969. — Pringle, J. W. S.: Biology and the human science. Clarendon, Oxford 1972. — Rensch, B.: Homo sapiens — vom Tier zum Halbgott. Göttingen 1971. — Simpson, G. G.: Biologie und Mensch. Suhrkamp, Frankfurt 1972. — Smith, F., Miller, G. A.: The genesis of language. Mass. Inst. Technol. Press Cambridge, Mass. 1966. — Wickler, W.: Vergleichende Verhaltensforschung und Phylogenetik. In: Heberer, Die Evolution der Organismen. Fischer, Stuttgart 1967. — Wickler, W.: Sind wir Sünder? Droemer Knaur, München 1969. — Wynne-Edwards, V. C.: Animal dispersion in relation to social behaviour. Oliver and Boyd, London 1962. — Wynne-Edwards, V. C.: Ecology and the evolution of social ethics. Pringle 49—69, 1972.

Nachtrag zum Literaturverzeichnis:

Alcock, J.: The evolution of the use of tools by feeding animals. Evolution **26** (3), 464—473 (1972). — Schwidetzky, J.: Über die Evolution der Sprache. S. Fischer Verlag, Frankfurt a.M. 1973. — Tinbergen, N.: Functional ethology and the human science. Proc. Roy. Soc. London B, **182**, 385—410 (1972).

Die Regulation der Dynamik menschlicher Bevölkerungen

H. W. Jürgens

Anthropologisches Institut der Universität Kiel

Die Bevölkerungsdynamik befaßt sich mit den quantitativen Veränderungen der Bevölkerung, mit den Wandlungen ihrer Zusammensetzung und den Kräften, die diesen Bevölkerungsprozeß bewirken. Bevölkerungsdynamische Vorgänge lassen sich daher nicht durch eine querschnittartige Bestandsaufnahme, etwa durch eine Volkszählung, erfassen, sondern verlangen eine longitudinale Beobachtung. Nur auf diese Weise wird es möglich, die Auswirkungen punkthafter Ereignisse (Geburten, Sterbefälle, Wanderungen etc.) auf den Bevölkerungsprozeß zu erkennen.

Ein einfaches, jedoch sehr treffendes Beispiel für einen Bevölkerungsprozeß kann das verdeutlichen: Auf einer teilweise gebirgigen Insel lebt eine Population von Ziegen und eine Population wilder Hunde. Die Hunde ernähren sich davon, daß sie die Ziegen reißen und fressen, die Ziegen als Vegetarier finden auf der ganzen Insel Nahrung. Sind genügend Ziegen vorhanden, wird sich die Population der Hunde ständig vergrößern, da sie ja reichlich Nahrung finden. Die Ziegenpopulation wird kleiner und zieht sich schließlich ganz in die gebirgigen Teile der Insel zurück, wo die Hunde sie nicht erreichen können. Die inzwischen sehr groß gewordene Hundepopulation leidet jetzt unter Nahrungsmangel und geht stark in ihrem Bestand zurück. Das wiederum erlaubt den Ziegen, aus den Gebirgsgebieten wieder in die Ebenen vorzudringen, da die Gefahr durch die Hunde auf Grund ihres geringen Bestandes stark gemindert ist. Jetzt aber wird sich die Population der Hunde in Anbetracht des reichen Nahrungsangebotes wieder vergrößern, und so halten sich beide Populationen in ständigem Wechselspiel in einer Art Balance.

Wenn wir in diesem Modell am Beispiel der Ziegenpopulation nur einen Querschnitt betrachten, dann läßt sich über den Bevölkerungsvorgang nichts aussagen. Erst eine Längsschnittbetrachtung wird das Auf- und Abschwellen der Ziegenpopulation herausstellen und der Bevölkerungsprozeß, hier zunächst ganz quantitativ betrachtet, wird erkennbar. Der regelnde Faktor für den Bevölkerungsprozeß ist die Sterblichkeit. Diese wiederum wird gesteuert durch ein Faktorenbündel, das wir in der Existenz der Hunde charakterisieren können. Wirksam werden kann der Mechanismus aber erst, wenn ein bestimmter Set von Bedingungen erfüllt ist; hierzu gehören:

die Insellage, so daß weder Ziegen noch Hunde auswandern oder zuwandern können,

die Gebirgssituation, so daß die Ziegen eine Fluchtmöglichkeit haben, die von den Hunden nicht erreicht werden kann,

die Fruchtbarkeit der Ziegen, so daß die Sterblichkeit bei günstigen Bedingungen ausgeglichen werden kann, das Verhalten der Hunde, ständig Ziegen zu fressen und die Tatsache, daß keine anderen Kräfte (Menschen oder Tiere) interferieren.

Dieses Beispiel zeigt uns modellhaft die wesentlichen Aspekte der Populationsdynamik: Die Veränderung einer Bevölkerung, die Ursachen dieser Veränderung und die Bedingungen, unter denen sich eine solche Veränderung vollzieht.

Wir können aus diesem Beispiel weiter ableiten, daß Änderungen der Populationsstruktur nur für begrenzte Zeitspannen gerichtet oder linear sein können. Über längere Zeiträume dagegen können sie nur in wechselnden Richtungen, also alternierend verlaufen. Einem Auf folgt ein Ab, einem Vorwärts ein Rückwärts, sonst würde die Bevölkerung zugrundegehen und damit als Gegenstand bevölkerungsdynamischer Prozesse ausscheiden.

Die wirksamen Mechanismen, welche die populationsdynamischen Vorgänge abwechselnd fördern und hemmen, können verschiedenartig sein: Zunächst ist hier der Zufall zu erwähnen, der zwar den Gesetzen der Kausalität folgt, von der Population aber nicht beeinflußbar ist. Als zweites wäre die Steuerung zu nennen, die Lenkung des Geschehens durch ebenfalls dem Einfluß der Population entzogene Vorgänge der Umwelt, die jedoch im Gegensatz zum Zufall meist alternierend und stets in vorausschaubarer zeitlicher Ordnung verlaufen. Hier wäre z.B. das Klima zu nennen. Und schließlich, und das gilt für den oben angeführten Fall, ist die Regelung oder auch Selbstregelung von Bedeutung. Hier ist die Population als Subjekt beteiligt: Eine Änderung nach der einen Richtung löst Vorgänge aus, die eine entsprechende Änderung nach der anderen Richtung bewirken und umgekehrt (vgl. Schwerdtfeger, 1968; Jürgens, 1972).

Ursachen bevölkerungsdynamischer Prozesse

Die Ansatzpunkte der bevölkerungsdynamischen Prozesse lassen sich grundsätzlich einfach gliedern; entsprechend den oben genannten Veränderungsmöglichkeiten sind als Ansatzpunkt zu nennen:

die Sterblichkeit, die die Bevölkerung vermindert,

die Fruchtbarkeit („Geburtlichkeit"), die die Bevölkerung vermehrt, und

die Mobilität, die ihre Verteilung steuert.

Jeder dieser drei Ansatzpunkte, die wir auch als Ursachen erster Ordnung bezeichnen können, kann den quantitativen Aspekt betreffen, kann aber auch eine qualitative Differenzierung nach Alter, Geschlecht, sozialen und biologischen Eigenschaften aufweisen. Schließlich ist noch die zeitliche Differenzierung dieser Vorgänge zu erwähnen, die den Gesamtprozeß entscheidend beeinflussen kann: z. B. Unterschiede in der Lebensdauer, in der Generationenfolge, den Geburtenabständen, der zeitlichen Differenzierungen der Wanderung etc.

Komplizierend wirkt in diesem Zusammenhang, daß wir nicht einen Faktor allein betrachten können, sondern daß vielmehr bevölkerungsdynamische Prozesse regelmäßig von Salden zweier oder mehrerer gegenläufiger Prozesse abhängen. Dabei stehen auf der Plusseite Geburtenrate und Zuwanderung, auf der Minusseite Sterberate und Abwanderung. Erst die Beziehung der divergierenden Bewegungen aufeinander, im Geburtenüberschuß, im Wanderungssaldo oder in mehrfaktoriellen Systemen, läßt die bevölkerungsdynamischen Effekte erkennen.

Neben diese Ursachen erster Ordnung tritt dann ein umfangreicher Komplex von Ursachen zweiter Ordnung, wobei diese nicht mehr allein, sondern regelmäßig in Verbindung mit einem Set von Bedingungen gesehen werden müssen.

Ein Beispiel kann dieses erläutern: Seit 1964 läßt sich ein stetiges Absinken der Zuwachsrate der einheimischen Bevölkerung in der Bundesrepublik feststellen. Es handelt sich hierbei um ein populationsdynamisches Phänomen, dessen Ansatzpunkt bei der Geburtenrate liegt. Dieser Ansatzpunkt ist keineswegs selbstverständlich, denn es wäre durchaus auch denkbar, daß das Wachstum der Bevölkerung durch einen starken Anstieg der Sterblichkeit oder auch durch verstärkte Emigration rückläufig wäre. Die Geburtlichkeit ist daher die Ursache erster Ordnung. Bei der Frage nach den Ursachen zweiter Ordnung, die die Veränderung der Geburtlichkeit bewirken, wird in der Öffentlichkeit vielfach die „Pille" genannt. Man spricht sogar von einem „Pillenknick" der Geburtenkurve. Hier liegt jedoch ein Denkfehler vor. Die Pille ist keine Ursache für den Geburtenrückgang, sondern eine Bedingung. Als Ursachen (zweiter Ordnung) können wir in unserem Beispiel zwei Gruppen anführen: Ursachen, die in der Struktur der Bevölkerung selbst begründet sind (endogene Ursachen), wie die Tatsache, daß die gegenwärtig im Hauptvermehrungsalter stehenden Jahrgänge im Vergleich zu den älteren Jahrgängen relativ knapp sind (Geburtsjahrgänge nach 1945).

Hinzu treten dann aber Ursachen, die exogener Natur sind, die also nicht zwingend aus der vorhandenen Struktur der Bevölkerung resultieren müssen. Wir können hier in unserem Beispiel der Bundesrepublik zusammenfassend die antinatalistische Haltung der Ehepaare in unserer Bevölkerung nennen. Man könnte dann eine Gruppe von Ursachen dritter Ordnung zusammenstellen, die diese antinatalistische Haltung bewirken.

Die oralen Antikonzeptiva, die „Pille", sind dagegen an diesem Prozeß kausal nicht beteiligt. Sie sind nichts weiter als eine — wenn auch möglicherweise wesentliche — Bedingung, die die Realisierung einer antinatalistischen Haltung fördert. Die Existenz der oralen Antikonzeptiva ohne eine antinatalistische Haltung wäre ohne jeden Effekt. Dagegen kann sich — wie das Beispiel der Kriegs- und Nachkriegszeit oder der Weltwirtschaftskrise 1930—1933 zeigt — eine geburtenfeindliche Haltung der Bevölkerung durchaus auch ohne orale Antikonzeptiva realisieren.

Ansatzpunkte und Ziele der Bevölkerungspolitik

Im Gegensatz zum Tier ist die Bevölkerungsdynamik beim Menschen von ihm selbst in gewissen Grenzen steuerbar. Der entscheidende Ansatzpunkt hierfür ist im allgemeinen besonders unter den Bedingungen moderner Industriestaaten nicht in einer Einwirkung auf die Sterblichkeit, sondern im wesentlichen auf die Geburtenraten und über eine Steuerung der Wanderungen zu sehen. Zwar wäre es theoretisch kein Problem, bestimmte Veränderungen der Bevölkerung auch über eine Beeinflussung der Sterblichkeit zu erzielen, jedoch tritt hier eine ethische Sperre ein, die für Eingriffe unter bevölkerungspolitischen Aspekten — und darum handelt es sich hier bei dem Versuch einer Beeinflussung der Bevölkerungsdynamik — nur auf die Einbahnstraße der Verminderung der Sterblichkeit verweist.

In diesem Zusammenhang ist nicht zu verkennen, daß die bevölkerungsdynamischen Prozesse, die die Entwicklung der Menschheit gegenwärtig am stärksten beeinflussen, über den Weg der Reduzierung der Sterblichkeit verlaufen. Es ist jedoch dabei zu berücksichtigen, daß wir hier, auch wenn die Ergebnisse von gewaltigem Ausmaß sind, gewissermaßen ein Nebenprodukt humanitären ärztlichen Handelns vor uns haben, nicht aber das Ergebnis gezielter bevölkerungspolitischer Maßnahmen. Im Gegenteil, so erwünscht das ärztliche Handeln für das Individuum ist, so unerwünscht können die Ergebnisse für die gesamte Bevölkerung sein. Gerade diese Situation bildet die Basis für Versuche einer Beeinflussung der Bevölkerungsdynamik.

Nach den mittlerweile in der ganzen Welt akzeptierten ethischen und sozialen Normen ist ein bevölkerungspolitisches Handeln zur Erzielung eines Mehr oder Weniger in einer Bevölkerung ebenso wie einer Veränderung der Bestandszusammensetzung nur über eine Beeinflussung von Fruchtbarkeit und Migration zulässig. Wenn auch hierbei im Gegensatz zur Sterblichkeit beide Wege, Vermehrung und Verminderung, und schließlich auch qualitative Strukturveränderungen als möglich erscheinen, so ist doch zu bedenken, daß besonders im Geburtenbereich nur ein sehr indirektes Vorgehen möglich ist; d. h. es müssen Ursachen dritter Ordnung geschaffen werden, die dann über den Weg einer pro- oder antinatalistischen Haltung zu einem bestimmten Fruchtbarkeitseffekt führen. Ein direkter Eingriff, wie zwangsweise Beschränkung oder Förderung der Fruchtbarkeit, sind für unsere Vorstellungen nicht mehr akzeptabel. Es liegt nahe, daß die Beeinflussungsmöglichkeiten eines bevölkerungsdynamischen Prozesses über einen so komplizierten Weg keineswegs einfach ist.

Wenn wir Bevölkerungspolitik als Bemühung zur Beeinflussung des Bevölkerungsprozesses charakterisieren, müssen wir uns also darüber klar sein, daß die theoretisch großen Möglichkeiten zur Bewirkung eines Wandels der Bevölkerungsstruktur in der Praxis nur außerordentlich selten durchgreifende Erfolge haben. Darüber hinaus bleibt regelmäßig die Frage offen, ob und wieweit diese „Erfolge" mit Sicherheit den vorgenommenen bevölkerungspolitischen Maßnahmen zuzuschreiben sind.

Diese gewissermaßen technischen Schwierigkeiten bevölkerungspolitischer Aktivität erfassen aber nur den Methodenaspekt. Viel entscheidender ist die Frage der Zielsetzung im bevölkerungspolitischen Bereich, die letztlich die Voraussetzung für die Anwendung des vorhandenen bevölkerungspolitischen Inventars in die eine oder andere Richtung ist.

Die Situation in diesem Bereich ist gerade in der Gegenwart außerordentlich widersprüchlich. Es ist ein verbreiteter Irrtum anzunehmen, daß die uns gerade gegenwärtig durch eine Reihe von Untersuchungen vor Augen geführten Besorgnisse über das Wachstum der Erdbevölkerung Anlaß zu einer integrierten Bevölkerungspolitik auf Weltebene wären. So wenig wie die einzelne Familie sich in der Planung ihrer Kinderzahl von der Situation ihres Volkes beeinflussen läßt, so wenig werden in der Bevölkerungspolitik der Staaten unserer Erde die Prioritäten nach nationalen Gesichtspunkten gesetzt. Die Erfahrungen der Bevölkerungspolitiker in unserem Jahrhundert haben gezeigt, daß der Appell an das Individuum so lange wirkungslos bleibt, bis handgreifliche materielle Anreize für ein bestimmtes generatives Verhalten gegeben werden. In übertragenem Sinne gilt das auch für den nationalen und übernationalen Bereich.

Gerade gegenwärtig, wo in der Öffentlichkeit mit viel Engagement, jedoch nur mäßigem Sachverstand über Bevölkerungsfragen diskutiert wird und Forderungen hinsichtlich bevölkerungspolitischen Handelns erhoben werden, wird regelmäßig übersehen, daß die Bevölkerungsfrage nur ein Teilproblem, eine Variable in einem wesentlich größeren System unserer Lebensumwelt ist. Zwei Beispiele können das belegen:

Gegenwärtig weist die Bundesrepublik einen stetigen Rückgang der Geburtenziffern auf, der bei einer unreflektierten Extrapolation dieser Entwicklung zu dem Schluß führen muß, daß unsere Bevölkerung deutlich zurückgehen wird. Eine solche Entwicklung — die ich für unreal halte — wäre unter dem Gesichtspunkt der „Bevölkerungsexplosion" in der gesamten Welt als positiv zu bewerten. Wenn wir aber die Bedürfnisse der hier lebenden Bevölkerung betrachten, müßte man aus derselben Entwicklung die Folgerung ziehen, daß nur durch eine geburtenfördernde Bevölkerungspolitik wirtschaftliche und soziale Schwierigkeiten vermieden werden könnten; dieses um so mehr, wenn sich der Geburtenrückgang auf Mitteleuropa allein beschränken sollte. Die Beurteilung des gleichen Phänomens widerspricht sich also je nach der Betrachtungsebene diametral. Hinsichtlich der Auswirkung in der Praxis dürfte die Entscheidung jeder Regierung der Bundesrepublik in einer solchen Situation schon heute feststehen: Sie würde im Interesse der Bevölkerung, für die sie verantwortlich ist, eine pronatalistische Bevölkerungspolitik treiben.

Nehmen wir als zweites Beispiel einen der jungen Staaten Afrikas, ein Land, das sich aus vielen kleinen ethnischen Einheiten zusammensetzt, die z.T. äußerst unterschiedliche Entwicklungen genommen haben, die in verschiedenster, vor allem auch politischer Hinsicht eine durchaus zentrifugale Tendenz zeigen. Für die Regierung eines solchen Landes besteht eine Existenzfrage im nation building, d.h. in dem Bemühen, die Bevölkerung zu einer Einheit zusammenzufassen. Der

erfolgreichste und vielleicht einzig mögliche Weg besteht darin, die junge Generation auf dieses Ziel hin zu erziehen, da die Älteren vielfach mangels einer gemeinsamen Sprache gar nicht erreichbar sind. Der Aufbau einer starken jungen Generation hat also für ein solches Land eine hohe Priorität, der gegenüber viele andere Erwägungen, insbesondere auch die dem geschilderten Konzept diametral entgegengesetzte einer Reduzierung des Bevölkerungswachstums völlig zurücktreten.

Diese Beispiele, die sich noch erheblich erweitern ließen, können darauf hinweisen, daß die Vorstellung, die menschliche Vernunft müsse bei jedem verantwortlich denkenden Menschen zu einer im Weltrahmen einheitlichen Tendenz im bevölkerungsdynamischen Bereich führen, fehl geht.

Gibt es Gesetzmäßigkeiten der Bevölkerungsentwicklung?

Die Frage nach Gesetzmäßigkeiten im Bereich der Bevölkerungsdynamik steht in einem gewissen Widerspruch zu dem Versuch, diese Dynamik durch bevölkerungspolitische Maßnahmen zu beeinflussen. Es hat immer wieder Bemühungen gegeben, die Wandlungen in der Bevölkerungsstruktur auf bestimmte Gesetzmäßigkeiten zurückzuführen. Unter ihnen sind die auf einer naturalistischen Interpretation des menschlichen Bevölkerungsprozesses basierenden Anschauungen, wie die von Th. R. Malthus, R. Pearl oder H. Spencer relativ einfach konstruiert, da sie soziale und psychologische Komponenten völlig außer acht lassen. Die durch „checks" regulierte, unentwegt fruchtbare Malthussche Bevölkerung setzt ebenso wie die nach der logistischen Kurve von Pearl oder die in Abhängigkeit von der Organisation des höheren Nervensystems wachsende Bevölkerung Spencers keine Eigenschaften voraus, die spezifisch menschlich sind. Das auf dieser naturalistischen Basis entwickelte Denkmodell geht von relativ einfachen Bioautomaten aus, die das Konzept einer Populationsdynamik zu einer Funktion naturwissenschaftlich faßbarer Situationen machen.

Versuche, Regelhaftigkeiten im bevölkerungsdynamischen Bereich aufzustellen, die die Sonderstellung des Menschen im Tierreich berücksichtigen, liegen in erheblicher Zahl vor. Die Besonderheit des menschlichen Bevölkerungsprozesses liegt darin, daß zwischen die beiden „natürlichen" Kräfte, den Vermehrungstrieb und die Außenfaktoren, die diesen Vermehrungstrieb über die Sterblichkeit regulieren, ein weiterer Faktor geschaltet ist, den wir als die menschliche Fähigkeit, die Fruchtbarkeit selbst zu regulieren, bezeichnen können. Schon Malthus sprach diese besondere Fähigkeit an, wenn er neben seinen repressiven checks auch die präventiven erwähnte, wenngleich als Mittel dafür nur die Enthaltsamkeit von der Ehe bzw. vom Geschlechtsverkehr zur Verfügung stand. Der in der damaligen Gesellschaftsordnung zur Verfügung stehende Set von „Bedingungen" sah keine weiteren Möglichkeiten einer individuellen Fruchtbarkeitskontrolle vor.

Diese Regulierungsmöglichkeit, die als spezifisch menschlich zu bezeichnen ist, kann in verschiedener Form wirksam werden: einmal durch gesellschaftliche Institutionen, die dem Einzelnen die Entscheidung

   Verhandlungen der Gesellschaft Deutscher Naturforscher und Ärzte 1972   © by Springer-Verlag 1973

über das generative Verhalten abnehmen, oder aber in der Weise, daß der Einzelne selbst die Entscheidungsfreiheit über sein generatives Verhalten gewinnt.

Als Beispiel für die erstgenannte Institutionalisierung eines solchen Regelungsmechanismus ist die Institution der Ehe im Gebäude der christlichen Sexualethik zu sehen. Ihre Bedeutung für das populationsdynamische Geschehen ist kurz folgendermaßen zu umreißen: Die Fruchtbarkeit der Bevölkerung wurde auf die Ehe beschränkt. Das uneheliche Kind wurde geächtet. Die Zulassung zur Ehe sowohl hinsichtlich der Häufigkeit als auch in ihrer zeitlichen Differenzierung lag in der Hand der zuständigen gesellschaftlichen Institutionen, die auf diese Weise eine Anpassung der vom Einzelnen damals kaum oder gar nicht regulierbaren Fruchtbarkeit an den zur Verfügung stehenden Lebensraum im weitesten Sinne bewirken konnten. Ohne dieses populationsdynamisch außerordentlich wichtige soziale Instrument, das im Sinne der präventiven checks von Malthus wirken konnte, wäre es in vorindustriellen Zeiten in Europa immer wieder zu Bevölkerungsexplosionen gekommen. In diesem Zusammenhang ist daran zu denken, daß eine behördliche Heiratsgenehmigung in einzelnen deutschen Staaten bis zum Ende des ersten Weltkrieges eingeholt werden mußte; diese Genehmigung konnte versagt werden, wenn der Antragsteller keine ausreichende Ernährungsbasis für eine Familie bieten konnte.

In der Gegenwart hat sich diese Entscheidung verlagert; das generative Verhalten wird nicht mehr obrigkeitlich gesteuert, sondern die Entscheidung ist in die Hand jedes Ehepaares selbst gelegt worden. Die Emanzipation des Individuums in Verbindung mit den neu entstehenden Möglichkeiten einer Geburtenkontrolle bot hierfür die Basis. Eine staatliche Regelung der Fruchtbarkeit und damit ein Eingriff in entscheidende Bereiche der Populationsdynamik ist nunmehr direkt — wie noch in der vorindustriellen Zeit — nicht mehr möglich. Es bestehen also praktisch keine Möglichkeiten mehr, ein Individuum in seinem generativen Verhalten festzulegen. Jeder Versuch, von gesellschaftlicher Seite auf die Entwicklung der Bevölkerung Einfluß zu nehmen, kann nur indirekt über eine Beeinflussung der Wünsche des Individuums bzw. eines Paares wirksam werden. Es ist naheliegend, daß diese Einflüsse wesentlich weniger stark auf die Bevölkerungsentwicklung einwirken, als es die frühere Regelung gestattete.

Alle neueren bevölkerungstheoretischen Erwägungen, die Regelhaftigkeiten des bevölkerungsdynamischen Geschehens anvisieren, gehen daher von der Entscheidung des Individuums bzw. des Paares aus, wobei die wirtschaftliche Situation bzw. das subjektive Erlebnis wirtschaftlicher Situationen im Vordergrund steht. Hierzu zählen die Armutstheorie, die Wohlstandstheorie oder die Überlegungen Lujo Brentanos und anderer über die „Konkurrenz der Genüsse" als das Modell der Entscheidungsbildung im generativen Verhalten: Danach stehen alle Dinge der Lebensumwelt miteinander in Konkurrenz, und das Individuum wird den Genuß eines Gutes dann abbrechen, wenn ein anderes Gut ihm größeren Genuß verspricht. Eines dieser Güter wäre die Fruchtbarkeit, die somit in direkter Abhängigkeit von anderen subjektiv als gleichwertig empfundenen Wirtschaftsgütern (bis hin zum Kraftfahrzeug) stehen kann.

Auch die Überlegungen von Mackenroth und anderen über die Auswirkungen des Industrialisierungsprozesses auf das generative Verhalten sind auf der gleichen Basis der Entscheidung des Individuums unter Berücksichtigung der jeweiligen Lebenssituation zu sehen. Daß die Entscheidungen vielfach rational nicht erklärt werden können — so z.B. die Tatsache, daß wir gegenwärtig in der Bundesrepublik etwas erhöhte Fruchtbarkeit in den sozialen Extremgruppen, der sozialen Grundschicht und in den Führungsschichten, finden, während die Mittelschichten weniger fruchtbar sind —, hindert uns nicht daran, die Regelhaftigkeiten dieses Prozesses zu erkennen und aufzuzeigen. Wenn uns diese Regelhaftigkeiten erst einmal bekannt sind, ist es auch durchaus möglich, mit ihnen zu rechnen, wenn sich andere Faktoren in der Bevölkerung, z.B. durch die Umgestaltung der wirtschaftlichen oder sozialen Verhältnisse, durch Wandlungen des Migrationsverhaltens etc. ändern. Auf diese Weise ist es möglich, den Bevölkerungsprozeß und die Bevölkerungsdynamik in gewissen Grenzen vorauszuschätzen.

Prognosen des Bevölkerungsprozesses

Wenn man davon ausgeht, daß die menschliche Bevölkerungsentwicklung gewissen Regelhaftigkeiten unterliegt, dann besteht, sofern man diese Regeln erkannt hat, die Möglichkeit, in einer bestimmten Situation die weitere Entwicklung des Bevölkerungsprozesses zu prognostizieren. Die Kenntnis der gegenwärtigen Situation und ihrer Stellung im Rahmen der Gesetzmäßigkeit würde man aus einer Analyse der bisherigen Bevölkerungsentwicklung gewinnen. Eine solche Prognose, die wir als ex-post-Prognose bezeichnen, stellt gewissermaßen eine Form der Extrapolation der bisherigen Entwicklung dar.

Wenn wir annehmen, daß die Bevölkerungsentwicklung durch bevölkerungspolitische Maßnahmen oder durch erkennbare exogene Kräfte gesteuert wird, wäre ebenfalls eine Bevölkerungsprognose auf der Basis einer Extrapolation möglich. Man könnte aber darüber hinaus, sofern ein Konzept des bevölkerungspolitischen Handelns für die Zukunft vorliegt und soweit Erfahrungen über die Wirksamkeit bevölkerungspolitischer Maßnahmen bestehen, aus den für die Zukunft konzipierten Maßnahmen eine Entwicklung der Bevölkerung von dem gegenwärtigen Stand her prognostizieren. Wir würden eine solche Voraussage als ex-ante-Prognose bezeichnen.

Ein moderner Staat ist ohne eine genaue Kenntnis des Bevölkerungsstandes und ohne Vorstellungen über die weitere Entwicklung der Bevölkerung nicht mehr zu organisieren. Daher wird die Bevölkerung nicht nur regelmäßig erfaßt, sondern es werden ebenso regelmäßig auch Prognosen für die künftige Entwicklung der Bevölkerung abgegeben, wobei die Länge der Zeiträume, über die prognostiziert wird, im allgemeinen 10—15 Jahre nicht überschreitet. Je länger der Zeitraum ist, über den die Entwicklung der Bevölkerung geschätzt wird, desto spekulativer wird die Prognose. Jeder, der sich mit der Geschichte der Bevölkerungswissenschaft befaßt, kennt die große Zahl der Prognosen über die Entwicklung der Bevölkerung eines Landes oder der Weltbevölkerung, die von Voltaire, Montesquieu und Malthus bis in die Gegenwart reichen.

Sie sind fast alle überzeugend begründet, und sie haben ebenso gemeinsam, daß sie — teilweise in grotesker Form — fehlgingen.

Noch vor weniger als 20 Jahren konnte der bekannte deutsche Bevölkerungswissenschaftler Gerhard Mackenroth in seiner Bevölkerungslehre überzeugend darstellen, daß die Bevölkerungsweise der Industriestaaten von den Ländern der Dritten Welt nachvollzogen würde. Er konnte mit einer Reihe eindrucksvoller Beispiele belegen, daß man sogar mit einer Akzeleration dieses bevölkerungsdynamischen Prozesses rechnen müßte. Die Entwicklung in den letzten 20 Jahren hat uns jedoch gezeigt, daß auch diese Überlegungen in der Anwendung auf die tatsächlichen Verhältnisse ebenso fehlgingen wie die Prognosen seiner Vorläufer. Es ist ein merkwürdiges Phänomen, daß trotz dieser ununterbrochen schlechten Erfahrungen mit Bevölkerungsprognosen jede neue Prognose im festen Vertrauen auf den Sachverstand der Verfasser bereitwillig akzeptiert und übernommen wird.

Die Trägheit bevölkerungsdynamischer Prozesse

Ein Aspekt bevölkerungsdynamischen Geschehens, der bislang wenig beachtet wurde, ist die „Trägheit" bevölkerungsdynamischer Prozesse. Diese Trägheit tritt in zweierlei Formen auf. Die eine ist darin begründet, daß die Träger der Bevölkerungsentwicklung, nämlich die beteiligten Menschen, Innovationen sowohl in bevölkerungsrelevantem technischen Gebiet als auch in ökonomischen und sozialen Bereichen keineswegs sofort anwenden können, sondern daß es eines erheblichen Zeitablaufes bedarf, bis diese neuen Möglichkeiten selbst bei einer positiven Grundhaltung der Bevölkerung integriert sind. So gilt die in der Bevölkerungsgeschichte wohl einmalige „generative Disziplin" der japanischen Bevölkerung nach 1948, die zu einer Halbierung der Geburtenrate führte, als Beispiel ungewöhnlich schnellen Reagierens. Aber obwohl hier sowohl von der sozialpsychologischen als auch der ökonomischen und der technischen Seite die Ausgangsbedingungen äußerst günstig waren, bedurfte es doch einer Reihe von Jahren, ehe dieses Wunder einer Senkung der Geburtenrate von 34 auf 17 erreicht war. Das gleiche gilt, wie die Erfahrungen aus Entwicklungsländern zeigen, in sehr viel stärkerem Maße dort, wo von einer erst in jüngster Zeit mit dem Phänomen der Industrialisierung bekanntgemachten Bevölkerung generative Verhaltensweisen erwartet werden, die diesem neuen Konzept entsprechen. Es ist naheliegend, daß hier Verzögerungszeiten von einer Generation und länger auftreten.

Aber nicht nur diese im Sinne unserer oben dargestellten Gliederung exogene Trägheit ist bei der Beurteilung bevölkerungsdynamischer Entwicklungen zu berücksichtigen, sondern daneben und mit ebenso entscheidender, teilweise sogar stärkerer Wirkung können endogene Trägheitsfaktoren wirksam werden, die sich aus der Struktur der vorhandenen Bevölkerung auf die zukünftigen Entwicklungsmöglichkeiten auswirken.

Keyfitz hat hierfür u. a. folgendes Beispiel gebracht: Die Bevölkerung Kolumbiens mit einer Kopfzahl von etwa 18 Millionen würde, auch wenn die Bevölkerung schlagartig auf eine Fruchtbarkeit umstellen könnte, die gerade noch die aufeinanderfolgenden Generationen ersetzt, dennoch auf über 30 Millionen Menschen anwachsen. Die Ursache hierfür ist der hohe Anteil von Frauen im reproduktionsfähigen Alter, der infolge der früher höheren Fruchtbarkeit auch nach deren Zurückgehen hohe Geburtenzahlen bewirkt. Hier wäre also, selbst wenn eine solche (praktisch unmögliche) Veränderung des generativen Verhaltens einträte, dennoch mit einem starken Bevölkerungswachstum zu rechnen. Da sich aber selbst unter hierfür optimalen Bedingungen wie in Japan gezeigt hat, daß mit einem solchen schlagartigen Rückgang der Fruchtbarkeit nicht zu rechnen ist, so kann diese Annahme einer Vermehrung von 18 auf 30 Millionen nur als rechnerische Untergrenze angesehen werden. Ganz allgemein läßt sich aus dieser Berechnung schließen, daß die zu erwartende stationäre Bevölkerung in Entwicklungsländern zahlenmäßig um rund $^2/_3$ über dem Niveau des Bevölkerungsstandes unmittelbar vor dem Fallen der Geburtenraten liegt. Auf dieser Basis wird es ersichtlich, daß die gegenwärtig in der internationalen Diskussion immer wieder zitierte „Wachstumsrate 0" zumindest von Bevölkerungen, die gegenwärtig noch auf einer vorindustriellen Bevölkerungsweise stehen, trotz besten Willens für die nächsten Jahrzehnte nicht zu erwarten ist.

Bevölkerungsdynamik und Völkertod

Schließlich ist noch eine Frage zu erörtern, die im Zusammenhang mit Überlegungen zur Bevölkerungsdynamik eine gewisse Bedeutung gewonnen hat: die Frage, ob es bevölkerungsdynamische Prozesse gibt, die zur Gefährdung der Lebensfähigkeit einer Bevölkerung führen. Zu verschiedenen Zeiten hat es Versuche gegeben, das Leben der Bevölkerung mit dem eines Organismus zu parallelisieren und auf dieser Basis bestimmte Entwicklungstendenzen in einer zwangsläufigen Folge abzuleiten. Diese naturalistischen Denkansätze, die von Zeit zu Zeit auch in Kreisen Interesse finden, die sich sonst wenig mit Bevölkerungsfragen befassen, lassen sich in der Geschichte größerer Populationen bislang kaum nachweisen. Sofern nicht durch demographisch einmalige Ereignisse wie vernichtende Kriegszüge, Seuchen oder wirtschaftliche Katastrophen Bevölkerungen physisch ausgelöscht wurden, haben sich bislang keine Entwicklungen gezeigt, die zu einer Art selbstzerstörendem populationsdynamischen Prozeß führten (vgl. auch Schwidetzky). Die zahlreichen Spekulationen über Altern und Untergang von Bevölkerungen sind vor allem durch das für den Betrachter neuartige Phänomen des Geburtenrückganges im Zuge des Industrialisierungsprozesses entstanden. Dieser Geburtenrückgang, der letztlich ein Anpassungsprozeß war (den wir bereits wenige Jahrzehnte nach seinem Einsetzen geneigt sind, als normal zu empfinden), war für diejenigen, die noch die hohe Fruchtbarkeit vorindustrieller Prägung kennengelernt hatten, zu ungewöhnlich und überraschend und praktisch nur als degenerative Erscheinung zu interpretieren. Die Vorstellung, daß ein Volk z. B. über den Weg des Ein-Kind-Systems zum Aussterben gelangt, hat sich bislang nirgends realisiert. Da der Bevölkerungssektor integrierender Bestandteil des gesamten gesellschaftlichen und auch des ökonomischen und politischen Bereiches ist, wäre ein isoliertes Herausfallen kaum denkbar. Immer dann, wenn aus einem der integrierenden Bestandteile des gesamtgesellschaftlichen

     Verhandlungen der Gesellschaft Deutscher Naturforscher und Ärzte 1972   © by Springer-Verlag 1973

Prozesses ein starker hindernder Einfluß auf andere Bereiche ausgeht, hat sich, und dafür ist z. B. die Bevölkerungsentwicklung Frankreichs ein gutes Beispiel, eine Gegenbewegung gezeigt, die zu einer Aufhebung des einseitig ausgerichteten Trends der Bevölkerungsentwicklung führte. Eine Stetigkeit bevölkerungsdynamischer Prozesse ist nur auf der Basis einer ceteris-paribus-Annahme möglich, die aber auf Grund der gesamtgesellschaftlichen Integration nur theoretische Bedeutung hat.

Genauso wie wir bisher praktisch keine Bevölkerungsweise kennen, die zum Aussterben eines Volkes geführt hätte, so ist auch nicht mit einer unbegrenzten Zunahme, einer permanenten „Bevölkerungsexplosion", zu rechnen. Auch hier sind selbstregelnde Kräfte am Werke, die — sofern präventive Maßnahmen erfolglos sind oder nicht angewandt werden — über repressive checks im Sinne von Malthus wirken. Besonders ist hier die Säuglingssterblichkeit als einer der harten Regulatoren in diesem Bereich zu erwähnen. Ein „Völkertod" ist daher, ganz gleich aus welcher Richtung, nicht ins bevölkerungsdynamische Kalkül zu ziehen.

Brentano, L.: Bevölkerungslehre. In: Konkrete Grundbedingungen der Volkswirtschaft. III, Leipzig 1924. — Jürgens, H. W.: Sozialbiologisch induzierte Wandlungen der Struktur menschlicher Populationen. 1972 (im Druck). — Keyfitz, N.: Introduction to the Mathematics of Population. Reading/Mass. 1968. — Mackenroth, G.: Bevölkerungslehre. Berlin 1953. — Malthus, Th. R.: An Essay on the Principle of Population. London 1878. — Pearl, R.: The Biology of Population Growth. 2. Aufl., New York 1930. — Schwerdtfeger, F.: Demökologie. Hamburg 1968. — Schwidetzky, I.: Das Problem des Völkertodes. Stuttgart 1954. — Spencer, H.: A Theory of Population, Produced from the General Law of Animal Fertility. London 1852.

Der Fortschritt als Gefahr und Chance
für die genetische Beschaffenheit des Menschen

F. Vogel

Institut für Anthropologie und Humangenetik der Universität Heidelberg

Wenn der Humangenetiker über das Thema „Bewältigung des Fortschrittes" mitdiskutieren soll, so erwartet man von ihm mit Recht Antworten auf zwei Fragen. Einmal: Welche biologischen Trends sind für die Zukunft des Menschen erkennbar? Und zweitens: Was kann man tun, um diese Trends in einer als „günstig" angesehenen Richtung zu beeinflussen?

Um auf diese Fragen überhaupt eine Antwort zu finden, müssen wir über die Grenzen des durch methodisch gesicherte Fakten Belegbare hinausgehen und verallgemeinern.

Das ist auch durchaus in Ordnung; das Vorausentwerfen von Hypothesen und das hypothetische Verallgemeinern spezieller Ergebnisse sind wesentliche Bestandteile des geistigen Prozesses, den wir Forschung nennen. Umso weniger können wir ohne sie auskommen, wenn wir uns einerseits fragen: Warum forschen wir überhaupt auf einem bestimmten Gebiet? Und weiter: Was haben unsere Ergebnisse für weiterreichende Konsequenzen?

Allerdings sollte unser Denken hier so weit wie nur möglich von nüchterner Rationalität gelenkt sein. Jeder von uns wird für sich in Anspruch nehmen, daß er diesem Grundsatz folgt. Worüber er sich dabei im allgemeinen nicht genügend klar wird, ist das Ausmaß, in dem er trotzdem von nicht klar reflektierten Vorentscheidungen abhängig bleibt, in die seine Herkunft, seine emotionellen Bedürfnisse, insgesamt seine Weltanschauung mit eingehen. Auch ich bin hier keine Ausnahme. Ich will mich aber bemühen, das durch Fakten einigermaßen Belegbare möglichst deutlich von dem mehr Hypothetischen zu trennen.

Zunächst unser Ausgangspunkt: Der Mensch ist genetisch ein Teil des Tierreiches und unterliegt den prinzipiell gleichen biologischen Gesetzen. Unter anderem regelt sich auch die genetische Zusammensetzung menschlicher Bevölkerungen nach den Gesetzmäßigkeiten, die die theoretische Populationsgenetik herausgearbeitet hat (Abb. 1).

Als stark vereinfachtes Modell betrachten wir drei Töpfe, in denen die Gene dreier aufeinanderfolgender Generationen liegen sollen.

In Wirklichkeit überschneiden sich diese Generationen natürlich; die Gene liegen nicht ungeordnet in Töpfen, sondern sind geordnet in Individuen und Chromosomen. Das beeinflußt aber prinzipiell die Ergebnisse nicht.

Die Fortpflanzung, d.h. die Weitergabe von Genen über die Generationen hin, stellen wir dar durch Stichproben-Entnahme, wobei sich der Inhalt des nächsten Topfes jeweils aus der Stichprobe des vorhergehenden zusammensetzt. Wäre die Zahl der Gene im ersten Topf unendlich groß, und erfolgte die Stichprobenentnahme rein zufällig, so würde sich die Zusammensetzung der drei Töpfe nicht unterscheiden. Die Generationen wären genetisch gleich.

In *Wirklichkeit* sind jedoch die Generationen genetisch nicht gleich. Das kann nur daran liegen, daß unsere Voraussetzungen nicht zutreffen:

Zunächst einmal sind die Bevölkerungen nicht unendlich groß, und sie sind darüber hinaus in Fortpflanzungsgemeinschaften untergliedert. Das führt zu zufälligen Verschiebungen der Genhäufigkeiten von Generation zu Generation. Man spricht von „*genetic drift*". Wie wichtig die Rolle war, die „genetic drift" bei der Evolution gespielt hat, das lernen wir erst jetzt mit Hilfe der Chromosomenforschung und Molekularbiologie richtig verstehen (vgl. Ohno, 1970).

Zwei Gruppen von Einflüssen verändern den Inhalt unserer Töpfe systematisch: diese Einflüsse sind *Selektion* und *Mutation*.

Selektion im Sinne von Darwin bedeutet, daß die Gene eben nicht die gleiche Wahrscheinlichkeit haben, von einer Generation bis zur nächsten zu gelangen. Diese Wahrscheinlichkeit variiert in Abhängigkeit davon, ob diese Gene die Fähigkeit der sie besitzenden Individuen, sich fortzupflanzen, im positiven oder negativen Sinne beeinflussen. Gene mit positivem Einfluß gelangen häufiger in die nächste Generation.

Wäre aber die Selektion alleine wirksam, so hätte sie zur Folge, daß die genetische Variabilität von Generation zu Generation geringer würde. Zuletzt wäre die Art genetisch einheitlich; sie müßte schon bei geringer Änderung der Umweltbedingungen aussterben. Daß das offenbar nicht der Fall ist, verdanken wir der zweiten großen Gruppe von Einflüssen: den Mutationen. Es können sich einzelne Gene im molekularen Bereich verändern; daneben gibt es aber auch strukturelle Umbauten an den Chromosomen oder Änderungen der Chromosomenzahl.

Die Menschheit, wie wir sie heute vorfinden, in all ihrer genetischen Vielfalt und Untergliederung, ist das Ergebnis des Zusammenspiels der drei wesentlichen Evolutionsfaktoren, Mutation, Selektion und „genetic drift", in der Vergangenheit. Wollen wir also etwas über die Zukunft voraussagen, so müssen wir uns fragen:

Wie wirken sich die Lebensbedingungen in unserer Zivilisation auf diese Evolutionsfaktoren aus? Welche

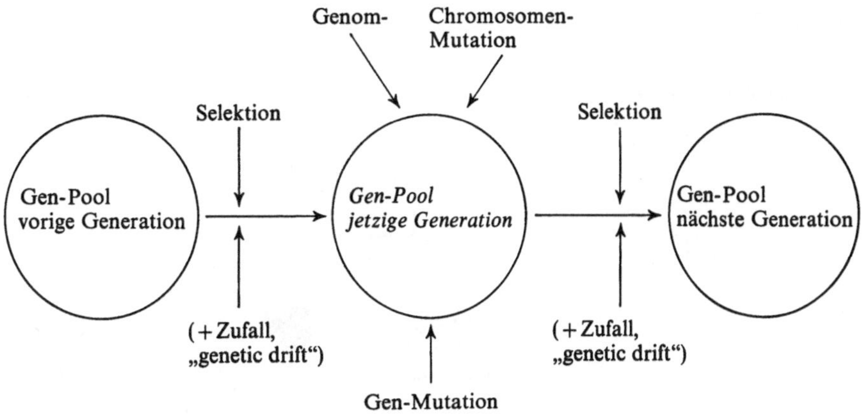

Abb. 1. Die wesentlichsten Evolutionsfaktoren, durch die die genetische Zusammensetzung einer Bevölkerung beeinflußt wird

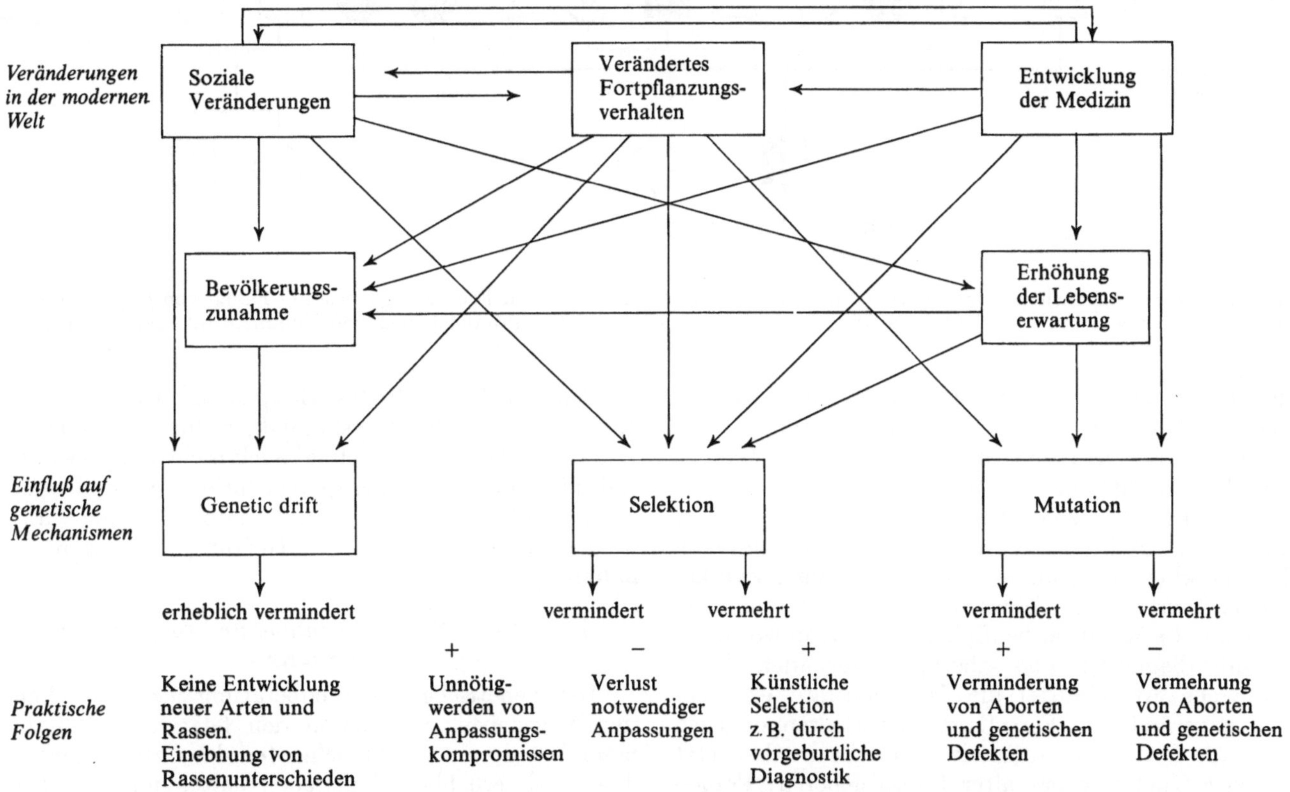

Abb. 2. Die wichtigsten Änderungen der Lebensbedingungen in der Neuzeit, die wir in Betracht ziehen müssen, wenn wir genetisch bedeutsame Trends in der Gegenwart feststellen und ihre Bedeutung für die Zukunft abschätzen wollen

Einflüsse sind heute schon sichtbar oder in Zukunft zu erwarten?

Das Diagramm (Abb. 2) soll Ihnen einen Eindruck vermitteln, auf welchen Wegen wir hier denken müssen: Daß wir in den letzten zwei Jahrhunderten erhebliche Veränderungen der Sozialstruktur durchgemacht haben, bedarf keiner Erklärung. Diese veränderte Sozialstruktur führte zunächst zur Erweiterung der Heiratskreise, zu einer erheblichen Bevölkerungszunahme und damit zu einem Rückgang zufälliger Veränderung der Genhäufigkeiten; Rassenunterschiede werden eingeebnet. Es gehört überhaupt zu den einigermaßen sicheren Aussagen, daß die Bedeutung von „genetic drift" in Zukunft für den Menschen gering sein wird — es sei denn, die Menschheit würde von Katastrophen betroffen, bei denen der größte

Teil aller Menschen zugrunde ginge und nur einige isolierte Restgruppen übrig blieben.

Weil genetische Voraussagen für diesen Extremfall ohnehin unmöglich sind, wollen wir hier über „genetic drift" nicht mehr sprechen.

Mit der Sozialstruktur änderte sich das Fortpflanzungsverhalten; die menschliche Fortpflanzung wird mehr und mehr geplant. Das ist schon wegen der Bevölkerungszunahme nötig; es wirkt sich aber auch auf die Selektionsbedingungen in sehr komplexer Weise aus. Der dritte primäre Faktor in dem System ist die Entwicklung der modernen Medizin. Unterstützt von den veränderten sozialen Bedingungen führt sie zu einer Erhöhung der Lebenserwartung und dadurch zu einer Veränderung der Selektion als ungewolltem Nebeneffekt. Viele Menschen, die früher an Erbkrank-

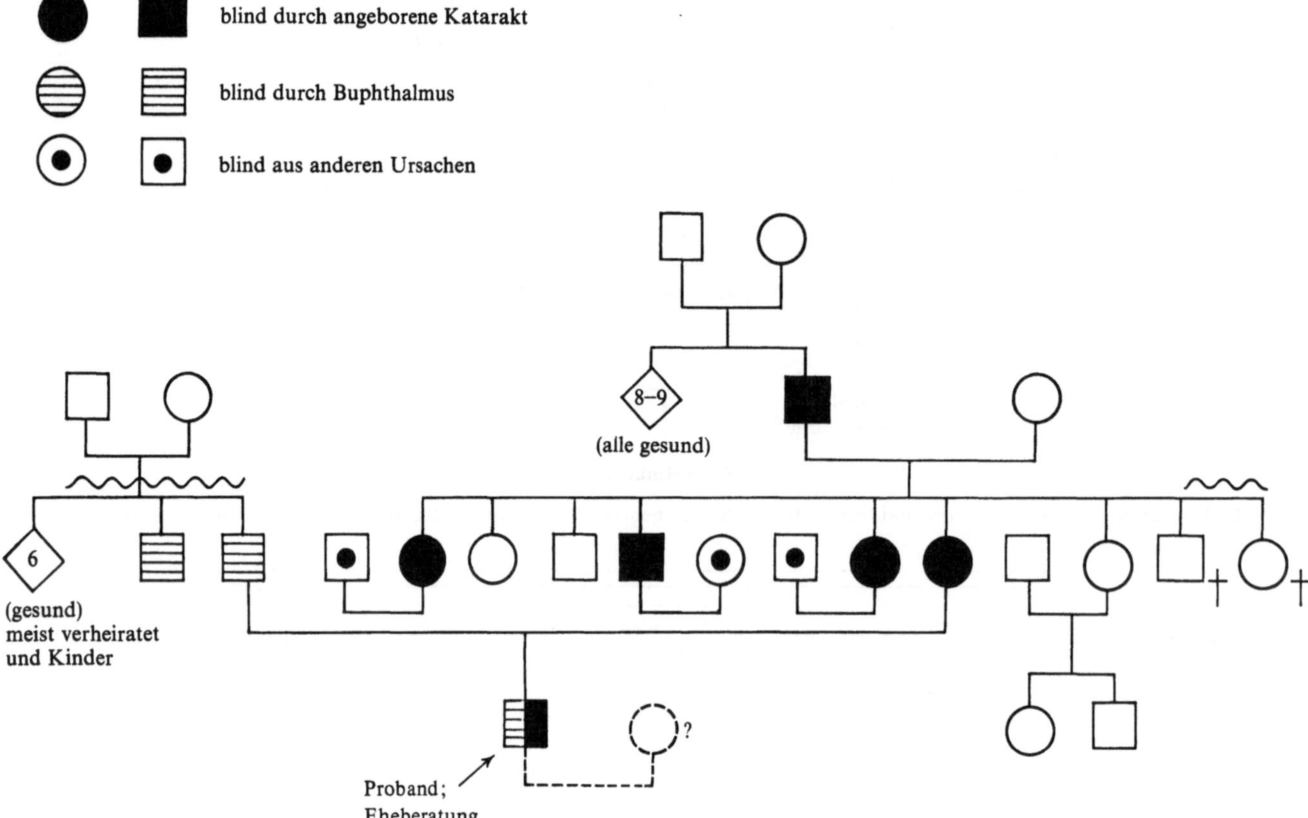

Abb. 3. Familienbeobachtung mit autosomal-dominant erblicher Katarakt und Erblindung sowie mit Fällen von Bupththalmus (Erbgang in diesem Falle wohl unregelmäßig dominant) sowie mit angeheirateten Fällen von Blindheit aus anderer Ursache

heiten und noch viel häufiger als Kinder und Jugendliche an Infektionen oder Ernährungsstörungen verstorben wären, können sich nun fortpflanzen. Manche von ihnen werden defekte Gene weitervererben.

Mit dem Rüstzeug der Medizin kann man aber auch direkt in die Selektion eingreifen, z. B. wenn man Erbkrankheiten voraussagt und die Geburt kranker Kinder verhindert. Andererseits wirkt die Medizin auch auf die Mutationshäufigkeit; z. B. wenn wir durch Strahlendiagnostik und -therapie oder auch durch mutagene Arzneimittel die Mutationsrate erhöhen. Unser verändertes Fortpflanzungsverhalten dagegen setzt die Mutationshäufigkeit herab. Es werden jetzt weniger Kinder relativ alter Eltern geboren; Frauen über 40 haben aber im Vergleich zu jungen Frauen ein über zehnfach erhöhtes Risiko, Kinder mit numerischen Chromosomenaberrationen zu bekommen, und in Keimzellen von Männern dieser Altersgruppe sind Genmutationen deutlich vermehrt.

Betrachten wir das Gesamtergebnis, so zeigen sich positive und negative Trends; welche von ihnen überwiegen werden, das kann niemand genau voraussagen.

Es kann hier nicht unsere Aufgabe sein, alle diese Trends im einzelnen gegeneinander abzuwägen; ich will nur drei spezielle Faktoren als Modelle dafür herausgreifen, wie diese Trends zustande kommen. Zuerst den positiven Einfluß auf die Selektion durch genetische Beratung einschließlich der vorgeburtlichen Diagnostik; denn hier liegen aussichtsreiche Zukunftsaufgaben.

Dann den negativen Einfluß auf die Selektion, wenn sich eine genetische Anpassung allmählich auflöst, weil sie für das Überleben mehr und mehr unnötig wird; am Beispiel des Immunsystems.

Schließlich als drittes Beispiel die Gefahr einer Erhöhung der Mutationshäufigkeit durch chemische Mutagene. Dieses Beispiel habe ich nicht nur gewählt, weil hier ein Hauptarbeitsgebiet unseres Heidelberger Institutes liegt, sondern auch deshalb, weil man wirklich etwas tun kann, diese Gefahr in Grenzen zu halten.

a) Genetische Familienberatung und vorgeburtliche Diagnostik

Die genetische Familienberatung hat es schon immer gegeben. Sie hat in den letzten 15 Jahren, besonders durch die Möglichkeiten der Chromosomendiagnostik, erhebliche Auftriebe erhalten, und mancher Familie ist schweres Leid erspart geblieben. Auch ohne ausdrücklichen ärztlichen Rat haben viele Menschen, die offensichtlich an genetischen Erkrankungen litten, auf Kinder verzichtet. Als Beispiel zeige ich Ihnen einen Stammbaum, den ich kürzlich anläßlich einer genetischen Familienberatung zu sehen bekam (Abb. 3). Bemerkenswert ist nicht nur, daß aus der Ehe zweier schwer Sehbehinderter mit verschiedenen erblichen Formen der Blindheit ein Kind hervorging, das beide Formen in sich vereinte. Viel auffälliger ist etwas anderes· Noch in der Großelterngeneration hatte der Träger der erblichen Katarakt 9 Kinder, von denen 4 das gleiche Leiden aufwiesen. Diese Kranken jedoch blieben freiwillig alle bis auf einen kinderlos; dieser hatte nur ein einziges Kind — unseren Probanden. Solche Beobachtungen sind nicht selten; sie signalisieren eine Änderung im Fortpflanzungsverhalten.

Bis vor kurzem hatte man jedoch das Gefühl, nur eine kleine Minderheit sei sich dieser Möglichkeiten,

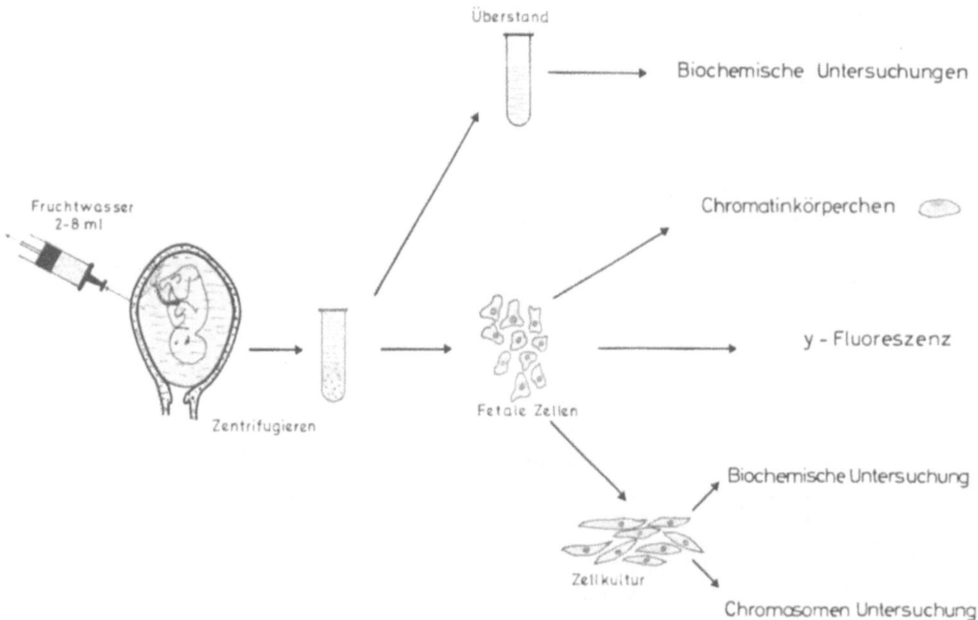

Abb. 4. Vorgeburtliche Diagnostik aus dem Fruchtwasser; Schema der Aufarbeitung (verändert nach Nadler, 1969)

Erbkrankheiten vorzubeugen, wirklich bewußt und nehme sie wahr. In den letzten Jahren hat sich das geändert. Die Zahl der Ratsuchenden wird immer größer und die Ärzte verweisen ihre Patienten immer häufiger auf diesen Weg. Das hängt sicher damit zusammen, daß — mit der Einführung der Ovulationshemmer — der Gedanke, die Kinderzahl könne und solle nicht dem Zufall überlassen bleiben, sondern geplant werden, rasch an Boden gewonnen hat.

Dieser Änderung in der Einstellung kommt nun ein Fortschritt unserer Methoden entgegen: Wir sind jetzt vielfach in der Lage, eine genetische Störung schon vor der Geburt, in einem relativ frühen Stadium der Schwangerschaft, zu diagnostizieren. Man kann die Schwangerschaft noch rechtzeitig unterbrechen.

Über die Methoden ist viel geschrieben worden (Emery, 1970; Dorfman, 1972; Murken, 1972). Ich will mich deshalb auf das Allernotwendigste beschränken: Während der 14.—16. Schwangerschaftswoche, wenn der Uterus beginnt, über das Schambein aufzusteigen, kann man unter bestimmten Vorsichtsmaßregeln mit einer Punktionsnadel einige Kubikzentimeter Fruchtwasser entnehmen (Abb. 4, nach Nadler, 1969). Dieses Fruchtwasser enthält Stoffwechselprodukte des Embryos, aus denen man manchmal auf einen genetischen Defekt zurückschließen kann. Viel häufiger sind solche Schlüsse jedoch möglich, wenn man die im Fruchtwasser aufgeschwemmten Zellen, die von fetalen Geweben stammen, in Zellkulturen anzüchtet und dann mit verschiedenen Methoden untersucht. Relativ leicht kann man numerische oder strukturelle Chromosomenaberrationen nachweisen, wie sie z. B. zum Down-Syndrom oder zu anderen Mißbildungs-Syndromen führen. Die Diagnose anderer Erbkrankheiten oder Mißbildungen ist wesentlich schwieriger; erbliche Enzymdefekte können z. B. nur dann nachgewiesen werden, wenn die betreffenden Gene in diesen Zellen normalerweise aktiv sind. Bei der großen Mehrzahl aller Stoffwechselleiden ist das nicht der Fall. Dazu kommt, daß wir bei den meisten Erbkrankheiten den zugrundeliegenden biochemisch-

genetischen Defekt nicht kennen; wir wissen also nicht, wonach wir in der Zelle suchen sollen. Hier bleiben wir vorläufig auf die traditionelle Familienberatung aufgrund von Wahrscheinlichkeiten angewiesen (Fuhrmann und Vogel, 1968).

Immerhin lassen sich nicht wenige biochemisch-genetische Störungen schon jetzt aus Amnionzellen diagnostizieren. Um so befriedigender ist es für den beratenden Arzt, wenn er ein Elternpaar, das bisher von einem Risiko von 25% bedroht war, Kinder mit einem schweren, unheilbaren Stoffwechseldefekt zu bekommen, zu einer 98—99% Sicherheit für ein gesundes Kind verhelfen kann. Denn darauf liegt ja bei diesen Methoden das Gewicht: Gerade verantwortungsbewußte Menschen, die bisher wegen eines für sie untragbar hohen Risikos auf Kinder verzichtet haben, werden in Zukunft gesunde Kinder bekommen können.

Im Ausland — ich nenne nur Großbritannien, die USA und Dänemark — ist die vorgeburtliche Diagnostik schon fast zu einer Routinesache geworden, und die Möglichkeiten werden in raschem Tempo weiterentwickelt. Wir in der Bundesrepublik hinken dieser Entwicklung hinterher — vor allem, weil es bisher aus gesetzlichen Gründen noch nicht erlaubt ist, eine Schwangerschaft auch wirklich zu unterbrechen, wenn ein genetischer Defekt diagnostiziert wurde.

Auch bei uns sind jedoch Initiativen im Gange, die organisatorischen Voraussetzungen zu schaffen, einmal von seiten der Deutschen Forschungsgemeinschaft und ihrer Mutagenitätskommission, zweitens von seiten der Kinderärzte, die ja am unmittelbarsten mit dem Problem genetisch geschädigter Kinder konfrontiert sind. Wir wollen hoffen, daß diese Initiativen nicht in dem Geldmangel der öffentlichen Hand versacken; denn es gehört nicht viel Prophetengabe dazu, vorauszusagen, daß wir in wenigen Jahren über 10000 vorgeburtliche Diagnosen in der Bundesrepublik stellen und auf diesem Wege die Geburt mehrerer 100 Kinder mit schweren genetischen Defekten verhindern könnten.

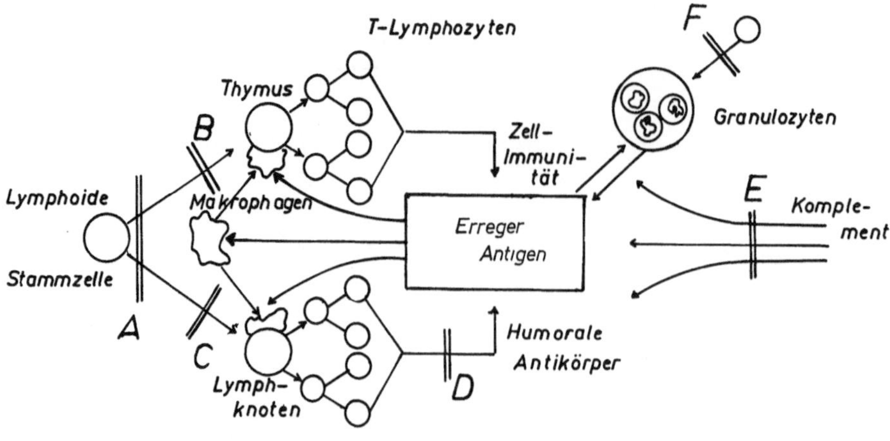

Abb. 5. Vereinfachte Darstellung einiger wesentlicher Komponenten der Immunabwehr beim Menschen. Für eine genauere Darstellung der möglichen genetischen Immundefekte muß auf die Spezialliteratur verwiesen werden. *A* Allgemeine Bildungsstörung der Lymphocyten; *B* lymphopenische Immundefizienzen mit Thymus-Hypoplasie; *C* verschiedene Typen des B-Zell-Defektes u.a. X-chromos. Aggammaglobulinämie; *D* Defekte spezifischer Immunglobuline, u.a. Ig A-Mangel; *E* Defekte von Komplement-Komponenten; *F* Agranulocytose

Am Beispiel der genetischen Familienberatung einschließlich der vorgeburtlichen Diagnostik haben wir gesehen, wie der Mensch schon heute gezielt und mit Erfolg in die natürliche Auslese eingreifen und in einem umschriebenen Bereich das, was früher die Natur um den Preis von vielem persönlichem Leid erreichte, nun in einer das Individuum möglichst schonenden Art und Weise selbst zustande bringen kann.

Damit Sie mich hier nicht mißverstehen: Die genetische Beratung und vorgeburtliche Diagnose führen wir aus im Interesse der einzelnen, ratsuchenden Familie, nicht im Interesse der Bevölkerung als Ganzem und ihrer Zukunft. Wir haben jedoch die berechtigte Hoffnung, daß das, was wir für die Familie tun, auf lange Sicht auch für die Bevölkerung von Nutzen sein wird.

b) Gefahren für unser Immunsystem

Mit dem nächsten Modell, das wir diskutieren wollen, machen wir einen — nicht allzu großen — Schritt weg von den Fakten in Richtung auf eine etwas mehr spekulative Verallgemeinerung. Wenn wir vorgeburtliche Diagnostik betreiben, so richten wir unsere Aufmerksamkeit auf die klar umschriebenen Syndrome, die entweder durch einen funktionellen Defekt eines einzelnen Genes, oder durch eine mikroskopisch erkennbare Chromosomenanomalie bedingt sind. Die genetische Variabilität innerhalb der menschlichen Bevölkerung beschränkt sich jedoch nicht auf diese Defekte; viel wichtiger, wenn auch in der Regel schlechter erfaßt, sind die Unterschiede in Systemen, die etwa eine höhere oder geringere Empfindlichkeit gegenüber Nahrungsmangel oder Infektionen, oder auch eine höhere oder geringere Leistungsfähigkeit oder Krankheitsanfälligkeit unseres Gefäßsystems, der Sinnesorgane oder des Gehirnes zur Folge haben.

Diese Systeme haben sich im Laufe der Evolution nur unter intensivem Selektionsdruck herausbilden können, sie müssen sich langsam zurückbilden, sobald dieser Selektionsdruck ausbleibt, weil dann Mutationen, die die Effizienz des Systems quantitativ beeinträchtigen, nicht mehr eliminiert würden. Die bekanntesten Beispiele dieser Art bilden die augen-losen Varianten vieler Species, die sich während des generationenlangen Lebens in der absoluten Dunkelheit von Höhlen herausgebildet haben.

Beim Menschen hat sich für dieses Problem der Vergleich rezenter Jäger- und Sammlerbevölkerungen, die noch unter starkem Selektionsdruck stehen, mit solchen Bevölkerungen, die seit 10 Jahrtausenden Landwirtschaft betrieben haben, als aufschlußreich erwiesen: Die durchschnittliche Sehschärfe und wahrscheinlich auch die Hörfähigkeit hat in dieser Zeit erheblich abgenommen; dagegen gibt es bei uns viel mehr Farbsehgestörte und Menschen, deren Sehvermögen durch Refraktionsanomalien beeinträchtigt ist (vgl. Post, 1971). Nun — das ist nicht so tragisch: Einem Kurzsichtigen kann man mit einer Brille helfen.

Bei anderen Systemen jedoch läßt sich ein allmählicher Abbau der Anpassung ebenfalls voraussagen, und hier können die Folgen wesentlich bedenklicher werden. Ein Beispiel, das mir auf lange Sicht besonders bedenkenswert erscheint, ist das Immunsystem (für Ref. vgl. Humphrey u. White, 1971; Fudenberg *et al.*, 1971; WHO-Rep. 402, 1968; 448, 1970) Erinnern wir uns: Heute erreichen über 95% der Geborenen das fortpflanzungsfähige Alter; vor 200 Jahren waren es noch nicht 50%. Zum überwiegenden Teil verdanken wir diese Entwicklung unserer verbesserten Fähigkeit, Infektionen zu bekämpfen. Es sind heute keineswegs nur kleinere Unterschiede in der Anfälligkeit gegenüber Infektionen, die dadurch sozusagen eingeebnet werden und für das Individuum und seine Fortpflanzung folgenlos bleiben, es gelingt mehr und mehr auch Patienten mit massiven Defekten des Immunsystems am Leben zu erhalten.

Dieses System hat sich jedoch im Laufe einer Evolution von einigen 100 Millionen Jahren zu einem sehr komplizierten, sehr zweckmäßigen Gefüge herausgebildet: Die wichtigsten Teile dieses Gefüges sind in Abb. 5 in äußerst vereinfachter Form dargestellt.

Obwohl die Methoden der Analyse sich noch in vollem Fluß befinden, ist heute schon eine größere Anzahl von genetischen Defekten bekannt, die an verschiedenen Stellen in dieses Gefüge eingreifen und damit schwere Störungen in der Abwehr von Infektionserregern hervorrufen können. Abb. 5 zeigt einige

Angriffspunkte dieser Immundefekte. Daß es diese Mutationen gibt, war aufgrund unserer allgemeinen Kenntnis des Mutationsvorganges im molekularen Bereich zu erwarten; denn wir wissen aus anderen Systemen, daß ein großer Teil der Mutationsereignisse die Gene so verändert, daß es entweder zur Bildung eines funktionell minderwertigen Proteins kommt, oder daß überhaupt kein Protein gebildet werden kann.

Das am besten erforschte genetische System des Menschen, die Hämoglobingene, gibt uns sogar Hinweise über die Häufigkeiten der verschiedenen Mutationsereignisse. Wenn wir annehmen, daß diese Häufigkeitsverhältnisse auch für andere Gene in etwa zutreffen werden, so hat das für das Immunsystem noch eine weitere Konsequenz: Die Polypeptidketten der humoralen Antikörper bestehen bekanntlich aus einem stabilen und einem labilen Anteil. Der labile Anteil zeigt von Protein zu Protein große Unterschiede in der Aminosäurensequenz; die Spezifität der Antikörper hängt offenbar von diesen Unterschieden ab. Das heute wahrscheinlichste genetische Modell für diese Verhältnisse verdanken wir Hilschmann (1969); danach gibt es für diesen labilen Anteil in jedem Genom eine große Anzahl von Genen, vielleicht mehrere Tausend. In einer einzelnen Stammzelle wird nur eines dieser Gene aktiv, indem es sich mit einem Gen für den stabilen Teil der Kette verbindet. In jeder Stammzelle eines Individuums ist dies Gen aber ein anderes. So besitzt jedes Individuum eine Vielzahl von Zellklonen. Kommt es mit einem Antigen in Verbindung, so vermehrt sich derjenige Zellklon, der den dazu passenden Antikörper zufällig herstellen kann. Die Immunglobuline unseres Serums sind eine Mischung der Produkte aller dieser Klone; ein einzelnes reines Protein kann man nur analysieren, wenn ein solcher Klon sich zu einem Myelom auswächst.

Diese vielen Gene können in der Evolution nur durch Selektion aufgrund eines mutationsähnlichen vielmals wiederholten Vorganges entstanden sein, den man als ungleiches Crossing-Over bezeichnet. Dieses System kann auch nur unter ständigem Selektionsdruck aufrecht erhalten bleiben; sobald die Selektion nachläßt, müssen die ständig ungerichtet auftretenden Mutationen langsam aber sicher eines nach dem anderen dieser Gene zerstören. Damit würde die Fähigkeit, gegen sehr viele verschiedene Antigene Antikörper zu bilden, langsam aber sicher abnehmen

Allerdings — dieser Vorgang braucht sehr viel Zeit; denn die Mutationsraten sind gering. In den nächsten Jahrhunderten ist eine sichtbare Wirkung nicht zu befürchten

Immerhin — diese Gene für labile Ketten sind ja nicht der einzige schwache Punkt dieses Systems. Es ist an vielen Stellen angreifbar. Was wird die Folge sein, wenn unsere durchschnittliche Fähigkeit, Antikörper zu bilden, hinschwindet und die Zahl der Menschen mit irgendwelchen Immundefekten zunimmt? Wir werden vom Schutz gegen Infektionen, etwa durch Antibiotica immer abhängiger werden. Wahrscheinlich werden auch die Erkrankungen an bösartigen Tumoren zunehmen.

Am Ende — wenn die Menschheit so lange existiert — wird der Mensch ein so kümmerliches Immunsystem haben, wie der Grottenolm kümmerliche Augen hat; nur mit dem Unterschied, daß der Grottenolm auch keine Augen braucht, während das Immunsystem

für uns dringend nötig ist und wohl auch bleiben wird.

Wo liegen unsere Chancen, der Gefahr zu entgehen? Meiner Meinung nach beim Einfluß auf den Mutationsvorgang selbst. Mutationen sind im Grunde chemische Vorgänge am genetischen Material. Es ist nicht einzusehen, warum es nicht gelingen soll, diese Vorgänge auch chemisch zu beeinflussen und das Genom gegen Mutationen zu stabilisieren.

c) Chemische Mutagenese beim Menschen

An zwei Modellbeispielen haben wir nun in die Zukunft extrapolierte Trends der Selektion kennengelernt. Besonders am letzten Beispiel jedoch wurde uns deutlich, wie sehr man den anderen großen Evolutionsfaktor, die Mutation, in die Betrachtung einbeziehen muß, wenn man vernünftige Aussagen über Selektion machen will.

Deshalb wollen wir als drittes und letztes Beispiel ein Spezialproblem aus diesem Bereich betrachten — das Problem, welche chemischen Verbindungen, die wir uns ständig zuführen, die natürliche „spontane" Mutationsrate erhöhen.

Diese Betrachtungen sollen uns aus dem Bereich der — gelenkten — Spekulation auf den Boden der beweisbaren Tatsachen zurückführen und uns gleichzeitig das beruhigende Gefühl geben, daß wir dem Wechselspiel zwischen Mutation und Selektion doch nicht ausgeliefert sind, sondern schon heute auch von der Mutationsseite her sinnvoll darauf einwirken können.

Der Umfang dieses Problems wird einem klar, wenn man sich zum Vergleich fragt: Wie wirken sich die ständig „spontan" auftretenden Mutationen beim Menschen aus, und wie häufig sind sie?

Um diese Fragen zu beantworten, teilen wir die Mutationen zweckmäßig ein nach ihrem Charakter und nach dem Ort ihres Vorkommens (Tabelle 1). Die erste Einteilung führt zu den Gruppen der strukturellen und numerischen Chromosomenaberrationen einerseits, der Genmutation auf der anderen Seite. Die zweite Einteilung ergibt Mutationen in den Keimzellen und in den Körperzellen. Chromosomenmutationen in Keimzellen führen meist zu schweren Mißbildungssyndromen, wenn sie die Zygote nicht schon vor der Geburt abtöten. Etwa 0,5% aller Neugeborenen weisen eine derartige Mißbildung auf. Ziehen wir daneben die große Zahl von Früchten mit Chromosomenschäden in Betracht, die vor der Geburt absterben, so ist es eine konservative Schätzung, wenn wir schließen: Mindestens 5% aller Zygoten gehen durch eine Chromosomenmutation zugrunde.

Tabelle 1. Mutationen beim Menschen und ihre wichtigsten Folgen

	Chromosomenaberrationen (numerisch und strukturell)	Genmutationen (im molekularen Bereich)
In Keimzellen (einschließlich früher Furchungsstadien)	Aborte; Mißbildungen	Anomalien mit Mendelschem Erbgang
In somatischen Zellen	Tumoren; Mißbildungen durch Fruchtschädigung	

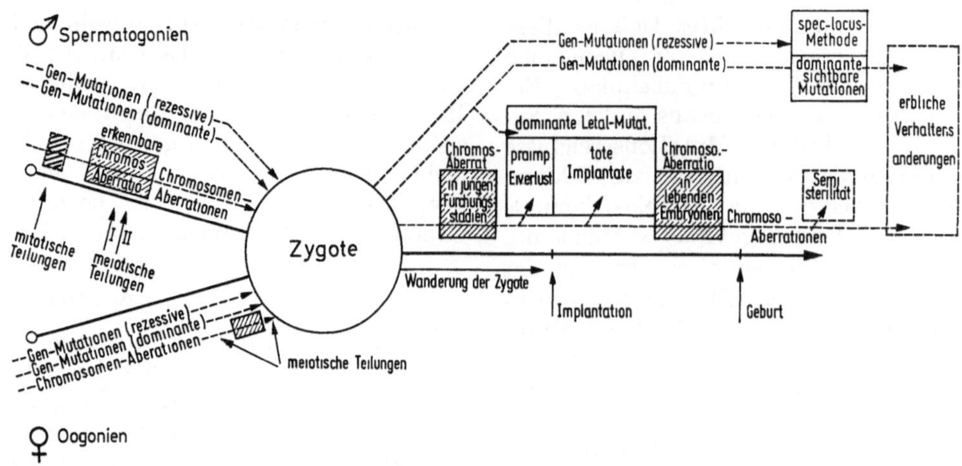

Abb. 6. Das Spektrum unserer Methoden für in vivo-Untersuchungen von Mutationen, die in Keimzellen männlicher oder weiblicher Säugetiere ausgelöst wurden. ▨ Methoden der Chromosomenforschung; □ sonstige genetische Methoden (aus: Vogel *et al.*, 1971; leicht verändert)

Die zweite Gruppe unserer Tabelle, die Genmutationen, führen vielfach zu den bekannten Erbleiden mit einfachem Mendelschem Erbgang; viele von ihnen sind rezessiv, sie führen deshalb erst viele Generationen später zu einem abnormen Phänotyp. Im einzelnen sind sie selten; es gibt aber mehrere tausend solcher Erbleiden (McKusick, 1971), und die Gesamtmutationsrate ist sicher nicht gering.

Neben den Mutationen in Keimzellen sind uns auch solche in Körperzellen wichtig: vor allem, weil sie zur Bildung „transformierter" Zellklone und damit zum Krebs führen können.

Sie sehen: Auch die „spontanen" Mutationen sind kein abwegiges Spezialgebiet von akademischem Interesse: ihren Folgen begegnet der Arzt fast täglich.

Seit Anfang der 40er Jahre kennen wir die mutationsauslösende Wirkung von Lost, Urethan und anderen Stoffen auf Pflanzenchromosomen und die Taufliege Drosophila melanogaster. Seitdem hat man viele 100 Verbindungen auf ihre mutagene Wirkung hin untersucht. Barthelmess (1970) gab vor 2 Jahren eine überaus eindrucksvolle Zusammenstellung. Dabei wurde andererseits deutlich, wie viele Substanzen noch niemals auf Mutagenität geprüft worden sind. Außerdem — und das ist der Haupteinwand gegen eine Übertragung dieser Ergebnisse auf den Menschen —: Die allermeisten dieser Befunde wurden an sog. einfachen Systemen erarbeitet, also an Mikroorganismen, Insekten oder Pflanzenchromosomen (Röhrborn, 1965). Obwohl das genetische Material als solches natürlich überall das gleiche ist, sind doch die übrigen Bedingungen so verschieden, daß es völlig verständlich war, wenn die Toxikologen sich wehrten, diese Befunde als relevant für den Menschen zur Kenntnis zu nehmen. Es war nötig, auch dieses Problem an Systemen zu untersuchen, die möglichst wenig Extrapolationsschritte erforderten. Diese Voraussetzung wird nur durch in vivo-Systeme beim Säugetier erfüllt.

Unsere Arbeitsgruppe in Heidelberg hat sich seit 1963 bemüht, derartige in vivo-Systeme aufzubauen und zu erproben (vgl. Röhrborn, 1965; Vogel und Röhrborn, 1970; Vogel, Röhrborn und Schleiermacher, 1971). In den ersten Jahren standen wir mit diesen Bemühungen ziemlich allein; seit ca. 3 Jahren jedoch ist eine zunehmende Zahl von Gruppen in verschiedenen Ländern dabei, dieses Gebiet zu fördern.

Wie wir sehen, muß man einerseits Chromosomenmutation und Genmutationen, andererseits Mutationen in Keimzellen und in somatischen Zellen unterscheiden. Die unmittelbarste Bedeutung für die nächste Generation haben die Chromosomenmutationen in Keimzellen. Gerade für ihren Nachweis steht uns jetzt ein relativ vollständiges Methodenspektrum zur Verfügung. Es reicht von den Spermatogonien einerseits, den unbefruchteten Oocyten in der ersten Reifungsteilung andererseits über die ersten Furchungsstadien und den genetisch bedingten Fruchttod in der Gravidität bis zum Embryo und zum erwachsenen Tier. In all diesen Stadien kann man jetzt Chromosomenaberrationen und ihre Folgen feststellen, die in männlichen oder weiblichen Keimzellen ausgelöst wurden. Auch Chromosomenaberrationen in somatischen Geweben kann man nachweisen; beim Versuchstier vor allem im Knochenmark, beim Menschen selbst aus Lymphocyten des peripheren Blutes (vgl. Gebhardt, 1970).

Viel schwerer und mühsamer ist beim Säugetier der Nachweis von Genmutationen im molekularen Bereich: die beste Methode der Nachweis von 7 rezessiven Mutationen durch Rückkreuzung mit einem homozygoten Teststamm (vgl. Ehling, 1970) ist für viele praktische Zwecke zu aufwendig. Man bleibt auf Mikroorganismen angewiesen, und das bedeutet für praktische Schlußfolgerungen einen fast unerträglich großen Extrapolationsschritt. Diesen Schritt kann man etwas verkleinern, wenn man den Mikroorganismus in der „intraanimalen Kultur" behandelt, etwa im Peritonealraum eines Säugers. Dann passiert eine z.B. per os gegebene Substanz den Stoffwechsel des Säugers, bevor sie den Mikroorganismus erreicht (Legator, 1970; Röhrborn, Propping und Buselmaier, 1972). Im Grunde ist jedoch auch diese Methode unbefriedigend; für Genmutationen müssen sich die Genetiker noch echte in vivo-Systeme einfallen lassen.

In Tabelle 2 sind einige Ergebnisse zusammengestellt. Schon aus ihnen geht zunächst hervor: Ein positiver Befund bei Mikroorganismen bedeutet nicht unbedingt, daß eine Substanz auch beim Säuger in vivo mutagen wirkt. Umgekehrt gibt es Stoffe mit

Tabelle 2. Beispiele für mutagene Wirkung beim Säugetier in vivo und bei Mikroorganismen in vitro

	Am Säuger positiv an Mikroorganismen positiv	am Säuger negativ an Mikroorganismen positiv	am Säuger positiv an Mikroorganismen negativ
Starke Mutagene	Triaziquon Triäthylenmelamin TEPA Mitomycin C Butylnitrosoharnstoff Methylmethansulfonat	Hydrazin[a] Captan[a]	Cyclophosphamid Cycasin[b] Nitrosomorpholin
Schwache Mutagene	Trypaflavin 3,4-Benzpyren Aflatoxin	Coffein Dichlorvos Formaldehyd[a] Urethan[a]	Dimethylnitrosamin Dinitrosopiperazin[b]

[a] Am Säuger bisher nur im Dominanten-Letalen-Test geprüft.
[b] Am Säuger bisher nur im host-mediated assay mutagen.

negativen Ergebnissen beim Mikroorganismus, die trotzdem für das Säugetier mutagen sind; sie werden dann im Organismus erst zu einer wirksamen Form umgewandelt. Doch wir sind nicht nur an der Frage interessiert: Kann eine Substanz überhaupt Mutationen auslösen? Wir wollen eine differenziertere Auskunft. Es ist unser Ziel zu erfahren: Unter welchen Bedingungen wirkt eine Substanz mutagen?

Lassen Sie mich hier einige Ergebnisse nennen. So ist das Entwicklungsstadium der Keimzellen zum Zeitpunkt der Behandlung einer der wichtigsten Parameter, von denen die mutagene Wirkung eines Stoffes abhängt. Das Muster dieser „Stadienspezifität" ist von Stoffklasse zu Stoffklasse verschieden, und es unterscheidet sich auch von dem Wirkungsmuster ionisierender Strahlen. Da die Entwicklung der Keimzellen beider Geschlechter verschieden verläuft, bedeutet das auch, daß die meisten Mutagene auf männliche und weibliche Keimzellen verschieden wirken

An dieser Stelle war mir nur möglich, die Ergebnisse dieser Arbeitsrichtung ganz kurz und sehr vereinfacht darzustellen (Röhrborn, 1970, 1971; Schleiermacher, 1971).

Im ganzen haben sie das einfache Prinzip bestätigt, daß wir für die praktische Anwendung von Testmethoden mit dem Ziel, den Menschen vor mutagenen Noxen zu schützen, aufgestellt haben: Man soll möglichst genau das untersuchen, was man wissen will Zum Beispiel· Da der Mensch zu den Säugetieren gehört, müssen auch potentielle mutagene Noxen am Säugetier getestet werden. Oder: Wenn ein Arzneimittel nur in der Geriatrie, also beim Menschen jenseits des fortpflanzungsfähigen Alters gebraucht wird, muß man es nicht auf Mutationen in Keimzellen untersuchen Oder: Es ist sinnlos, die Wirkung etwa eines Ovulationshemmers auf die Spermatogenese zu testen.

Ein großer Teil der pharmazeutischen Industrie hat das Problem erkannt, daß z.B Arzneimittel, bevor man sie einführt, auch auf Mutagenität geprüft werden müssen. Man möchte aber manchmal von uns ein sozusagen „kanonisches" Testprogramm genannt haben, das an allen Stellen durchgeführt wird und mit dem man dann „sicher geht". In den USA ist man sogar dabei, ein solches Programm vorzubereiten. Wir in Heidelberg halten wenig davon. Das Problem, wie man die genetische Gefahr durch eine bestimmte Verbindung abschätzen soll, beschränkt sich ja nicht auf die Frage nach den Testmethoden. Es hat noch mehrere andere Aspekte, von denen die Frage nach dem Ausmaß der Exposition und der Gefahr für die Kinder der wichtigste ist (vgl. Vogel und Jäger, 1969) Deshalb sind wir dafür, daß ein Testprogramm den Besonderheiten einer Substanz von Fall zu Fall individuell angepaßt wird: dabei sollten der Toxikologe und der Genetiker von Anfang an — nicht erst, wenn der Antrag auf Zulassung bzw. Registrierung unmittelbar bevorsteht —, eng zusammenarbeiten. Gerade die Stadienspezifität der Wirkung chemischer Mutagene wird uns oft der Notwendigkeit entheben, die Zurückziehung einer therapeutisch nützlichen Substanz vom Markt zu fordern. sehr oft wird man mit Empfehlungen auskommen, die auf bestimmte Personenkreise gezielt sind.

Denn unser gemeinsames Ziel muß ja sein, den individuellen Nutzen, den uns sehr viele chemische Stoffe zweifellos bringen, mit möglichst wenig Schaden für zukünftige Generationen zu erkaufen.

Zuvor zeigte ich Ihnen das allmähliche Auseinanderfallen komplizierter, durch viele Gene gesteuerter funktioneller Systeme — wie z.B. des Immunsystems — als Beispiel für eine voraussagbare genetische Verschlechterung, gegen die wir zur Zeit keine Mittel besitzen. Hier — auf dem Gebiet der Mutationsprophylaxe — ist das ganz anders. Hier können wir etwas für zukünftige Generationen tun — und deshalb sollten wir auch etwas tun.

Am Ende unserer drei Beispiele sind wir damit zu unserem Schema zurückgekehrt. Sie werden an meinem Vortrag zwei Dinge vermißt haben: Einmal den Hinweis auf die sog. Manipulation des genetischen Materials im molekularen Bereich. Ich habe sie weggelassen, nicht weil ich glaube, daß sie unmöglich wäre. Im Gegenteil — sie wird möglich sein und bei manchen Erbkrankheiten unsere Behandlungsmöglichkeiten erweitern. Für die Bevölkerung allerdings wird sie quantitativ kaum jemals ernstlich ins Gewicht fallen (vgl. Schering-Symposium, 1972). Vermutlich haben Sie zweitens die Diskussion der Frage vermißt: Wird die Menschheit in Zukunft im Durchschnitt dümmer werden? Oder werden die Dummen an Zahl zunehmen? Nun besteht kein Zweifel, daß auch für das, was an unserer geistigen Leistungsfähigkeit und an den Merkmalen unserer Persönlichkeit genetisch determiniert ist, eine erhebliche Variabilität vorhanden ist. Auch diese Gene unterliegen prinzipiell den gleichen populationsgenetischen Gesetzen wie alle anderen — insbesondere den Gesetzen der Selektion.

Diejenigen, die der Meinung sind, gerade Veränderungen im Fortpflanzungsverhalten könnten dazu führen, daß der leichte Schwachsinn in Zukunft häufiger werde, haben meines Erachtens plausible Argumente auf ihrer Seite. Leider sind jedoch unsere humangenetischen Methoden in dem gesamten Bereich der genetischen Grundlage unseres Befindens und Verhaltens zur Zeit noch so relativ unexakt, daß uns wirklich belegbare Zukunftsprognosen versagt sind. Was auf diesem Gebiet nottut, ist Forschung mit neu zu findenden, exakteren Methoden; denn sonst stehen wir gerade hier, wo die Öffentlichkeit mit Recht am dringendsten Auskunft von uns verlangt, vor dem Dilemma, daß wir entweder schweigen müssen, oder aber Antworten geben, die durch unsere Vor-Urteile mehr beeinflußt sind als durch wissenschaftliche Ergebnisse.

Wie sagten wir zu Anfang? Auch der Wissenschaftler, wenn er extrapolierend verallgemeinert, ist von nicht klar reflektierten Vorentscheidungen abhängig, in die seine Herkunft, seine emotionellen Bedürfnisse, insgesamt seine Weltanschauung mit eingehen.

Auch meine Vorentscheidungen sind in den Urteilen enthalten, die ich Ihnen vortrug. Dabei habe ich mich mit Absicht auf einige Aspekte unmittelbar praktischer Bedeutung beschränkt. Sie sind, das sollte Ihnen das anfänglich gezeigte Schema verdeutlichen, in einen viel umfassenderen Problemzusammenhang eingebettet. Dieser Zusammenhang ist Gegenstand der Forschung in der Populationsgenetik des Menschen. Hier, wie auf dem Gebiet der Verhaltensgenetik, liegen die für die Zukunft wesentlichsten Aufgaben der Humangenetik.

Die Arbeitsrichtungen, die ich Ihnen im ersten und dritten Beispiel geschildert habe, sind zwar sehr aktuell und mit Recht etwas mehr in das allgemeine Bewußtsein getreten. Sie umfassen jedoch nur einen kleinen Teil der vor uns liegenden Probleme.

Mit dieser Aussage habe ich bewußt ein subjektives Urteil abgegeben. Erlauben Sie mir nun am Schluß noch einen Schritt weiter in dieser Richtung: Es ist für mich erschütternd zu sehen, mit wie wenig Intensität wir Menschen die Erforschung unser selbst, unserer eigenen biologischen Grundlage in ihrer Wechselwirkung mit geistigen und sozialen Bezügen, immer noch betreiben, wenn nicht unmittelbar medizinisch-therapeutische Impulse dahinterstehen. So haben sich in der Humangenetik in den letzten 15 Jahren die Bereiche mit unmittelbarer diagnostischer und therapeutischer Relevanz rasch entwickelt; dagegen sind Populationsgenetik und Verhaltensgenetik weit zurückgeblieben, obwohl sie für die Bewältigung des Fortschrittes, jedenfalls auf längere Sicht, mindestens genau so wichtig sind. Speziell bei uns scheint sich dieser Trend in den letzten Jahren gefährlich zu verstärken, wobei die angespannte Finanzlage zusammenwirkt mit den neuen Universitätsstrukturen. Es besteht die Gefahr, daß Minderheiten, wie etwa die Anthropologen und die mehr theoretisch orientierten Humangenetiker, im pseudodemokratischen Verfahren an die Wand gedrückt werden, daß man z.B. nur

Arbeitsrichtungen von unmittelbarem medizinischen Interesse fördert und im übrigen Lehrstühle nicht neu besetzt oder ganz unzureichend ausstattet. Das muß, zusammen mit dem zunehmenden Leerlauf in den Universitätsgremien aller Art und den steigenden Lehrverpflichtungen, zu einem gefährlichen Abbau des schon jetzt viel zu geringen Forschungspotentials auf diesem Gebiet führen — ein trauriger Kontrast zu dem, was uns als Menschen an Wissen über uns selbst so dringend Not täte.

Ich möchte die Gelegenheit nutzen, um alle Verantwortlichen dringend zu bitten, sie mögen diese Gefahr erkennen und ihr wo immer möglich, entgegenwirken.

Literatur

Barthelmess, A.: Mutagenic substances in the human environment. In: Chemical mutagenesis in mammals and man, ed. by F. Vogel and G. Röhrborn. Berlin-Heidelberg-New York: Springer 1970.

Dorfman, A.: Antenatal diagnosis. Chicago: Univ. of Chicago Press 1972.

Ehling, U. H.: The multiple loci method. In: Chemical mutagenesis in mammals and man. ed. by F. Vogel and G. Röhrborn. Berlin-Heidelberg-New York: Springer 1970.

Emery, A. E. H.: Modern trends in human genetics 1 (antenatal diagnosis of genetic disease), p. 267. London: Butterworths 1970.

Fudenberg, H., Good, R. A., Goodman, H. C., Hitzig, W., Kunkel, H. G., Roitt, I. M., Rosen, F. S., Rowe, D. S., Seligman, M., Soothill, J. R.: Primary immunodeficiencies. Report of a World Health Organization Committee. Pediatrics **47**, 5 (1971).

Fuhrmann, W., Vogel, F.: Genetische Familienberatung. Heidelberger Taschenbücher Nr 42. Berlin-Heidelberg-New York: Springer 1968.

Gebhart, E.: Treatment of human chromosomes in vitro: Results. In: Chemical mutagenesis in mammals and man, ed. by F. Vogel and G. Röhrborn. Berlin-Heidelberg-New York: Springer 1970.

Hilschmann, N., Barnikol, H. U., Hess, M., Langer, B., Ponstingl, H., Steinmetz-Kayne, M., Suter, L., Watanabe, S.: Structure and formation of antibodies. Bayer-Symposium I "Current Problems in Immunology", p. 69. Berlin-Heidelberg-New York: Springer 1969.

Humphrey, J. H., White, R. G.: Kurzes Lehrbuch der Immunologie. Stuttgart: Thieme 1971.

Jacobs, P. A.: Chromosome mutations: Frequency at birth in humans. Humangenetik **16**, 137—140 (1972).

Legator, M. S.: The host-mediated assay, a practical procedure for evaluating potential mutagenic agents. In: Chemical mutagenesis in mammals and man. ed. by F. Vogel and G. Röhrborn. Berlin-Heidelberg-New York: Springer 1970.

McKusick, V. A.: Mendelian inheritance in man. Catalogs of autosomal, dominant, autosomal recessive, and X-linked phenotypes, 3. ed. Baltimore-London: John Hopkins Press 1971.

Murken, J. D.: Genetische Familienberatung und pränatale Genetik. München: J. F. Lehmanns 1972.

Nadler, H. L.: vgl. Murken.

Ohno, S.: Evolution by gene duplication. Berlin-Heidelberg-New York: Springer 1970.

Pawlowitzki, I. H.: Frequency of chromosome abnormalities in abortions. Humangenetik **16**, 131—136 (1972).

Post, R. H.: Possible cases of relaxed selection in civilized populations. Humangenetik **13**, 253—284 (1971).

Propping, P., Röhrborn, G., Buselmaier, W.: Comparative investigations on the chemical induction of point mutations and dominant lethal mutations in mice. Molec. gen. Genet. **117**, 197—209 (1972).

Propping, P., Vogel, F.: Betrachtungen zum Problem der umweltbedingten Mutationen beim Menschen. Sandoz-Zeitschrift „Triangel" in press.

Röhrborn, G.: Über mögliche mutagene Nebenwirkungen von Arzneimitteln beim Menschen. Humangenetik **1**, 205—231 (1965).

Röhrborn, G.: The dominant lethals: Method and cytogenetic examination of early cleavage stages. In: Chemical mutagenesis in mammals and man. ed. by F. Vogel and G. Röhrborn. Berlin-Heidelberg-New York: Springer 1970.

Röhrborn, G.: The activity of alkylating agents. I. Sensitive mutable stages in spermatogenesis and oogenesis. In: Chemical mutagenesis in mammals and man. ed. by F. Vogel and G. Röhrborn. Berlin-Heidelberg-NewYork: Springer 1970.

Röhrborn, G.: Chromosome aberrations in oogenesis and embryogenesis of mammals and man. Arch. Toxikol. 28, 115—119 (1971).

Röhrborn, G.: Possibilities of routine in vivo mutagenicity testing in mammals. Arch. Toxikol. 28, 120—128 (1971).

Schering AG, Workshop on Mechanisms and Prospects of Genetic Exchange, Berlin 11.—13. 12. 1971. Oxford etc. Brainstoig: Pergamon Press-Vieweg 1972.

Schleiermacher, E.: Chromosome aberrations in mitoses and meiosis in vivo. Arch. Toxikol. 28, 105—114 (1971).

Vogel, F., Jäger, P.: The genetic load of a human population due to cytostatic agents. Humangenetik 7, 287—304 (1969).

Vogel, F., Röhrborn, G.: Chemical mutagenesis in mammals and man (eds.). Berlin-Heidelberg-New York: Springer 1970.

Vogel, F., Röhrborn, G., Schleiermacher, E.: Chemisch-induzierte Mutationen bei Säuger und Mensch. Naturwissenschaften 58, 131—141 (1971).

WHO-Report 402, Geneva, 1968.

WHO-Report 448, Geneva, 1970.

Prof. Dr. med. Friedrich Vogel
Institut für Anthropologie
und Humangenetik
D-6900 Heidelberg
Mönchhofstraße 15a
Bundesrepublik Deutschland

Ist Resistenz gegen Antibiotica oder Schädlingsbekämpfungsmittel vermeidbar?

Peter Starlinger

Institut für Genetik der Universität zu Köln

Allen Biologen ist die Tatsache bekannt, daß im Verlaufe der Stammesgeschichte die Lebewesen die Fähigkeit haben, sich an veränderte Lebensbedingungen durch Mutation und Selektion anzupassen. Dabei scheinen die Mutationen Zufallsereignisse zu sein, die die verschiedensten Eigenschaften hervorbringen. Als Selektion bezeichnet man den Mechanismus, durch welchen diejenigen Mutationen ausgelesen werden, die den Lebensumständen am besten angepaßt sind. Über diese Theorien haben im Lichte der neuesten biologischen Erkenntnisse vor allem Monod [1] und Eigen [2] gearbeitet.

In der Gegenwart können wir die Wirksamkeit der Selektion besonders gut beim Auftreten der Resistenz gegen verschiedene schädigende Agenzien beobachten. Überall dort, wo biologische Arten in ihrer Umwelt starken Schädigungen ausgesetzt sind, entwickeln sich nach einiger Zeit resistente Mutanten, die sich gegenüber den ursprünglichen, empfindlichen Formen durchsetzen. Die schädigende Einwirkung übt hier eine starke Selektion aus.

So findet man z.B. Resistenz von Bakterien gegen Antibiotica, Resistenz von Insekten gegen Insektizide oder auch Resistenz von Pflanzen gegen bestimmte Viruserkrankungen. In dem folgenden Aufsatz soll vor allen Dingen über die Resistenz von Bakterien gegen Antibiotica berichtet werden. Zunächst soll kurz die Wirkungsweise der Antibiotica dargestellt werden. Im Anschluß daran wird über die Mechanismen berichtet, welche im Stande sind, die Wirkung der Antibiotica aufzuheben. In einem weiteren Abschnitt wird die genetische Bedingtheit dieser Resistenz erläutert. Abschließend soll erörtert werden, ob die Kenntnis der biologischen Vorgänge uns die Möglichkeit gibt, dem Auftreten resistenter Bakterienstämme entgegenzuwirken und auf diese Weise die Wirksamkeit der Antibiotica bei der Bekämpfung menschlicher Infektionskrankheiten zu verbessern.

A. Die Wirkungsweise der Antibiotica

Antibiotica sind Naturstoffe, welche in spezifischer Weise Krankheitserreger in ihrem Wachstum hemmen oder sie abtöten. Wenn sie in der Medizin eingesetzt werden sollen, dürfen sie den schädigenden Effekt nur bei den Krankheitserregern entfalten, dagegen müssen sie für den Menschen weitgehend unschädlich sein. Viele wichtige Reaktionen des Stoffwechsels sind einander bei allen Organismen so ähnlich, daß es nicht einfach ist, einen selektiven Hemmstoff zu finden.

Dies ist der Grund dafür, daß für die Therapie der Viruserkrankungen bisher noch keine befriedigenden Antibiotica gefunden worden sind. Die Vermehrung der Viren ist nämlich so intim mit dem Stoffwechsel der menschlichen Zelle verbunden, daß alle hier schädigend eingreifenden Stoffe bisher auch sehr schädlich für die menschliche Zelle gewesen sind.

Bei Bakterien liegt die Situation günstiger. Es gibt einige wichtige Reaktionen, in denen sich die Bakterienzelle von der menschlichen Zelle unterscheidet. Viele Antibiotica stören diese Funktionen der Bakterienzelle.

1. Die Zellwandsynthese. Die Bakterien (und die Blaualgen) besitzen eine eigenartige Zellwand, die weder bei tierischen noch bei pflanzlichen Zellen gefunden wird. Sie besteht unter anderem aus einem kovalent geschlossenen Molekül, welches die Bakterienzelle wie ein Netz umgibt und ihr die mechanische Festigkeit verleiht. Dies erlaubt es der Bakterienzelle, in hypotonischer Umgebung zu überleben, in der z.B. tierische Zellen, wie die Erythrocyten, durch einströmendes Wasser zerstört werden [3].

Das Penicillin und die Cephalosporine hemmen den Prozeß der Zellwandsynthese und erlauben es der Bakterienzelle daher nicht, bei ihrem Wachstum neue Zellwandsubstanz zu bilden. Die Zellen selber wachsen noch, besitzen dann aber keine Wand mehr, und werden in einer Umgebung zu geringen osmotischen Druckes lysiert.

Tierische und planzliche Zellen synthetisieren keine Zellwand von der Art, die die Bakterien besitzen. Aus diesem Grund sind sie unempfindlich gegen die genannten Antibiotica.

2. Die Proteinbiosynthese. Für diese grundlegende Funktion aller lebenden Zellen spielen die sog. Ribosomen eine wesentliche Rolle. Es handelt sich hier um Partikel, die zu Zweidrittel aus Ribonucleinsäure (RNA) und zu einem Drittel aus Protein bestehen. An diesen Partikeln werden mit Hilfe der Messenger RNA (mRNA), der Transfer RNA (tRNA) und einer Reihe von weiteren Faktoren die kettenförmigen Proteinmoleküle aus ihren Bestandteilen, den Aminosäuren, aufgebaut.

Ribosomen der Pflanzen und Tiere weisen untereinander eine große Ähnlichkeit auf. Sie unterscheiden sich von den Ribosomen der Bakterien. Dieser Unterschied ist schon in der Größe sichtbar. Die Ribosomen der Bakterien sind etwas kleiner [4].

Eine Reihe von wichtigen Antibiotica sind Moleküle, die mit den Ribosomen der Bakterien reagieren und sie bei der Ausführung ihrer Funktion behindern. Die gleichen Moleküle reagieren aber nicht mit den anders gebauten Ribosomen der sog. höheren Organismen, also der Tiere und der Pflanzen.

Zu diesen Antibiotica gehören unter anderem das Streptomycin, das Chloramphenicol sowie die Tetracycline [5—7].

Aus den genannten Gründen dürfte man annehmen, daß die genannten Antibiotica für die höheren Organismen völlig unschädlich sind. In den letzten Jahren mußte diese Betrachtung allerdings differenziert werden. Alle höheren Organismen besitzen Zell-Organellen, die sog. Mitochondrien. Diese Organellen sind sehr wichtig für die Atmungsvorgänge im Inneren der Zelle. Sie besitzen eigene Ribosomen und können in ihrem Inneren Proteine synthetisieren. Es hat sich nun gezeigt, daß die Ribosomen der Mitochondrien sehr viel mehr den bakteriellen Ribosomen ähneln, als den Ribosomen der höheren Organismen. Aus diesem Grund sind sie auch empfindlich gegen diejenigen Antibiotica, welche gegen die Ribosomen der Bakterien wirksam sind. Sie vermögen also die Mitochondrien und damit die Atmungsvorgänge der Zellen höherer Organismen zu schädigen. Vielleicht erklärt dies die Nebeneffekte, die einigen dieser Antibiotica bei Gabe hoher Dosen zugeschrieben werden [8].

3. Eine wesentliche Funktion der lebenden Zelle ist die Synthese von RNA. In allen Fällen wird sie von bestimmten Enzymen, den sog. RNA-Polymerasen wahrgenommen. Die RNA-Polymerase der Bakterien unterscheidet sich so weit von den RNA-Polymerasen höherer Organismen, daß sie von einem bestimmten Hemmstoff, dem Rifampicin, gehemmt wird. Das gleiche Antibioticum hat keinen Einfluß auf die normalen RNA-Polymerasen der höheren Organismen [9, 10].

Neben diesen sehr allgemeinen Mechanismen der Antibioticawirkung gibt es natürlich noch eine Reihe von speziellen physiologischen Funktionen, in denen sich aus diesem oder jenem Grunde eine Klasse von Bakterien von den Menschen unterscheidet. Auch solche Unterschiede sind zum Teil mit Erfolg ausgenutzt worden. So läßt sich z. B. die Wirkungsweise der Sulfonamide oder des Trimethoprims gut erklären. Beide Funktionen sind aber nicht auf eine der drei genannten wesentlichen Unterschiede zwischen Bakterium und höherer Zelle zurückzuführen [11, 12].

B. Mechanismen der Antibiotica-Resistenz

Bisher sind zwei prinzipiell verschiedene Mechanismen beschrieben worden, welche Resistenz hervorrufen:

Der eine Mechanismus besteht darin, daß das Molekül, mit welchem das Antibioticum normalerweise reagiert (nach dem englischen Sprachgebrauch nennt man es häufig das ,,target"-Molekül), so verändert wird, daß es zwar seine ursprüngliche Funktion noch ausüben, aber nicht mehr das Antibioticum binden kann.

Der andere Mechanismus läßt die eigentlich von dem Antibioticum beeinflußte Funktion unverändert, sorgt aber dafür, daß das Antibioticum nicht mehr an seinen Wirkungsort gelangt.

1. Veränderung des ,,target"-Moleküls. Mutationen zur Resistenz gegen Streptomycin oder anderer Antibiotica, welche mit den Ribosomen reagieren, werden häufig durch eine Veränderung des Ribosoms selbst hervorgerufen. Es läßt sich zeigen, daß ein bestimmtes Protein des Ribosoms an einer bestimmten Stelle seiner Sequenz eine andere Aminosäure aufweist. Dies führt dazu, daß das Streptomycin seine Wirkung nicht mehr, oder nur noch in sehr viel höherer Dosis hervorrufen kann. Dennoch kann das veränderte Ribosom — mehr oder minder gut — Protein synthetisieren [13—16].

Das gleiche ist vom Rifampicin bekannt. Hier sind Mutanten isoliert worden, bei denen eine bestimmte Proteinuntereinheit der RNA-Polymerase in einer solchen Weise verändert ist, daß das Enzymmolekül zwar noch seine normale Funktion ausübt, aber nicht mehr in der Lage ist, mit dem Rifampicin zu reagieren. Es wird also durch das Rifampicin auch nicht mehr gehemmt [17, 18].

2. Inaktivierung des Antibioticums. Die enzymatische Inaktivierung des Antibioticums geschieht entweder durch Spaltung, das heißt durch Öffnung einer der kovalenten Bindungen des Antibioticums, oder — häufiger — durch kovalente Übertragung einer organischen Gruppe auf das Antibioticum-Molekül, die zu einer so starken sterischen Veränderung führt, daß es an seinem normalen Wirkungsort nicht mehr seine übliche Wirkung zu entfalten vermag.

Die Spaltung von Antibiotica durch ein Enzym beobachten wir vor allen Dingen bei den Penicillinen und Cephalosporinen, bei denen der charakteristische β-Lactamring hydrolytisch gespalten wird. Diese Enzyme sind bei resistenten Bakterien weit verbreitet. Häufig sind sie nichtkonstitutiv, sondern induzierbar, das heißt, sie sind normalerweise in den Bakterien nur in sehr kleiner Menge vorhanden und werden erst dann in größere Mengen synthetisiert, wenn die Bakterien mit kleinen Mengen des Antibioticums in Kontakt kommen. Die Synthese dieses Enzyms unterliegt also einer Regulation [19, 20].

Die Gruppenübertragung finden wir bei einer Reihe der sog. aminoglykosidischen Antibiotica, zu denen das Streptomycin gehört, sowie beim Chloramphenicol. Für diese Aktivierung können sehr verschiedene Gruppen, z. B. Acetyl-, Phosphat, und Adenylgruppen verwendet werden. Mitunter kann das gleiche Antibioticum von verschiedenen Enzymen an verschiedenen Stellen durch verschiedene Gruppen inaktiviert werden [21—23].

3. Ausschluß des Antibioticums aus der Bakterienzelle. Ein besonders eleganter Mechanismus der Resistenz scheint darin zu bestehen, daß das Antibioticum aktiv aus der Bakterienzelle ausgeschlossen wird. So konnte z. B. bei einem bestimmten Stamm von E. coli, der gegen Chloramphenicol resistent war, gezeigt werden, daß das Antibioticum nicht in das Innere der Zelle eindringt, daß aber zellfreie Extrakte des Bakteriums die normale Empfindlichkeit gegen das Antibioticum aufweisen. Diese Extrakte sind auch nicht in der Lage, das Antibioticum zu inaktivieren.

Dieser Mechanismus ist induzierbar, das heißt, er bildet sich erst dann in voller Stärke aus, wenn die Bakterien für einige Zeit mit kleinen Konzentrationen von Chloramphenicol in Kontakt gewesen sind. Am besten geschieht dies, wenn die verwendeten Konzentrationen so gering sind, daß sie die Bakterien noch nicht beim Wachstum hemmen.

Der Nachweis, daß das Chloramphenicol nicht in das Innere der Bakterienzelle hineingelangt, wurde auf besonders elegante Weise geführt. Man konnte nämlich durch genetische Manipulation ein Bakterium erhalten, welches neben dem eben beschriebenen Resistenz-Mechanismus noch einen weiteren Resistenz-Mechanismus aufwies, der es befähigte, das Chloramphenicol durch Acetylierung zu inaktivieren. Es zeigt sich nun, daß normale, nicht induzierte Zellen dieses Typs Chloramphenicol inaktivieren können. Hat man aber den Ausschlußmechanismus durch Induktion in Gang gesetzt, so gelangt das Chloramphenicol nicht mehr in das Innere der Bakterien, und daher wird auch eine Inaktivierung von Chloramphenicol nicht beobachtet.

Der Mechanismus ist noch nicht geklärt, doch läßt sich spekulieren, daß er auf einer Umkehrung der normalen Transportvorgänge beruhen könnte. Man würde also annehmen, daß das passiv in die Zellen hineingelangende Chloramphenicol aktiv wieder nach außen transportiert wird. Der Mechanismus wäre also umgekehrt wie alle diejenigen Mechanismen, bei denen ein Stoff aktiv im Inneren der Zelle konzentriert wird [24].

C. Die Genetik der Antibiotica-Resistenz

Im voranstehenden Absatz wurde gezeigt, daß die Resistenz der Bakterien gegen die Antibiotica auf dem Besitz mehr oder weniger komplizierter biochemischer Funktionen beruht. Wie alle biochemischen Funktionen müssen auch diese durch eigene Gene kodiert sein. Der Erwerb der Resistenz gegen Antibiotica ist also ein genetisches Phänomen.

Verhältnismäßig leicht sind die genetischen Veränderungen zu verstehen, die zu einer Änderung des „target"-Moleküls führen. Hier genügt es in den gut untersuchten Fällen, daß in einer Aminosäure-Sequenz eines bestimmten Proteins eine einzige Aminosäure gegen eine andere Aminosäure ausgetauscht wird. Die Molekulargenetik hat gezeigt, daß dies durch den Ersatz eines einzigen Nucleotids in dem dazugehörigen Gen durch ein anderes Nucleotid hervorgerufen werden kann. Derartige Mutationen finden in allen Genen mit einer bekannten Frequenz statt. Ihre Häufigkeit liegt in der Gegend von ca. 10^{-9} pro Zellteilung. In einer Bakterienkultur oder einem erkrankten Menschen findet man leicht einige Milliarden von Bakterien. Unter diesen werden also auch immer einige sein, welche diejenige „Nucleotidsubstitution" aufweisen, die zum Ersatz derjenigen Aminosäure führen, die die Resistenz hervorruft.

Solche Mutationen sind von den Bakteriengenetikern in größerer Anzahl charakterisiert worden. Stets ist es so, daß sie an genau definierter Stelle in einem bestimmten Gen vorkommen. Sie können also auf dem ringförmigen Chromosom des Bakteriums an genau definierter Stelle nachgewiesen werden. Dieses Chromosom ist ein langes ringförmiges Molekül von Desoxyribonucleinsäure (DNA), welches einige Millionen Nucleotide enthält. Jedes Gen ist ungefähr 1 000 Nucleotide lang, und dementsprechend trägt das Chromosom des Bakteriums ungefähr einige Tausend Gene. Bei einigen Bakterien sind die Kreuzungsmethoden soweit entwickelt, daß man diese Gene genau lokalisieren kann. Diese Bakterien haben es erlaubt, auch die Lage derjenigen Gene aufzufinden, welche für die Bildung der Ribosomen oder der RNA-Polymerase notwendig sind. Die genannten Mutationen zur Resistenz sind dann genau in diesen Genen lokalisiert [25, 26].

Schwieriger zu verstehen ist die Resistenz gegen Antibiotica, die auf dem Auftreten eines inaktivierenden Enzyms oder eines ausschließenden Transportmechanismus beruht. Hier benötigt man mindestens ein, wenn nicht mehrere Gene für ganz neue Funktionen. Die Wahrscheinlichkeit, daß dies durch zufällige gleichzeitige Änderungen vieler benachbarter Nucleotide in einem für uns beobachtbaren Zeitraum geschehen könnte, ist ungefähr mit der Wahrscheinlichkeit zu vergleichen, daß man durch zufällige Druckfehler eine Seite eines Lehrbuches der Genetik in eine Seite aus Goethes Faust verwandelt.

Tatsächlich hat sich auch gezeigt, daß die Resistenz, die diesen Mechanismen zuzuschreiben ist, von Bakterien auf eine andere Weise erworben wird. Die Bakterien erlangen diese Art von Resistenz dadurch, daß sie mit anderen Bakterien in Kontakt kommen, welche die Gene für diese Resistenz bereits besitzen. Bei dem Kontakt zwischen den beiden Bakterien können die genannten Resistenzgene dann von den bereits resistenten auf das vorher sensitive Bakterium übertragen werden. Es handelt sich also um eine „infektiöse" Resistenz.

Die infektiöse Resistenz ist zuerst von japanischen Autoren beobachtet und in jüngerer Zeit von Watanabe [23, 27] dargestellt worden. In Europa wurde die infektiöse Resistenz zuerst von Datta und von Lebek beschrieben [28, 29]. (Die Zitate beziehen sich auf neuere zusammenfassende Arbeiten, aus denen die Originalliteratur leicht zurückverfolgt werden kann.)

Allen genannten Autoren fiel zunächst nicht die Infektiösität auf, sondern die Tatsache, daß in ihrem Untersuchungsmaterial Bakterienstämme auftreten, welche gleichzeitig gegen eine Reihe damals gebräuchlicher Antibiotica resistent waren. Erst eine genauere Untersuchung zeigte, daß diese multiple Resistenz en bloc von Bacterium zu Bacterium übertragbar war. Heute werden bis zu sieben verschiedene Resistenzen auf einem einzigen Resistenzfaktor beobachtet. Zu ihnen gehören die Resistenzen gegen: Streptomycin, Kamamycin-Neomycin, Chloramphenicol, Tetracyclin, Sulfonamid und Ampicillin. In anderen Kombinationen ist auch bereits die infektiöse Resistenz gegen Gentamycin und Trimethoprim beobachtet worden [30—32].

Die infektiöse Resistenz kommt bei gram-negativen Bakterien vor. Die Organisation des genetischen Materials dieser Bakterien ist besonders gut bei E. coli untersucht worden. Die meisten Gene dieses Bacteriums sind auf einem langen, ringförmig geschlossenen Molekül von Desoxyribonucleinsäure (DNA) vereinigt. Dieses Molekül wird in Analogie zu den komplizierter gebauten, Gen-tragenden Strukturen der höheren Organismen als Chromosom bezeichnet. Sein Vorhandensein ist für das Bacterium lebensnotwendig. Neben dem Chromosom kann ein gram-negatives Bacterium wie E. coli noch andere Gene besitzen, die dann ebenfalls auf ringförmigen DNA-Molekülen angeordnet sind. Diese Moleküle sind im allgemeinen viel kleiner als das eigentliche Chromosom, welches Raum für mehrere Tausend Gene bietet. Die kleineren DNA-Moleküle tragen zwischen 10 und 100 Gene. Sie sind nicht lebenswichtig für die Zelle, und daher kann man Bakterienstämme finden, die diese kleineren DNA-Moleküle nicht besitzen.

Ein besonders gut untersuchter Vertreter dieser Klasse ist der sog. F-Faktor. Dieser Faktor ist verantwortlich für die Sexualität der Bakterien. Auf dem Faktor sind eine Reihe von Genen angeordnet, die die Zelle befähigen, mit anderen Bakterienzellen, die keinen F-Faktor tragen, beim direkten Zellkontakt eine Plasmabrücke auszubilden und den F-Faktor durch diese Plasmabrücke auf die bisher vom F-Faktor freie Zelle zu übertragen. Da sich der F-Faktor während dieses Übertragungsvorganges verdoppelt, endet dieser „Konjugation" genannte Vorgang damit, daß beide Zellen den F-Faktor besitzen. In einer Mischkultur von F-Faktor-haltigen (F+) und F-Faktor-freien (F−) Zellen breitet sich also der F-Faktor „infektiös" aus.

Seine Bedeutung für die Bakterien erhält der F-Faktor durch eine weitere Fähigkeit. Er kann sich nämlich mit dem Chromosom des Bacteriums zu einem einheitlichen größeren Chromosom verbinden, ohne hierdurch seine Infektiösität einzubüßen. Eine Zelle, in welcher sich der F-Faktor mit dem Chromosom verbunden hat, wird Hfr-Zelle genannt. Die Konjugation einer Hfr-Zelle mit einer F−-Zelle führt zur Übertragung eines mehr oder minder großen Abschnittes des Chromosoms des Hfr-Bacteriums auf das F−-Bacterium. In der F−-Zelle kann deren Chromosom mit dem neuerhaltenen Fragment der Hfr-Zelle genetische Rekombination eingehen. Dies führt zu genetischen Austauschvorgängen zwischen Zellen von E. coli, die den Vorgängen während der Meiose höherer Organismen analog sind.

Neben dem F-Faktor sind auch andere zusätzliche kleinere Chromosomen in Bakterienzellen beschrieben worden. Als Klasse haben sie den Namen „Episomen" oder auch „Plasmide" erhalten (der Unterschied zwischen beiden Klassen ist hier nicht von Bedeutung) [33, 34].

Auch die infektiöse Resistenz von Bakterien beruht auf der Anwesenheit von Plasmiden. Sie werden allgemein Resistenz-Faktoren oder kurz R-Faktoren genannt. R-Faktoren tragen die Gene für die Resistenz, die sie dem Bacterium verleihen, und außerdem Gene, welche dafür sorgen, daß der Faktor bei einer Konjugation mit einem vorher R-Faktor-freien Bacterium auf dieses übertragen werden kann.

Die Anwesenheit von Plasmiden ist für die Zellen im allgemeinen nicht lebenswichtig. Daher können Plasmide spontan verloren werden, ohne daß die Zellen ihre Fähigkeit zur Vermehrung einbüßen. Am F-Faktor wurde zum erstenmal beobachtet, daß man durch Behandlung mit bestimmten Chemikalien die Wahrscheinlichkeit für den Verlust des Plasmids sehr heraufsetzen kann. In der letzten Zeit sind eine Reihe von Versuchen beschrieben worden, um Plasmide möglichst effektiv aus den Zellen entfernen zu können. Das Interesse hieran rührte vor allen Dingen von der Hoffnung, Bakterien von ihren R-Faktoren befreien zu können, um sie auf diese Weise für eine Behandlung mit Antibiotica sensibel zu machen [35—42].

Denjenigen Anteil des R-Faktors, welcher die Gene trägt, die dafür verantwortlich sind, daß der R-Faktor durch Konjugation auf eine andere Zelle übertragen werden kann, nennt man Resistenz-Transfer-Faktor oder abgekürzt RTF. Im allgemeinen bildet er mit den Resistenzgenen gemeinsam ein einziges ringförmiges Molekül, den R-Faktor.

Es sind jedoch auch kompliziertere Situationen beschrieben worden. In einem Fall beherbergt die Zelle zwei unterschiedlich große ringförmige Plasmide. Eines von ihnen ist der RTF, das andere trägt die Resistenzgene. Das letztere ist selbst nicht in der Lage, von einer Zelle auf eine andere überzugehen. Trägt die Zelle aber einen RTF, welcher die Plasmabrücke und den Zellkontakt vermittelt, so kann durch diese Plasmabrücke das Resistenz-Plasmid passiv mitgeschleppt werden.

Mit genetischen Experimenten kann man dies nachweisen. Die beiden Nebenchromosomen lassen sich in verschiedenen Zellen isolieren. Ein Bacterium A besitzt dann die multiple Resistenz, ist aber nicht in der Lage, sie auf ein zweites Bacterium B zu übertragen. Die Übertragungsfähigkeit besitzt ein drittes Bacterium C, das aber keine Resistenzgene trägt. Erst eine Mischung aller drei Bacterien in einem Reagensglas führt zu einer Übertragung der Resistenz auf das Bacterium B. Man muß sich diesen Vorgang aber in zwei Stufen vorstellen. In einer ersten Stufe wird der Resistenz-Transfer-Faktor von dem Bacterium C auf das Bacterium A übertragen. In der zweiten Stufe wird er gemeinsam mit den Resistenzgenen aus dem Bacterium A auf das Bacterium B übertragen [43, 44].

In einem anderen genau untersuchten Fall bei E. coli ist die Situation noch etwas komplizierter. Hier kann der Resistenz-Transfer-Faktor mit den Resistenzgenen zusammen einen einheitlichen R-Faktor bilden. Man kann mit geeigneten Trennungsverfahren das ringförmige DNA-Molekül sogar isolieren und unter dem Elektronenmikroskop betrachten und sieht dann, daß es eine bestimmte Länge aufweist. In E. coli kann man dieses Plasmid von einem Stamm auf einen anderen übertragen, wodurch der neu-infizierte Stamm ebenfalls die multiple Resistenz und die Fähigkeit, diese weiter zu übertragen, erhält.

Nun ist es aber schon seit längerem bekannt, daß die multiple Resistenz nicht auf eine Species beschränkt ist, sondern daß sie innerhalb der gram-negativen Bakterien auch interspezifisch übertragen werden kann. Übertragungen geschehen sogar zwischen relativ unverwandten Arten, wie z.B. E. coli und Proteus mirabilis [27, 29].

Bei dem hier zu besprechenden Faktor mit dem Namen 222-R₃ wurden die oben geschilderten Untersuchungen in einem Stamm von E. coli durchgeführt. Infiziert man einen Stamm von Proteus mirabilis mit dem gleichen R-Faktor, so wird während der logarithmischen Vermehrungsphase das gleiche Bild beobachtet. Untersucht man dagegen während der stationären Phase die Zellen von Proteus mirabilis, welche diesen R-Faktor beherbergen, so findet man neben den ringförmigen DNA-Molekülen mit der bekannten Länge zwei weitere Species, die etwas kleiner sind, wobei aber die Summe ihrer Länge gleich die Länge des ursprünglichen Faktors ist. Man muß schließen, daß der große Faktor in zwei kleinere Faktoren dissoziiert wird. Untersucht man nun das Vorkommen und die Menge der beiden kleineren Faktoren, so stellt man fest, daß das kleinste Molekül mit einer Konturlänge von nur 6,4 mµ unverhältnismäßig stark vermehrt wird. Gleichzeitig stellt man fest, daß entsprechend der Vermehrung dieses kleinsten Moleküls die Menge der inaktivierenden Enzyme, in diesem Fall unter anderem einer Chloramphenicol-Transacetylase, pro-

portional zunimmt. Man darf also daraus schließen,
daß das große Molekül ein R-Faktor war, welcher aus
dem RTF und den Resistenzgenen bestand. Die Dissoziation führte dann offenbar zur Dissoziation des RTF
von den Resistenzgenen. Nur die letzteren wurden
überproportional vermehrt, was dazu führte, daß eine
größere Menge von Antibiotica-inaktivierenden Enzymen gebildet wurde. Gleichzeitig hat aber diese Zelle
nicht auch den RTF entsprechend vermehrt, so daß
die für die Übertragung wichtigen Strukturen nicht in
überflüssiger Menge gebildet wurden [45].

Es würde bei weitem den Rahmen dieses Artikels
sprengen, wenn versucht würde, alle physiologischen,
biochemischen und genetischen Daten aufzuzählen,
die heute bereits über die R-Faktoren bekannt sind.

An dieser Stelle genügt es, festzustellen, daß die
verschiedenen Mechanismen in völlig befriedigender
Weise erklären, wie es möglich ist, daß ein Bacterium
so komplizierte Eigenschaften wie die Fähigkeit zur
Bildung inaktivierender Enzyme oder spezifischer Aus-
schlußmechanismen neu erwerben kann. Es handelt
sich eben nicht um eine Mutation, sondern um eine
Art Rekombinationsvorgang, der genetisches Material
neu in die infizierten Zellen einführt.

Die geschilderte Vielfalt legt die Vermutung nahe,
daß Gene für Resistenz und verschiedenartige Transfer-Faktoren in großer Vielfalt in Form von Plasmiden
gebildet werden können, und daß sie die verschiedensten Kombinationen eingehen können. Dieses Bild
bedarf einer Korrektur.

Die Zahl der Transfer-Faktoren, die bisher erkannt
wurde, ist begrenzt geblieben. Bei den gram-negativen
Bakterien kennen wir nur zwei Typen. Einer ist mit
dem oben bereits erwähnten Fertilitätsfaktor F verwandt, der andere ist von F unabhängig, besitzt dagegen Ähnlichkeit mit einem anderen Plasmid, dem
Colcinogeniefaktor I. Alle bisher untersuchten infektiösen Resistenz-Faktoren benutzen entweder den einen oder den anderen Transfer-Faktor [28].

Diese genannten Transfer-Faktoren übertragen
sich lediglich innerhalb der gram-negativen Bakterien-
species. Bei gram-positiven Bakterien ist zwar eine
plasmidische Resistenz verschiedener Art beobachtet
worden. Diese ist aber bisher nicht im Zusammenhang
mit Resistenz-Transfer-Faktoren aufgetreten. Möglicherweise ist die Tatsache, daß sich Resistenz innerhalb
der gram-positiven Arten weniger verbreitet hat, auf
dieses Fehlen der infektiösen Resistenz zurückzuführen [56].

Allerdings ist inzwischen eine Übertragung von
Plasmiden zwischen Staphylokokken-Stämmen beobachtet worden, die auf Transduktion durch Bakterio-
phagen beruht und möglicherweise auch unter natürlichen Bedingungen eine Rolle spielen könnte [57, 58].

Wir müssen also die Tatsache festhalten, daß die
höchst spezialisierten und raffinierten Mechanismen
der infektiösen Resistenz keineswegs häufig entstehen,
sondern daß sie während der langen Stammesgeschichte
der Bakterien nur in begrenzter Zahl entstanden sind.
Es ist natürlich möglich, daß manche dieser Faktoren
von uns noch nicht entdeckt worden sind, aber man
darf wohl annehmen, daß sie nicht in übergroßer Zahl
vorhanden sind.

Natürlich interessiert uns die Frage nach der Entstehung dieser genetischen Information im Verlaufe
der Stammesgeschichte. Wir können diese Frage allerdings noch nicht beantworten. Es ist sehr wahrscheinlich, daß die R-Faktoren schon existiert haben, bevor
die Antibiotica in die menschliche Therapie eingeführt worden sind. Wir dürfen nicht vergessen, daß
es sich bei den Antibiotica um — allenfalls modi-
fizierte — Naturprodukte handelt, die in der natürlichen Umgebung der Produzenten, meistens bestimmter Streptomyceten, bereits über lange Zeiträume auf
die in der dortigen Umgebung vorhandenen Bakterien
eingewirkt haben können. Sie werden also im Verlauf
der Stammesgeschichte in dieser Umgebung entstanden und erst später durch infektiöse Vorgänge auf diejenigen Bakterien übertragen worden sein, die z.B.
als Darmparasiten des Menschen für diesen von Bedeutung sind. Wichtig ist in diesem Zusammenhang
die Tatsache, daß in einigen Fällen R-Faktoren in
solchen Bakterien gefunden worden sind, die offensichtlich nicht mit von Menschen verwendeten Antibiotica in Berührung kamen. So konnten z.B. R-Faktoren in einem Bacterium gefunden werden, welches
bereits im Jahre 1946 lyophilisiert und damals sicherlich noch nicht der Einwirkung von Antibiotica ausgesetzt gewesen war [46].

Zu einem ähnlichen Ergebnis gelangten Untersuchungen an Buschmännern, die so lange von jeder
anderen menschlichen Zivilisation isoliert gewesen
waren, daß sie sicherlich nicht in ihrer Darmflora eine
infektiöse Antibiotica-Resistenz unter dem selektie-
renden Einfluß von Antibiotica gewonnen hatten.
Auch hier wurden R-Faktoren in den Darmbakterien
entdeckt [47].

Auf der anderen Seite kann es keinem Zweifel
unterliegen, daß unter dem Einfluß der Antibiotica-
Therapie die R-Faktoren in den menschlichen Darmparasiten sich sehr verbreitet haben. Die Situation ist
hier allerdings kompliziert. Es ist einerseits sicher, daß
heute mehr R-Faktoren gefunden werden, als seiner-
zeit, als die Antibiotica noch nicht verwendet wurden.
Dies gilt nicht nur pauschal, sondern auch dann, wenn
man einzelne Antibiotica untersucht, die zu verschiedener Zeit in die Therapie eingeführt wurden. Die Verbreitung der infektiösen Resistenz gegen diese Antibiotica setzt immer erst dann ein, wenn diese Antibiotica
auch in der Therapie verwendet werden. Hierbei ist
der Prozentsatz der resistenten Bakterienstämme unter
den Patienten von Kliniken im allgemeinen größer
als in einer nicht behandelten Normalpopulation desselben Landes. Umgekehrt ist auch beobachtet worden,
daß in den USA die Anzahl der chloramphenicol-
resistenten Stämme abgenommen hat, möglicherweise
seit dieses Antibioticum aufgrund seiner Nebenwirkungen sehr viel seltener verwendet wird [48].

Für die detaillierte Erforschung dieser Zusammenhänge wäre es sicherlich sehr wünschenswert, wenn im
Zusammenwirken von Klinikern, Medizinern, Mikrobiologen und Bakteriengenetikern ausgedehnte Experimente zur Ökologie dieser Bakterien vorgenommen
würden [49—53].

Es darf also nicht bezweifelt werden, daß die
Selektion die wir mit den Antibiotica ausüben, auf die
Verbreitung der resistenten Bakterien einen nennens-
werten Einfluß hat. Aus diesem Grunde berichten
Kliniker aus aller Welt, daß die Zahl der resistenten
Bakterien in ihrem Krankengut zunimmt. In vielen
Fällen kann man beobachten, daß bestimmte Species,
in welchen sich seltener resistente Mutanten finden,

von anderen verdrängt werden, die leichter resistent werden. Im Sinne der oben gemachten Ausführungen über die infektiöse Resistenz läßt sich hier z. B. beobachten, daß die gram-positiven Staphylokokken heute in den unspezifischen Infektionen häufig durch gramnegative Bakterien wie E. coli, Klebsiella oder die Aerobactergruppe verdrängt werden. Daneben berichten Kliniker auch über ein Überhandnehmen von Pilzinfektionen wie z. B. Candida albicans [49, 54, 55].

Aus diesen Gründen ist es dringend notwendig, daß sich sowohl Kliniker als auch Biologen fragen, wie der Verbreitung resistenter Bakterien Einhalt geboten werden kann.

D. Was kann man tun, um die Verbreitung Antibiotica-resistenter Bakterienstämme zu verhindern?

In den bisherigen Abschnitten ist geschildert worden, daß die Resistenz von Bakterien gegen Antibiotica auf einer genetischen Grundlage beruht. Sie entsteht entweder durch Mutation von Genen, die ursprünglich eine Funktion ausüben, die zur Empfindlichkeit gegen die Antibiotica führt, oder durch Neueinführung genetischen Materials, welches sich im Verlaufe der Stammesgeschichte in anderen Bakterien gebildet hat. Die Entstehung der „Resistenzgene" ist also nicht von uns zu beeinflussen.

Anders verhält es sich mit der Selektion resistenter Bakterienstämme durch die Antibiotica-Therapie. Jede Verwendung von Antibiotica übt eine solche Selektion in sehr starkem Maße aus. Wenn alle empfindlichen Bakterien durch ein Antibioticum abgetötet werden, können sich wenige resistente Bakterien ungehindert vermehren und daher eine Populationsgröße erreichen, wie es ohne die Selektion mit den Antibiotica niemals möglich gewesen wäre. Diese Selektion wird sogar um so wirksamer sein, je erfolgreicher die antibiotische Therapie in der Lage ist, alle sensitiven Bakterien abzutöten. Entgegen einem verbreiteten Vorurteil bietet es also bezüglich der Entstehung der Resistenz keinen Vorteil, eine besonders lange und besonders hochdosierte Antibiotica-Therapie durchzuführen.

Die hochdosierte Antibiotica-Therapie kann nur dann bezüglich der Resistenz einen Vorteil bringen, wenn die Resistenz so beschaffen ist, daß sie durch mehrere unabhängige Mutationen entsteht, von denen jede die Resistenz gegen eine bestimmte Antibiotica-Konzentration hervorruft, während bei Kombination mehrerer Mutationen eine Resistenz gegen eine höhere Konzentration erreicht wird. Wenn dieser Resistenz-Mechanismus infrage kommt, z. B. bei manchen Resistenzformen gegen Penicillin [59], dann kann eine zu geringe Konzentration des Antibioticums dazu führen, daß sich Mutanten ansammeln, welche gegen eine mäßige Konzentration resistent sind. Unter diesen Mutanten, die nunmehr die Gesamtpopulation bilden, werden neue Mutanten — die jetzt also bereits zwei Resistenz-Mutationen tragen — zufallsmäßig entstehen. Diese werden nun in der Lage sein, eine hohe Konzentration des Antibioticums bei einer späteren Verabreichung zu überleben. In diesem Sonderfall ist es also richtig, daß eine hohe Antibioticum-Konzentration einen bestimmten Resistenztyp dadurch verhindern kann, daß sie von vornherein eine Doppelmutation verlangt, die als gleichzeitiges Ereignis so selten beobachtet wird, daß sie praktisch keine Rolle spielt. Auf diesen Zusammenhang wird weiter unten, bei der Besprechung der kombinierten Antibiotica-Therapie, noch ausführlicher eingegangen.

Im allgemeinen muß man sich aber als Kliniker klar darüber sein, daß die Verabreichung von Antibiotica in hoher Dosis allein noch keinen Schutz vor dem Auftreten resistenter Keime bietet. Will man der Verbreitung der resistenten Keime entgegenwirken, so muß man zusätzlich Maßnahmen ergreifen.

1. Einschränkung des therapeutischen und vor allem des prophylaktischen Gebrauchs der Antibiotica. Da jede Anwendung von Antibiotica zu einer Selektion resistenter Bakterien führen muß, kann eine solche Selektion dadurch eingeschränkt werden, daß man weniger Antibiotica verwendet. Es wird also sowohl für die praktische Medizin als auch für die klinische Forschung wichtig sein, in jedem Fall zu erwägen, ob sich eine Anwendung von Antibiotica nicht vermeiden läßt. Dies gilt insbesondere für die prophylaktische Verwendung von Antibiotica. Wenn es zutreffen sollte, daß heute in manchen klinischen Stationen Antibiotica regelmäßig an alle Patienten verabreicht werden, um dem Auftreten von „Hospitalismus" entgegenzuwirken, so wäre dies ein äußerst alarmierender Zustand. Es entsteht hier in jedem Fall ein circulus vitiosus. Auf der einen Seite möchte natürlich der behandelnde Arzt das Auftreten von Hospital-Infektionen vermindern, und er wird daher immer wieder und auf immer höhere Antibioticadosen zurückgreifen. Auf der anderen Seite sorgt er gerade durch diese Handlungsweise dafür, daß immer mehr resistente Bakterien auf seiner Station auftreten, so daß immer weitergehende antibiotische Therapie erforderlich wird. Es ist hier die Frage aufzuwerfen — die der Bakteriengenetiker natürlich in gar keiner Weise beantworten kann —, ob nicht eine konzentrierte Forschung auf dem Gebiet der Desinfektion, die möglicherweise ganz neue Methoden verwenden würde, den Gebrauch der Antibiotica zur Verhütung der Hospital-Infektionen weitgehend einschränken oder sogar ersetzen könnte. In vielen Krankenhäusern werden auch in der dritten Klasse die Zimmer nur noch mit drei Betten belegt. Vielleicht wäre es möglich, dafür Sorge zu tragen, daß diese kleinen Zimmer regelmäßig von Patienten völlig geräumt und dann einer eingehenden Desinfektion unterzogen werden könnten. Dies würde naturgemäß viel schwerer fallen, wenn die Zimmer mit sehr vielen Kranken belegt wären.

Ein weiteres Problem betrifft die Anwendung der Antibiotica in der praktischen Medizin. Ich erinnere mich noch aus meiner Studentenzeit als Mediziner, daß wir von unseren damaligen Lehrern immer wieder darauf hingewiesen wurden, Antibiotica nicht wahllos bei jeder fiebrigen Erkrankung zu verschreiben, sondern es zunächst einmal mit den bewährten Hausmitteln zu versuchen. Ich weiß nicht, wie weit eine solche pauschale Empfehlung dem praktischen Arzt, der in kurzer Zeit viele Patienten zu versorgen hat, eine Hilfe sein kann. Auch hier stellt sich aber die Frage, ob eine zielgerichtete medizinische Forschung dazu führen könnte, sehr genaue und detaillierte Anwendungsregeln zu geben, die es möglicherweise dem praktischen Arzt erlauben würden, Antibiotica sparsamer als bisher zu verwenden, ohne gleichzeitig ein unvertretbares Risiko oder einen unvertretbaren zeitlichen Aufwand auf sich nehmen zu müssen.

2. Einführung einer strengen Trennung der Antibiotica für die Therapie von Menschen und die Therapie von Tieren sowie als Zusatz bei der Tierernährung. Nur ein Teil der von der Industrie hergestellten Antibiotica wird für die menschliche Therapie verwendet. Ein mengenmäßig erheblicher Anteil findet Verwendung in der landwirtschaftlichen Tierhaltung. Hierbei steht

nicht einmal die Therapie der erkrankten Tiere im
Vordergrund, sondern die regelmäßige Verwendung
von Antibioticazusätzen im Tierfutter. Auch wenn die
hier verwendeten Konzentrationen im allgemeinen
kleiner sind, als sie es bei jeder Therapie sein würden,
so ist die absolute Menge die hier verbraucht wird,
groß [60].

Der Verbrauch von Antibiotica in der Tierernährung dient nicht dem Schutze vor Krankheiten, sondern der Erzielung des sog. „nutritiven Effektes“.
Dieser Effekt ist in seiner Wirkungsweise noch nicht
verstanden. Er wirkt sich aber so aus, daß Tiere, die
regelmäßig mit einer geringen Antibioticamenge behandelt werden, schneller an Gewicht zunehmen und
insgesamt bis zu ihrer Schlachtreife weniger Nahrung
verbrauchen. Die hierdurch erzielten Einsparungen
liegen in der Größenordnung von 10% der Fütterungs-
kosten. Die Landwirtschaft ist der Meinung, daß ein
Land, welches in konkurrenzfähiger Weise Nahrungsmittel erzeugen möchte, auf die Verwendung von
Antibiotica für die Tierhaltung nicht verzichten kann
[60, 61].

Auf der anderen Seite kann es keinem Zweifel
unterliegen, daß eine derartige massive Verwendung
von Antibiotica zu einer ebenso massiven Selektion
resistenter Bakterienstämme führen muß. In den derartig behandelten Viehbeständen ist im allgemeinen
ein großer Teil der Darmflora multipel resistent [62].
Tritt in solchen Viehbeständen eine bakterielle Erkrankung auf, so kann sie sich unter Umständen
epidemisch ausbreiten. Eine derartige Epidemie, verursacht durch Salmonella typhimurium, ist in Viehbeständen in England noch 1965 beobachtet worden.
Im Verlaufe dieser Epidemie sind auch Erkrankungen
und Todesfälle beim Menschen beobachtet worden [63].

Aus den genannten Gründen haben sich die verantwortlichen Stellen in verschiedenen Ländern mit
der Frage der Antibiotica in der Tierernährung beschäftigt. Besonders ausführlich hat dies eine von der
britischen Regierung eingesetzte Kommission in dem
sog. „Swann-Report“ getan [60]. In diesem Bericht
werden die verschiedenen Einflüsse genau untersucht,
die zur Verbreitung von resistenten Bakterienstäm-
men führen. Der Bericht schließt mit einer Reihe ein-
deutiger Empfehlungen ab. Auf dem Gebiet der Tierernährung gibt er die Empfehlung, nur solche Antibiotica zu verwenden, die nicht gleichzeitig auch für
die menschliche Therapie benutzt werden.

In der Bundesrepublik unterliegt die Verwendung
von Antibiotica in der Tierernährung seit jeher einer
strikten Kontrolle [64]. Von den zur Therapie menschlicher Erkrankung verwendeten Antibiotica spielt bei
uns nur das Tetracyclin auch in der Tierernährung
eine wesentliche Rolle. Nach Auskunft des Bundesministeriums für Ernährung, Landwirtschaft und
Forsten soll von April des nächsten Jahres an die Verwendung von Tetracyclin in der tierischen Ernährung
erheblich eingeschränkt werden. Es ist zu hoffen, daß
die augenblicklich vorgesehene Maßnahme dann auch
wirklich zum Tragen kommt.

Darüber hinaus ist aber zu beachten, daß durch
die Verflechtung der Agrarmärkte innerhalb des
EWG-Raumes eine Angleichung der entsprechenden
Vorschriften innerhalb dieses Wirtschaftsgebietes erforderlich ist. Die Bundesrepublik ist bisher besonders
vorsichtig vorgegangen, in anderen EWG-Ländern ist
die Zahl der zugelassenen Antibiotica zum Teil größer.
Es ist zu hoffen, daß es der Bundesrepublik gelingt,
in den entsprechenden Verhandlungen zu erreichen,
daß bei der Angleichung der Vorschriften für den
gesamten EWG-Raum die Gesichtspunkte des Schutzes der Menschen vor Antibiotica-resistenten Bakterien
in ausreichendem Maße beachtet werden.

3. Kombinationstherapie. Aus den weiter oben geschilderten Erörterungen über die genetische Bedingtheit der Antibiotica-Resistenz dürfte es klar geworden
sein, daß die durch Mutation entstehenden Resistenzen
gegen verschiedene Antibiotica unabhängig voneinander auftreten. Nun liegt die Frequenz der Resistenz-
Mutationen so, daß in natürlichen Populationen stets
eine größere Anzahl von resistenten Mutanten gefunden wird, die ein bestimmtes Antibioticum tolerieren.
Die Wahrscheinlichkeit des Auftretens zweier unabhängiger solcher Mutationen entspricht aber dem
Produkt der Einzelwahrscheinlichkeiten. Liegen diese
im Bereich von 10^{-6} bis 10^{-10}, so liegen die Wahrscheinlichkeiten für das gleichzeitige Auftreten zweier
Mutationen im Bereiche von 10^{-12} bis 10^{-20}. Da bakterielle Populationen leicht eine Größenordnung von
10^{10}, aber nur außerordentlich selten eine Größenordnung von mehr als 10^{13} erreichen, wird eine Selektion
mit nur einem Antibioticum unter den meisten natürlichen Bedingungen zum Auftreten resistenter Bakterienpopulationen führen, während die Kombination
zweier Antibiotica diesen Effekt im allgemeinen nicht
haben wird. Vom Standpunkt der Verhütung des
Auftretens resistener Bakterien ist also die Kombinationstherapie das Mittel der Wahl.

Etwas schwieriger ist die Situation bei der infektiösen Resistenz. Hier war ja oben bereits berichtet
worden, daß die entsprechenden Gene bereits lange
vor dem Auftreten der Antibiotica-Resistenz in
natürlichen Bakterienpopulationen im Verlaufe ihrer
Stammesgeschichte entstanden sind. Auf der anderen
Seite haben die Untersuchungen aber gezeigt, daß die
Kombinationen verschiedener Resistenzen auf einem
einzigen R-Faktor sehr willkürlich sind. Multiple
Resistenzen bestimmter Antibiotica werden häufig
erst dann gefunden, wenn alle genannten Antibiotica
in größerem Umfang in der Therapie verwendet werden. Man darf also schließen, daß die Entstehung einer
neuen Kombination, also die Hinzufügung einer neuen
Resistenz zu einem bestimmten R-Faktor, ein seltenes
mutationsähnliches Ereignis darstellt. Wenn diese Annahme zutrifft, dann gelten die oben für die Mutation
zur Resistenz gemachten Erörterungen auch für die
Bildung multipler Resistenzen durch Kombination der
entsprechenden Gene auf einem R-Faktor. Auch von
diesem Gesichtspunkt aus wäre also eine Kombinationstherapie wünschenswert.

Diese grundsätzlichen Überlegungen bedürfen allerdings einiger zusätzlicher Erörterungen:

a) Wenn auch die Kombinationstherapie vom
Standpunkt des Genetikers außerordentlich wünschenswert wäre, so mag dies vom Standpunkt des
Klinkers durchaus nicht zutreffen. Es ist bekannt, daß
gewisse Kombinationen bevorzugt zu Nebenwirkungen
geführt haben. Diese Fragen, zu denen der Genetiker
nichts zu sagen vermag, müssen natürlich in jedem
Fall von den dafür zuständigen Klinikern und Phar-
makologen außerordentlich sorgfältig geklärt werden,
bevor eine bedenkenlose Kombinationstherapie emp-

fohlen werden kann. Andererseits sei daran erinnert, daß bei der Chemotherapie der Tuberkulose mit ihrer langen Dauer die Kombinationstherapie regelmäßig angewendet wird, und daß ihre Unterlassung als Kunstfehler gilt [65, 66].

b) Gegen die Möglichkeit einer Kombinationstherapie wird manchmal eingewandt, daß sie ihren Zweck verfehlen müsse, weil die verwendeten Antibiotica eine zu verschiedene Pharmakokinetik hätten. Es sei also zu befürchten, daß auch bei gleichzeitiger Applikation zweier Antibiotica diese in den Erfolgsorganen nicht zur gleichen Zeit auftreten würden. Hiergegen ist aber einzuwenden, daß die Pharmakokinetik der verschiedenen Antibiotica genügend gut bekannt ist, um diesen Schwierigkeiten durch eine geeignete Applikationsmethode entgehen zu können [67].

c) Abgesehen von der Frage der Schädlichkeit bestimmter Kombinationen ist in der Literatur wiederholt die Frage erörtert worden, ob bestimmte Kombinationen von Antibiotica entweder einen Synergismus oder einen Antagonismus in der Wirkungsweise zur Folge haben [68]. Diese Überlegung hat zur Aufstellung der Regel von Jawetz geführt [69, 70]. Sie besagt in sehr verkürzter Form, daß ein bakteriostatisch wirkendes Antibioticum die Wirkung eines anderen Antibioticums beeinträchtigt oder gar aufhebt, wenn das zweite Antibioticum nur auf wachsende Bakterien einwirken kann, wie es z.B. beim Penicillin zutrifft.

Es kann nicht deutlich genug betont werden, daß diese Betrachtungsweise die genetische Forderung nach einer Kombinationstherapie in keiner Weise berührt. Der Genetiker fordert die Kombinationstherapie nicht deshalb, weil er sich davon eine bessere Wirksamkeit auf das einzelne Bacterium verspricht. Alle Bakterien, die bereits von dem ersten Antibioticum beeinträchtigt werden, interessieren ihn überhaupt nicht. Er erhofft sich lediglich, daß der sehr geringe Anteil resistenter Bakterien in der Gesamtpopulation, auf dem das erste Antibioticum *nicht* eingewirkt hat, nunmehr von der Wirkung des zweiten Antibioticums erfaßt werden kann. Es liegt auf der Hand, daß bei dieser Begründung die Jawetz-Regel nicht angewendet werden kann. Man wird sich lediglich fragen müssen, ob das erste, bakteriostatisch wirkende Antibioticum überhaupt eine nützliche Wirkung bei der Behandlung der betreffenden Erkrankung hat. Wenn es sie nicht hat, dann kann man natürlich darauf verzichten. Erwartet man sich aber von diesem Antibioticum eine nützliche Wirkung, so braucht es einen nicht zu betrüben, daß das zweite, zusätzlich gegebene Antibioticum die meisten Bakterien nicht beeinträchtigt.

d) Die heute verwendeten Antibiotica sind bereits seit längerer Zeit als Einzelmedikamente im Handel gewesen. Es nimmt daher nicht Wunder, daß gegen die meisten Kombinationen von ihnen bereits kombinierte Resistenzen in Form von R-Faktoren zur Verfügung stehen. Jetzt nachträglich eine Kombinationstherapie mit den heute vorhandenen Antibiotica einzuführen, würde daher möglicherweise nicht mehr viel nützen.

Die geschilderten Überlegungen für die Kombinationstherapie gewinnen aber an Bedeutung, wenn wir an die Einführung neuer Medikamente denken. Hier tritt allerdings ein wesentliches Problem auf. Antibiotica werden von privaten Firmen entwickelt. Sie können nur dann entwickelt werden, wenn ihr Verkauf der Firma auch einen Gewinn bringt. Da aber die Chance, ein neues Antibioticum zu finden und bis zur Verwendung beim Menschen zu entwickeln, gering ist, sind die Kosten hoch. Sie wurden bei den Farbwerken Hoechst im Jahre 1968 auf ca. 20—30 Millionen Mark geschätzt [71]. Man kann nicht erwarten, daß ein solches Antibioticum dann zur Seite gelegt wird, bis man in ferner Zukunft ein weiteres Antibioticum findet, das in seinen Eigenschaften mit dem ersten so gut verträglich ist, daß man daraus ein Kombinationspräparat entwickeln könnte. Die Kosten hierfür dürften nicht nur doppelt so groß sein wie für die Entwicklung eines einzelnen Antibioticums, sondern sie könnten ein Mehrfaches betragen.

In diesem Zusammenhang stellt sich allerdings die Frage, ob die Gesellschaft die Entwicklung eines solchen Kombinations-Antibioticums als wesentlich erachtet. Wenn man wirklich eine Gefahr darin sehen würde, daß eines Tages eine erhebliche Epidemie durch ein Bacterium hervorgerufen werden könnte, welches gegen die vorhandenen Antibiotica multipel resistent ist, dann wäre es zu fragen, ob die Entwicklung eines neuartigen Kombinations-Antibioticums nicht möglicherweise als eine Gemeinschaftsaufgabe angesehen und daher staatlich subventioniert werden könnte. Dies ist zwar bisher im Bereiche der medizinischen Forschung noch nicht üblich, in anderen gesellschaftlichen Bereichen, wie z.B. der Verteidigung, dem Bildungswesen oder dem Verkehrswesen seit langem eine Selbstverständlichkeit. Die Frage, welche Gebiete der wirtschaftlichen und technischen Entwicklung vollkommen der privaten Sphäre überlassen bleiben und welche unter Umständen durch staatliche Subventionen oder sonstige Eingriffe beeinflußt werden, ist aber im wesentlichen auf historische Bedingungen gegründet und muß in jedem einzelnen Falle beim Auftreten neuer Gegebenheiten neu überdacht werden.

Daß in einem solchen Falle die Anwendung eines solchen Antibioticums, das für bestimmte besondere Zwecke mit Hilfe staatlicher Subventionen zu entwickeln wäre, nicht dem freien Markt überlassen bleiben könnte, sondern daß man es einer strengen Anwendungskontrolle von seiten der Ärzteschaft unterwerfen müßte, dürfte selbstverständlich sein.

Ob die Gefahr des Auftretens von solchen Krankheiten, die durch multipel resistente Bakterien verursacht werden, groß genug ist, um staatliche Subventionen in der Höhe des Mehrfachen von 10 Millionen DM zu rechtfertigen, kann an dieser Stelle nicht entschieden werden. In der Bundesrepublik ist die Zahl der Todesfälle und sogar der Erkrankungsfälle durch epidemisch auftretende bakterielle Infektionskrankheiten in den letzten Jahren sehr abgesunken. Es sei jedoch daran erinnert, daß zur Zeit in Zentralamerika eine Ruhrepidemie wütet, die sehr viele Todesopfer gefordert hat. Die Shigellastämme, welche diese Epidemie hervorrufen, sind alle multipel resistent gegen die häufig verwendeten Antibiotica [72, 73]. In Mexiko begann im Frühjahr dieses Jahres ein weitverbreitetes und sich über längere Zeit erstreckendes Auftreten von Typhus. Die für diese Erkrankung verantwortlichen Stämme sind resistent gegen Chloramphenicol, Streptomycin, Sulfonamide und Tetracyclin [74]. Allein das Auftreten solcher Epidemien in der dritten Welt sollte uns veranlassen, über die Weiterentwicklung der antibiotischen Therapie sehr sorgfältig nachzudenken. Darüber hinaus sollte aber auch der Gedanke nicht außer acht gelassen werden, daß die Vorsorge für unsere Bevölkerung ebenfalls ein wichtiges Argument für eine Weiterentwicklung der Therapie darstellt. Im Bereiche der Verteidigung und im Bereiche der Sicherungsmaßnahmen von Kernreaktoren nehmen wir außerodentlich hohe Kosten auf uns, um uns gegen mögliche Gefahren zu schützen. Dabei werden auch solche Gefahren in die Betrachtung einbezogen, die als außerordentlich unwahrscheinlich gelten. Wenn man dies berücksichtigt, so erscheint die Möglichkeit, auch weit entfernt gelegene Gefahren auf dem Gebiete der Infektionskrankheiten zu beachten, nicht mehr so unvernünftig.

Natürlich müßten solche Untersuchungen zum Gegenstand von Prioritätensatzungen gemacht werden. Es wäre aber sicherlich begrüßenswert, wenn die möglichen Risiken für unsere Bevölkerung einer solchen Prioritätendiskussion unterzogen würden, und wenn nicht ohne jede Diskussion und ohne jede Beteiligung der aufgeklärten Öffentlichkeit auch entfernt gelegene Risiken auf dem Gebiete der Verteidigung eine absolute undiskutierte Priorität genießen würden.

4. Notwendigkeit der weiteren Forschung auf dem Gebiete der Bakteriologie. In den Punkten 1—3 wurden einige Maßnahmen diskutiert, die dem Auftreten von resistenten Bakterien entgegenwirken können. In diesem Absatz soll nun betont werden, daß auch die Förderung der weiteren Forschung auf dem Gebiete der Bakteriologie notwendig ist. Die oben genannten Erkenntnisse über die infektiöse Resistenz wären kaum erlangt worden, wenn nicht vorher eine völlig zweckfreie Forschung auf dem Gebiete der Bakteriengenetik zur Entdeckung der Fertilitätsfaktoren geführt hätte. Dieses Beispiel zeigt in eindringlicher Weise, daß der heute so häufig geforderte gesellschaftliche Nutzen der Forschung nicht dadurch zu erreichen ist, daß alle Mittel nur noch auf übersehbare und in begrenzter Zeit zum Erfolg führende Projekte im Bereich der angewandten Wissenschaften verwendet werden. Vielmehr ist es nötig, auf denjenigen Gebieten, wo sich mit vertretbaren Mitteln ein Fortschritt erreichen läßt, die Grundlagenforschung zu fördern, aber gleichzeitig die beteiligten Forscher dazu zu erziehen, daß sie ihre Arbeit auch in einem größeren Zusammenhang sehen und darauf hinweisen, wo solche Forschungen für die Gesellschaft wichtig werden. Bei den wirklich bedeutenden Forschern der Gegenwart und Vergangenheit ist dies stets der Fall gewesen. Louis Pasteur und Robert Koch, die Begründer der modernen Bakteriologie, haben gleichzeitig wesentliches für die angewandte Forschung getan. Wenn es heute weniger bedeutende Nachfolger im Bereich der Grundlagenforschung geben sollte, die dazu neigen, sich in einen sog. „Elfenbeinturm" zurückzuziehen, so sollte uns dies nicht verleiten, die Förderung der Grundlagenforschung einzustellen, sondern es sollte uns lediglich dazu veranlassen, bei der Erziehung der jungen Forschergeneration einen größeren Wert, als vielleicht in den vergangenen Jahren manchmal geschehen ist, darauf zu legen, die geschilderten Zusammenhänge sichtbar zu machen.

In dem Hauptteil dieses Aufsatzes ist die Resistenz von Bakterien gegen Antibiotica behandelt worden. Natürlich ist die Resistenz nicht nur ein Phänomen der Bakterien, sondern sie kann überall dort aufgefunden werden, wo mit schädigenden Agenzien eine erhebliche Selektion getrieben wird. Ein typisches Beispiel ist die Verwendung sog. Schädlingsbekämpfungsmittel, die gegen Insekten gerichtet sind. An vielen Stellen ist dort, wo diese Mittel in großer Menge angewendet wurden, nach einiger Zeit das Auftreten resistenter Arten beobachtet worden.

Grundsätzlich gelten hier vom Standpunkt des Genetikers aus die gleichen Überlegungen, die oben auch für die Bakterien angestellt wurden. Wenn wir aber schon dort gesehen haben, daß die detaillierte Erforschung der Zusammenhänge auf Schwierigkeiten stößt, so gilt dies in noch viel größerem Maße auf dem Gebiete der Biologie der Insekten. Während es eine Kleinigkeit ist, die Frequenz resistenter Bakterien gegen ein bestimmtes Antibioticum festzustellen, ist die Messung der Mutationsrate von Insekten gegen ein bestimmtes Kontaktgift bereits eine außerordentlich schwierige und manchmal praktisch gar nicht lösbare Aufgabe. Es nimmt daher nicht Wunder, wenn in vielen Fällen die Resistenz im wesentlichen dadurch festgestellt worden ist, daß die Anwendung eines bestimmten Mittels nicht zu dem gewünschten Erfolg geführt hat [75, 76].

Aus diesem Grunde glaube ich, daß man sich zur Zeit darauf beschränken muß, die Empfehlung zu geben, genetische Gesichtspunkte bei der Verwendung von Insektenbekämpfungsmitteln zu beachten. Man wird sich also Gedanken darüber machen müssen, ob durch die Auswahl verschiedener Methoden einer zu starken Selektion resistenter Formen entgegengewirkt werden kann. Ob dies durch Verwendung kombinierter Bekämpfungsmittel erreicht werden kann, oder ob in der Verwendung der sog. biologischen Bekämpfung der erfolgversprechende Weg für die Zukunft gefunden wird, kann hier nicht erörtert werden.

Abschließend sei nur noch einmal betont, daß jede Bekämpfungsmethode biologischer Organismen das Zusammenwirken einer Vielfalt von Spezialisten erfordert. Jedermann weiß, daß man hierzu Biologen braucht. Sie müssen die infrage kommenden Organismen und ihre Lebensgewohnheiten und Eigenschaften genau kennen. Jedermann stimmt auch zu, daß Chemiker mitwirken müssen. Ihnen obliegt die Entwicklung der verwendeten Mittel. Auch wirtschaftliche und politische Gesichtspunkte müssen von den beteiligten Spezialisten abgeklärt werden, ehe ein Mittel in großem Umfang verwendet werden kann. Genauso müssen Fragen der Rechtsprechung behandelt werden.

Es sei aber an dieser Stelle darauf hingewiesen, daß man in den Kreis der beteiligten Spezialisten in viel größerem Umfang, als es bisher geschieht, auch den Genetiker einbeziehen muß. Er verfügt nämlich über das spezielle Wissen, das ihn befähigt, Fragen der Resistenzentwicklung zu beantworten und damit möglicherweise zu helfen, unter verschiedenen Alternativen diejenigen auszuwählen, welche nicht nur auf nahe Sicht, sondern auch über längere Zeit hin den besten Erfolg versprechen.

Literatur

1. Monod, J.: Zufall und Notwendigkeit, Deutsche Ausgabe. Piper München: 1971.
2. Eigen, M.: Naturwissenschaften **58**, 465 (1971).

3. Park, J. T.: In: Biochemical studies on antibacterial drugs, Newton, B. A. and Reynolds, P. E. eds., p. 70. Cambridge: University Press 1966.

4. Diverse Artikel in: Cold Spr. Harb. Symp. quant. Biol. **34** (1969).

5. Brock, T. D.: In: Biochemical studies on antibacterial drugs, Newton, B. A. and Reynolds, P. E. eds., p. 131. Cambridge: University Press 1966.

6. Vazquez, D.: In: Biochemical studies on antibacterial drugs, Newton, B. A. and Reynolds, P. E. eds., p. 169. Cambridge: University Press 1966.

7. Franklin, I. J.: In: Biochemical studies on antibacterial drugs, Newton, B. A. and Reynolds, P. E. eds., p. 192. Cambridge: University Press 1966.

8. Linnane, A. W., Hastam, J. M.: In: Current topics in cellular regulation (Horecker, B. und Stadtman, E. R. eds.), vol. 2. New York: Academic Press 1970.

9. Sippel, A., Hartmann, G.: Biochim. biophys. Acta (Amst.) **157**, 218 (1908).

10. Diverse Artikel in: Cold Spr. Harb. Symp. quant. Biol. **35** (1970).

11. Richmond, M.: In: Biochemical studies on antibacterial drugs, Newton, B. A. und Reynolds, P. E. eds., p. 301. Cambridge: University Press 1966.

12. Hitchings, G. H., Burchall, J. J.: Advanc. Enzymol. **27**, 417 (1965).

13. Ozaki, M., Mizushima, S., Nomura, M.: Nature (Lond.) **225**, 1132 (1969).

14. Funatsu, G., Wittmann, H. G.: J. molec. Biol. **68**, 547 (1972).

15. Funatsu, G., Schiltz, E., Wittmann, H. G.: Molec. gen. Genet. **114**, 106 (1971).

16. Gorini, L., Kataja, E.: Proc. nat. Acad. Sci. (Wash.) **51**, 487 (1964).

17. Di Mauro, E., et al.,: Nature (Lond.) **222**, 533 (1969).

18. Rabussay, D., Zillig, W.: FEBS Letters **5**, 104 (1969).

19. Cibri, N., Pollock, H. R.: Advanc. Enzymol. **28**, 237 (1966).

20. Richmond, M. H., Jack, G. W., Sykes, R. B.: Ann. N.Y. Acad. Sci. **182**, 243 (1971).

21. Davies, J., Bnzezinska, M., Beneviste, R.: Ann. N.Y. Acad. Sci. **182**, 226 (1971).

22. Shaw, W. V.: Ann. N.Y. Acad. Sci. **182**, 234 (1971).

23. Watanabe, T.: Ann. N.Y. Acad. Sci. **182**, 126 (1971).

24. Nagai, Y., Mitsuhashi, S.: J. Bact. **109**, 1 (1972).

25. Bresch, C., Hausmann, R.: Klassische und molekulare Genetik. Berlin 1971.

26. Knippers, R.: Molekulare Genetik. Stuttgart: Thieme 1971.

27. Watanabe, T.: Bact. Rev. **27**, 87 (1963).

28. Meynell, E., Meynell, G. G., Datta, N.: Bact. Rev. **32**, 55 (1968).

29. Lebek, G.: Die infektiöse bakterielle Antibiotikaresistenz. Bern-Stuttgart: Huber 1969.

30. Smith, H. W.: Ann. N.Y. Acad. Sci. **182**, 80 (1971).

31. Witchitz, J. L., Chabbert, Y. A.: Ann. Inst. Pasteur **122**, 367 (1972).

32. Fleming, M. P., Datta, N., Grünberg, R. N.: Brit. med. J. **1972 I**, 726.

33. Jacob, F., Wollman, E.: Sexuality and the genetics of bacteria. Academic Press.

34. Hayes, W.: The genetics of bacteria and their viruses. New York 1961, 2nd. ed. Oxford-Edinburgh: Blackwell 1968.

35. Hirota, Y.: Proc. nat. Acad. Sci. (Wash.) **46**, 57 (1960).

36. Hahn, F. E., Ciak, J.: Ann. N.Y. Acad. Sci. **182**, 295 (1971).

37. Bovanchaud, D. H., Chabbert, Y. A.: Ann. N.Y. Acad. Sci. **182**, 305 (1971).

38. Ott, J. L., Short, L. J., Holmes, D. H.: Ann. N.Y. Acad. Sci. **182**, 312 (1971).

39. Sanfilippo, A.: Ann. N.Y. Acad. Sci. **182**, 322 (1971).

40. Zimmermann, W., Rosselet, A., Knüsel, F.: Ann. N.Y. Acad. Sci. **182**, 329 (1971).

41. Boman, H. G., Jonsson, S., Monner, D., Normark, S., Bloom, G. D.: Ann. N.Y. Acad. Sci. **182**, 342 (1971).

42. Anderson, E. S.: Ann. Rev. Microbiol. **22**, 131 (1968).

43. Anderson, E. S., Lewis, M. J.: Nature (Lond.) **206**, 579 (1965).

44. Smith, C., Anderson, E. S., Clowes, R.: Bact. Proc. **1970**, 60.

45. Rownd, R., Kasamatsu, H., Mickel, S.: Ann. N.Y. Acad. Sci. **182**, 188 (1971).

46. Smith, D. H.: J. Bact. **94**, 2071 (1967).

47. Maré, I. J.: Nature (Lond.) **220**, 1046 (1968).

48. Farrar, W. E. Jr., Eidson, M.: J. infect. Dis. **124**, 477 (1971).

49. C.f. The problems of drug-resistant pathogenic bacteria. Ann. N.Y. Acad. Sci. **182**, parts 1 and 2 (1971).

50. Bauer, A. W.: J. Urol. (Baltimore) **106**, 750 (1971).

51. Watanabe, T.: Curr. Top. Microbiol. Immunol. **56**, 43 (1971).

52. Knothe, H.: Vortrag auf der Tagung der österreichischen Gesellschaft für Hygiene, Salzburg 1972.

53. Datta, N.: Antibiotics for 30 years, eds. A. N. Geddes and J. D. Williams. London: Churchill Livingstone in press.

54. Pulverer, G.: Rheinisches Ärztebl. **26**, 118 (1972).

55. Wysocki, S., Drüner, H. Ch.: Bayer Symposium III, p. 187. Berlin-Heidelberg-New York: Springer 1971.

56. Novick, R. P., Bovanchaud, D.: Ann. N.Y. Acad. Sci. **182**, 279 (1971).

57. Richmond, M. H.: Biochem. J. **113**, 225 (1969).

58. Lacey, R. W.: J. gen. Microbiol. **69**, 229 (1971).

59. Bryson, V., Demerec, M.: Ann. N.Y. Acad. Sci. **53**, 283 (1950).

60. Report of the Joint Committee on the Use of Antibiotics in Animal Husbandry and Veterinary Medicine. London: Her Majesty's Stationary Office 1968.

61. Behm, G.: In: Bericht über die AID-Tagung für leitende Veterinärbeamte „Einsatz von Wirkstoffen in der Tierernährung", herausgegeben vom Land- und Hauswirtschaftlichen Auswertungs- und Informationsdienst e.V. Bad Godesberg 1968.

62. Guinée, P. A. M.: Ann. N.Y. Acad. Sci. **182**, 40 (1971).

63. Anderson, E. S.: Ann. Rev. Microbiol. **22**, 131 (1968).

64. Entel, R.: In Bericht über die AID-Tagung für leitende Veterinärbeamte „Einsatz von Wirkstoffen in der Tierernährung", herausgegeben vom Land- und Hauswirtschaftlichen Auswertungs- und Informationsdienst e.V. Bad Godesberg 1968.

65. Knothe, H., Witt, G.: Dtsch. med. Wschr. **83**, 829 (1958).

66. Block, H.: In: Grumbach, A. und Kikuth, W. Hrsg., Die Infektionskrankheiten des Menschen, Bd. I, S. 883f. Stuttgart: Thieme 1969.

67. Dettli, L., Spring, P.: Regensburg. Jb. ärztl. Fortbild. **16**, 2 (1966).

68. Dowling, H. F.: Amer. J. Med. **39**, 796 (1965).

69. Jawetz, E., Gunnison, J. B., Bruff, J. B., Coleman, V. R.: J. Bact. **64**, 29 (1952).

70. Garrod, L. P.: In: 3rd Int. Congr. Chemotherapy. Kümmerle, H. P. and Preziosi, eds., vol. I, p. 234f. Stuttgart: Thieme 1964.

71. Bauer, F.: In: Bericht über die AID-Tagung für leitende Veterinärbeamte „Einsatz von Wirkstoffen in der Tierernährung", herausgegeben vom Land- und Hauswirtschaftlichen Auswertungs- und Informationsdienst e.V. Bad Godesberg 1968.

72. Mata, L. J., Gangarosa, E. J., Cáceres, A., Perera, D. R., Mejicanos, M. L.: J. infect. Dis. **122**, 170 (1970).

73. Farrar, W. E. Jr., Eidson, M.: J. infect. Dis. **124**, 327 (1971).

74. Anderson, E. S., Smith, H. R.: Brit. med. J. **3**, 649 (1972).

75. Oppenorth, F. J.: Ann. Rev. Entomol. **10**, 185 (1965).

76. Wharton, R. H., Roulston, W. J.: Ann. Rev. Entomol. **15**, 381 (1970)

Prof. Dr. P. Starlinger
Institut für Genetik
D-5000 Köln
Bundesrepublik Deutschland

Gedanken zur Thematik „Bewältigung des Fortschritts" in der Medizin*

F. Hartmann, Vorsitzender der medizinischen Hauptgruppe der 107. Versammlung

Medizinische Klinik der Medizinischen Hochschule Hannover

Einer der Historiographen der Gesellschaft Deutscher Naturforscher und Ärzte, Heinrich Schipperges, hat ihre Versammlungen als einen Spiegel des geschichtlichen Selbstbewußtseins und der Selbsteinschätzung — vielleicht auch der Selbstgerechtigkeit und eines gesellschaftlich-wissenschaftspolitischen Sendungsbewußtseins ihrer Mitglieder dargestellt. Eine festliche Rückschau auf 150 Jahre *Forum des Fortschritts in Naturwissenschaften und Medizin* hätte zu einer stolzen Bilanz verführen können. Auch das Signal der Bewältigung der Lasten des erreichten Fortschritts, der sich darin ankündigende Zweifel hätte optimistisch überdeckt werden können: „Bürger, seid beruhigt, auch das werden wir meistern." Wir nehmen es, wie das Programm zeigt, mit der Rechenschaftspflicht wissenschaftlich und moralisch ernst. Zeit und Gegenstand dieser Versammlung legen den Mitgliedern und den Vortragenden eine Verantwortung auf, die sich aus der unvorhersehbaren Vertracktheit der Folgen herleitet, die die *Problematisierung wichtiger Forschungsgebiete und ihrer Ergebnisse* im öffentlichen Bewußtsein bewirken können. Denn die Normen, nach denen wissenschaftliche Ergebnisse gesellschaftlich verwertet werden, die „Verhaltensgrundsätze", entstehen — wie Pierre Bertaux gesagt hat — „anonym, im Unbewußten und in der Praxis der Masse. Die neue Ethik wird nicht in Lehrbüchern formuliert, nicht von den Lehrstühlen der Universitäten gelehrt, noch von den Kanzeln gepredigt; aber sie entsteht praktisch in den Redaktionen der Zeitungen und der populären Zeitschriften." Wissenschaftler werden zwar zunehmend als Ratgeber oder Gutachter gehört Aber wir sind weit von einer *wissenschaftlichen Kontrolle der Folgen wissenschaftlicher Aussagen* entfernt. Es gibt kaum eine den *Fortschritt begleitende Forschung*, die die politisch, wirtschaftlich, technisch, moralisch in Gang gesetzten Ereignisketten auf ihre Wirkungen — auch auf die Bewußtseinsveränderungen, Hoffnungen, Bedürfnisse, Ängste — prüft. Dann nämlich würde eine allgemeine Einsicht reifen, daß jede von Menschen getroffene Entscheidung nicht nur von gesichertem Wissen, sondern auch von Hypothesen und Modellen ausgeht und sich auf Ziele richtet. Das gilt auch für die in den folgenden Referaten entwickelten Vorstellungen von Lösungsmöglichkeiten für die durch die Fortschrittsfolgen gestellten Aufgaben. In der Medizin haben die unzweifelhaften *Erfolge in der Vorbeugung* und Behandlung von Krankheiten neue

Aufgaben gestellt. Die Seuchenhygiene hat in der Zurückdrängung der Infektionskrankheiten mehr geleistet und mehr Menschenleben gerettet, als die Einführung der Sulfonamide und Antibiotica. Einzelmaßnahmen mit vergleichbarem Erfolg könnten in unserer Zeit die *Einschränkung des Tabakrauchens*, die *Senkung des Körpergewichts* in den Überflußgesellschaften und seine Hebung in den Hungergebieten der Welt sein. Auch bei der Bekämpfung der erworbenen Herzklappenfehler, des chronischen Nierenversagens, der Ateminsuffizienz bei chronischer Bronchitis, der Verkrüppelung bei chronischer Arthritis sind Maßnahmen der Vorbeugung und besonders auch bei genetischen Defekten und bösartigen Geschwülsten der *Früherkennung und -behandlung wichtiger*, auf die Dauer erfolgreicher und für das gesellschaftliche Leben und die Volkswirtschaft erträglicher als der Ersatz defekter Organe durch Transplantation oder Apparate.

Mit der *Verlängerung des Lebens*, die nicht mit einer Verzögerung des Alternsvorganges verbunden war, haben sich der Medizin neue Probleme gestellt, die nur zum Teil gelöst sind: Ersatz einzelner Gefäße und Gelenke. Ungelöst sind die allgemeinen Fragen der Abnutzung von Gelenken und Gefäßen des Gehirns und des Herzens sowie der Störungen des Gasaustausches bei der Lungenblähung.

Die Ärzte haben es aber nicht nur mit den unvorhergesehenen und unerwünschten *Nebenwirkungen* ihrer eigenen Wissenschaft und Kunst zu tun, sondern auch mit den Folgen technischer und gesellschaftlicher Veränderungen, die außerhalb ihres Einflusses entstehen. Der Arzt steht helfend neben dem Fortschritt bei dem Menschen, der sich in den Weltraum wagt, wie bei dem, der ahnungslos in einer vergifteten Umwelt lebt. Er assistiert dem Wagnis und muß aufgrund einer geschulten Sensibilität für das Gesundheitsgefährdende früh warnen.

Das 18. Jahrhundert hat seinen *Wissenschafts- und Fortschrittsoptimismus* in so naive Formeln und Bilder gefaßt wie: „Wenn man die Wissenschaft erhält, dann ist die Rechnung wohlbestellt, so geht der Nutz in alle Welt", so etwa im Titelbild von Christian Pescheck „Italiänische Rechenstunden" (1745).

Die Ärzte haben ein zwiespältigeres Verhältnis zum Fortschritt, den sie mehr als die Anstrengung einer aufgezwungenen Bewegung, eines Fließens in überraschenden Wendungen empfinden. Gewiß unbewußt wird dieser Unterschied zu den Naturforschern im

---

Herrn Prof. Dr. Dr. h.c. Hans-Erhard Bock zum 70. Geburtstag.

 Verhandlungen der Gesellschaft Deutscher Naturforscher und Ärzte 1972

Emblem der Versammlung symbolisiert: der schnurgerade, nach oben weisende Pfeil der Naturwissenschaftler und die gewundene Linie der Ärzte, die die Richtung offenläßt, zwar orientiert und anscheinend gehalten von den Naturwissenschaften, aber doch zu Zeiten eigenwillig von ihr entfernt.

Den in der Heilkunde Tätigen ist die *humanitäre Problematik* dessen, was in den Naturwissenschaften und auch in den Sozialwissenschaften Fortschritt genannt und gewöhnlich als eine ungebrochene, logische Entwicklung zum Besseren vorgestellt wird, eine zunehmende Gewissenslast. Ihr und der anderen, an den überkommenen Maßstäben als positiv bewerteter Fortschritt bürdet ihr Probleme auf, die die Wege ihrer Geschichte als vielfach gebrochen, wenigstens zeitweise epicyclisch in Gegenrichtung laufend, diskontinuierlich und disharmonisch erscheinen läßt. Manchem liegt die Anschauung eines *Kreisprozesses* — im jüngeren Symbol des Ouroboros, der sich in den Schwanz beißenden Schlange veranschaulicht — näher. Der Kreis ist seit eh und je die ideale Form der Bewegung und schließt ihre Erscheinung als natur- und kulturgeschichtlicher Fortschritt nicht aus. In diesem Zeichen entdeckte Johannes Kepler die Umlaufgesetze der Planeten und William Harvey den Blutkreislauf. Wer möchte oder könnte ausschließen, daß die Anstrengungen der Menschen, sich in der Welt und miteinander einzurichten, zu allen Zeiten gleich maximal waren, daß sie sich das äußerst Mögliche abverlangten, daß die Summe von Erfolg und Mißerfolg, Leid und Glück, immer die gleiche geblieben ist? Zu oft sieht der Arzt sich trotz aller Wissenschaft, Technik, Organisation zurückgeworfen auf die *anthropologische Grundfigur von Not und Hilfe*. Bewältigung des Fortschritts muß nicht unbedingt überlegene Meisterung der selbstgeschaffenen Schwierigkeiten sein. Sie kann auch verstanden werden als *künstliche Auslese* der durch Anpassung noch einmal Davongekommenen, der die Ereignisse Überlebenden. Dieser Gesichtspunkt, der Selektion nicht nur in der genetischen, sondern auch in der sozialen Evolution, taucht in manchem Referat dieser Tage auf. Dabei interessiert den Arzt nicht so sehr, ob die Menschheit oder Teile von ihr die Folgen der von ihr in der Natur und in der Gesellschaft bewirkten Veränderungen überlebt. Er denkt immer an das Näherliegende, bestimmte Kranke oder Gruppen von Kranken.

Medizin und von Arbeitspflichten entlastende Technik und Gesellschaftspolitik ergänzen sich zu einer *Bevölkerungsstruktur*, in der die Menschen immer älter werden, aber früher invalidisiert oder pensioniert werden. Ein Modell einer sozialen Inaktivierung mit 50 und dem durchschnittlichen Todesalter von 90 Jahren ist ja nicht mehr unwahrscheinlich. Das selbstgeschaffene Problem für beide heißt: mit den Folgen ihrer Erfolge auf eine Weise fertig zu werden, daß das Leben nach diesen Erfolgen für den, der weiterleben darf, und für seine Mitmenschen nicht nur *erträglich*, sondern auch *sinnvoll* ist.

Das *Verhältnis der Ärzte zu den Naturwissenschaftlern* ist spannungsreicher als die zudeckende Formel „Die Medizin wird Naturwissenschaft sein oder sie wird nicht sein" das erkennen läßt. Lange war diese Spannung in einzelnen Persönlichkeiten von Paracelsus und van Helmont über Boerhaave bis zu Robert Mayer und Helmholtz aufgehoben, dann entmischte sie sich in die

Fächer hinein; jetzt kehrt sie fruchtbar zurück in die aus Naturwissenschaftlern und Ärzten zur Lösung gemeinsamer Dienstleistungen am Kranken oder zur Forschung gegründeter Teams.

Unterschiedlich sind für Naturwissenschaften und Medizin die *öffentlichen Aufgabenstellungen und Erwartungen*. Vom Naturwissenschaftler erwartete bis vor kurzem niemand, daß er praktische Veränderungen der natürlichen Bedingungen des menschlichen Daseins anstrebte; und selbst hat er sich diese Aufgabe nicht gestellt, sondern sie dem Ingenieur überlassen. Der Inhalt seiner Wissenschaft ist im wesentlichen selbstbestimmt. Für die Medizin ist aber zuallererst die Aufgabe von Entscheidung und praktischer Hilfe gestellt. Sie ist fremdbestimmt. Mit der Erfüllung dieser Pflicht verdient sie sich erst die Möglichkeit der Forschung, das Recht zur Grundlagenforschung bis zur klinischen Forschung am kranken Menschen. Auch ist das Problem der Grenze von Forschung angesichts ihres Objekts anders gestellt als für den Naturwissenschaftler und den Ingenieur. Will man sie beide Hand in Hand sehen, so wie die Gründer unserer Gesellschaft es taten, so doch den einen vorwärtsweisend, den anderen auf den Boden des Jetzt und Hier zeigend, oder den Finger zur Vorsicht hebend, die Hand des anderen zurückhaltend. Jedoch gehört zum neueren Bild dieser Gemeinschaft, daß Ärzte den Naturwissenschaftler oft an die Hand nehmen, um diesen zu diagnostischen und methodischen Entdeckungsreisen fortzureißen, und daß dieser vor der Kompliziertheit und Unübersichtlichkeit, vor allem aber der Nichtreduzierbarkeit auf einfache mechanische, chemische oder mathematische Modelle scheut und zögert. Noch selten ist die Personalunion Arzt-Ingenieur, die die Institution einer Biomedizinischen Technik aus sich hervorbringt.

Unsicherheit verbreitet die *Asynchronizität des Fortschritts*. Damit ist nicht nur die Lücke zwischen den Möglichkeiten und den Regeln ihrer Anwendung gemeint. Diagnostik und Therapie sind risikoreicher geworden. Die Instrumente zur Beherrschung der Risiken können oft erst entwickelt werden, wenn diese sichtbar geworden sind. Das *Risikobewußtsein der Ärzte* bildet sich an kritisch verarbeiteten negativen Erfahrungen aus. Die *Risikobereitschaft der Kranken* hängt von deren Bildungsstand, Einsichts- und Urteilsvermögen und von ihrer Lernfähigkeit in und an der Krankheit ab. Selbst wenn es schon eine den Fortschritt begleitende systematische Forschung gäbe, wäre diese nur ein Teil des zu seiner Bewältigung notwendigen Instrumentariums: Eine *klinische Pharmakologie*, der dieser Teil zukommt, beginnt soeben zu keimen; die Situation der *Ausbildung* und *Fortbildung* von Ärzten ist dem Entwicklungsprozeß der Heilkunde inkongruent. *Selbstkontrollen* der am kranken Menschen tätigen Wissenschaftler sind nur in Rudimenten erkennbar. Sie sind aber nach dem Abbau der sog. Hierarchien durch die Hochschulgesetzgebung dringend notwendig, aber von niemandem, weder von den in Paritäten vernarrten Gesetzgebern, noch von den in die emanzipatorischen Möglichkeiten der Wissenschaft verliebten Selbstverwaltungsorgane bisher gesehen. Dafür bieten die amerikanischen „*peer-review-committees*" ein gutes Vorbild. Aus einer Untersuchung von Barber u. Mitarb. an 293 klinischen Forschungsprojekten geht hervor, daß 1969 schon alle der Zustimmung solcher peer-review-committees bedurften, um Mittel für die

Forschung am Menschen zu bekommen und daß die Vorschrift *"Protection of the Individual as a Research Subject"* des Public Health Service von 1966 verbindliche Grundlage ist. Aufschlußreich ist, daß nur 19% von 424 Projekten von nur einem Forscher, 54% von drei und mehr Forschern betrieben wurden. Erschreckend weist diese Studie aber nach, daß im *Sozialisationsprozeß der Ärzte* während der Ausbildung eine Vorbereitung auf die Probleme des Menschen als Gegenstand von Forschung in der Regel fehlt. Will man die ärztliche Praxis mit der Entwicklung synchronisieren und das notwendige Problembewußtsein wecken, aufrechterhalten und steigern, so reichen die bisherigen Formen der Anerkennung als Facharzt und der ärztlichen Fortbildung sicher nicht aus. Von Anbeginn der Ausbildung muß der Arzt lernen, den möglichen *Konflikt zwischen forschendem Interesse und therapeutischem Imperativ* zu erkennen und darüber nachzudenken, daß sein Urteilsvermögen mit der Entwicklung der diagnostischen und therapeutischen Techniken schritthalten muß.

Eine andere *Asynchronizität zwischen wissenschaftlichen und gesellschaftlichen Prozessen* hat Christian von Ferber in die Frage gekleidet, ob der medizinische Fortschritt sich an den Gesundheitsbedürfnissen der Bürger orientiert. Er hat sie verneinen müssen. Den Grund sieht er in dem *Fehlen von praxisorientierten Vermittlungsmechanismen:* „Nur in den Fällen, in denen Einrichtungen bestehen, die wissenschaftliche Erkenntnisse auch in die Praxis vermitteln, besteht auch die Gewähr, daß die wissenschaftliche Forschung sich an den Existenzbedürfnissen der Bürger orientiert." Denn nur dann wird die Situation der praktischen Verwertung von Wissenschaft auf diese rückübertragen. „Gesundheitsbedürfnis richtet sich auf die effektive Chance der Vermittlung wissenschaftlicher Erkenntnis an die Alltagspraxis und auf die Rückübertragung ihrer empirischen Bewährung." Die ungeordnete Bekanntgabe von Erkenntnisfortschritten weckt *unübersichtliche Gesundheitsbedürfnisse.* Da das alles zufällig abläuft, wundern sich die Ärzte dann, welch unerwartete Bedürfnisse plötzlich in ihren Sprechstunden angemeldet werden.

Zu den *gesteigerten Forderungen der Gesellschaft nach mehr Diensten für die Gesundheit* und in der Krankheit führt auch, daß viele Störungen des Befindens und Verhaltens den Begriffen „medizinisch" und „Krankheit" zugeordnet und damit der Verantwortung der Ärzte übertragen werden, die ihrer Natur nach *Störungen zwischenmenschlicher Gleichgewichte und Beziehungen* oder *Unzumutbarkeiten im Arbeits- und Lebensmilieu* sind. Sie bedürfen des *Etiketts einer Krankheit,* um sozial legitimiert zu werden. Der Arzt ist so aufgrund seiner monopolisierten Zuständigkeit in die Lage manipuliert, soziale Konflikte unbewußt zuzudecken. Soll diese Situation gemeistert werden, so ist das *Instrument der Gesundheitserziehung* nicht einseitig als *Aufklärung der Menschen* zu einem Gesundheitsbewußtsein zu verstehen, sondern auch als *Lernprozeß für Ärzte,* den Gesundheitsbegriff nicht einseitig am wissenschaftlichen Fortschritt, sondern auch an der sozialen Entwicklung auszuformen. Nach v. Ferber bedarf es zur Harmonisierung wissenschaftlichen und gesellschaftlichen Fortschritts einer auf die Verteilung immaterieller Güter — und dazu gehört die Gesundheit — eingestellten *Leistungsverwaltung.*

Spezialisierung ist eine notwendige Folge des Fortschritts als eines Differenzierungsvorganges. Sie führt zur Leistungsminderung eines Systems der Gesundheitsdienste, wenn nicht *integrative Organisationsformen* die verlorene, aber nicht mehr zu verwirklichende Integration in einer Person ersetzen. Der Bürger mißt den Wert der Heilkunde an ihrer Gesamtleistung für die Gesundheitsbedürfnisse der Gemeinschaft. Spezialisten sind im Maße ihrer Spezialisierung aufeinander angewiesen. *Konsultation — Information* sind also die Instrumente, mit denen diese Folgen des Fortschritts bewältigt werden können. Dem Zusammenwirken der Ärzte, in dem Kollegialität nicht nur eine Tugend für Festreden, sondern ein Spektrum von neuen aufgabenbezogenen Organisationsformen ist, kommt eine hohe Bedeutung zu, ebenso den Kommunikationssystemen zur *irrtumsfreien Übermittlung von Informationen,* eine neue Form des Galenischen Grundsatzes für chirurgisches Handeln: cito, tuto et jucunde, d.h. hier: schnell, zuverlässig und verständlich.

Wie aber soll der *Fortschritt* der Möglichkeiten der Medizin *volkswirtschaftlich bewältigt* werden? Wachsendes Mißtrauen gegen die mangelnde Übereinstimmung von Forschungsschwerpunkten und Erkenntnisfortschritt mit dem humanitären und sozialen Fortschritt verschärft das Problem. Denn wenn die von der Forschung an der gesellschaftlichen Bedeutung vorbeientwickelten technischen Möglichkeiten nicht mehr für alle bezahlt werden können, stellt sich unausweichlich die Frage der *Prioritäten in der Weiterentwicklung der ärztlichen Praxis,* d.h. der Anwendung ausgewählter Techniken für ausgewählte Kranke. Die *Rückwirkungen auf den Forschungsprozeß* sind unvermeidlich.

Ein in der medizinischen Forschungspolitik erfahrener Mann wie Lord Zuckermann hat für folgende Gesundheitsprobleme *Prioritäten* empfohlen: *Geburtenkontrolle, Zuverlässigkeit von Arzneimitteln, Abnutzungserscheinungen an Gelenken und Wirbelsäule, Schmerzbekämpfung, Erkältungskrankheiten.* Man halte das gegen die Aufmerksamkeit und die Mittel, die künstliche oder transplantierte Nieren und Herzen in den letzten Jahren auf sich gezogen haben.

Ein Urteil gewinnt man, wenn man eine der wenigen Kosten-Nutzen-Analysen zur Hand nimmt, die bisher gemacht und veröffentlicht wurden. Ich beziehe mich auf eine Untersuchung in Manitoba, die Gellman unter dem Titel *"The price of progress"* 1971 publiziert hat. Zwischen 1953 und 1963 sind die Kosten für ärztliche Beratungen in Manitoba um 731%, diese selbst um 247% angestiegen. Bei den Laboratoriumsleistungen lauten die Ziffern 318% für die Kosten, 243% für die Leistungen. Die *Intensivpflegestation* im Winnipeg General Hospital verbrauchte 6% der Unterhaltungskosten für 1,5% der Patienten-Tage. 40% dieser Patienten starben im Krankenhaus. Etwa die Hälfte überlebten 1—1¹/₂ Jahre als Invaliden. In der *chronischen Hämodialyse* wurden 2% des Krankenhausbudgets für 0,1—0,2% des Krankengutes verbraucht. Wollte man 80% der in den USA jährlich sterbenden 50000 Fälle mit chronischem Nierenversagen, also mit geringerer Selektion als bisher, behandeln, so betrüge nach 15 Jahren die Zahl der in ständiger Behandlung befindlichen Patienten 180000. Die Kosten dafür von 1,8—2,7 Billionen Dollar würden 4% der Gesamtsumme betragen, die in den USA für Gesundheitsdienste jährlich ausgegeben werden. Wirklich erfolgreich durch gelungene Nierentransplantation wäre die Behandlung aber nur bei 4000 dieser 180000 Kranken im Jahr. Die übrigen bleiben abhängig von 1—2 Dialysen in der Woche, ständig von Komplikationen bedroht und invalide. Die wirtschaftlichen Folgen dieses prinzipiell unbestreitbaren Fortschritts sind nur deswegen latent, weil nicht alle Patienten mit Nierenversagen in Dialyseprogramme aufgenommen werden können.

Ein anderes Beispiel sind die zwischen 1962 und 1965 in Montreal ermittelten *Kosten* für die Feststellung jener Kranken mit *hohem Blutdruck*, die durch eine Operation geheilt werden können. Von 1000 Hypertonikern waren dies 3 von 10, bei denen eine Operation versucht wurde. Die Kosten einer Heilung betrugen damit 150—250000 Dollar, die Kosten einer Besserung, die auch durch Medikamente hätte erzielt werden können, 20000 Dollar. Wollte man alle Hypertoniker auf diese Weise untersuchen, so würde man dafür immense Summen ausgeben müssen.

Nimmt man einmal ein *steigendes mittleres Sterbealter* als Parameter des Fortschritts, so erkennt man, um welchen Preis diese Erfolge erkauft sind. Es wird die Frage gestellt, ob die gleichen Mittel nicht effektiver für die Volksgesundheit eingesetzt wären, würde man die Lebensbedingungen der ärmeren Bevölkerung, die Umweltbedingungen aller verbessern und einen wirksamen Feldzug gegen Tabakrauchen und Verkehrsunfälle mit dem Geld finanzieren.

Gellman bezieht diese *Kostenentwicklung* auf die *Spezialisierung*. Spezialisten neigen dazu, alles, was sie diagnostisch und therapeutisch können, anzuwenden und viele andere Spezialisten wieder mit deren Methodenarsenal heranzuziehen. Das Unnötige wird getan, das Unmögliche oder Unwahrscheinliche versucht. Spezialisten erliegen dem technologischen Imperativ.

Man sieht, mit dem Fortschritt *verlagern sich* auch *die Schwerpunkte der ärztlichen Ethik:* Standen früher das „auf keinen Fall schaden" und die Förderung der vis medicatrix naturae im Vordergrund, so liegen die Probleme heute in der Entscheidung für Prioritäten. Die notwendigen Entscheidungen sind aber politischer Natur und werden außerhalb der Wissenschaft gefällt. Ärzte sind sogar ungeeignet dazu, denn sie sind zu sehr engagiert und identifiziert mit einzelnen Kranken. Bei jedem Rat oder Gutachten denken sie an bestimmte von der Entscheidung betroffene Fälle. Nach wie vor werden sie den Wert des Lebens absolut setzen und verteidigen müssen. Lord Zuckermanns Argument ist deswegen auch als ein gesundheitspolitisches zu verstehen. Seine Empfehlung basiert in Abwandlung des bekannten gesellschaftspolitischen Programms Edmund Burkes auf dem *Kalkül des größtmöglichen Erfolges bei der größtmöglichen Menge von Menschen*. Das aber zur Grundlage von Gesundheitspolitik zu machen, ist eine politisch-moralische, nicht eine ärztliche Entscheidung.

Bei der Auswahl der Themen und der Vortragenden lag die Versuchung nahe, alle *technischen Errungenschaften* der letzten Jahre, die man gerne mit der Vorstellung von Fortschritt in der Medizin verbindet, hier Revue passieren zu lassen: Herzkatheter — Herzschrittmacher — Herztransplantation oder künstliches Herz; Verbesserung der Diffusionsbedingungen in künstlichen Lungen und Sauerstoffträger, künstliche Nieren und Absorption giftiger harnpflichtiger Stoffe im Darm; Verbesserungen des Seh- und Hörvermögens, der ultramikroskopischen und endoskopischen Techniken, der Ultraschallverfahren, der Organ- und Gewebsersatz an Gelenken und Gefäßen; Herabsetzung der Strahlenbelastung der Kranken durch Bildverstärker und künstliche kurzlebige Isotope. In der Therapie hätten die Erfolge mit Antibiotika, Antidiabetika, Psychopharmaka, herzrhythmusregulierenden Medikamenten, zytostatischen Kombinationen, Schmerz- und Schlafmitteln nahegelegen.

Die Absicht des Rahmenthemas aber ist, zu *problematisieren*. Ich habe das in Skizzen für die Seiten des Fortschritts versucht, die nicht Gegenstand von Referaten sein werden. Ein *Problem* am Wege des *therapeutischen Fortschritts* hat Herr Starlinger mit der Frage „*Ist Resistenz gegen Antibiotika oder Schädlingsbekämpfungsmittel unvermeidbar?*" beispielhaft für klinische Pharmakologie entfaltet. Herr Degkwitz wird ein anderes Beispiel aufnehmen, „*Rauschmittel und Medikamente — Bedürfnis und Wirkung*". Zwischen diesen beiden Themen wird ein Übergang erkennbar, auf den auch diese einleitenden Bemerkungen aufmerksam machen sollten: Das ärztliche Denken und Handeln gewinnt unter dem Eindruck seiner und der Naturwissenschaften Wirkungen im Leben der Menschen die *sozialwissenschaftlichen Denkweisen, Methoden und Ergebnisse* hinzu und wird sich dieser Tatsache und ihrer Notwendigkeit bewußt. Die Hineinnahme neuer Lehrgebiete wie medizinische Soziologie und Psychologie, Biomathematik und ärztliche Informatik, Epidemiologie und Medizinsoziologie in die ärztliche Ausbildung nimmt diesen Wandel auf. Er wird mehr als eine Zutat zur naturwissenschaftlichen Ausbildung, aber auch weniger als eine Revolution sein.

Die *ärztliche Informatik*, Gegenstand des Referats von Prof. Reichertz, ist ein Instrument des Fortschritts in der Medizin: Nutzbarmachung von Technik, Systemanalyse, mathematischer Logik. Sie ist aber zugleich ein *Beispiel für eine den Fortschritt und seine Folgen überwachende, ihn kritisch begleitende Forschung*. In ihrer vollkommenen Ausgestaltung soll sie nicht nur Daten sichern, sammeln, kombinieren und permutieren und geordnet schnell verfügbar haben. Sie muß Funktion und Sensibilität einer Spinne im Netz haben, nicht nur in Laboratorien oder Krankenhäusern, sondern letztlich *im ganzen Gesundheitssystem*. Die Spezialisierung und die Fülle heterogener, vieldeutiger Daten, die risikoreicheren Verfahren der Diagnostik und Therapie haben sie zuerst notwendig gemacht. Sie ist aber von vornherein auf die *bessere Erfüllung der ärztlichen Aufgaben* eingestellt gewesen. Wäre oder würde sie eine Technik um ihrer selbst willen, die Gefahren schafft statt vor solchen zu warnen und sie vermeiden zu helfen, verdiente sie das Attribut ärztlich nicht. Sie hat die Potenz in sich, das System der ärztlichen Begriffe und der daraus folgenden Entscheidungen in bessere Übereinstimmung mit krankhaftem Geschehen zu bringen und es dessen Verlauf, aber auch dem Fortschritt der Erkenntnis besser als bisher anzupassen. In ihr liegen aber auch die Möglichkeiten, verbesserte Systeme gesundheitsdienstlicher Leistungen modellhaft zu simulieren und Pläne zu machen, um jenes *cultural lag* auszufüllen, auf das von Ferber aufmerksam gemacht hat, nämlich die Lücke *zwischen Gesund-*

heitsbedarf und Gesundheitsleistungen. Die ärztliche Informatik dehnt damit ein wesentliches Kriterium von Wissenschaft und eine Tugend des Arztes über das kranke Individuum hinaus auf das Gesamt ärztlicher, pflegerischer, technischer, organisatorischer Leistungen aus: *Prognose*.

Ärztliche Informatik deckt einen Teil der Strukturen auf und regelt ihre Prozesse, die die Entwicklung der Medizin hervorgebracht hat. Die Kenntnis eines wesentlichen Teiles dessen, was unbemerkt und gemessen am technischen Fortschritt auch unterentwickelt geblieben ist, verdanken wir der *Medizin-Soziologie*. Hat die ärztliche Informatik Hilfen für den Arzt in Zeit-, Raum-, Orientierungs- und Gewissensnot bereitgestellt, so hat die Medizin-Soziologie Gewissensnot geschaffen, Diagnose von Mängeln und Konflikten gestellt. So wie Ärzte und ihre Organisationen der Informatik ein fast grenzenloses Vertrauen entgegenbringen, so halten sie sich mit *Mißtrauen* schadlos an der *unbequemeren Medizin-Soziologie*. Aber sie ist uns unentbehrlich bei der Bewältigung jener Spannungen und Konflikte, die in den Gruppen von Menschen, die den technischen und sozialen Erkenntnisfortschritt verwirklichen sollen, auftreten und auch zwischen diesen Gruppen oder einzelnen ihrer Mitglieder und den Kranken.

Letztlich ist es der *praktische Arzt*, der den Fortschritt an den Mann bringen muß. Sein Aktionsfeld ist von vielen individuellen und gesellschaftlichen Erwartungen und Einflüssen bestimmt. Früher erwartete man auch wissenschaftliche Anstöße aus der Praxis — und die Institutionalisierung einer Allgemeinmedizin als Lehr- und Forschungsfach soll die Bedingungen dazu wieder günstiger gestalten. Heute richtet sich die Sorge aber mehr auf die möglichen Rückständigkeiten, Mißverständnisse, Versäumnisse, Behinderungen in der Übertragung des diagnostisch und therapeutisch Möglichen auf das zwischen Arzt und Patient Wirkliche. *Das Verlangen nach ärztlichen Diensten ist schneller gestiegen als die Zahl derer, die diese Dienste leisten können:* Ärzte, Schwestern, technische Kräfte. Gründe sind der hohe Wert und die Bewußtmachung eines „Rechtes auf Gesundheit" durch die Politiker, die Kommunikationsmittel und auch durch die Medizin selbst, die ihre Erfolge popularisieren muß, um ihre Forschung und ihre Praxis weiterzuentwickeln. Immer deutlicher wird, daß die *Verwirklichung der Fortschritte im Alltag der Kranken* und der im Gesundheitsdienst tätigen Fachkräfte in Zukunft als Gemeinschaftsleistung organisiert werden muß. Nicht nur in Rußland, auch in den nordischen Ländern entstehen in den ländlichen Gegenden „Gesundheitszentren" und die „*Carnegie-Komission for higher Education and health*" hat für die Vereinigten Staaten 1971 solche Zentren in großer Zahl empfohlen, angeschlossen an Medizinische Forschungszentren. Schon zeichnet sich — reichlich spät — die Einsicht ab, daß die Menschen, die als differenziertes Team Gesundheitsdienste leisten sollen, auch als *Team gemeinsam ausgebildet werden müssen* und nicht auf getrennten Schulen für Ärzte, Schwestern, med.-techn. Assistentinnen, Sozialhelferinnen, Diätassistentinnen usw. Gruppenleistungen müssen als solche in den Ausbildungsplänen Erziehungsziel und Gegenstand spezifisch-didaktischer Anstrengungen sein. Für uns bedeutet das auch, über die Gemeinschaftspraxis mehrerer ärztlicher Spezialisten hinauszugehen zu Teams, die aus Ärzten verschiedener Fächer, Schwestern und vielleicht, wie in Rußland verwirklicht, in den Vereinigten Staaten empfohlen, in Deutschland oft erwogen, einer Kategorie zwischen beiden, sowie aus technischem Personal und Sozialarbeitern bestehen.

Herr Rohde ist auf die Bewältigung dieses Themas durch wissenschaftliche Arbeit und Berufserfahrung als Leiter der Abteilung für Medizinsoziologie der Medizinischen Hochschule Hannover gut vorbereitet.

Man spricht heute — oft mit einer gewissen Verklärung — vom *mündigen Patienten*, dessen eine aufgeklärte, d. h. eine in den technischen Möglichkeiten der Bewältigung ihrer Aufgabe weit fortgeschrittene Medizin für die Anwendung am Kranken bedarf. Gesundheitsreform und Bildungsreform werden zu Recht in einem Zusammenhang mit Gesundheitserziehung gesehen. Genetische und soziale Evolution werden aufeinander bezogen unter dem Gesichtspunkt von Bildungsfähigkeit. Störend im ärztlichen Tätigkeitsfeld ist vor allem das Durcheinander von Information und Sensation — bei Sendern und Empfängern.

Herr Rohde hat gezeigt, welche Anstrengungen der Lernfähigkeit gemacht werden müssen, um *zwischen Erkenntnissen, Möglichkeiten, Anwendungen und Zielen* ein *humanes Kontinuum* zu schaffen. Die z. T. aus eigenen wissenschaftlichen Erfahrungen und Forschungsergebnissen genährten Ausführungen von Herrn Prof. Bernard Hassenstein „Information-Bedürfnis, Angebot, Wirkung" können als Antwort auf Herrn Rohde verstanden werden, was denn nun in der durch die Fortschritte naturwissenschaftlicher und sozialwissenschaftlicher Forschung in der Medizin entstandenen und rationalisierbar gemachten Situation tatsächlich getan und verändert werden müßte und könnte. Gesundheit und Benehmen waren ehedem Tugend. Darauf war eine an Werten orientierte, emotional motivierende Erziehung zu geordnetem Leben eingestellt. Die jetzt breit wirksam werdende Aufklärung hat gesundes Leben und menschliches Verhalten zu Gütern umgewertet, wenn auch zu sehr hohen. In dem Maße, wie wissenschaftlich Einsicht in ihre biologischen Gesetze und auch in die Gesetze ihres „Marktes" gewonnen werden, wird ihr Preis kalkulierbar. Die für Gesundheit und Krankheit, Verhalten und Neurose gültigen Wertsysteme sind rationalisierbar und intellektuell annehmbar. Über Gesundheit kann und muß deswegen wie über ein Gut entschieden und nicht wie über eine Tugend gerichtet werden. Hier liegt der Ansatz für zukünftige Gesundheitserziehung, deren Erfolg darüber entscheidet, wie wir innerhalb des sozialen Systems Heilkunde mit den Fortschritten fertig werden.

Der Arzt steht häufig vor der *Notwendigkeit zu entscheiden* und zu handeln auch dort, wo er die Ereignisketten krankhaften Geschehens nicht durchschaut und begrifflich einordnen kann. Zu den klassischen Mitteln *symptomatischer* Behandlung wie den schmerz- und krampflösenden Mitteln sind die Psychopharmaka getreten. Die Kontrolle über den Gebrauch solcher Mittel ist seit je den Ärzten dort entglitten, wo diese geeignet waren, mehr zuzudecken als die Symptome von Krankheiten, nämlich das Leben erträglicher, unbeschwerter zu machen, Bewußtsein mühelos zu erweitern, glücklicher zu sein. Ein *sich veränderndes biologisch-soziologisches Bedingungsmuster hat all-*

gemeinere ärztliche Bedeutung und soll deswegen dem Vortrag von Herrn Degkwitz „Rauschmittel und Medikamente — Bedürfnis und Wirkung" vorangestellt werden. Eines der sich andrängenden Probleme für die moderne Medizin ist die *Pathologie* — die Somato- und Sozio-Pathologie — *des Jugendalters*, bisher ausgespannt und vernachlässigt zwischen Pädiatrie und klassischer Heilkunde des Erwachsenen. Die Gerontologie hat sich bereits einen Platz im Kanon der Spezialitäten verschafft. Unser soziales Gedächtnis bewahrt noch die Erinnerung an eine Zeit, in der die somatisch-hormonelle Pubertät mit dem 14. Lebensjahr einsetzte und die Reifungsperiode sozial zwischen dem 16. und 18. Lebensjahr abschloß, bedingt durch die gesellschaftlich vorgeformten Zwänge und Hilfen: klare Berufsbilder, soziale Definition der Heiratsfähigkeit, Zwang zu früherer Selbständigkeit in kinderreichen Familien und niedrigem Sterblichkeitsalter der Eltern. Das alles in den Grenzen der vorgegebenen sozialen Gruppe und Bildung. Heute ist die *somatische Pubertät* in das 11. und 12. Lebensjahr vorverlegt und rückt alle 10 Jahre 4 Monate weiter vor. Sie endet sozial, d.h. mit dem Erreichen gesellschaftlicher Selbständigkeit und Unabhängigkeit zwischen dem 24. und 28. Lebensjahr. Die Gründe für letzteres sind klar, für ersteres sowie für die Acceleration, die damit verbunden ist, umstritten. So entsteht eine *juvenile Lebensperiode somato-sozialer Disharmonie* mit einer zugehörigen Pathologie, die ebenso lang ist wie die mittlere gerontologische Periode vom Ende der Berufstätigkeit bis zum Tod, die 10—12 Jahre beträgt.

Die *Beziehungen der Menschen zueinander* haben sich durch Fortschritte des *Verkehrs*, der Informationsübermittlung, der veränderten Alters- und Berufsstruktur, Änderungen der *Wohnbedingungen* gewandelt. Spannungen und Konflikte haben durch verschiedene Faktoren an Häufigkeit und Art zugenommen: *Menschen begegnen sich häufiger* und teilen *spannungsreiche Situationen* miteinander, wo sie dicht beieinander wohnen, sich durch Verkehrsbedingungen häufiger begegnen, durch *Arbeitsteilung* häufiger und vielfältiger *aufeinander angewiesen* sind. Die *soziale* und *geographische Mobilität* bringt besondere *Konflikttypen* hervor. Auch der Begriff der Generation und damit die Zahl der *gleichzeitig lebenden Generationen* haben sich geändert, nicht nur, daß das Älterwerden der Menschen 3—4 Generationen nebeneinander schafft. Definiert man Generation auch nach dem Gesichtspunkt der Erneuerungsrate von Wissen und Können, so setzt man besser statt wie bisher 30 Jahre eine Generationsperiode von 15 Jahren an. Die Gleichzeitigkeit des Ungleichzeitigen schafft kulturhistorisch komplexe Gebilde.

Auch ist *Freizeit* nicht ein Wert an sich. Eine Freizeitpathologie ist nicht nur denkbar, sondern erkennbar.

Die Neigung der Gesellschaft, sich von Problemen dieser Art zu entlasten und sie zu verdrängen, führt zu dem, was Jürgen Moltmann die *Segregationsgesellschaft* genannt hat, die *Subkulturen* der Kinder, der Jugendlichen, der Erwerbstätigen, der Alten, die mit den ehemaligen Familienverbänden konkurrieren.

Dort, wo die Konflikte zu *Mißbefinden* und *körperlichen Symptomen* führen, wo also ein Krankheitswert wenigstens subjektiv besteht, wird der Arzt bemüht. Stehen die körperlichen Erscheinungen *vegetativer Verhaltensmuster bei Leistungskonflikten* im Vordergrund, so ist es in der Regel der Allgemeinarzt oder der Internist. Sind es Schwierigkeiten der Selbst- und Weltwahrnehmung und des Verhaltens zum eigenen Leben und zu anderen Menschen, so tritt der *Psychotherapeut* ein. Zur Bewältigung dieser Aufgaben hat sich die *Psychosomatik* ausgebildet, die *naturwissenschaftliche und tiefenpsychologische Denkweisen und Techniken* miteinander vereinigt, um den Zustand eines Kranken zu erklären und seine Störungen aus den biographisch und situativ bedingten Konflikten abzuleiten. Wenn irgendwo die Problematik des Fortschritts in der Medizin, sei sie durch diese selbst hervorgebracht oder von außen gestellt, sichtbar wird, so ist das in der Psychosomatik, deren eigener Erkenntnisfortschritt sich gerade darauf gründet, daß sie eine gleich hohe Sensibilität für die in einer Gesellschaft wirksamen Spannungen entwickelt, wie für die Leiden, die die individuelle Form dieser Konflikte darstellen. Herr Prof. Strotzka hat diese Zusammenhänge in eigener Forschung erfahren und als Gutachter der Weltgesundheitsorganisation am Beispiel geographisch, kulturell und sozial entwurzelnder Bevölkerungsgruppen nach dem Kriege aufgeklärt.

Barber, B., Lally, J., Makarushka, J., Sullivan, D.: "Experimenting with humans· problems and processes of social control in the biomedical research community", in: The Challenge of Life, Biomedical progress and Human values, Basel 1972. — Berteaux, P.: „Die geistige Bewältigung des Fortschritts", in: Die Wissenschaft und die Zukunft des Menschen, Munchen 1965. — Burnel: Changing patterns. — Ferber, Chr. v.: „Medizinischer Fortschritt und gesellschaftliche Evolution", Anstöße 1/2 (1972) 1. — Gellman, D. P.: "The price of progress: Technology and the cost of medical care." Cannadian Med. Ass. Journal **104**, 401 (1971). — Mead, M.· "Changing life patterns and the consciousness of the indıvidual", in: The Challenge of Life, Basel 1972. — Mohr, H.: „Wissenschaft und menschliche Existenz", Freiburg 1967. — Moltmann, J.: „Der Einfluß von Mensch und Gesellschaft auf den biomedizinischen Fortschritt", in: The Challange of Life, Basel 1972. — Nachtıgall, W.: „Bıotechnik", Heidelberg 1971. — Wolff, H. S.· „Technık ın der medizınischen Praxıs", München 1970. — Zenker, R.· „Medızin und Technık", Dıagnosti. Woche München 1971. — Zuckerman, Lord: "The doctor's dilemma. The right to health. Choices and prıorities in research and development in the biomedical field", in· The Challange of Life, Basel 1972.

Medizinische Informatik

Aufgabe, Wege und Bedeutung

P. L. Reichertz

Department für Biometrie und Medizinische Informatik,

Medizinische Hochschule Hannover

1.0 Definitionen

Neue Disziplinen sind in der Medizin oft entstanden nach der Einführung neuer Methoden und Verfahren. Selten hat eine junge sich entwickelnde Disziplin in der Medizin soviel Kontroversen bei ihrer Entstehung ausgelöst wie die medizinische Informatik. Äußerlich aus dem Anlaß der Anwendung von elektronischen Rechenanlagen im medizinischen Bereich entstanden und in ihren logisch-analytischen Ansätzen der mit dem Namen Paul Martinis verbundenen mathematisch-statistischen Denkweise verwandt, ist ihre Kontroversialität einmal vordergründig und beruht auf dem Ausmaß der finanziellen Aufwendungen, die meist für die von ihr benutzten Geräte (elektronische Datenverarbeitungsanlagen) notwendig sind. Es ist dies ein Aufwand z. B. für ein einziges Gerät oder wenige Geräte, der das Volumen der Gesamteinrichtung konventioneller Institute erreicht oder übertrifft. Dies führt zu einer Kopplung von kurzfristigen ökonomischen resp. Leistungs/Nutzenerwartungen an ein in seinem vollen Umfang noch nicht klar definier- und abgrenzbares Unterfangen, an das darüber hinaus auch weitere, oft vage definierte, manchmal weit über das Mögliche hinausgehende Erwartungen geknüpft werden. Sie haben oft ihre Ursache in der Verunsicherung in der eigenen Wissenschaft resp. sie sind durch die strukturelle und wissenschaftliche Entwicklung mit der Einführung neuer und differenzierter Verfahren bedingt.

Es wird eine allgemeine Problemlösung erwartet, meist allerdings ohne die Bereitschaft zu systematischer Vorarbeit, die eigentlich den Kern der Problemlösung in sich trägt. Auf der anderen Seite steht eine emotionale Abneigung gegenüber Methoden „die den Arzt ja doch nicht ersetzen können" — eine Behauptung, die noch nie von einer neuen medizinischen Disziplin in Anspruch genommen worden ist und auch nicht von der medizinischen Informatik, die in ihrer täglichen Arbeit immer wieder mit der Komplexität des Menschen sowohl als Patient als auch als betrachtender oder handelnder Arzt konfrontiert wird und hier, im Versuch des Nachvollzuges menschlicher geistiger Leistungen, immer wieder an die Grenzen ihrer Möglichkeiten stößt.

Hier soll die medizinische Informatik nicht einfach definiert werden durch die Beschreibung der von ihr angewandten Methoden oder die Feststellung, daß es sich hierbei um die Anwendung von analytischen Methoden auf Verfahren und Verfahrensweisen in der Medizin handele, bei denen es meist zur Anwendung von elektronischen Rechenmaschinen kommt, sondern es soll versucht werden, diejenigen Probleme zu umreißen, die die Notwendigkeit ihrer Entstehung begründen und einige prinzipielle Verfahren schildern, mit der sie versucht, ihren Aufgaben gerecht zu werden. Diese Probleme sind dabei oft allgemeine Probleme des wissenschaftlichen und technologischen Fortschrittes. Es darf dabei nicht erstaunen, daß der Begriff der elektronischen Rechenanlagen oder des Computers über lange Strecken nicht in Erscheinung tritt resp. nur im Hintergrund erwähnt wird. Er ist zwar für viele Dinge eine technisch bedingte Voraussetzung, im Prinzipiellen jedoch sekundär und nur das nachvollziehend, was im analytischen und darauffolgenden synthetisierenden Denkprozess kreativ gestaltet worden ist.

Historisch finden sich die ersten Anwendungen des Computers bei medizinischen Problemen in den 50er Jahren im Bereich wissenschaftlicher oder vereinzelt patientenorientierter Untersuchungen. Ausgedehnt wurden diese Anwendungsbereiche zunehmend auf bestimmte Verfahren und Verfahrenskomplexe aus den Bereichen der Krankenversorgung oder bestimmte analytisch-diagnostische Methoden, die sich für eine automatische Analyse anboten, wie z. B. das Elektrokardiogramm. Nicht erwähnt werden soll hier die selbstverständliche Anwendung bei statistischen Berechnungen als genuines Werkzeug, das es ermöglicht, auch kompliziertere Methoden routinemäßig anzuwenden bzw. sie einer breiten Schicht von Wissenschaftlern und Forschern zugänglich zu machen. In den 60er Jahren fanden sich sodann einzelne Versuche, gesamte Krankenhausbereiche zu umfassen. Benutzt wurde dabei meist das Wort Krankenhausinformationssysteme. Viele der oft groß angelegten Versuche scheiterten, wofür sich mannigfache Gründe anführen lassen. Der technologische Stand der Hardware- und Software-Entwicklung war zu diesem Zeitpunkt noch nicht so, wie es die Computerindustrie glauben machte.

Die analytischen Voraussetzungen für ein solches Unterfangen wurden oft erheblich unterschätzt und es fehlte die notwendige Durchdringung beider beteiligter Seiten, nämlich der ärztlichen und der von der Computerwissenschaft herkommenden Technologie mit den Erkenntnissen der Partnerwissenschaft. Der oft nicht ausgesprochene Gedanke von seiten der beteiligten Nichtmediziner, daß es endlich Zeit sei, durch klare Zielvorstellungen Ordnung in das Gebäude der praktischen Medizin zu bringen, ist zwar berechtigt, nur kann die erstrebte Klarheit nicht in der Ignoranz der Probleme bestehen.

Hieraus folgt, daß bei dem Versuch, die medizinische Informatik von den auf sie hinweisenden Problemen her zu definieren, sowohl medizinische Aspekte als Betrachtungsweisen der Informatik anzutreffen sein müssen.

2. Medizinische Probleme

2.1. Integration

Im ptolemäischen Weltbild, mit dessen Entstehung in etwa auch die Entstehung der geschichtlichen Medizin zusammenfällt, stand die Erde im Mittelpunkt des Geschehens. Entsprechend war auch die Position des Menschen. Die Medizin als Heilkunst orientierte sich am Menschen und stellte ihn als Individuum in den Mittelpunkt ihrer Betrachtungen. Andere Bezugssysteme existierten zunächst nicht. Sie begannen in Erscheinung zu treten mit der Elementenlehre, durch die das Objektsystem Mensch der unterschiedlichen Definition durch das Subjektsystem der Betrachtungsweise unterworfen und typisiert wurde. Diese mehr philosophische, wenn auch auf praktische Beobachtung gestützte Systemkategorisierung erhielt dann eine wesentlich andere Bedeutung, als zusätzliche naturwissenschaftliche Betrachtungsweisen zu dem fundamentalen Grundgerüst der sich entwickelnden wissenschaftlichen Medizin wurden. Immer mehr wurde der Mensch als Patient von den interpretativen Methoden dieser Bezugssysteme in differenzierten und eigengesetzlichen Betrachtungsweisen gesehen [19]. Da diese Bezugssysteme jedoch nicht zu einer konkreten Auseinandersetzung mit dem Patienten als Kranken führten, blieb der Patient zunächst noch unverändert zentraler und einheitlicher Mittelpunkt der Betrachtungen der praktischen Medizin. Dies änderte sich mit der Bildung von neuen Bezugssystemen der praktischen Medizin, nämlich der Entwicklung verschiedener Disziplinen, beruhend entweder auf unterschiedlichen Betrachtungsstandpunkten, Organbezogenheiten oder Techniken. Zwangsläufig führte diese Spezialisierung zwar zu einer verstärkten Effizienz in differenzierteren Bereichen, dabei aber zu verminderter Kommunikation zwischen den unterschiedlichen, am einzelnen Patienten tätigen Disziplinen.

Es kann dies verglichen werden mit der Vorstellung der Artentwicklung Teilhard de Chardins [34], der von einem gemeinsamen Ursprung her die Entwicklung sich vollziehen sah mit einer multiphasischen Aufgliederung der Arten in ein vielgestaltiges Fächersystem. Die von Chardin beschriebene Artenkonvergenz des Menschen in der letzten Entwicklungsphase hat ihre Parallele zu der vielfach geäußerten Forderung, auch im Bereich der zunehmenden Zahl der

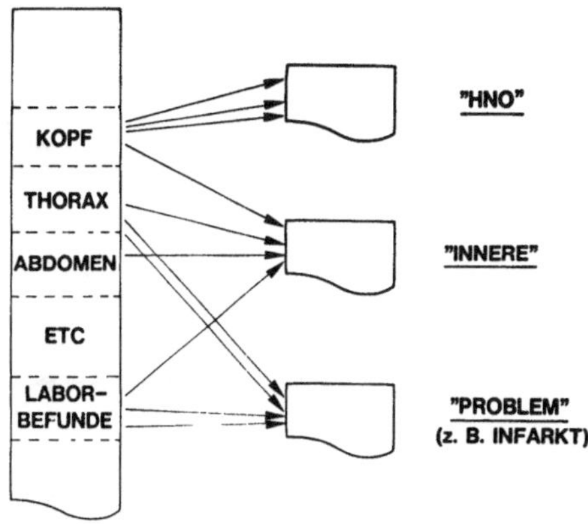

Fig. 1. Beispiel eines problem-resp. disziplinorientierten Zugriffes zu Patientenbefunden. Die Daten werden systematisch geordnet abgespeichert, die Zugriffsmethoden folgen jedoch anderen Ordnungsprinzipien. So ist eine integrierte Speicherung bei erhaltener individueller Problemgestaltung möglich (aus: [25])

medizinischen Disziplinen wiederum zu einem Integrationsvorgang zu kommen, bei dem alle Patienteninformation zusammengeführt wird zu einer höheren Ordnung von Komplexität bei erhaltener Eigenart der unterschiedlichen Betrachtungsweise. Da aber aus verschiedenen Gründen die unterschiedlichen Disziplinen nicht physikalisch integriert werden können, ist eine Integration anzustreben über die Informationseinheiten, die auf jeweils ein Individuum bezogen, in den unterschiedlichen Disziplinen und Bezugssystemen entstehen. Eine derartige Zusammenführung der Information, nicht zu einem Mosaik, sondern darüberhinaus zu einem integrierten Gesamtbild, ist ein Grundproblem der heutigen Medizin. Lösungsmöglichkeiten sehen wir unter anderem in der integrierenden Behandlung der von den Patienten gewonnenen Informationen (Fig. 1).

2.2. Informationsbewältigung

2.2.1. Literatur

Es kann davon ausgegangen werden, daß sich im Augenblick die gesamte Literatur und somit auch die medizinische innerhalb von 15 Jahren verdoppelt [9, 30]. Wenn man sich dabei vor Augen führt, daß auf Veröffentlichungen primärer Ordnung eine vielfache, sich potenzierende Zahl von Veröffentlichungen sekundärer und tertiärer Ordnung [30] folgt, wird verständlich, daß dieses ansteigende Material dem Einzelnen nur über Selektion, Klassifikation und Extraktion zugeführt werden kann. Aber auch für die Auswertung und die Weiterführung einer Wissenschaft ist es erforderlich, Methoden zu entwickeln, die über die Eliminierung der Redundanz zu einer Kompression und Klassifikation von neuen Erkenntniseinheiten kommen.

2.2.2. Patientenbezogene Informationen

In gleicher Weise stellen auch die für einen Patienten in zunehmender Weise anfallenden Informationen hohe Ansprüche an die Perzeptions- und Interpretationsfähigkeit des Einzelnen. Sicher wird er innerhalb seines Spezialgebietes Informationen optimal bewältigen kön-

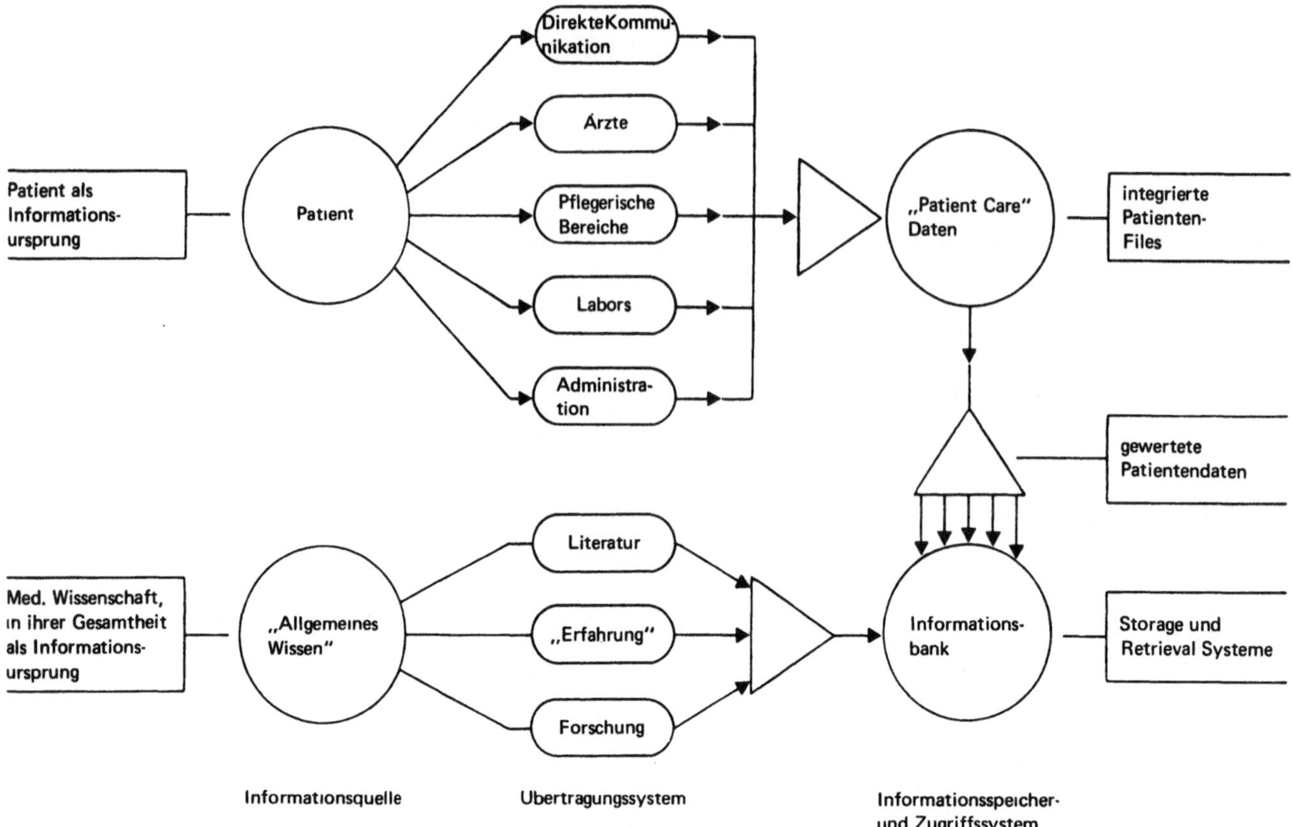

Fig. 2. Patientorientierte und kategorisch (wissenschaftlich) orientierte Informationsströme im klinischen Bereich. Die sich daraus ergebenden zwei Informationssysteme stehen miteinander in logischer Verbindung. Diese verschiedene Orientierung unterschiedliche Konzepte bei der Erstellung von Datenbanken (aus: [19])

nen, wobei unter Spezialgebiet durchaus eine allgemeinärztliche Ausrichtung verstanden werden kann. Immer wieder aber werden von ihm Entscheidungen erwartet werden, bei denen ihm fremde Denkprozesse angestoßen bzw. solche Bereiche berührt werden, die nicht zu seiner speziellen Ausbildung resp. seinen Erfahrungen gehören. Normalerweise werden hier Kommunikationsglieder zu anderen Disziplinen resp. Spezialitäten eingesetzt. Diese Kommunikation ist aber in vielen Fällen nicht möglich, eine Entscheidungsfindung jedoch unaufschiebbar.

2.3. Kommunikation

Das Problem der Kommunikation wurde im vorhergehenden Abschnitt bereits angesprochen. Sie wird zwischen den einzelnen Bereichen der praktischen und theoretischen Medizin, in der Informationen entstehen und Entscheidungen gefällt werden, immer problematischer. Dies betrifft nicht nur Kommunikation, wenn zur Urteilsfindung die Meinung oder Expertise dessen gesucht wird, mit dem eine Kommunikation erstrebt wird, sondern vielmehr noch solche Fälle, wo gleiche Informationsuntermengen Voraussetzung zur Entscheidungsfindung sind. In praxi bedeutet dies häufig, daß bei Übergang von einer Disziplin zur anderen bei dem gleichen Patienten in großem Umfang Untersuchungen wiederholt werden, die bereits durchgeführt worden sind. Neben den starken finanziellen Belastungen ist dies auch aus medizinischen Gründen nicht tragbar, da mit fortschreitender Wissenschaft die Zahl der differenten Untersuchungsmethoden zu-

nimmt, die entweder risikobehaftet oder mit kumulierenden Schädigungen für den Patienten verbunden sein können (z.B. Röntgenstrahlen). Bei der starken Fluktuation von Patienten sowohl hinsichtlich der ärztlichen Versorgung an einem Ort als auch mit zunehmender Mobilität der Patienten hinsichtlich ihres Wohnsitzes gewinnt dieses Problem an Bedeutung. Es ist aber auch vorhanden innerhalb relativ geschlossener funktioneller Bereiche, wie z.B. der Krankenhäuser.
Die Kommunikationsprobleme sind nicht auf den ärztlichen Bereich beschränkt. Grundsätzlich sind mehrfache Kommunikationsströme vorhanden, die sich nach verschiedenen Gesichtspunkten klassifizieren lassen. Ihre Zielrichtung ist dabei einmal die individuelle Orientierung auf den Patienten, zum anderen auf den kategorischen Bereich als der Grundlage wissenschaftlicher Erkenntnisse, aber auch individueller Entscheidungsfindung (Fig. 2).
Zur Kommunikation zu zählen sind auch Probleme der Standardisierung von Begriffen, um eine möglichst große semantische Übereinstimmung zu erreichen bei ständig zunehmender Differenzierung des Begriffsraums (vgl. [32, 33]).

2.4. Rationalisierung

Die Anwendung von informationsverarbeitenden Methoden ist von ihren Anfängen her mit dem Begriff der Rationalisierung verbunden. Entstand sie doch im wirtschaftlichen Bereich aus diesen Gesichtspunkten heraus und führen die Aufwendungen zu diesem Zweck zwangsläufig zu betriebsökonomischen Betrachtungsweisen, um den Aufwand durch den Nutzen zu rechtfertigen. Der Nutzen kann hierbei sowohl in einer Verbesserung der Qualität bei gleichem oder auch gesteigertem Aufwand bestehen, wenn die Qualitätssteigerung diesen zusätzlichen Aufwand rechtfertigt oder er ist darin begründet, daß die gleiche Leistung bei geringerem Aufwand erzielt werden kann (vgl. [31]).

Es ist bekannt, daß die Kosten der Gesundheitsversorgung einen stärkeren Anstiegsgradienten zeigen als das nationale Bruttosozialprodukt der Industrieländer. So wurden [35] von den Krankenkassen im Zeitraum zwischen 1960 und 1968 für Krankenhausbehandlungen eine Steigerung von 159%, für ambulante Behandlungen eine solche von 142% beobachtet. Während der gleichen Zeit war für das Bruttosozialprodukt ein Zuwachs von 74.99% eingetragen. Ähnliche Zahlen lassen sich auch für Einrichtungen des öffentlichen Gesundheitsdienstes und Ausgaben der Gebietskörperschaften anführen.

Diese Steigerungen sind bedingt durch

die allgemeine Entwicklung der Preise und Gehälter

die zunehmende Anzahl differenzierter und kostenaufwendiger Diagnose- und Therapieverfahren sowie

die zunehmende Inanspruchnahme der Einrichtungen ärztlicher Versorgung durch die Bevölkerung. Es ist unausweichlich, daß diese Kostensteigerung im Gesundheitsbereich aufgefangen werden muß, wenn auch nur ein Teil der Bedürfnisse befriedigt werden soll. Diese Bedürfnisse werden noch gesteigert durch die Wandlung der Ziele der medizinischen Versorgung. Zu den kurativen Maßnahmen werden in immer stärkerem Maße prophylaktische Verfahren hinzukommen. Allerdings ist von vielen prophylaktischen Maßnahmen eine Senkung der Kosten durch Vermeidung kurativer Maßnahmen zu erwarten.

2.4.1. Betrieb

Rationalisierungsmaßnahmen werden zunächst und vorwiegend in betriebswirtschaftlicher Hinsicht von den Einrichtungen der Gesundheitsversorgung erwartet. Dies ist in erster Linie das Krankenhaus, das bisher nur in ganz geringem Umfang betriebswirtschaftlichen Betrachtungsweisen unterworfen war.

2.4.1.2. Maschinelle Automatisation

Dabei ist vordergründig zunächst an die Automatisation von maschinellen Verfahren zu denken, wie sie sich im Laborbereich und im physikalisch-diagnostischen Bereich anbieten. Der Automatisierungsprozeß z.B. im Labor im Sinne der Zusammenfassung von Untersuchungen führt zusätzlich zu zunächst nicht vorausgeahnten Ergebnissen. Es läßt sich feststellen, daß durch den Einbau von Laborautomaten die Zahl der Untersuchungen um einen Faktor von 3—4 zunehmen, so daß also zusätzliche organisatorische und Informationsübermittlungsengpässe auftreten, die weitere Rationalisierungsmaßnahmen dringend erforderlich machen.

2.4.1.3. Allgemeine betriebswirtschaftliche Rationalisierung

Wichtiger ist aber die Durchleuchtung der allgemeinen funktionellen Verhaltensweisen in einem Krankenhaus mit der erheblichen Redundanz im Hinblick auf die Informationsbehandlung und die Allokation von sowohl menschlichen als materiellen Resourcen. In dieser Hinsicht sind die Feststellungen einiger amerikanischer Versorgungseinrichtungen interessant, die behaupten, kostspielige Aufwendungen für Computer allein durch Optimierung der menschlichen Resourcen über die Kostendeckung hinaus auffangen zu können.

Hierzu einige Beispiele. Die Notwendigkeit der Rationalisierung von Gesundheitsversorgungseinrichtungen zeigt sich bereits in so einfachen Statistiken wie zeitlichen Übersichten über die Aufnahme von Patienten in den stationären Bereich der Medizinischen Hochschule Hannover [3, 4].

Fig. 3 zeigt eine Übersicht über die Bettenbelegung, die Aufnahme- und die Entlassungsfrequenzen pro Tag aller stationären Patienten seit dem Bestehen des Medizinischen Systems Hannover. Es zeigt sich deutlich eine saisonbedingte Fluktuation, die Einschnitte zum Zeitpunkt der Feiertage Weihnachten, Ostern und Pfingsten etc. aufweist. Die neueren Analysen zeigen Einbrüche ebenfalls zum Zeitpunkt des Ferien- bzw. Semesterendes. Man kann hieraus schließen, daß kurzzeitige Verschiebungen vieler Krankenhausaufenthalte durchaus möglich sind, wenn sie, wie in diesem Fall, im Interesse sowohl der im Krankenhaus Tätigen als der betroffenen Patienten liegen. Dies berechtigt zu der Feststellung, daß solche Planungen auch dann möglich sein müßte, wenn sie im betriebswirtschaftlichen Interesse bzw. im Interesse der besseren Versorgung des einzelnen Patienten liegen. Es steht dabei natürlich völlig außer Frage, daß dieses nicht in allen Fällen geschehen kann. Dies ist auch nicht erforderlich.

Noch auffälliger sind die Tagesschwankungen der Aufnahmen innerhalb einer Woche (Fig. 3). Die deutlichen Montagsgipfel spiegeln den Rhythmus traditioneller Verhaltensweisen wieder, indem die Mehrzahl der Patienten zum Wochenanfang aufgenommen und ihre Mehrzahl gegen das Wochenende hin entlassen wird. Diese Spitzenbelastungen ziehen selbstverständlich Belastung nachgeordneter Einheiten nach sich, die mit unterschiedlicher Phasenverschiebung auftreten und durch Verzögerungsmechanismen einen gewissen, aber bestimmt nicht vollständigen Ausgleich erfahren können.

Dies bedeutet, daß die Versorgungseinrichtung entweder auf diese Spitzenbelastungen hin ausgerichtet und während der übrigen Zeit unterutilisiert ist oder daß sie auf die untere Belastung ausgerichtet und Personal und Resourcen während der Spitzenzeiten überbelastet sind.

Hiermit aber noch nicht genug. Die Betrachtung der Aufnahmefrequenzen an den einzelnen Tagen zeigt eine deutliche Kumulation innerhalb der Morgenstunden (Fig. 4). Dies bedeutet, daß 50% der gesamten Belastung innerhalb von 2 Std anfallen (Fig. 5). Bedingt ist dies durch die standardmäßige Gleichbehandlung aller Patienten unabhängig von den Resource-Spielräumen und unabhängig von den individuellen Gegebenheiten bei dem einzelnen Patienten. Hier ist viel durch dynamische adaptive Verfahren zu erreichen. Dies ist ebenfalls möglich für Stationsbelegungen, Einsatz von Schwestern, Ärzten, diagnostischen Einrichtungen und vieles mehr.

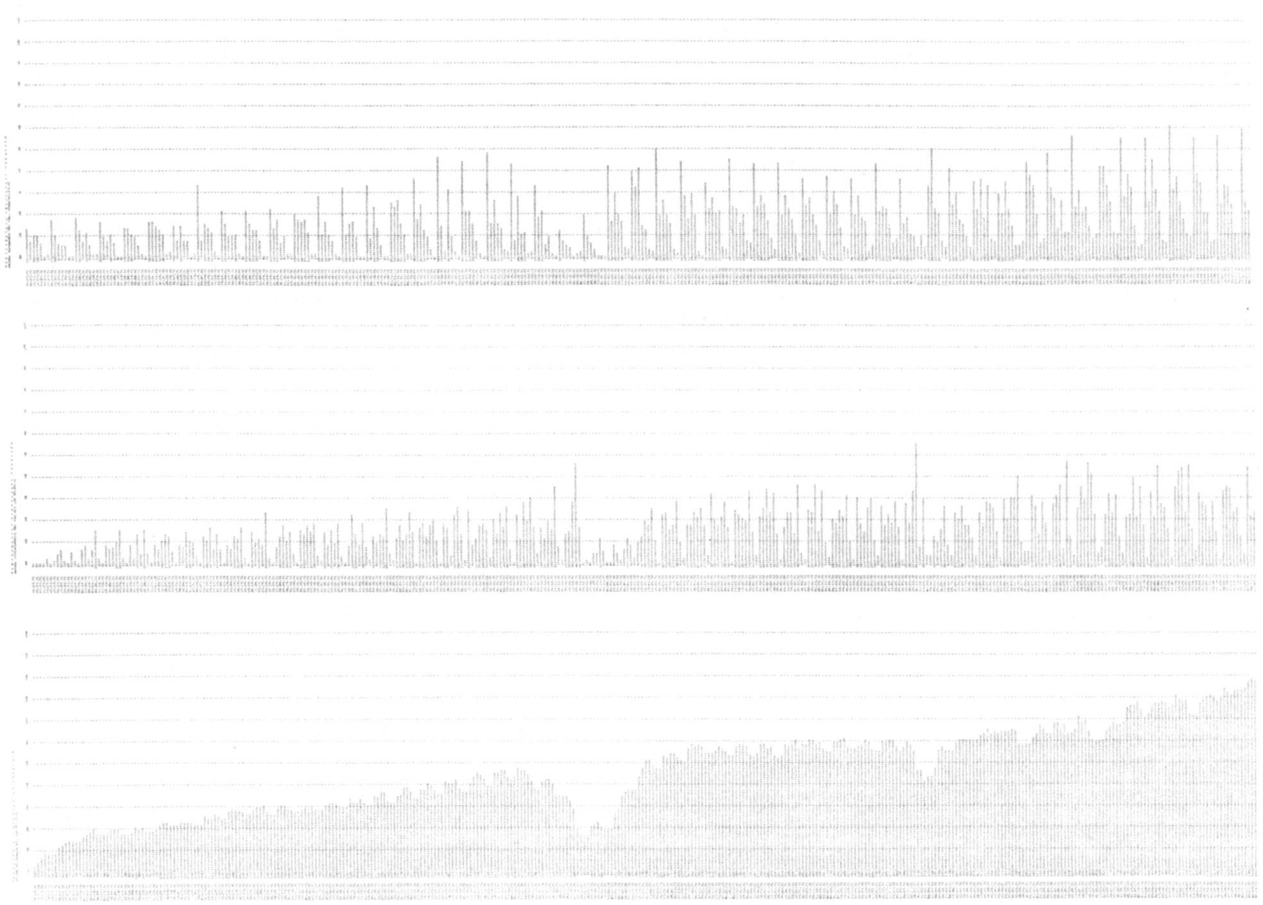

Fig. 3. Graphische Darstellung der *1* Aufnahmefrequenzen, *2* Entlassungsfrequenzen und *3* Zahl der pro Tag belegten Betten der Medizinischen Hochschule in der Zeit von Juli 1971 (Beginn der Belegung mit 13 Betten, max. 434, max. Zahl der Aufnahmen: 61/Tag — ohne Polikliniken —, max. Zahl der Entlassungen: 55/Tag). In der Mitte ist ein deutlicher Einschnitt zur Weihnachtszeit. Weitere „Kerben" finden sich zu Ostern, zum langen Wochenende des 1. Mai, zu Pfingsten und zum 17. Juni. Die weitere Verfolgung der Kurven zeigt inzwischen ein deutliches Absinken zum Ferienbeginn in Niedersachsen

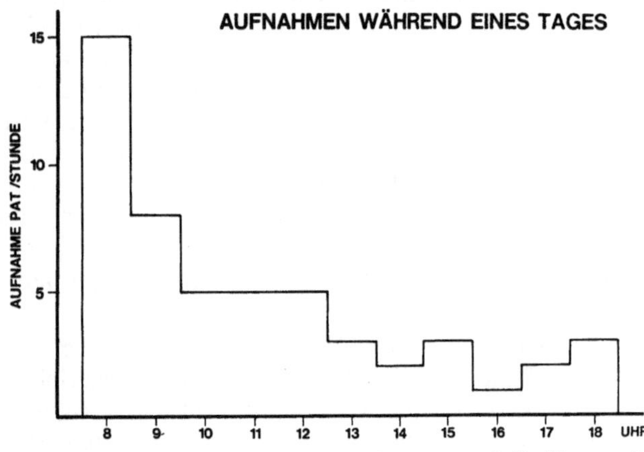

Fig. 4. Anzahl der Neuaufnahmen, bezogen auf die Tageszeit

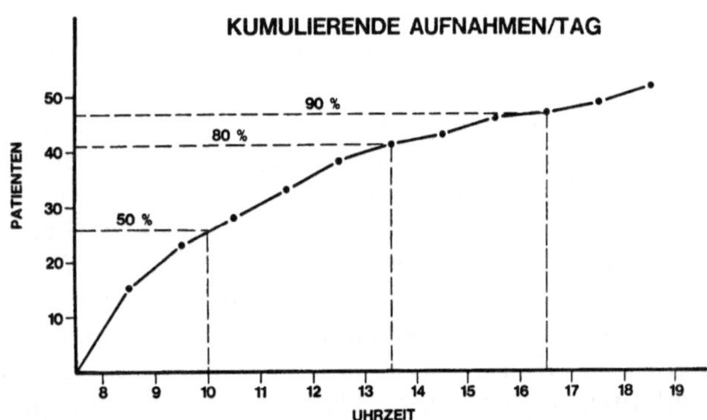

Fig. 5. Kumulierende Darstellung der Aufnahmen/Tag, bezogen auf die Tageszeit. Eingetragen ist, wann die 50, 80 und 90% Grenze aller Aufnahmen des Tages erreicht werden

Weitere Beispiele ließen sich auf dem Gebiet der Arzneimittel-, der diätetischen Versorgung und des Bestellwesens anführen, wobei die eindrucksvollsten Kontraste auf dem Arzneimittelgebiet gewonnen werden [2]. Ganz selbstverständlich sind allgemeine administrative Verfahren automatisierbar und Gegenstand einer Rationalisierung.

2.4.2. Patientenbezogen

Wichtig sind Planungsprobleme auch für den Patienten, da hiervon in großem Ausmaß seine Verweildauer im Krankenhaus abhängen kann. Bei der oft erheblichen Vielzahl von angewandten diagnostischen Maßnahmen und ihrer gegenseitigen zeitlichen Beeinflussung ist die Dauer der diagnostischen Phase im Krankenhaus oft entschieden zu lang. Dies gilt besonders für diejenigen Kranken, die zur Abklärung eines diagnostischen Problems eventuell langfristig einbestellt worden sind.

2.4.3. Maßnahmen

Die zunehmende Differenziertheit diagnostischer und therapeutischer Maßnahmen steht vor der Notwendigkeit, sie mit einer sowohl betriebswirtschaftlichen als auch medizinischen Rechtfertigung zu begleiten. Dem verantwortlichen Arzt muß nahegebracht werden, welche Folgen seinen Entscheidungen inhärent sind und welche Alternativen bestehen. Es ist anzunehmen, daß die Verbesserung der Information allein schon einen Korrekturfaktor in sich birgt.

2.4.4. Unterricht

Die Frage des Unterrichts sowie der Weiterbildung kann in diesem Zusammenhang nur gestreift werden. Sie verdient gesonderte Beachtung. Diese Fragen gehören zu dem Problemkreis der Folgen des Fortschritts, zu deren Bewältigung die Informatik beizutragen bereit ist. Dieser Beitrag wird von Testhilfen und -auswertungen über anwortgesteuerte Unterrichtsmethoden und Simulationsverfahren mit dem Lernen am dynamischen Modell [15] bis zur Forschung über fachliche Inhalte und Umfang der Merkmalsräume reichen.

2.5. Prophylaktische Medizin

Die Herausbildung eines zweiten Schwerpunkts in der Medizin neben der kurativen Handlungsweise zur prophylaktischen Medizin bringt weitere Probleme. Anders als bei der kurativen Medizin ist eine Führung der betroffenen Bevölkerungsgruppe unbedingt erforderlich, um die Maßnahmen erfolgreich werden zu lassen. Dies gilt sowohl für die Auswahl zu entsprechenden Reihenuntersuchungen als für die weitere Betreuung solcher Patienten, die Risikofaktoren aufweisen ebenso wie jener, die ein chronisches Leiden haben. Bei letzteren ist eher davon auszugehen, daß ein regelmäßiger Arztbesuch stattfindet als bei denjenigen, die noch keine klinische Manifestationen zeigen und somit keine Krankheitssymptome aufweisen. Gerade bei langfristigen Erwartungen ist von der Informationsübermittlung der Risiken allein relativ wenig zu erwarten, wie das Verhalten der Bevölkerung hinsichtlich des Rauchens eindeutig vor Augen führt. Ständige Information und die Initiierung spezieller Überwachungsprogramme allein können die Gewähr dafür bieten, daß der Patient sich in einen langfristigen Zyklus einreiht.
Collen (im Druck, mündliche Mitteilung) konnte gerade in der letzten Zeit zeigen, daß die regelmäßige Betreuung von Patienten im Alter von 40—50 Jahren eine Verminderung an Arbeitsausfall durch die Krankheit mit sich bringt, der in seinem finanziellen Äquivalent die Kosten für die aufgewendeten Maßnahmen übersteigt.

2.6. Analyse

Fortschreiten der Wissenschaft bedeutet an sich keinen Fortschritt per definitionem. Zusätzlich gewonnene Erfahrungen und Daten müssen einer Analyse zugeführt werden, um eine sinnvolle Planung, beurteilende Begleitung und Bewertung des Erreichten zu ermöglichen. Dieses Problem ist allgemein und nicht spezifisch für die Medizin. Die Methoden und Verfahren der Informatik mögen hier wesentliche Hilfestellung zu leisten bzw. kritische Denkweisen zu instigieren. Besonders gilt dies aber für die Medizin, die sich bisher rein empirisch orientierte.

2.6.1. Information

Die vielfältig anfallenden Daten müssen einer Sichtung zugeführt werden ebenso wie es notwendig ist, die daraus anfallenden Informationen miteinander in Beziehung zu setzen und zu verknüpfen. Es ist nicht Absicht von informatischen Verfahrensweisen, die Anzahl der Daten zu erhöhen, sondern die Informationsfindung

durch Analyse zu verbessern. Idealerweise sollte dies zu einer Reduktion der dargebotenen Datenmengen führen.

2.6.2. Handlungen

Früher orientierte sich die Beurteilung der ärztlichen Handlung am vordergründigen Erfolg. Der klinisch-pharmakologische Versuch kennt seit einiger Zeit die Abwägung verschiedener Verfahrensweisen resp. der unterschiedlichen medikamentösen Therapie gegeneinander. Diese Betrachtungsweise muß ausgedehnt werden auf generelle Verfahrens- und Verhaltensweisen, um dem behandelnden Arzt in dieser Analyse die Möglichkeit des Erkennens seiner eigenen Verhaltensweise zu geben, um daraus korrektive Schlüsse zu ziehen. Mit der zunehmenden Differenziertheit von diagnostischen und therapeutischen Maßnahmen muß dem behandelnden Arzt mehr Information an die Hand gegeben werden, um einerseits eine Unterstützung bei der Entscheidungsfindung zu erhalten, andererseits aber auch über die ständige Rückkopplung über die Information ein Mittel zu haben, um dynamische Korrekturen vornehmen zu können. Ein Beispiel hierfür sind u. A. pharmakokinetische Modelle zur Überwachung von therapeutischen Blutspiegeln (Fig. 6). Ein weiteres Beispiel wäre die Überwachung von Vitalreaktionen eines Patienten auf einer Intensivpflegestation. Dieses Problem umfaßt aber auch allgemeine und weniger spezifische therapeutische Verfahrensweisen.

2.6.3. Forschung

Die zunehmende Aufwendigkeit und Differenziertheit der Forschung macht Forschungsplanung notwendig ebenso wie Management von Großforschungsaufgaben. Dies gilt sowohl für den theoretischen Bereich der Medizin als für die Klinik.

2.6.4. Strukturen

In evolutionären Konfliktsituationen wird sehr häufig die Strukturänderung als Möglichkeit der Adaptation an veränderte Voraussetzungen angestrebt. Dies trifft auch für die Medizin zu in der Krise der Kostensteigerung und der Herausbildung der zusätzlichen Ausrichtung auf prophylaktische Methoden. Solche Situationen bedürfen aber eingehender Analysen und evtl. der Anwendung von Simulationsverfahren, um nicht weitgehende Veränderungen vorzunehmen ohne die korrekte Formulierung der Hypothese und ihre experimentelle Erprobung, was heute für das kleinste naturwissenschaftliche Experiment eine Selbstverständlichkeit ist. Es muß durchaus damit gerechnet werden, daß ein als korrekturbedürftig angesehener Zustand bei unveränderten Voraussetzungen womöglich einen optimalen Kompromiß darstellt. Das von Forrester zur Entwicklung seines Weltmodells [5] benutzte Programmsystem Dynamo [13] wird bei uns für Simulationsaufgaben angewendet.

Im Vorausgegangenen sollten einige Probleme aufgezeigt werden, die mit der fortschreitenden medizinischen Wissenschaft entstanden sind und zu deren Bewältigung die medizinische Informatik beitragen kann, ja, die zu ihrer Bewältigung eigentlich prädestiniert ist und aus denen quasi ihre Existenzberechtigung begründet wird. Korrektive Maßnahmen, welche

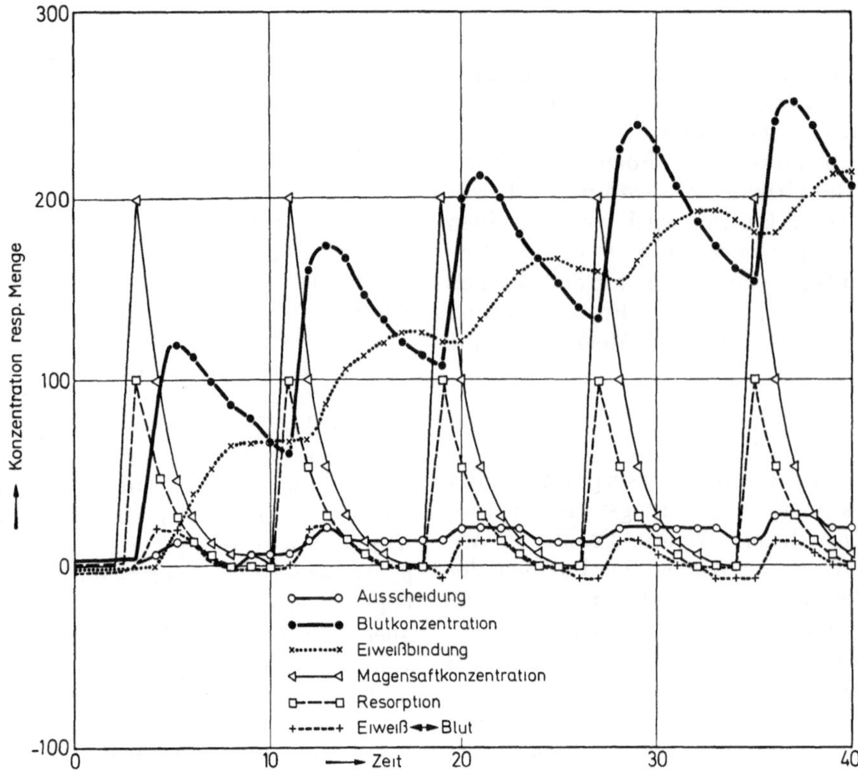

Fig. 6. Simulationsmodell des Verhaltens von Pharmaka im Blutstrom. (pharmakokinetisches Modell). An diesem Modell kann gezeigt werden, wie die Veränderung der Dosis, des Verabreichungsintervalls, der Resorptionsgeschwindigkeit, der Ausscheidung (Nierenfunktion) oder der Eiweißbindung den freien Blutspiegel beeinträchtigen

auf erkannte Mißstände hinwirken, können darüberhinaus zur Entwicklung neuer Methoden führen, die in der Vorausplanung und in der Wirtschaftlichkeitsbetrachtung zusätzliche, bisher nicht bekannte Hilfsmittel herausbilden.

3. Informatik

Der gebrauchte Begriff der medizinischen Informatik bedarf nun, da ihr Problemfeld umrissen worden ist, einer näheren Erläuterung. Dieses Problemfeld reicht von den wissenschaftlichen Aspekten der Medizin über die klinisch-praktischen Bereiche bis hin zu betriebswirtschaftlich-ökonomischen Fragestellungen und hat auch hier wiederum den Charakter des Integrierenden und sich wertfrei dort Einreihenden, wo analytische Verfahren und Synthesen zu einer Lösung des Problems beitragen können. Informatik ist die deutsche Bezeichnung für den angelsächsischen Begriff der Computer Science, einer Wissenschaft, die sich mit der Theorie und der Methodik der elektronischen Rechenanlagen beschäftigt. Als angewandte Informatik oder Information Science bezeichnet man in diesen Ländern die Anwendung dieser Methodik auf bestimmte Bereiche, bei denen ein großes Maß an spezifischem Fachwissen notwendig ist. Die medizinische Informatik oder Medical Information Science ist eine dieser angewandten Wissenschaften. Sie befaßt sich in dem oben aufgezeichneten Problemkreis mit den Aufgaben der:

Datenerfassung
Informationswertung
Informationsmanagement
Informationsauswertung und
Informations- und Systemflußkontrolle

im medizinischen Bereich.

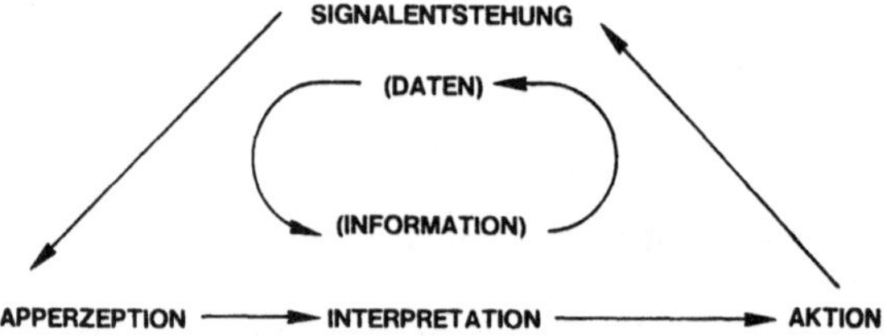

Fig. 7. Ausübung der Medizin dargestellt als ein Wirkungskreis zwischen Signalentstehung, Wahrnehmung der Signale, Interpretation der wahrgenommenen Signale — die empfangenen ‚Nachrichten' werden jetzt zu einer Information — und Aktion, welche wiederum zur Entstehung von Signalen führt (vgl. [24])

Analysiert man die Verfahrensweisen der Medizin generell, so kommt man zu der Auffassung eines kybernetischen Kreises (Fig. 7), bei dem im Wechsel Signale entstehen, hinsichtlich ihres Informationsgehalts interpretiert werden und zu einer Aktion führen, die ihrerseits auf die Signalentstehung einwirkt. Die Interpretation erstreckt sich dabei sowohl auf eine Klassifizierung hinsichtlich zu treffender diagnostischer oder therapeutischer Maßnahmen als auch zu der Formulierung des voraussichtlichen Verlaufs, der Prognose, mit den hieraus resultierenden Überlegungen, Maßnahmen und Empfehlungen.

Diagnostisch-therapeutische Klassifizierungen sowie vorausschauende Aussagen orientieren sich dabei derzeit vorwiegend an Erfahrungswerten und qualitativen Aussagen und nur in geringem Umfang an quantifizierbaren Voraussetzungen.

Dieses Wechselspiel zwischen Datenapperzeption, Informationsinterpretation und Aktion läßt sich an dem Beispiel der diagnostischen Klassifizierung aufzeigen (Fig. 8). Die Anamneseerhebung führt zur klinischen

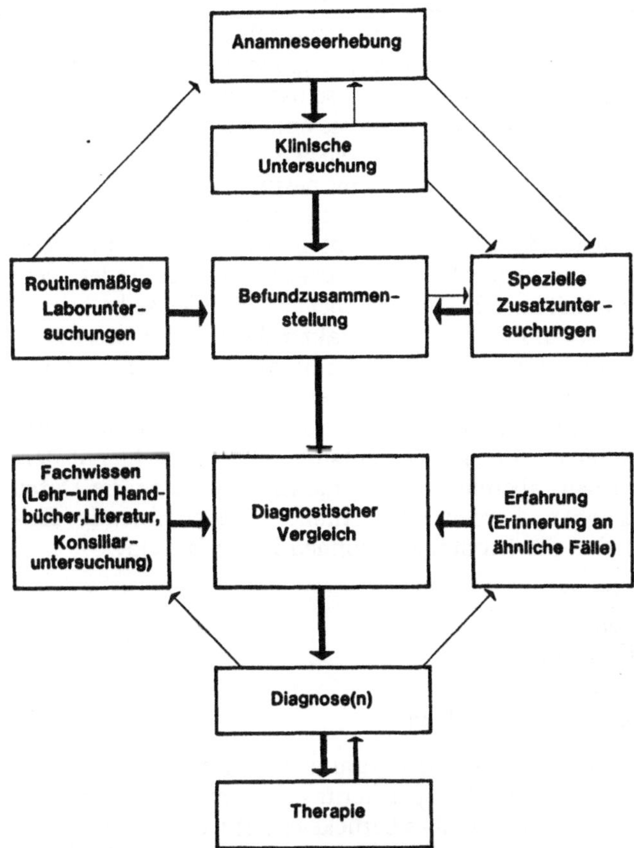

Fig. 8. Medizinische Diagnosestellung. Ständiger Wechsel zwischen Interpretation und Aktion zur weiteren Gewinnung von Daten (vgl. Fig. 7). Die routinemäßig erhobenen Befunde werden durch sich aus den vorgefundenen Gegebenheiten ableitende Zusatzuntersuchungen ergänzt. Der diagnostische Vergleich führt zur therapeutischen Aktion, die wiederum Rückwirkungen auf die diagnostische Einstufung hat. Die dabei gewonnenen Erfahrungen gehen in das persönliche Wissen, evtl. auch in die medizinische Literatur ein.

Untersuchung mit Rückwirkung auf die Anamneseerhebung. Die Befundzusammenstellung erfolgt zusammen mit den routinemäßigen Laboruntersuchungen, deren Resultate evtl. weitere Anamneseerhebungen resp. klinische Untersuchungen bedingen. Von den vorliegenden Befunden werden spezielle Untersuchungsmethoden angefordert und schließlich erfolgt der diagnostische Vergleich als ein Vergleich des vorliegenden Befundmusters mit Erfahrungswerten resp. aus der Literatur vorliegenden Beschreibungen. Die Diagnose selbst führt zur Therapie mit einer Rückbeeinflussung sowohl auf die Diagnose als von hier auf die eigene Erfahrung oder gegebenenfalls die Literatur. Das Problem der erwähnten Apperzeption wird in Fig. 9 an der Interpretation der Informationsgewinnung in der Medizin als Filterungs- und Streuungsprozeß am Beispiel der Röntgendiagnostik dargestellt. Die von dem Kranken ausgehenden Signale werden durch die Art der angewandten Untersuchung vorgefiltert, die ihrerseits auch wieder Signale hervorrufen kann, die in diesem Fall als Streuungen dargestellt werden.

In diesen Beispielen deutet sich schon eine der grundsätzlichen Schwierigkeiten der Informationsverarbeitung in der Medizin an. Die zur Information führenden Signale können in unterschiedlichem Ausmaße von Störfaktoren, Rauschen, begleitet sein, welches unterschiedlicher Qualität ist. Einmal kann der Störfaktor von einer völlig verschiedenen Signalquelle kommen, z.B. untersuchungstechnisch bedingt sein oder durch Überlagerungen entstanden sein (Fig. 10). Sodann ist es möglich, daß die apperzipierten Signale zwar von der zur Beobachtung anstehenden Signalquelle kommen, für das bestimmte Problemereignis jedoch nicht relevant sind (Fig. 11). Die praktische Situation ist meist mehr oder weniger gemischt (Fig. 12).

Acquisition, Storage and Retrieval of Patient Information = Filtering and Diffraction Process

Example: Diagnostic Radiology

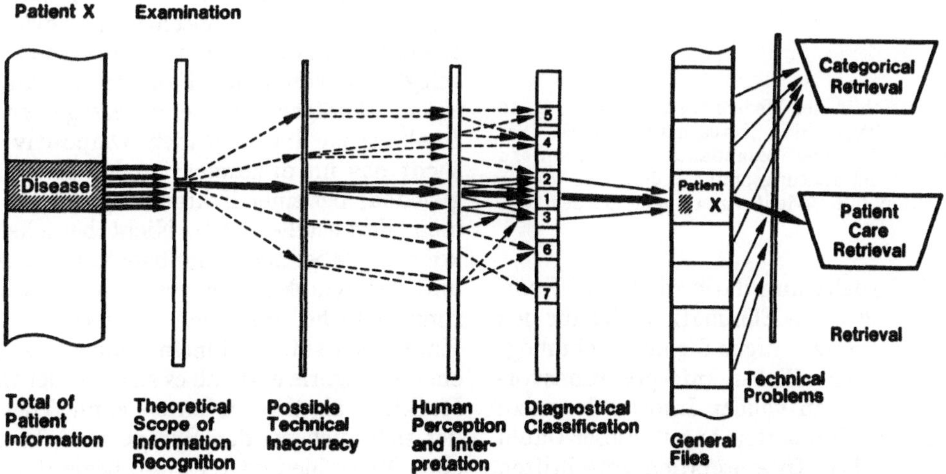

Fig. 9. Informationsbearbeitung in der Medizin dargestellt als Filter- und Streuungsprozeß. Die vom Patienten ausgehenden Signale werden zunächst durch die angewandte Untersuchungsart gefiltert; sie selbst kann dabei zu zusätzlichen Artefakten führen. Der Arzt nimmt, seinem Können entsprechend, eine unterschiedlich große Menge aller möglichen Signale auf resp. erkennt sie als Nachrichten. Bei dem Prozess der diagnostischen Klassifizierung verwertet er diese Nachrichten entsprechend. Die sogenannte Differentialdiagnose ist das Aufzählen der gefundenen Möglichkeiten in der Reihenfolge ihrer Wahrscheinlichkeit. Diese Wertung wird Teil der Krankenakte (konventiell oder computerisiert) und dient als Unterlage für direkte therapeutische oder diagnostische Maßnahmen oder als Grundlage für allgemeine (wissenschaftliche) Auswertungen (aus: [17])

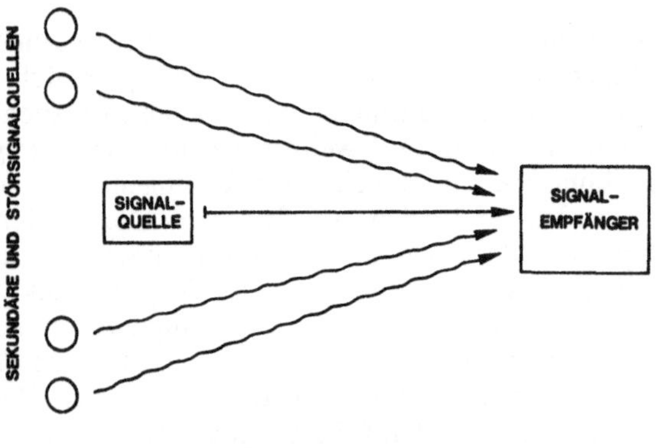

Fig. 10. Die zu dem Beurteilenden gelangenden Nachrichten stammen einmal von dem Kranken selbst, einmal von anderen Signalquellen. Die von der Krankheit ausgehenden Signale können von äußeren (z.B. technisch bedingten) Störquellen überlagert sein

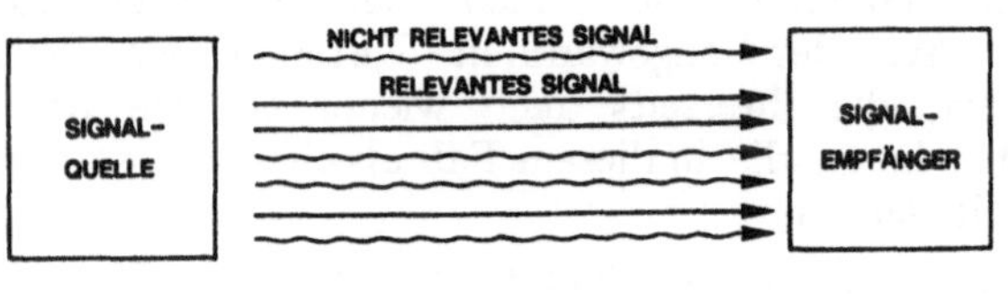

Fig. 11. Die von dem Patienten ausgehenden Signale resp. die erhobenen Befunde können relevant oder ohne Bedeutung für die Erkennung der zu Grunde liegende Erkrankung oder die vermutete Störung sein

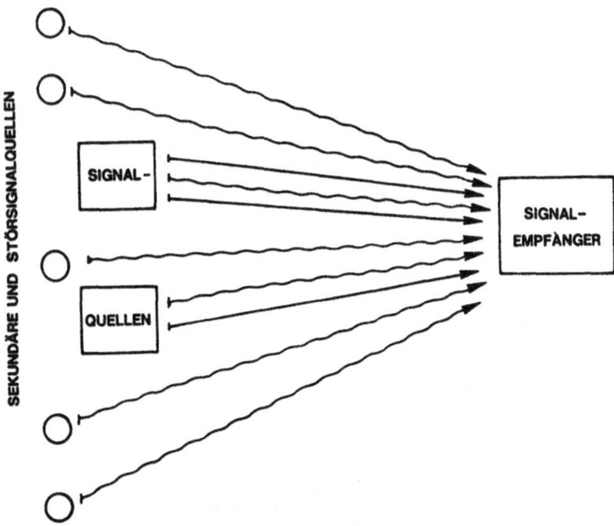

Fig. 12. Meist finden sich in der Medizin beide in den Fig. 10 und 11 beschriebenen Typen des „Rauschens". Es ist aber nicht möglich, irrelevante oder redundante Information zu entfernen, da sich der Betrachtungspunkt ändern und vorher irrelevante Nachrichten eine Bedeutung erlangen können (vgl. Text [18, 24])

Die Schwierigkeit besteht nun darin, daß eine Kompression der Daten, also eine Elimination aller für den Interpretationsprozess unwichtigen Signale, nicht möglich ist, weil sie unterschiedlichen Interpretationsvorschriften unterliegen um zu validen Informationen zu gelangen und daß die redundanten Anteile dieser Daten für die unterschiedlichen Interpretationsvorschriften nicht identisch sind. Mit anderen Worten, Daten, die für eine diagnostische Erwägung ohne jede Bedeutung sind, gewinnen bei anderer Problemstellung entweder zum gleichen Zeitpunkt oder zu einem späteren Zeitpunkt wesentliche Bedeutung. Redundante Daten von heute können entscheidende Befunde von morgen sein

und umgekehrt. Diese Relativität der Information als Funktion der Verarbeitungsvorschrift ist bei der Medizin besonders ausgeprägt. Signale bilden Nachrichten, Nachrichten oder Daten selbst werden erst dann zu einer Information, wenn sie entsprechend gewisser Behandlungsvorschriften bearbeitet werden und in Beziehung treten zu einem bestimmten Problem und einer bestimmten Betrachtungsweise. Der Arzt ist in hohem Maße gewohnt, mit hinsichtlich der Problemursache vagen Daten zu arbeiten und er findet diese Vagheit auch bei den erhobenen Befunden selbst vor.

Dieser multivariante Charakter der Information macht es der Datentechnik in der Medizin besonders schwierig, befriedigende Lösungen zu finden. Wiedergabe von Informationen muß möglich sein geordnet nach unterschiedlichen Gesichtspunkten, die nicht mit dem Prinzip übereinstimmen müssen, nach dem die Daten erhoben worden sind. Immer wiederkehrende Kriterien der Darstellung können hier z.B. sein:

Typ
Zeit
Ursprung
Disziplin und
spezifisches Problem

wobei letzteres wiederum multifacettären Charakter haben kann. Bei Speicherungsformen und Datenbankstrukturen muß dies berücksichtigt werden, um einmal aufgenommene Informationen nicht als Problemmanagementdaten wertlos werden zu lassen. Dies bedingt auch, daß höhere Anforderungen an das Informationsangebot gestellt werden müssen, als dies bisher, besonders für den klinischen Bereich, der Fall war. Standardisierungsprobleme gehören in diesen Bereich. Auch die zugrundegelegten Klassifikationsverfahren für die Interpretation von Daten unterliegen in zunehmendem Maße einer Revision. Die diagnostische Klassifizierung versucht ein komplexes Krankheitsgeschehen auf eine mitteilbare und darüber hinaus ausreichende Formel zu reduzieren. Bei den klassischen diagnostischen Einteilungen handelt es sich aber nicht um systematische Konstanten, die wie bei der zoologischen und botanischen Arteneinteilung statische Zustände darstellen, sondern um dynamische Schwankungen um einen unscharfen Normalbereich. Der Krankheitszustand ist nur individuell eindeutig festgelegt und von vielen Faktoren abhängig, die zudem einem ständigen Wechsel unterzogen sein können. Die Punkteschar im folgenden Diapositiv (Fig. 13) versucht das im dreidimensionalen Raum, in etwa vergleichbar bei einer Erkrankung mit nur drei Symptomen, darzustellen [18]. Nicht berücksichtigt werden konnten dabei noch Einflüsse vom Alter des Kranken und des Krankheitsprozesses her. Es ist eine Erfahrungstatsache, daß sich Krankheiten verschiedener Kategorien stärker ähneln können als solche der gleichen Kategorie und daß es sich mit der therapeutischen Reaktion ähnlich verhalten kann. Diese Vagheit findet sich auch bei den Symptomen. Wo, d.h. bei welchen Meßzahlen oder Daten, beginnt zum Beispiel alt oder groß, vergrößert oder klein?

Zadeh [36] spricht von dem Problem der 'fuzzy sets', einem Begriff, den er zunächst auf die Sprache angewendet hat, der aber ebenso die Gegebenheiten in der Medizin trifft. Die Beschäftigung mit dem Problem der medizinischen Diagnose, insbesondere zum Zweck der

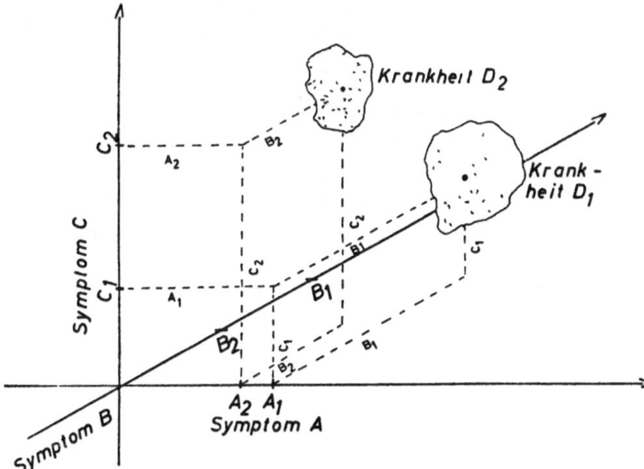

Fig. 13. Krankheiten gleicher Diagnose (D_1, D_2) dargestellt als Punkteschar in einem dreidimensionalen Raum unter der Annahme, daß die Erkrankungen durch drei Symptome resp. Befunde hinreichend beschrieben und erkennbar sind (vgl. [18])

Informationsverarbeitung, führt zu dem Schluß, daß der individuelle Patient eigentlich nur durch eine Reihe von Deskriptoren gekennzeichnet werden kann, die sozusagen die Gesamtheit der bei ihm gestörten Reglerkreise beschreiben [18]. Es ist interessant, daß gerade die Beschäftigung mit diesem Problem auf die Individualität des Einzelnen hin führt und nicht zu einer amorphen Klassifizierung.

Das Problem reicht aber noch tiefer. Es ist die Frage zu stellen, welchen Sinn die medizinische Diagnose hat. Sie ist wertvoll für kategorische Untersuchungen, zusammenfassende Überlegungen und zur Kurzübermittlung von Information. Dabei muß man sich bewußt sein, daß die praktische Medizin häufig in Behandlungskategorien denkt und daß eine Aktion in diesen Behandlungskategorien erfolgen kann, ehe es zu einer Diagnose im herkömmlichen Sinne gekommen ist. Der Begriff der Krankheitseinheit wird dabei durch Handlungsmodelle ersetzt. Oft wird auch ein Handlungsmodell und nicht eine akademische Diagnose bei der Forderung nach Entscheidungsunterstützung erwartet.

Derartige Überlegungen sind sowohl von klinischer Seite als von der Analyse durch die medizinische Informatik her entstanden und es gilt, eine Synthese der verschiedenen Vorstellungen zu finden und neue Denkmodelle zu erproben.

4. Zielräume

Die medizinische Informatik folgt den zeit- und fortschrittsbedingten Problemen und ist ausgerichtet auf das ärztliche Handeln und das Management sowohl des Patienten als der verschiedenen Einheiten der Gesundheitsversorgung. Hierbei steht zunächst das Krankenhaus im Vordergrund.

Unter Management soll hier verstanden werden:
Bewältigung der Information
Optimierung der Funktionsabläufe
Entscheidungsfindung und
Rechtfertigung und Aufwand/Ergebnis.

Ihr Zielraum ist weiterhin die Wissenschaft, einmal zur Befriedigung ihrer eigenen Bedürfnisse zur Informationsanalyse und -verarbeitung, zum anderen als Dienstleistung hinsichtlich analytischer und informa-

tionsverarbeitender Verfahren gegenüber anderen medizinischen Disziplinen und als forschungsbegleitende Methodik der Analyse und, in dem oben beschriebenen Sinne, des Managements.

Aufgaben auf dem Gebiet der Lehre beginnen sich herauszubilden mit der Erarbeitung und Anwendung neuer Methoden und Verfahren [15].

Die Ausrichtung auf das ärztliche Handeln versucht, im Hintergrund zwar klassifizierende Verfahren zu benutzen, im Vordergrund sich aber am Problem zu orientieren [6—8].

Im Krankenhausbereich finden sich drei Funktionsareale als Zielbereiche:

Hospital-Management
Patienten-Management und
Ärztlicher Bereich.

(S. auch unten und Fig. 16.)

5. Methoden

Die von der Medizinischen Informatik angewendeten Methoden sind:

Analyse
Modellbildung
Systementwurf
Programmierung und Einsatz von EDV-Anlagen
Systemsimulation(-synthese).

Als System wird dabei verstanden:
Eine gedanklich abgrenzbare Menge (funktionell) miteinander in Beziehung stehender Elemente [32, 33].

Die Informationsverarbeitung kann dabei in mehreren Stufen vollzogen werden [24]:

Nicht-qualifizierende Informationsbearbeitung
Qualifizierende Informationsverarbeitung
Informationsderivation (Analyse, Synthese, Entscheidung, Erkenntnis)
Systemsimulation.

Die Systemsimulation dient der prognostischen Forschung im weiteren Sinne, der Erprobung von Eingriffen in ein System am Modell.

Hilfsmittel der medizinischen Informatik ist der Elektronenrechner. Auf ihm erstellte und arbeitende Computersysteme sollen die gestellten Aufgaben lösen. Sie seien definiert als [24]:

Ein oder mehrere Verfahren oder Funktionsabläufe bestehend aus manuellen, semiautomatischen und Computerprozeduren unterschiedlichen Ausmaßes zur Erledigung bestimmter (meist wiederkehrender) Aufgaben oder Aufgabenkomplexe.

Bei den Anwendungsprioritäten für komplexere Systeme zeigen sich unterschiedliche Auffassungen, je nachdem ob man die beteiligte ärztliche oder administrative Seite betrachtet (Fig. 14, [23]). Beide Bereiche

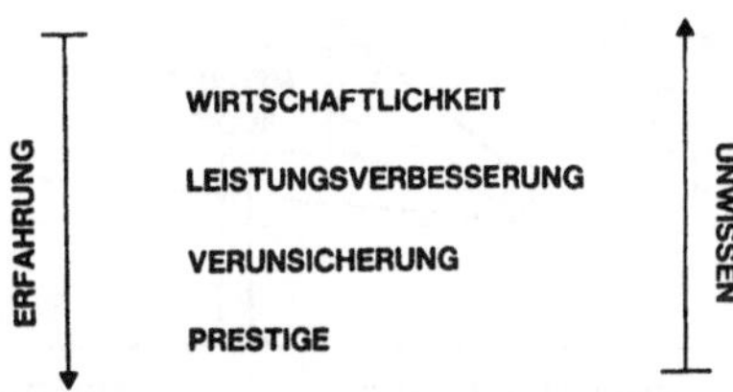

Fig. 14. Von administrativer Seite werden initial die Anwendungsprioritäten meist anders als von ärztlicher Seite gesetzt. Beide Bereiche können jedoch nicht streng getrennt werden und zeigen viele Berührungs-resp. Übergangspunkte (aus: [23])

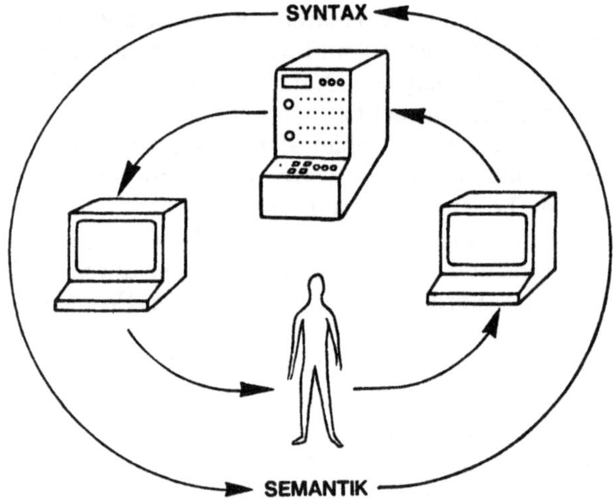

Fig. 15. Der Mann-Maschine-Dialog als eine Arbeitsteilung in vorwiegend semantische und vorwiegend syntaktische Aufgaben

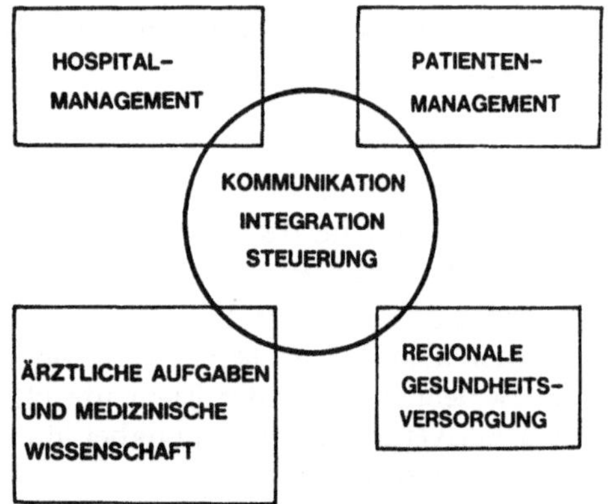

Fig. 16. Hauptsächliche Funktionsbereiche im Krankenhaus. Wie schon in Fig. 14 erwähnt, zeigen diese Bereiche viele Berührungspunkte und eine enge Verzahnung. Verknüpft sind sie durch die Funktionen der Integration, Kommunikations- und Funktionssteuerung. In diesem Bereich kann der Computer eine spezifische Funktion erfüllen. Regionale Aufgaben werden in Zukunft infolge der wachsenden Betonung prophylaktischer und rehabilitativer Maßnahmen zunehmen (vgl. auch [24])

sind aber letztendlich nicht vollständig zu trennen. Daten des einen Bereiches haben Relevanz für Fragen aus dem anderen und umgekehrt.

In diesem Zusammenhang begegnet man häufig dem Begriff Informationssystem. Die an ein solches System geknüpften Erwartungen gehen über den Bereich der Informationsverwaltung hinaus. Dies zeigt eine Aufzählung der meist unter diesem Begriff subsumierten Funktionen:

Datenerfassung
Informationsintegration
Informationsableitung
Kommunikation
Dokumentation
Qualitätskontrolle
Optimisierung der Funktionen
allgemeine administrative Funktionen.

Die Aufgaben der Integration finden dabei ihr Substrat in der zu Grunde liegenden Datenbank mit ihren Ordnungsprinzipien, wobei jedoch die Möglichkeit gegeben sein muß, Informationen auch unter anderen ordnenden Gesichtspunkten darzustellen, als sie gewonnen worden sind.

Die Aufgaben der Kommunikation werden häufig gestützt durch sog. On-line-Verfahren, bei denen der Mensch in direkte Kommunikation mit dem Computersystem tritt.

Dies erlaubt auch die Technik, schwer programmierbare und zeitaufwendige semantische Probleme dem Menschen als Glied in diesem System zu übertragen und den Rechner vorwiegend syntaktische Aufgaben mit großer Präzision und Geschwindigkeit vollziehen zu lassen (Fig. 15).

Wenden wir uns wieder dem Hospitalbereich zu (Fig. 16). In Fig. 17 sind einige Funktionsmodule eingezeichnet, wie sie z.B. in dem Medizinischen System Hannover [25] geplant resp. teilweise realisiert wor-

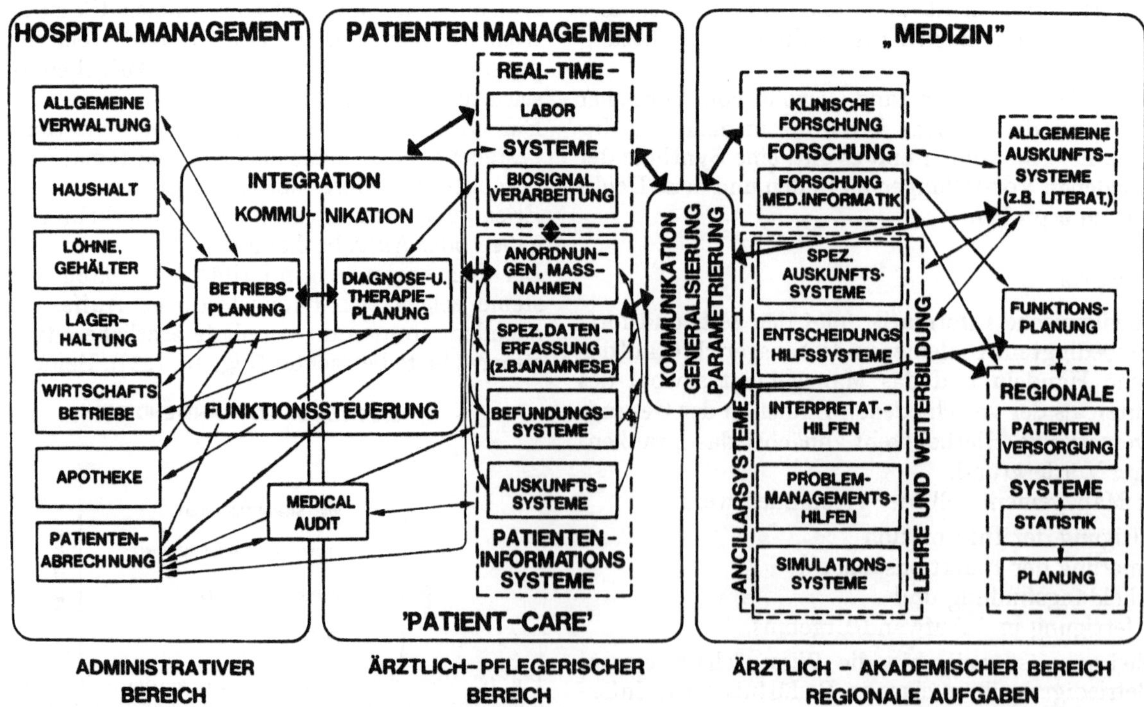

Fig. 17. Funktionsbereiche der Fig. 16 in detaillierter Darstellung. Gezeigt ist auch der hauptsächliche Informationsfluß und die Prinzipien der Verknüpfung

```
                         O D A R S
              (ON-LINE DIAGNOSTIC AND REPORTING SYSTEM)
      VERSION MIT GEKUERZTEN TEXTEN FUER LANGSAM SCHREIBENDE TERMINALS.
      VOLLE TEXTE KOENNEN SIE DURCH HINZUFUEGEN VON '¬¬' ZU IHRER ANTWORT
      ERHALTEN.(RUECKKEHR ZU KURZTEXTEN DURCH:'||')
      LODWICK/REICHERTZ/TEMPLETON/LEHR/CHOCK
       (C)

      A    PRIMAERE KNOCHENTUMOREN - LODWICK
      B    EINTEILUNG DER PRIMAEREN TUMOREN MIT KNOCHENZERSTOERUNG
      C    EINTEILG. PRIMAERE KNOCHENTUMOREN OHNE KNOCHENZERST. OD.VERKNOECHERT. RAND
      D    EINTEILUNG PRIMAERE KNOCHENTUMOREN M.VERKNOECHERT.RAND OHNE KNOCHENZERST.
      E    HERZKRANKHEIT - TEMPLETON, LEHR, SIMMONS
      F    SOLITAERE RUNDSCHATTEN DER LUNGE - TEMPLETON
      G    MAGENULZERA - WILSON, TEMPLETON, LODWICK
      H    SCHILDDRUESENERKRANKUNGEN - WILLIAMS,FITZGERALD/REICHERTZ,WINKLER
      I    AKUTES ABDOMEN BEI KINDERN     ** TEST **
          KRANKHEITSKATEGORIE MIT KODEBUCHSTABEN AUSWAEHLEN. OPTIONEN : 0 : ZURUECK ZU
      RADIATE; Y: NAECHSTE TABELLE; 1: ZURUECK ZUR ERSTEN TABELLE; # STOP 'ODARS'
       (I)

      GESCHLECHT                          ALTER
         A MAENNLICH                         K 1. WOCHE
         B WEIBLICH                          L 2. WOCHE - 4. MONAT
                                             M 5. MONAT - 1. L.J.
                                             N 2. L.J. - 5. L.J.
                                             O 6. L.J. - 15. L.J.
      BITTE MIT DEM KODEBUCHSTABEN ANTWORTEN; KEINE INFORMATION : 0, ENDE : Z
       (an)

      HARTES ABDOMEN                      AUFGETRIEBENES ABDOMEN
         A VORHANDEN                         K NUR IM OBEREN TEIL
         B NICHT VORHANDEN                   L NUR IM UNTEREN TEIL
                                             M IM OBEREN UND UNTEREN TEIL
                                             N NICHT VORHANDEN
      BITTE MIT DEM KODEBUCHSTABEN ANTWORTEN; KEINE INFORMATION : 0, ENDE : Z
       (bl)

      UNTERES ABDOMEN EINGEFALLEN         ABGESCHLAGENHEIT
         A JA                                K VORHANDEN
         B NEIN                              L NICHT VORHANDEN
      BITTE MIT DEM KODEBUCHSTABEN ANTWORTEN; KEINE INFORMATION : 0, ENDE : Z
       (bk)

                         Z

      EINGEKLEMMTER LEISTENBRUCH                              = 36
      INVAGINATION                                           = 34
      APPENDIZITIS                                           = 29
      DIFF. DIAGN. IN GEW. KATEGORIE. FORTS.: <U> & <E>; OPTIONEN : X : LEVEL
      DISPLAY: # : ENDE: 0 : ZURUECK ZU RADIATE: A : SPEICHERE DATEN DES PAT.
```

Fig. 18. Ausschnitt aus einem Dialog mit einem System zur Entscheidungsunterstützung. (Es sind nur wenige Symptombeschreibungen wiedergegeben.) Das hier gezeigte Programmsystem (ODARS: On-Line-Diagnostic-And-Reporting-System [10, 16]) benutzt ein probabilistisches Diagnosemodell. (Hier wie bei den folgenden Beispielen werden Auszüge aus Dialogen wiedergegeben, die von einem schreibmaschinenartigen Endgerät durchgeführt worden sind. Alle Antworten des Benutzers sind mit Bleistift umrandet)

den sind. Der hier gebrauchte Begriff der Ancillarsysteme sei kurz erläutert [21]:

Ancillarsysteme sind solche Systeme, die den Arzt direkt unterstützen in seiner Arbeit am Patienten. In diese Kategorie fallen:

spezielle Auskunftssysteme
Entscheidungsunterstützungssysteme
Interpretationshilfen (Disziplinorientiert, problemorientiert)
Problemmanagementhilfen (Kreislaufuntersuchungen, Lungenfunktion, Bilanzierungshilfen, Simulationsverfahren etc.)
Unterstützung spezieller Forschungsvorhaben,

Zu diesen Modulen seien repräsentativ einige Beispiele wiedergegeben.

Bei den Verfahren zur Entscheidungsunterstützung gelangen sowohl probabilistische (Bayes [1, 10, 14, 16]) (Fig. 18) als auch deterministische Verfahren (Fig. 19 [11, 12]) zur Anwendung. Es sei aber darauf verwiesen, daß selbst bei beachtlichen Erfolgen in einzelnen und speziellen Gebieten die Entscheidungsunterstützung sowohl in diagnostischer als in therapeutischer Hinsicht erst ganz in ihren Anfängen steht, wenn man die praktische Anwendbarkeit im Auge hat. Fig. 20 zeigt einen Zugriff zu der Datenbank des MSH. Von früheren Behandlungsperioden finden sich Angaben über Risikofakten und Diagnosen. Diese Auskünfte stehen bei der Wiederaufnahme des Patienten sofort zur Verfügung. Mit Hilfe der Datenbank lassen sich schnell Suchen nach Patienten bestimmter Diagnosen, Häufigkeiten von Diagnosen, -kombination und Verteilungen (z.B. Altersgruppierungen) durchführen.

Geht man über den Rahmen eines begrenzten Krankenhausbereiches hinaus, lassen sich ähnliche Anwendungen im regionalen Rahmen der Gesundheitsversorgung umreißen (Fig. 21).

Versucht man, das Problem der ärztlichen Praxis in die Problematik einzubeziehen, so bieten sich unter Umständen Möglichkeiten der Ausnutzung von Timesharingkonzepten, die die in Fig. 17 wiedergegebenen Funktionen, wenn auch mit unterschiedlichen Akzenten und and die Bedürfnisse der Praxis angepaßt, erfüllen könnten.

```
1  ZUNAME              TESTPATIENT
2  VORNAME             MARTHA
3  STATION             37B
4  ALTER               56


   BITTE GEBEN SIE DIE ERGEBNISSE DER BLUTGASANALYSE EIN
1  PO2                 63.3
2  PH
                       7.311
3  PCO2                29.4
4  BE                  -8
5  KOERPERGEW. (KG.)   72.3


   BEKOMMT DER PATIENT SAUERSTOFF ODER
1  WIRD ER BEATMET?
                J, N, ZAHL(EN) OD./V
   1¢(n)
BITTE WARTEN; INTERNE BERECHNUNGEN
   HYPOXIE UND SCHWERE METABOLISCHE AZIDOSE TEILWEISE RESPIRATORISCH
   KOMPENSIERT ODER METABOLISCHE UEBERKOMPENSIERTE RESPIRATORISCHE ALKALOSE.
      BITTE <UMBLAETTERN> (/V)¢(/V)

   ALS URSACHE DER HYPOXIE OHNE GLEICHZEITIGE HYPERKAPNIE KOMMEN INFRAGE:
   VERTEILUNGSSTOERUNG UND/ODER ERHOEHTES INTRAPULMONALES SHUNTVOLUMEN
   DIFFUSIONSSTOERUNG
   THERAPIEVORSCHLAG: BEHANDLUNG DES GRUNDLEIDENS
   O2-GABE, EVTL. BEATMUNG ¢
      BITTE <UMBLAETTERN> (/V)¢(/V)

   DIE HYPOKAPNIE IST ALS AUSDRUCK DER RESPIRATORISCHEN KOMPENSATION EINER
   METABOLISCHEN AZIDOSE ANZUSEHEN. ¢
      BITTE <UMBLAETTERN> (/V)¢(/V)

   DAS GERINGE AUSMASS DER ACIDOSE MACHT KEINE AKTIVEN KORREKTURMASSNAHMEN
   NOETIG. DENNOCH SOLLTEN BEI DER BEHANDLUNG FOLGENDE MOEGLICHEN URSACHEN
   EINER ACIDOSE BERUECKSICHTIGT WERDEN:
   AKUTES NIERENVERSAGEN
   DIABETES MELLITUS
   KREISLAUVVERSAGEN
   SELTENE STOFFWECHSELSTOERUNGEN
   RENALE KOMPENSATION EINER RESPIRATORISCHEN ALKALOSE
   IATROGENE UEBERKOMPENSATION EINER METABOLISCHEN ALKALOSE
   GABE VON CARBOANHYDRASEHEMMERN ¢


            ******** CDSS  MSH ********
            ******************************
            PROJEKTLEITUNG: J. MOEHR
            O/S - BEST VERSION: P.L. REICHERTZ
            MED.-DATENBASIS:
            ANAMNESE: J. MOEHR, G. HOLTHOFF, R. SCHWARZROCK
            K.M.-ZYTOLOGIE: J. ODRIZOLA, H. PAPE
```

Fig. 19. Entscheidungsunterstützung bei der Auswertung der Blutgasanalyse [11, 12]. Benutzt wurde ein deterministisches Modell. (In diesem Fall waren die Werte bereits vorher eingegeben worden und der Benutzer forderte nacheinander die einzelnen Kommentare des Systems an)

6. Bedeutung

Dieser Beitrag hat versucht, in einem Streifzug das Gebiet der medizinischen Informatik vorzustellen an Hand der Probleme, die zu ihrer Entstehung in Beziehung stehen, ihrer Zielrichtungen und ihrer Methoden. Konkretes mußte dabei hinter Prinzipiellem zurücktreten. Einzelheiten der Anwendung (z.B. [25]) konnten in diesem Zusammenhang nicht erläutert werden. Sie sollten sich dem Interessierten in näherem Studium erschließen.

Bei der Beurteilung von Anwendungen des Computers in der Medizin ist es manchmal schwer, die Spreu vom Weizen zu trennen. Demonstrationsobjekte und sog. operationelle Verfahren sind zwei verschiedene Welten. Bei größeren Projekten sind Industrieinteresse und Prestige nicht immer auszuschließen und stören die objektive Beurteilung. Unter Laborbedingungen befriedigend arbeitende Systeme scheitern bei der praktischen Anwendung oft an kleinen Dingen resp. treffen bei der Einführung auf neue und bisher nicht bekannte Faktoren.

Die Beschäftigung mit systemanalytischen Methoden erschließt neue Wege zur Betrachtung der Inhalte und Methoden von ärztlicher Wissenschaft, Praxis und Lehre. Sie wird aber auch neue Wege von der Modellierung vorhandener Verfahren oder Strukturen über die Simulation erstrebter Vorstellungen zur Systemsynthese aufzeigen, ohne Änderungen automatisch gleich Fortschritt zu setzen.

Diese neue Disziplin versucht, den Bogen ihrer Anwendung von der reinen Wissenschaft bis zur Anwendung betriebswirtschaftlicher Methoden in der Medizin zu spannen. Sie verspricht neue Erkenntnisse für Begriffe und Kategorien in der Medizin und beschäftigt sich mit Kosten/Nutzenanalysen.

Viele ihrer Verfahren, Zielvorstellungen und Methoden beruhen auf der Annahme, daß die Verbesserung der dargebotenen Information zu Verhaltenskorrekturen führt. Es bleibt abzuwarten, wieweit dies tatsächlich der Fall ist oder ob dies nur in relativ kurzfristig geschlossenen Reglerkreisen (wie z.B. der Kontrolle und Rückmeldung des Umfanges der Arzneimittelverordnung) zur Geltung kommt.

    Verhandlungen der Gesellschaft Deutscher Naturforscher und Ärzte 1972

```
NR  --- ZUNAME,VORNAME ---*** I-ZAHL ***

1    W.                        9210
2    WE                         .20
3    WEI
4    WEIS
5    WEISS                      220
ENDE DER PATIENTENLISTE



--                        20 KLINIK(EN):
JETZIGE BEHANDLUNG:       KEINE
** GEFAEHRDUNGSKATASTER **
DAUERB.M. ANTICOAGUL
DAUERB.M. DIGITALIS
DAUERB.M. DIURETICA

****** BLUTGRUPPE ****** --KEINE ANGABEN--

ACHTUNG: DIESE ANGABEN ENTBINDEN DEN ARZT NICHT VON
         SEINER SORGFALTSPFLICHT (Z.B. KREUZPROBE)
-->EINGABE 'HO', FALLS KEIN DISPLAY 'FRUEH. BEHANDL.'¢


--            02.          20 KLINIK(EN):
--------   FRUEHERE BEHANDLUNGEN IN DER MHH  -------

LETZTE BEHANDLUNG IN:
         MHH - RODERBRUCH KEINE
                OSTSTADT  1970
                NORDSTADT KEINE
                WUNSTORF  KEINE


¢
--                        20 KLINIK(EN):
***** DIAGNOSEN-LISTE *****      DATUM :  18.01.70  (UNGEFAEHRES DATUM)
ARZT:                            KLINIK:  OSTSTADT  31
DIAGNOSE:  KDS: 54772/000
HERZ,DEKOMPENSATION
DIAGNOSE:  KDS: 55854/000
MITRALKLAPPE,FEHLER,RHEUMATISCHER
DIAGNOSE:  KDS: 55757/000
MITRALKLAPPE,INSUFFIZIENZ
DIAGNOSE:  KDS: 54841/000
ARRHYTHMIA ABSOLUTA
```

Fig. 20. Zugriff zur allgemeinen Datenbank des MSH [20, 27—29]. Der hauptsächliche Zugriff geschieht über die Identifikationsnummer des Patienten. Seine Krankengeschichte kann aber auch bei Angabe seines Namens gefunden werden. Ist dieser nicht voll bekannt oder erinnerlich, so kann ein Teil des Namens (hier: Weis ...) eingegeben werden. Es werden alle Patienten dargestellt, deren Namen mit der eingegebenen Buchstabenkombination anfängt. Nachdem der richtige ausgewählt worden ist, werden Risikoangaben, frühere Behandlungsperioden und früher erhobene Diagnosen dargestellt. (Da es sich hier um echte Patienten handelt, wurden die Namen und Identifikationszahlen unkenntlich gemacht)

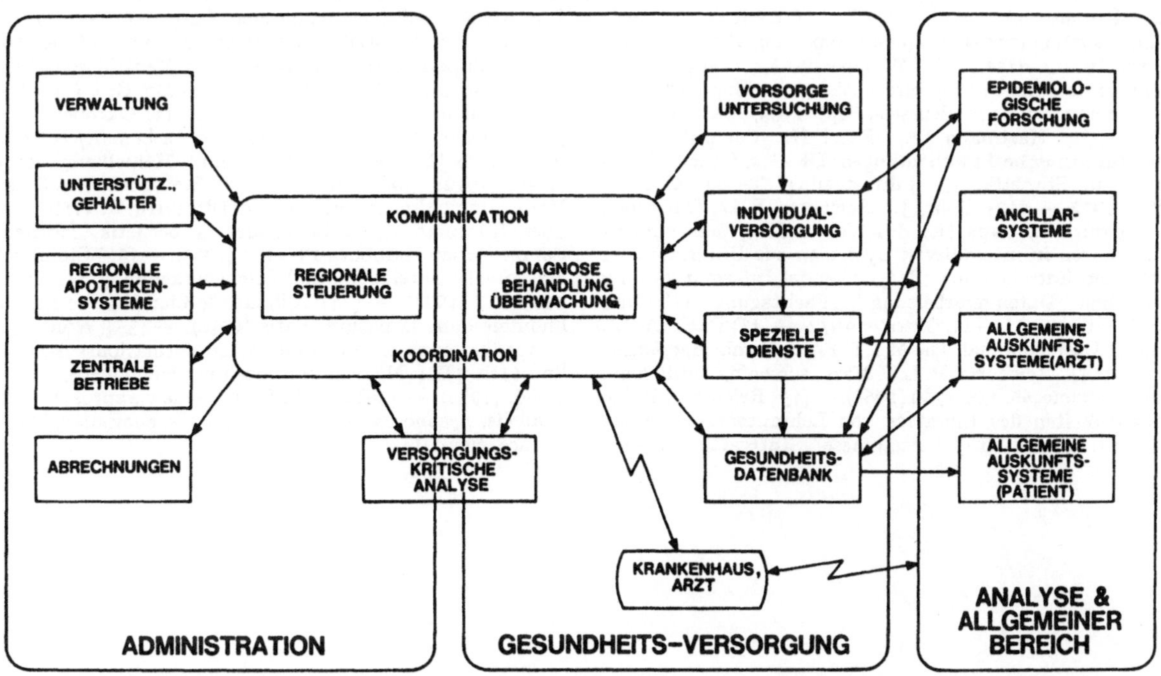

Fig. 21. Anwendung des in Fig. 16 und 17 gezeigten Modells auf Aufgaben der regionalen Gesundheitsversorgung. Bei solchen umfassenden Systemen ist es unerläßlich, auch den Patienten selbst in den Informationskreis einzubeziehen. Dies ist erforderlich zur Durchführung von Behandlungen von chronischen Erkrankungen (Heimdialyse, Nachbehandlung von Herzinfarkten z.B.) und als Voraussetzung für wirksame prophylaktische Untersuchungen und Maßnahmen

Vielleicht gelingt es durch eine Verbesserung des Informationsangebotes, nicht durch eine Vermehrung der dargebotenen Daten, die Methoden der Planung zu verbessern, jetzt noch unserer Zeit Tugend und Krankheit zugleich, ohne Initiative und Improvisation, ein Zeichen menschlicher Intelligenz, zu unterdrücken.

Viele Probleme wären noch zu diskutieren. Das Problem der Entpersönlichung, die mir gering erscheint, und die Frage der Vertraulichkeit und des Datenschutzes z. B. Viele Fragen sind noch offen, Probleme werden gelöst und kommen hinzu. Die Bewältigung des Fortschrittes kann immer nur eine Zielvorstellung sein, nicht aber eine Erfüllung. Es bleibt abzuwarten, welche Entwicklung diese neue Disziplin in Zukunft nehmen wird. Sie ist Folge des Fortschrittes und Teil seines Problems zugleich.

[1] Bayes, T.: An essay towards solving a problem in the doctrine of changes. Phil. Trans. 53, 370 (1763). — [2] Ehlers, C. Th.: Medizinische Informationssysteme unter Einschluß von ärztlicher Versorgung und administrativem Management. 11th IBM Medical Symposium, Heidelberg, September 4.—6., 1972. — [3] Engelbrecht, R.: Aufnahmeverfahren an der medizinischen Hochschule Hannover. Der Computer am Arbeitsplatz. IBM-Seminar Bad Liebenzell, 2.—4. Feb. 1972. IBM-Form (im Druck). — [4] Engelbrecht, R., Schmeetz, D., Wolters, E., Bendt, J., Reichertz, P. L.: Automatisierte Patientenerfassung. Analyse einer einjährigen Erfahrung. ,,Methoden der Informatik in der medizinischen Datenverarbeitung", Fachtagung GI und GMDS, Hannover, 12.—14. Oktober 1972. — [5] Forrester, J. W.: Counter intuitive Behavior of social systems. Technology review 73, 1—16 (1971). — [6] Hall, P., Mellner, Ch., Danielson, T.: J 5 — A data processing system for medical information. Meth. inform. med. 6, 1—6 (1967). — [7] Jacobitz, K., Bogenstätter, P., Reichertz, P. L.: Das Problemepikrisenblatt des medizinischen Systems Hannover. ,,Methoden der Informatik in der Medizinischen Datenverarbeitung", Fachtagung GI und GMDS, Hannover, 12.—14. Oktober 1972. — [8] Kroslak, B., Jacobitz, K.: Das problemorientierte Krankenblatt. In: Fuchs, G., Wagner, G.: Krankenhausinformationssysteme. Schattauer-Verlag, Stuttgart, 51—61 (1972). — [9] Leiber, B.: Medizinische Informatik und Informationssysteme. Ringelh. Biol. Umschau 26, 105—148 (1971). — [10] Lodwick, G. S., Reichertz, P. L., Paquet, E., Hall, D. L.: ,ODARS‘, a computer aided system for diagnosing and reporting. Part I: Clinical Problems. In: de Haene, R., Wambersie, A.: Computers in radiology (proceedings of the international meeting on the use of computers in radiology, Brussels, Sept. 1969) Basel 1970. — [11] Möhr, J., Hartmann, W., Fabel, H.: Computerunterstützung für klinische Entscheidungen. Dt. Ges. f. med. Dokumentation u. Statistik, 17. Jahrestagung, 8.—11. Oktober München 1972. — [12] Möhr, J., Reichertz, P. L., Odriozola, J., Hartmann, W., Pape, H.: Zur Verwendung deterministischer Verfahren in interaktiven Systemen zur Unterstützung der ärztlichen Entscheidung. ,,Methoden der Informatik in der medizinischen Datenverarbeitung", Fachtagung GI und GMDS, Hannover, 12.—14. Oktober 1972. — [13] Pugh, A. L.: Dynamo II User's manual. The M.I.T. Press, Cambridge/Mass., 1970. — [14] Reichertz, P. L.: Mass screening radiology. Missouri medicine ,65, 738—740 (1968). — [15] Reichertz, P. L.: Die Möglichkeiten des Einsatzes von Lehrautomaten in der Medizin. In: Heite, H.-J.: Anamnese, Stuttgart, 327—342 (1971). — [16] Reichertz, P. L., Lodwick, G. S., Paquet, E., Hall, D. L.: ,ODARS‘, a computer aided system for diagnosing and reporting. Part II: Technical problems. In: de Haene, R., Wambersie, A.: Computers in Radiology (proceedings of the international meeting on the use of computers in radiology, Brüssel, Sept. 1969) Basel 1970. — [17] Reichertz, P. L., Lodwick, G. S., Lehr, J. L.: Medical Records in radiology. In: Anderson, J., Forsythe, J. M.: Information processing of medical records; proceedings of the IFIP TC4 working conference on information processing of medical records, Lyon, April 6—10, 1970; North-Holland Publishing Co. Amsterdam/London, 191—197 (1970). — [18] Reichertz, P. L.: Auswirkungen der elektronischen Datenverarbeitung auf die Struktur der Medizin. 4. Deidesheimer Gespräch, April 25/26, 1970. Deidesheim, BRD Arzneim.-Forsch. 21, 173—181 (1971). — [19] Reichertz, P. L.: Erfordernisse und Struktur eines Computercentrums für die Klinik. Datenverarbeitung und Medizin, IBM-Seminar, Bad Liebenzell 1970, 163—183, IBM Form-Nr. K12-1012-0. — [20] Reichertz, P. L., Sauter, K., Möhr, J., Kroslak, B., Zowe, W.: Konzeptioneller Aufbau eines integrierten Patientenfile. In: Fuchs, G., Wagner, G.: Krankenhausinformationssysteme. Schattauer-Verlag, Stuttgart, 73—87 (1972). — [21] Reichertz, P. L.: Aufbau eines Informationssystems und Terminal-Dialog-Betriebs in einem Klinikum. Systems 71, München, 30. 11.—3. 12. 1971. — [22] Reichertz, P. L.: EDV in der Röntgendiagnostik. In: Vieten, H.: Deutscher Röntgenkongress 1971, Stuttgart 91—93 (1972). — [23] Reichertz, P. L.: Die Struktur eines klinischen Informationssystems. IBM-Seminar ,,Informationssysteme in Universitätskliniken", Bonn-Bad Godesberg, 15./16. 6. 1972.— [24] Reichertz, P. L.: Summary-adress: Analysis and concept. XI. IBM-Medical-Symposium, Heidelberg, September 4./6., 1972. (7.) (im Druck). — [25] Reichertz, P. L.: Das medizinische System Hannover (MSH). Zusammenstellung von Publikationen der Abteilung klinische Informatik an der MHH, Hannover 1972, IBM Form-Nr.: F 12-1054. — [26] Sauter, K., Zowe, W.: Struktur- u. Systemaufbau einer integrierten Mehrzweck-Datenbank in einem integrierten Hospital-Informationssystem. In: Fuchs, G., Wagner, G.: Krankenhausinformationssysteme. Schattauer-Verlag, Stuttgart, 83—87 (1972). — [27] Sauter, K., Reichertz, P. L., Zowe, W.: Die zentrale Patienten-Datenbank in einem integrierten Hospital-Informationssystem Meth. Inform. Med. 11, 91—96 (1972). — [28] Sauter, K., Reichertz, P. L.: The integrated patient data bank of a hospital information system. Journées d'informatique medicale 1972. Institut de Recherche d'informatique et d'automatique, Tome 1, 9—27 (1972). — [29] Sauter, K., Zowe, W., Reichertz, P. L., Hill, D., Weingarten, W.: Patienten-Informationssystem und integrierte IMS-Patientenbank im medizinischen System Hannover (MSH), Erfahrungen und Ergebnisse. ,,Methoden der Informatik in der medizinischen Datenverarbeitung", Fachtagung GI und GMDS, Hannover, 12.—14. Oktober 1972. — [30] Schipperges, H.: Zur Krise einer Medizin zwischen Ökonomie und Ökologie. 17. Jahrestagung Dt. Ges. f. med. Dokumentation u. Statistik, München 8.—11. Oktober (1972). — [31] Spencer, W. A.: The motivation for benefit/cost measurement. 11th IBM Medical Symposium, Heidelberg, September 4.—6. (1972), (im Druck). — [32] Steinbuch, A.: Technische Modelle biologischer Vorgänge. In: Dithfurth, H. V.: Information über Information, Probleme der Kybernetik, Hoffmann u. Campe Verlag Hamburg 73—104 (1963). — [33] Steinbuch, K.: Maschinelle Intelligenz und Zeichenerkennung. Naturwiss. 58, 210—217 (1971). — [34] Teilhard de Chardin, P.: La place de l'homme dans la nature. Paris (1956). — [35] Wolters, H. E.: Gesundheitswesen und Gesundheitsinformationssystem in Berlin. 11th IBM Medical Symposium, Heidelberg, September 4.—6. (1972). — [36] Zadeh, L. A.: A new approach to system analysis. Second conference on man and computer, Bordeaux/France, Sept. 11—16 (1972).

Das zwischenmenschliche Wirkungsfeld
der ärztlichen Tätigkeit

J. J. Rohde

Institut für Epidemiologie und Sozialmedizin, Abteilung medizinische Soziologie,
Medizinische Hochschule Hannover

Das Thema dieses Vortrages „Das zwischenmenschliche Wirkungsfeld der ärztlichen Tätigkeit" klingt für mein Gefühl ein wenig dithyrambisch und barock. Zwar habe ich es selber nicht formuliert, aber ich habe es dennoch gern übernommen, habe es mir — nicht nur inhaltlich, sondern auch von der Form her — zueigen gemacht. Sein „sound" — wie man heute im Zeitalter der Stereophonie wohl sagen muß — entspricht dem festlichen Anlaß und Hintergrund dieser Tagung, insofern es tatsächlich im Wortsinne von Dithyrambik ein wenig kultisch-weihevoll und zugleich wonnetrunken sich gibt.

Eine weitere Eigenart des Themas ist meines Erachtens unverkennbar: Es genügt in keiner Weise den Ansprüchen puristischer Wissenschaftlichkeit, läßt durchaus offen, ob denn hier überhaupt Wissenschaftliches verhandelt werden soll, ja verhandelt werden kann; ob nicht vielmehr seine Abhandlung möglicherweise in jenem „Jargon der Eigentlichkeit" sich vollziehen wird, der im transsszientifischen — naturwissenschaftlich nicht mehr greifbaren — Bereich der Besinnung auf ärztliches Handeln bislang in aller Regel dominiert. Paul Lüth hat in jüngster Zeit besonders eindringlich auf die realitätsverstellende und realitätsentstellende Textur dessen aufmerksam gemacht, was ich selber mit dem bewußt provokanten Begriff des ärztlichen „Besinnungsaufsatzes" belegt habe.

Nun ist sicher, daß ich diese Richtung einzuschlagen, gewiß nicht die Absicht habe. Das würde nämlich voraussetzen, daß ich selber Arzt oder medizin-bezogener Naturwissenschaftler wäre, oder daß ich zumindest als Nichtarzt gleichsam zum Sprecher „ärztlicher Belange und Anliegen" mich aufwerfen könnte. Ich bin als Soziologe geladen worden und werde daher auch als Soziologe sprechen.

Den Tagungsorganisatoren möchte ich dafür danken, daß sie mich für würdig befunden haben, als jemand, der selber aus dem Rahmen der Gesellschaft von Naturforschern und Ärzten fällt, auch ein aus dem Rahmen fallendes Thema zu behandeln. Ich möchte freilich hoffen, daß die freundliche Avance weniger meiner Person gegolten hat, sondern eher der Vorstellung entsprungen ist, es sei an der Zeit, auch innerhalb dieser Gesellschaft der Scrutatores naturae der Kommunikation mit den Scrutatores societatis Raum zu geben.

Lorenz Oken hat vor 150 Jahren die Naturforscher und Ärzte aufgerufen, in Leipzig sich zu versammeln. In eben demselben Jahr haben die Erfinder des Wortes Soziologie — Claude Henry de Saint-Simon und Auguste Comte — einen „Plan der für die gesellschaftliche Reorganisationnötigen wissenschaftlichen Verfahren" veröffentlicht, den Comte später „als die große Entdeckung des Jahres 1822" bezeichnete. Und während der Tätigkeit Okens in München und Zürich erschienen so wichtige frühsoziologische Schriften wie die von Lorenz v. Stein und von Alphonse Quetelet, dessen eine im Titel den Begriff der *physique sociale* verwendet, mithin also dem positivistischen Geist der Zeit entsprechend, Sozialwissenschaft gleichsam als Naturwissenschaft höherer Ordnung konzipiert. Eine untergründige, wenngleich auch manchmal irrtumsreiche Verknüpfung zwischen Sozialwissenschaft und Naturwissenschaft besteht also im Grunde seit langem. Offenbar sind jedoch in weiten Bereichen wirklich offene Kommunikation, Austausch der Gesichtspunkte und wechselseitige Anerkennung erst noch zu leisten.

Darüber, daß ärztliche Tätigkeit *soziale* Tätigkeit, ärztliches Handeln immer zugleich auch *soziales* Handeln ist, besteht seit langem kein Zweifel im allgemeinen Bewußtsein. Dennoch ist die *wissenschaftliche* Grundlegung dieses Handelns weitgehend und zumindest dem Anspruch nach naturwissenschaftlicher Art. Was Medizin heute an Wissensschatz besitzt, an effektiven diagnostischen und therapeutischen Mitteln aufzuweisen hat und noch in Aussicht stellen kann, ist ohne Zweifel ihrem engen Bündnis mit den Naturwissenschaften zu danken. Demgegenüber blieb das Soziale der ärztlichen Tätigkeit einer wissenschaftlichen Betrachtung lange und weitgehend entzogen. Es war wesentlich Gegenstand deontologischer Traktate, berufsphilosophischer Reflexionen, trat in den häufig vorschnell verallgemeinerten Erfahrungen der Ärzte zutage und läßt sich problematisiert in Satire und Witz auffinden. Die Verwissenschaftlichung des Umgangs mit der Krankheit hat jedenfalls noch immer einen weiten Vorsprung gegenüber der Verwissenschaftlichung des Umgangs mit dem Kranken, mit dem Patienten. Und weite Teile des zwischenmenschlichen Wirkungsfeldes ärztlicher Tätigkeit sind entweder aus dem Bewußtsein der Ärzte ausgeblendet oder aber der bloß subjektiven Wahrnehmung und Bearbeitung überlassen.

Das muß um so mehr verwundern, als gerade die Verwissenschaftlichung des Umgangs mit der Krankheit, in deren Prozeß die Fortschritte der Medizin zustande kamen, die Problematik des *sozialen* ärztlichen Handelns eher verstärkt hat, so daß der Bedarf an wissenschaftlich begründeten Einsichten in die Bedingungen, die Struktur und die Dynamik der Beziehung zwischen Krankem und Arzt oder zwischen Laien und Medizinern dann hoch einzuschätzen ist, wenn Medizin wirklich effektiv betrieben werden soll.

Je ausgedehnter und differenzierter die wissenschaftlich-technologische Armierung im Kampf gegen Krankheit ist, desto mehr bedarf der Arzt als „Einsatzleiter der Mittel" sozial-strategischer Kenntnisse und Fähigkeiten, welche geeignet sind, sein wissenschaftlich-technologisches Potential wirksam an den Mann zu bringen. Häufig genug sind es gerade diese medizin-technischen Mittel, die den Laien, der der Patient in aller Regel ja ist, gleichsam kopfscheu machen, und um ihrer effektiven Anwendung willen ein erhöhtes Maß an *sozialem* Handeln, an Kommunikation, Interaktion und Transaktion erfordern.

Jedermann, ob Mediziner oder Laie, weiß aus seinem eigenen Erfahrungsaspekt um die Probleme der verzögerten Diagnose und der damit verzögerten Therapie, um das Problem der Befolgung ärztlichen Rats (z. B. der Einhaltung diätetischer Vorschriften, der regelmässigen Einnahme von Medikamenten), um die Widerstände gegen aufwendige und belastende diagnostische und therapeutische Prozeduren, um die Fragen der Führung, Betreuung, Rehabilitierung chronisch Kranker und der ärztlichen Begleitung Todkranker. Bei der Handhabung aller dieser Probleme ist der Arzt weitgehend auf sich gestellt. Hier versagen die Ressourcen der naturwissenschaftlich orientierten Medizin; und er ist darauf angewiesen, seine hausgemachte Routineempathie in Bewegung zu setzen, wofern er nicht überhaupt den Problemen durch Rückzug auf den technologischen Status ausweicht, sich nach dem Motto „Friß meine Maßnahmen, oder stirb" verhält oder dem Patienten den schwarzen Peter der Unvernunft zuschiebt.

Nun läßt sich gewiß nicht behaupten, daß die Notwendigkeit einer Betrachtung des sozialen Feldes ärztlicher Tätigkeit völlig aus dem Gesichtskreis wissenschaftlicher Medizin ausgeblendet gewesen wäre; daß seit dem naturwissenschaftlichen Aufschwung von Medizin im vergangenen Jahrhundert alles Interesse ausschließlich auf die physikalisch-physiologische, chemisch-biochemische Grundlagenforschung, auf Pathophysiologie, Diagnosetechnik, pharmakologische und apparative Therapie sich konzentriert hätte. Es ist vielmehr bemerkenswert, daß die Ansätze dazu, soziale Sachverhalte in das wissenschaftlich-medizinische Denken einzubeziehen, gerade da gemacht wurden, wo Medizin erst begann, sich effektiv und in weitem Umfang auf Naturwissenschaftlichkeit einzulassen.

Rudolf Virchow hatte erkannt, daß Medizin wirkungslos bleiben muß, sofern sie nicht die *makrosoziale* Lage der Bevölkerung berücksichtigt. *Freud* — wie Virchow von strikter Naturwissenschaftlichkeit geprägt — stieß auf die mikrosozialen Bedingungen von Krankheit und erkannte einen der wichtigsten therapierelevanten Mechanismen in der Beziehung zwischen Arzt und Patient, nämlich den der Übertragung und Gegenübertragung.

Von Virchow geht eine, freilich vielfach gebrochene, Entwicklungslinie aus und hin zur sozialen Epidemiologie, welche den hippokratischen Umweltbegriff (der mutatis mutandis noch heute die Disziplin der Umwelthygiene bestimmt) sozio-kulturell erweitert und in dieser Erweiterung zur Grundlage von Sozialmedizin macht. Von Freud her führt die Linie weiter zu Einsichten in die tiefenpsychologischen Aspekte der Begegnung zwischen Arzt und Patient, zur diagnostisch-therapeutischen Bedeutung der Interaktion zwischen beiden, zu der Erkenntnis, daß naives, lebensgeschichtliche Daten und soziale Sachverhalte nicht berücksichtigendes ärztliches Handeln selbst bei scheinbar bloß naturwissenschaftlich-medizinischen Problemen Erfolglosigkeit riskiert.

Dennoch sind diese Entwicklungslinien verhältnismäßig schwach; und sie wurden bis vor gar nicht allzulanger Zeit in der Hauptsache von Ärzten gezogen, welche häufig genug gerade dadurch, daß sie dem Sog einer naturwissenschaftlich-technologisch orientierten Medizin sich entzogen, relativer Diskriminierung unterlagen.

Überdies verliefen diese Entwicklungen parallel zu den Entwicklungen von Soziologie und Sozialpsychologie, die kaum etwas von den Problemen der ärztlichen Tätigkeit und der medizinischen Institutionen wahrnahmen, während umgekehrt die Mediziner in aller Regel kaum von den Erkenntnissen der genannten Disziplinen profitierten.

Inzwischen hat der intensivere Austausch zwar zwischen Soziologie und Sozialpsychologie einerseits und Psychotherapie, Psychoanalyse und Psychiatrie andererseits begonnen. Aber der Transfer in die gesamte Medizin läßt Vieles zu wünschen übrig. Den Hintergründen hierfür nachzuspüren, wäre eine umfangreiche wissenssoziologische Aufgabe, die ich an dieser Stelle nicht lösen will.

Ich stelle daher hier nur die folgenden gewiß etwas grobschlächtigen Thesen auf:

1. Die bislang skizzierte Problematik läßt sich zu einem Teil darauf zurückführen, daß Medizin wesentlich als Anwendung naturwissenschaftlicher Erkenntnisse und Verfahren auf einen ebenfalls naturwissenschaftlich konzipierten Problembereich sich darstellte. Das a-soziale naturwissenschaftliche Konzept von Krankheit dominierte lange Zeit so unumschränkt, daß z. B. die intensivste Form kommunikativer Therapie, die Psychoanalyse, keinen anerkannten therapeutischen Stellenwert besaß, ihre Ausübung nicht einmal mit dem Therapiemonopol der Ärzteschaft interferierte.

2. Zum anderen Teil rührt die exponierte Problematik von der Tatsache her, daß das zwischenmenschliche Wirkungsfeld der ärztlichen Tätigkeit unter dem Blickwinkel des Arztes wie des Patienten nahezu ausschließlich als ein zweipoliges, dyadisches Verhältnis, als Bipersonalität, als Begegnung von Mensch zu Mensch erschienen ist. Im Extremfall wurde seine soziale Vermitteltheit schlicht verleugnet oder aber — wo die Verstrickung in weitere soziale Bezüge unübersehbar war — als dem Wesen der Beziehung widersprechend hingestellt. Das zeigte sich z. B. in der ferventen Abwehr jeden Gedankens an die Kontrolle von ärztlichen Leistungen, an dem Unbehagen gegenüber aufdring-

lichen Abhängigkeiten von sogenannten Leistungsträgern, an den Elegien auf den Verlust der guten alten Zeit des Hausarztes, dessen Mythos trotz aller sozialhistorisch-wissenschaftlich begründeten Entmythologisierung sich aufrechterhalten hat. Es zeigt sich ferner an den Affekten, die das Wort „sozial" im Zusammenhang mit Medizin in aller Regel bei Ärzten noch immer auslöst und — wie ich früher schon angedeutet habe — in der Empfindlichkeit gegen soziologische Analysen des ärztlichen Berufs und seiner Tätigkeit welche nicht nur den Rollencharakter und die sozialsystematische gesellschaftliche Basis der Patient-Arzt-Beziehung deutlich machen, sondern auch professionell sakrosankte ärztliche Positionen und Glaubenssätze — wie den von Notwendigkeit und Wirklichkeit freier Arztwahl oder von der Freiheit des freien Berufs — infrage stellen.

Mit diesen Thesen sind nun zugleich auch die beiden Hauptpositionen dieses Vortrages umrissen: Einmal nämlich wird die Bedeutung der sozialen Interaktionen und Verflechtungen bei der ärztlichen Tätigkeit hervorgehoben. Zum anderen wird die Notwendigkeit unterstrichen, den kommunikativen und interaktionellen Aspekt ärztlicher Tätigkeit nicht allein im Rahmen des bipersonalen Verhältnisses zu sehen.

Das zwischenmenschliche, d. h. also: soziale Wirkungsfeld, innerhalb dessen ärztliche Tätigkeit sich realisiert, ist weiter, umfangreicher und komplexer, als es die Vorstellung von der unmittelbaren zwischenmenschlichen Begegnung erfaßt. Damit wird in keiner Weise die strategische Bedeutung des dyadischen Verhältnisses geleugnet, welches nicht nur als das häufigste, sondern auch als das qualitativ dichteste Feld ärztlichen Wirkens anzusehen ist; denn alle wissenschaftlich-technologische Entwicklung von Medizin, samt der darauf sich gründenden funktionalen und organisatorischen Rollendifferenzierung und -spezialisierung im Bereich des Gesundheitswesens und seiner Institutionen, alle zunehmende Verbreitung der Notwendigkeit, medizinisch im Team zu agieren, hat die Tatsache nicht beseitigt, daß ein beträchtlicher Teil von ärztlicher und auch anderer diagnostisch-therapeutischer Tätigkeit dyadisch, also zweipolig verläuft und auch in Zukunft so verlaufen wird.

Der Verweis auf die Komplexität des Wirkungsfeldes ist daher nicht von der Vorstellung getragen, daß die Dyade Patient-Arzt inzwischen absolut ist. Er hat vielmehr zum Ziel, die in diese Dyade eingehende gesellschaftliche und folglich soziologisch und sozialpsychologisch analysierbare Komplexität derart ins Bewußtsein zu heben, daß die Handhabung der Beziehung zwischen den Partnern zu einer theoretisch faßbaren Grundlage und Orientierungshilfe kommt. Das heutzutage von vielen jüngeren Ärzten und von Medizinstudenten programmatisch verlangte „gesellschaftliche Bewußtsein" des Arztseins und der ärztlichen Aktivität, läßt für meine Begriffe nur dadurch wirklich sich herstellen, für eine fruchtbare Gestaltung und Umgestaltung der medizinischen Praxis sich fruchtbar machen, wenn es zu einer sorgfältigen Analyse der Funktion, der Determinanten und der Dynamik der ärztlichen Tätigkeit, also, des Verhältnisses zwischen Medizin und Gesellschaft kommt.

Der Abhandlung des Themas „Das zwischenmenschliche Wirkungsfeld der ärztlichen Tätigkeit" können unterschiedliche Fragestellungen zugrunde gelegt werden.

1. Wie stellt ärztliche Tätigkeit als zwischenmenschliches Wirkungsfeld sich dar?

2. Durch welches zwischenmenschliche Feld kommt ärztliche Tätigkeit zur Wirkung?

3. In welchem zwischenmenschlichen Wirkungsfeld vollzieht sich die Tätigkeit des Arztes?

4. Wie wirkt ärztliche Tätigkeit, verstanden als Praxis von Medizin, auf das Feld zwischenmenschlicher Beziehungen sich aus?

Offensichtlich schließen die Fragestellungen einander nicht aus, sind im Gegenteil eng miteinander verknüpft. In jedem der angeführten vier Fälle, die wir gleich noch näher betrachten wollen, wird nach einer Weise der Beziehung zwischen ärztlicher Tätigkeit und sozialen Sachverhalten, wir könnten auch sagen: zwischen Medizin und Gesellschaft, gefragt.

Im ersten Falle fragen wir nach der sozialen Seite der ärztlichen Tätigkeit, nach der sozialen Konstellation, in der diese sich manifestiert. Im Mittelpunkt des Interesses steht also die ärztliche Tätigkeit in ihrer Bezogenheit auf den sozialen Handlungsgegenstand, in aller Regel also auf den Patienten. Unter diesem Gesichtspunkt wäre vor allem deutlich zu machen, daß ärztliches Handeln überhaupt soziales Handeln ist, in welcher Weise es die Bedingungen des Begriffs von sozialem Handeln erfüllt, welche spezifische Form des sozialen Handelns vorliegt und wie dieses Handeln sich in der empirischen soziologischen und sozialpsychologischen Forschung darstellt.

In der zweiten Frage (,,Durch welches zwischenmenschliche Feld kommt ärztliche Tätigkeit zur Wirkung?") ist selbstverständlich die Antwort auf die erste schon mitgedacht. Nur daß hier der Interessenbrennpunkt auf der *Dynamik* der Integration liegt, welche Voraussetzung für die Wirksamkeit ärztlichen Handelns ist. Dabei ist nicht nur, aber auch mitgedacht, daß dieses zwischenmenschliche Feld als Bedingung der Handlungswirksamkeit etwas ist, welches nicht von selber optimal sich einstellt, sondern im Zuge ärztlichen Handelns bewußt mitgestaltet und hergestellt werden muß. Und dazu ist die Wahrnehmung der Feldkonstellation, die Kenntnis von Interaktionsgesetzlichkeiten ebenso erforderlich wie die Fähigkeit zu schneller Orientierung an der Situation und die Geschicklichkeit, mit dieser komplexen Situation umzugehen. Als Prototyp kommt wieder die Problematik der Arzt-Patient-Beziehung in den Blick, und zwar unter dem Aspekt ihrer gesamten psychosozialen Dynamik, deren Handhabung bislang kaum jemals Gegenstand ärztlicher Ausbildung und Einübung war.

Um hier nochmals den Unterschied zwischen der ersten und zweiten Fragestellung deutlich zu machen: Im ersten Falle wurde gefragt, warum ärztliche Tätigkeit ihrer Struktur und Funktion nach als soziales Handeln anzusehen ist, was diese überhaupt wesentlich mit Zwischenmenschlichkeit zu tun haben soll. Im zweiten Falle geht es um die durch ein komplexes Feld von variablen Größen determinierte Beziehung selber, innerhalb derer ärztliche Tätigkeit zur Wirkung kommt.

Die dritte Version des Themas fragt nach dem zwischenmenschlichen Wirkungsfeld, in dem ärztliche Tätigkeit sich vollzieht. Und damit geraten wir nun wahrlich in ein weites Feld; denn das umfassendste Wirkungsfeld, das hier anzuführen wäre, ist „die Gesellschaft". Ein solches Verständnis des Themas bedingt freilich zugleich, daß wir jetzt ärztliche Tätigkeit ebenfalls umfassender als Tätigkeit des Arztes begreifen und uns damit verdeutlichen, daß in unserer Gesellschaft nicht jeder Arzt ausschließlich in dem bislang gedachten Sinne unmittelbar patientenbezogen tätig ist. Der Arzt kann nur *in* der Gesellschaft, jedoch nicht *gegenüber* der Gesellschaft ärztlich handeln. Es gibt aber eine lange Reihe von gesellschaftlichen Bezugssystemen, durch die seine Position definiert ist. Das dyadische Gegenüber mit dem Patienten ist nicht das einzige. Als Beispiele differenter ärztlicher Interaktionsfelder will ich hier nur anführen: die freie Praxis, das Krankenhaus, das Gesundheitsamt, die Ärzteschaft selber, die Hochschule, die Forschung usw.

Generell und vor allem aber sei hervorgehoben, daß unter diesem Gesichtspunkt ein wichtiger soziologischer Sachverhalt sich verdeutlicht: Selbst bei den Ärzten, die hauptsächlich ärztlich tätig sind, ist das zwischenmenschliche Wirkungsfeld zwischen Arzt und Patient nicht das einzig vorhandene und bedeutsame. Der Arzt ist nicht nur über die gesellschaftliche Verstrickung seines Patienten mit Gesellschaft konfrontiert. Vielmehr ist er selber — sieht man einmal von den selbstverständlich auch gegebenen privaten ab — ohnehin in eine Vielfalt von Interaktionsfeldern einbezogen, welche freilich auch wiederum relevant sein können für die „eigentliche" ärztliche Tätigkeit. Überdies ist zu bemerken und nochmals zu unterstreichen, daß Ärzte Tätigkeiten ausüben können — und dies ausschließlich —, die nichts mit dem Sinn von ärztlicher Tätigkeit zu tun haben, wie er in den ersten beiden Fragestellungen gemeint war.

Nun habe ich beinahe beiläufig und vielleicht von manchem unbemerkt die These vertreten, daß der Arzt nur *in* der Gesellschaft, nicht aber *gegenüber* der Gesellschaft ärztlich handeln kann. Das aber bedeutet, daß ärztliches Handeln nur dann seinen Begriff erfüllt, wenn es unmittelbar auf den Kranken, auf den Patienten sich bezieht, am kranken Individuum selber sich vollzieht.

Das wirft das nicht leicht zu lösende Problem des Grenzfalls im Arztsein auf. Ist der „Arzt ohne Patient" (womit ursprünglich der Anaesthesist gemeint war), sind z.B. der Pathologe, der Pharmakologe, der klinische Biochemiker, der Physiologe, der Laborarzt und Mikrobiologe, der Experimentalchirurg, sind der in der Publizistik, in der Gesundheitsverwaltung, in der pharmazeutischen Industrie tätige Arzt wirklich noch Ärzte oder allenfalls unter die Rubrik von „Medizinern" zu subsumieren? Und wenn Krankheit — worüber kein Zweifel bestehen kann — ein gesellschaftliches Problem ist, weil sie über das vergesellschaftete Individuum hinweg Gesellschaft in mehr oder minder großem Ausmaß bedroht, so daß gar die Entwicklung von Medizin auf gesellschaftliche Bedürfnisse sich gründet, — ist dann nicht eigentlich jeder Arzt auch gegenüber und an der Gesellschaft ärztlich tätig, gleichgültig, ob er Patienten hat oder nicht, wenn er nur in irgendeiner Weise zur Wirksamkeit von Medizin beiträgt? Ich stelle die Fragen, ohne sie zu beantworten, um zu der vierten möglichen Version meines Themas überzuleiten.

Die Frage lautete: Wie wirkt ärztliche Tätigkeit, verstanden als Praxis von Medizin, auf zwischenmenschliche Beziehungen sich aus? Noch anders gefragt: Was tut der Arzt mit seinem Handeln *für* die Gesellschaft und was tut er ihr an? Diese Fragen führen in ein geradezu undurchdringliches ärztlich-medizinisches Dilemma, an dem sich die Komplexität und Kompliziertheit des Effektes von ärztlichem Handeln zeigt. Der ärztliche Eingriff ist keineswegs bloß etwas, was die physische und psychische Integrität der Person betrifft, sondern durchgreifen kann bis in zwischenmenschliche Beziehungen und möglicherweise übergreift auf das gesellschaftliche System überhaupt. Freilich müssen wir, um dies zu begreifen, den Begriff des ärztlichen Eingriffs dehnen, über seine bloße chirurgische Konnotation hinaustreiben, was einfach deshalb berechtigt ist, weil wohl für jeden Laien leicht sich nachvollziehen läßt, daß selbst ein Wort des Arztes, eine Diagnose, ein Rat, eine Prognose als sozialer Eingriff sich darstellen können. Ganz zu schweigen von den sozial relevanten eingreifenden Folgen medizinischer Erkenntnisse und Praktiken überhaupt, die ja nicht unwesentlich zur Problematisierung und Umgestaltung zwischenmenschlicher Beziehungen und sozialer Verhältnisse beigetragen haben. So sollten wir nicht übersehen, was allein schon die Entwicklung patho-physiologischer Kenntnisse und die Raffinierung diagnostischer Techniken gesellschaftlich insofern bedeutet als die Chance, medizinisch für krank erklärt zu werden, immens sich erhöht hat.

Medizin-Soziologen wie Eliot Freidson und Irving K. Zola sprechen nicht zu Unrecht von einer „Medikalisierung der Gesellschaft". Eliot Freidson schreibt sogar: „Die medizinische Profession hat den vorrangigen Anspruch auf die Jurisdiktion über das Etikett Krankheit und alles, dem es aufgeklebt werden kann, ohne Rücksicht darauf, ob die Profession die Fähigkeit besitzt, wirklich effektiv damit umzugehen." Wolfgang Schoene und Thomas Szasz machten darauf aufmerksam, daß die moderne Medizin immer mehr Probleme als in ihren Zuständigkeitsbereich fallend ansieht, die ehedem eher Fragen der sozialen Regulation und der moralischen Wertsetzung waren. Und schließlich hat Christian v. Ferber darauf aufmerksam gemacht, daß es mehr „Leiden" als „Krankheiten" gibt. Er schreibt: „Wir, unsere Mitmenschen können auch aus anderen Gründen, als die medizinische Wissenschaft sie kennt und erforscht, in unserer Lebensfähigkeit bedroht sein. Die Krankheiten, für die Ärzte und Mediziner zuständig sind, werden daher für die Gruppe der Patienten, die wir hier betrachten, zur Tarnung, zur Metapher. Denn ihre Leiden können nur als *medizinisch* relevante, als *medizinisch* bedeutsame Krankheiten der Hilfe und des Beistandes teilhaftig werden. Leiden werden (und damit setzt v. Ferber sich in Übereinstimmung mit Freidson), das ist eine soziale Folge der medizinisch-ärztlichen Kompetenz — nur dann gesellschaftlich relevant, wenn sie die Anerkennung als Krankheiten erlangen können."

Das aber heißt: Ob wir es gern haben, gern hören, akzeptieren wollen oder nicht, ärztliche Tätigkeit ist ein wichtiger Mechanismus sozialer Kontrolle. Ein so renommierter Sozialmediziner wie Hans Schaefer glaubt sogar, daß es neben dem „Recht auf Gesundheit" so etwas wie eine Pflicht zur Gesundheit geben müsse.

Indem ich das Thema „Das zwischenmenschliche Wirkungsfeld der ärztlichen Tätigkeit" im Hinblick auf die von mir gesehenen vier Deutungsmöglichkeiten und Fragestellungen hin entfaltet habe, ist wohl deutlich geworden, daß die damit gegebenen Erkenntnis- und Forschungsprobleme sozialwissenschaftlicher Natur sind.

Bislang ist hier nur die Bedeutung und die sozialwissenschaftliche Legitimität der Fragestellungen plausibel gemacht worden. Ich möchte nun versuchen, den soziologischen Ansatz, unter dem diesen Fragestellungen beizukommen ist, wenigstens zu skizzieren.

Das, was das Thema als zwischenmenschliches Wirkungsfeld bezeichnet, ist allemal soziologisch unter den Begriff des „sozialen Systems" zu fassen. Sehr früh schon, nämlich 1934, ist der rennomierte physiologische Chemiker Lawrence J. Henderson zum ersten Male auf die Idee gekommen, diesen Begriff auf das Verhältnis zwischen Arzt und Patient anzuwenden. Es war also ein Naturforscher und Mediziner und nicht einmal, worauf er selber ausdrücklich hinweist, ein Arzt, der diese soziale Kernbeziehung innerhalb des sozialen Systems von Medizin einer soziologischen Analyse unterwarf. Sein erster Ansatz wurde dann von Talcott Parsons, einem ebenso viel zitierten wie neuerdings viel geschmähten Theoretiker der Soziologie aufgegriffen und ausgearbeitet. Seither durchzieht dieses Grundkonzept die gesamte nennenswerte Diskussion innerhalb der Soziologie der Medizin.

Da es nun ohnehin nicht möglich sein wird, das soziale System der modernen Medizin hier voll entfaltet vor Augen zu führen, halte ich es für berechtigt, wenn ich meine Skizze auf das für uns alle erlebnisnächste empirische System der Arzt-Patient-Beziehung konzentriere.

Das hier zur Debatte stehende soziale System besteht zunächst aus zwei aufeinander bezogenen sozialen Positionen, der des Arztes und der seines Klienten, der des Patienten also. An diese Positionen sind je spezifische Rollen geknüpft; und das heißt: Erwartungen, die sich an die Eigenschaften (Attribute) und an das Verhalten derer richten, die zu Trägern solcher Positionen werden. Die Positionen sind primär instrumental oder zweckrational aufeinander bezogen; denn die Interaktion, die zwischen den Positionsträgern stattfindet, hat zum *primären* Inhalt: die Anwendung von medizinischem Wissen und Können auf jeweils das vom Patienten dargebotene Gesundheits- bzw. Krankheitsproblem. Diesen primären Inhalt können wir auch als die *manifeste Funktion* des sozialen Systems Arzt-Patient oder der Rollenbeziehung zwischen beiden bezeichnen.

Der Träger der Patientenposition erwartet von seinem Gegenüber technisch-kompetente Hilfeleistung; d. h. genauer: die Fähigkeit, sein Problem zu erkennen, seine ganze Aufmerksamkeit auf die Lösung dieses Problems zu richten und den Weg zur Problem-Lösung zu kennen.

Der Träger der Arztposition erwartet vom Patienten: Anerkennung seiner technischen Kompetenz, seines Expertenstatus, Bereitschaft zur Unterstützung bei der Problemdefinition (Diagnose) und bei der Problemlösung. Im Extremfalle und allerdings eben Grenzfall findet überhaupt keine Interaktion statt, sondern allein die Anwendung medizinischen Sachwissens und Fachkönnens, nämlich dann, wenn der Patient in einem Zustand absoluter Handlungsunfähigkeit sich befindet, selber also gar nicht wahrnehmen kann, daß er in die Position des Patienten geraten ist und dessen Rolle zu spielen hat. Man denke hier nur an bewußtlose Unfallverletzte oder an kranke Säuglinge, bei denen die Arzt-Patient-Beziehung durch absolute Passivität auf seiten des Patienten charakterisiert ist.

Dieser Hinweis auf einen gar nicht so seltenen empirischen Sachverhalt zwingt dazu, folgendes zu bemerken:

1. Die Systemskizze bewegt sich auf einem sehr hohen Abstraktions- und Generalisationsniveau, umreißt das System analytisch, ist allerdings empirisch insofern relevant, als sie mit der analytischen Erfassung der Konstanten und der Variablen des Systems die Beschreibung der Vielfalt empirischer Systeme erleichtern, ja erst möglich machen kann.

2. Es ist an dieser Stelle nicht möglich, auf die Vielfalt der Systemvarianten einzugehen, die sich allein schon aus der angedeuteten Varianz der vom Patienten präsentierten Problemlage im Sinne von subjektiver und objektiver Qualität und des Ausmaßes des Krankheitszustandes ergibt. Es gibt, um wieder die Extremposition anzuführen, soviele empirische soziale Systeme Arzt-Patient wie es subjektiv empfundene und objektiv faßbare Krankheitszustände oder gesundheitsbezogene Problemlagen gibt.

3. Ist damit festzuhalten, daß das System, von dem wir sprechen, ein „offenes System" ist; denn seine Grenzen sind durchlässig, d. h. es steht im Austausch mit anderen ebenfalls variablen Systemen, es ist jedenfalls kein sich selbst genügendes, sich selbst tragendes, autarkes System.

Dieses ist damit eingebaut in größere und äußerst komplexe Systemzusammenhänge. Das wird bei dem gegenwärtigen Stande unserer Skizze allein daraus deutlich, daß seine Positionen, die damit verknüpften Rollen und diese verknüpfende instrumentale Systemfunktion auf die je herrschenden Werte und Normen von Gesellschaft sich gründen, ihren differenten Sinn, ihre Spezifität nur in der Bezogenheit auf andere Positionen und Rollen erhalten, und ihre Erfüllung oder Nichterfüllung nur durch die je in die Positionen einrückenden Positionsträger erfahren können.

Ärztliche Tätigkeit, von deren zwischenmenschlichem Wirkungsfeld wir hier sprechen, ist selber bereits insofern ein sozial und kulturell Vermitteltes, als sie auf die arbeitsteilige Differenzierung von funktional-spezifischen Berufspositionen und Rollen sich gründet und von der Vorstellung abhängt, daß Gesundheit ein hoher Wert, daß effiziente Bekämpfung von Krankheit und Linderung von krankheitsbedingten Leiden ein wichtiges Ziel ist und daß in der Rolle des Arztes die Fähigkeit der Kultur sich manifestiert, dieses Ziel zu erreichen.

Entsprechendes gilt aber auch vom Kranksein, vom Patientsein. Es ist das jeweils für ein Individuum gewohnte und vertraute sozialkulturelle Begriffssystem, darüber hinaus oft auch die jeweilige soziale Situation, welche darüber bestimmen, wann ein Individuum Störungen der Befindlichkeit als „Gesundheitsstörung" und dann als Entschließungsgrund, einen Arzt zurate zu ziehen, ansieht.

Damit ist besonders die Offenheit des Systems Arzt-Patient im Hinblick auf die freilich ebenfalls zumeist sozio-kulturell vermittelte Tendenz der Einzelnen gekennzeichnet, in die Patientenposition einzurücken, die Kranken- bzw. Patientenrolle für sich in Anspruch zu nehmen, deren wesentliche verhaltensbezogene Charakteristika — wiederum generalisiert und schließlich durchaus systematisch abgestimmt auf die Rolle des Arztes — zuerst von Talcott Parsons definiert und beschrieben worden sind:

1. Der Kranke wird von seiner sozialen Verantwortlichkeit entlastet, wird seiner sonstigen und normalen Rollenverpflichtungen ledig.

2. Es wird nicht von ihm erwartet, allein und für sich selber dafür zu sorgen, daß sein Zustand sich ändert.

3. Er soll das Bestreben haben, wieder gesund zu werden.

4. Er sollte bereit sein, medizinischen Rat zu suchen. — Das sind sozusagen die Erwartungen, welche die Gesellschaft, vermittelt durch ihren Gesundheitsexperten Arzt, an den Kranken richtet.

In einer sehr sorgfältigen empirischen Untersuchung konnte Gerald Gordon die prinzipielle Haltbarkeit der Parsonsschen Positionen aufzeigen, zugleich ließ sich aber z.B. nachweisen, daß die soziale Schicht, also der sozio-ökonomische Status, die Verhaltenserwartungen in Bezug auf Krankheit und auf die Krankenrolle mitbestimmt. Darüber hinaus wurde auch in dieser Untersuchung wieder deutlich, daß Krankheit als medizinisches Phänomen und Krankheit als soziales Phänomen keinesfalls gleichsam in Deckungsgleichheit sich befinden, und zwar auch nicht in hochkultivierten, sozusagen medizinisch aufgeklärten Gesellschaften. Mithin gehört es wesentlich zum zwischenmenschlichen Wirkungsfeld des Arztes, daß darin eine mehr oder minder große Diskrepanz zwischen den Auffassungen der Positionsträger im Hinblick darauf besteht, was krank, was gesund sei, und welche Maßnahmen sinnvoll, angebracht sowie akzeptabel sind. Das heißt aber, daß die instrumentale Transaktion der Anwendung von medizinischem Wissen und Können auf das durch den Patienten gegebene Krankheitsproblem von vornherein nicht als eine bloß technische Expertenmaßnahme betrachtet werden kann, sondern selber auf Interaktion sich gründen muß, wofern sie sich nicht ohnehin interaktiv vollzieht, wie das beim anamnestischen und beim therapeutischen Gespräch der Fall ist.

In das System Arzt-Patient geht der Träger der Patientenpositionen nicht nur als Träger einer Krankheit und damit der Kranken- bzw. Patientenrolle ein. Er bleibt auch als Patient eine komplexe sozio-kulturelle Persönlichkeit, die Träger eines ganzen Bündels von Rollen, damit verknüpften Sozialbeziehungen, Verhaltensweisen und Einstellungen, welche die Art und Weise des Krankseins und dessen Gewicht für den Kranken und/oder seine soziale Umgebung determinieren. Und damit ist eine Fülle von Faktoren gegeben, an denen ärztliches Handeln über die Transaktion medizinischer Leistungen hinaus sich zu orientieren hat, was freilich eine hohe kognitive und emotionale Sensibilität gegenüber sozialen und psychologischen Faktoren voraussetzt.

Zu Recht hat Christian v. Ferber wie auch andere Medizinsoziologen darauf aufmerksam gemacht, daß die selbstverständliche Annahme, daß jeder Kranke gesund werden möchte, fragwürdig ist. Er spricht von der „naiven Unterstellung des Gesundheitswillens des Patienten und seiner damit gegebenen therapeutischen Entmündigung", die als Vorverständnis das offizielle System der Gesundheitsdienste und seiner professionellen Repräsentanten beherrscht. Die medizin-soziologische Forschung hat aber längst gezeigt, wie wesentlich es ist, Gesundheits- bzw. Krankheitsverhalten zu studieren, nämlich mindestens genauso wesentlich wie das Studium von Krankheit, welches nach der sozialkulturellen Persönlichkeit des Patienten nicht fragt.

Frederic R. Hedinger hat im Zuge seiner soziologischen Systemanalyse des Gesundheitswesens 25 Faktoren zusammengestellt, welche sämtlich auf das Gesundheitsverhalten des Individuums Einfluß nehmen, und überhaupt schon vorherbestimmen, ob ein Individuum bereit ist, als Patient dem System sich zu überantworten. Ich zähle hier nur die Gruppe der sozialen Faktoren auf: Bildungsstand, ethnisch-kulturelle Herkunft (welche übrigens bei uns heute durch die Gastarbeiter der verschiedensten Nationalitäten nicht weniger bedeutsam ist als in den USA), familiärer Status und Hintergrund, sozialer Status, zumal Beruf, Wohnort, Einkommen, Alter, Geschlecht.

Dem konkreten Träger der Patientenposition hängt also ein ganzes Knäuel von bewußten und unbewußten Orientierungen, Bezugsgruppen und Bezugspersonen an, die allerdings nicht immer nur über die Persönlichkeit des Patienten hinweg, sondern auch direkt zu Feldkomponenten des ärztlichen Wirkens werden. (Man denke hier nur an die Familienmitglieder eines Kranken, an seinen Betrieb, seine Freunde und seine Arbeitskollegen.)

Damit stellt sich die *humane* neben der gleichsam medizin-technologischen Interaktionsebene geradezu als selbstverständlich dar. Aber mancher der Ärzte unter Ihnen, meine Damen und Herren, mag sich denken, daß er dies doch alles wisse, stets die sozialen und darüber hinaus die hier nicht genannten psychischen Faktoren in Betracht ziehe, und überhaupt mit seinen Patienten human umgehe.

Ich will niemandem das subjektive Recht einer solchen Stellungnahme bestreiten, zumal es ja kultureller Übereinkunft entspricht, daß ärztliche Tätigkeit und medizinische Institutionen *ab ovo* und ihrem Wesen nach human seien. Aber objektiv führt eben dies zu einer von Humanitätsideologie abgedeckten möglichen strukturellen Inhumanität medizinischer Institutionen.

Die extreme narzißtische Kränkungsfähigkeit von Ärzten und das Auftrumpfen selbst gegenüber der sanftesten Kritik an human-interaktioneller Insuffizienz deuten eher auf eine Abwehr subjektiv unverschuldeten Ungenügens hin, den wirklichen Anforderungen nachzukommen. Bestenfalls kommt es eben doch bloß zu dem, was ich früher schon „hausgemachte Empathie" genannt habe.

Diese kann freilich außerordentlich gelungen sein. Sie ist aber gerade unter den Verhältnissen einer strukturell wie kulturell komplexen Gesellschaft ständig in Gefahr zu versagen, wenn ihr nicht eine durchaus rationale, selbstkritisch reflektierte Analyse der das Verhalten und das Kranksein des Patienten bestimmenden Momente zugrunde liegt; und wenn sie nicht überdies sich gründet auf ein hochgradiges Bewußtsein von dem, was Motive, Einstellungen, Wertungen, Agieren des handelnden Arztes bestimmt.

Die bislang vorwiegend naturwissenschaftliche Orientierung ärztlicher Ausbildung trainiert zwar in hohem Maße die Fähigkeit zur Objektivität gegenüber der organischen Natur, nicht aber jene soziale Objektivität, die es z. B. zuverlässig verhindern kann, daß der Arzt bei seiner Tätigkeit in seinen je spezifischen Vorstellungen von sozialen Gegebenheiten befangen bleibt, statt auf diese sozialen oder auch psychischen Gegebenheiten selber hin zu handeln.

Die Kommunikationsschwierigkeiten im sozialen System der Arzt-Patient-Beziehung rühren nicht nur daher, daß in den beiden Positionsträgern Laie und Experte sich gegenübertreten, was die Notwendigkeit mit sich bringt, gleichsam Kulturbarrieren zu überwinden. Kommunikations- und Interaktionprobleme entstehen auch dann, wenn der Arzt seine soziale und psychische Gegenübertragung nicht zu handhaben und zu kontrollieren weiß, wenn er z. B. (meist unbewußt) unterstellt, daß sein Bild von der Frau und Mutter auch das der Patientin und ihrer Umgebung sein müsse. Er hat dann zwar die soziale Komponente „Geschlecht" und den „Familienstatus" seiner Patientin berücksichtigt, aber er trifft nicht das, was diese sozialen Faktoren für die Patientin bedeuten.

Damit ist nun schon dargelegt, daß auch die Systemkomponente Arztposition von einem für die Tätigkeit des Arztes komplexen Feld umgeben ist. Und ich habe wohl deutlich genug gemacht, wie sehr der Träger dieser Positionen ebenfalls als sozial-kulturelle Persönlichkeit in das System eingeht. Auch er hat seine vor und neben der Rolle als Arzt liegenden sozialen und psychologischen Merkmale, seine außerprofessionellen Bezugsgruppen, Beziehungen und Rollen, die mittelbar oder unmittelbar auf seine Tätigkeit einwirken.
Wir haben uns demnach intensiver mit der Rolle des Arztes zu befassen.
Ich möchte darauf verzichten, die Rollenbeschreibung zu referieren, die seit Talcott Parsons Eingang in die Literatur gefunden hat. In unserem Zusammenhang ist es weit wichtiger, deutlich zu machen, daß die Rolle des Arztes selber ein *Rollenbündel* ist; und das heißt, daß sie nicht widerspruchsfrei und nicht einmal ausschließlich auf die Rolle des Patienten bezogen ist.
Hedinger unterscheidet vier analytisch faßbare Rollen:

1. Die medizinische Rolle des Heilers,
2. Die soziale Rolle des Wächters der Gesundheit,
3. Die psychologische Rolle des Beraters,
4. Die ökonomische Rolle des Vertragspartners.

Und er konstatiert zwei Paradoxa, die sich aus diesem Bündel von Rollenanforderungen an den Arzt ergeben: Das erste ist das zwischen der fallorientierten wissenschaftlichen Objektivität und der personorientierten menschlichen Empathie, das zweite betrifft den Widerspruch zwischen patientenzentrierter Einheitlichkeit der Versorgung und der durch Technologie und Spezialisierungen bedingten Fragmentierung.
Das zweite Paradoxon, welches man auch das von Spezialisierung versus Einheit der ärztlichen Tätigkeit nennen kann, verweist uns vor allem auf die Vielzahl von Rollenanforderungen, die aus dem medizinisch professionellen Bereich des Systems selber kommen und in der Rollendifferenzierung innerhalb dieses Bereichs begründet sind.
Längst ist der Arzt nicht mehr der Solist gegenüber dem Patienten, als welcher er sich ideologisch noch immer so gern verstehen möchte und als der er populär (man betrachte nur das Arztbild der Trivialliteratur!) häufig noch immer verstanden wird. Die Interaktion mit anderen Ärzten und Trägern von semi-professionellen sowie subprofessionellen Berufsrollen innerhalb des Gesundheitswesens und der medizinischen Institutionen ist für den Träger der Position Arzt eine vom System her vorgegebene Notwendigkeit und verstrickt ihn zumindest potentiell in eine Vielzahl von Beziehungen und Interaktionsnetzen. Vom Gelingen und Mißlingen solcher Beziehungen hängt unter den heutigen technologischen und administrativ-organisatorischen Feldbedingungen der ärztlichen Tätigkeit viel und oftmals alles ab, was das ärztliche Handeln gegenüber dem Patienten zu einer effektiven ärztlichen Leistung macht.
Trotz der vielen Bekenntnisse, die im Hinblick auf Zusammenarbeit unter Ärzten, auf Kollegialität und Konsultation, auf Teamarbeit und diagnostisch-therapeutische Gruppenpraxis abgelegt werden, läßt sich immer wieder beobachten, wie schwer es in aller Regel gerade Ärzten fällt, mit den vielseitigen Kooperations- und Interaktionsanforderungen innerhalb des medizinischen Bereichs umzugehen.
Hedinger zählt allein 54 semiprofessionelle und technische Berufsrollen auf, die heute im Bereich der diagnostisch-therapeutischen Tätigkeit sich finden; und er berücksichtigt dabei nicht die Vielzahl der ärztlichen und bio-medizinischen Berufe. Diese Angabe mag genügen, um die Vielfalt und Komplexität der Rollen- und Interaktionsanforderungen an den nachvollziehbar zu machen, der innerhalb des Kernsystems Arzt-Patient die Position des Arztes innehat. Zu fragen wäre dann freilich, wo und wie der Arzt auf diese Anforderungen vorbereitet wird.
Konflikte und Kommunikationsbarrieren wie auch die stark ausgeprägten Tendenzen zur Kontaktvermeidung zeigen immer wieder, daß diese Vorbereitung zumindest unzulänglich ist. Verhaltens- und Erwartungsunsicherheiten sind hier an der Tagesordnung, zumal gegenüber Repräsentanten nicht-ärztlicher Professionen, welche gleichwohl im diagnostisch-therapeutischen Prozeß unentbehrlich geworden sind: z. B. klinische Psychologen, Werk-Therapeuten, bio-medizinische Ingenieure und Techniker, Sozialarbeiter usw.
Nicht immer und jedenfalls nicht allein, ist wohl das sprichwörtlich hypertrophe Selbstbewußtsein des Arztes, welcher angeblich allein für seinen Patienten verantwortlich ist, der Grund für die Schwierigkeiten, zu einer multilateralen, echten Kommunikation und Kooperation zu kommen, bei welcher die anderen nicht nur als minderwertiges personelles Instrumentarium gesehen werden. Es ist zumindest sozialpsychologisch nicht ganz abwegig, das selbstbewußte und quasi solistische Agieren von Ärzten im Bezug auf Kooperationspartner, die Nicht-Anerkennung je spezifischer Kompetenz (z. B.: Was kann mir so ein Psychologe schon sagen?) als Reaktionsbildung auf die Unsicherheit zu interpretieren, ob man denn unter derart komplexen sozialen Bedingungen noch wirklich allein Arzt sein könne, und zugleich als Verleugnung des Insuffizienzgefühls, so vielen Anforderungen zugleich gerecht werden zu können.
Damit kommen wir zum Problem der Rollenüberlastung, welche gewiß das Feld der ärztlichen Tätigkeit bestimmt. Ethel und Jules Kaplan haben das im Hin-

blick auf die Arzt-Patient-Beziehung deutlich herausgestellt, wenn sie schreiben: „Die vier Hauptaufgaben des Arztes — zu diagnostizieren, zu behandeln, zu lernen und zu lehren — ... sind ungefähr alles, was ein Einzelner bewältigen kann. Man sollte nicht auch noch von ihm erwarten, als Psychiater, Pfarrer, Eheberater, Berufsberater und Sozialarbeiter zu dienen." Und von E. Richard Weinermann stammt die folgende Feststellung: „Das Paradoxon moderner Medizin ist unleugbar: Der einzelne persönliche Arzt ist zugleich außer Mode und unentbehrlich. Im Zeitalter der chronischen Krankheiten und der spezialisierten medizinischen Praxis ist das Verlangen nach einem zentralen Koordinator innerhalb einer Teamstruktur zwingend. Jenseits dieser leichthin gesagten Verallgemeinerung sind die Einzelheiten durchaus unklar."

Das Zitat von den Kaplans macht uns darauf aufmerksam, daß wir bislang nahezu ausschließlich von der *manifesten* Funktion des Systems Arzt-Patient gesprochen haben. Um die ohnehin dürftige Skizze quasi abzurunden, sollten wir schließlich auch auf die von Judith Shuval und ihren Koautoren im Anschluß Robert K. Merton sog. *latenten Funktionen* der ärztlichen Tätigkeit eingehen.

Wie die Kaplans hat Talcott Parsons die Auffassung vertreten, daß in der modernen Gesellschaft der Arzt nicht die Rolle des Weisen Mannes, des allgemeinen Lebens- und Existenzberaters haben kann. Empirisch freilich zeigt sich immer wieder, daß diese Rollenerwartungen an ihn gestellt werden. Christian v. Ferber hat (ich erinnere an das frühere Zitat) sehr nachdrücklich darauf hingewiesen, daß die soziale Kontroll- und Entscheidungsfunktion des Arztes über die Legitimität von Leidenszuständen dazu führt, daß nichtmedizinische Probleme sich nur noch quasi unter der Tarnkappe von medizinisch relevanten artikulieren können

und so an den Arzt herangetragen werden. Er greift damit auf die Gedanken von Michael Balint zurück, der sich dessen bewußt war, daß die Inanspruchnahme des Arztes vielfach auf psycho-soziale Kontaktbedürfnisse zurückzuführen ist. Shuval und Mitarbeiter haben empirisch deutlich gemacht, welche latenten sozialen Funktionen der Kontakt mit dem Arzt haben kann, weil unsere Gesellschaft kaum andere problembewältigende Institutionen anbietet als die ärztliche Praxis, bzw. die Arzt-Patient-Beziehung. So wird an den Arzt das Bedürfnis nach Katharsis, nach seelenreinigender Aussprache über Konflikte und Probleme herangetragen, die alles andere als primär medizinisch sind. Das Gefühl des Versagens und der mangelnden Integration in die gesellschaftliche Umgebung, sowie das Bedürfnis, Status und Wertschätzung zu gewinnen, führen ebenfalls zur Kontaktaufnahme mit dem Arzt. Das System, von dem wir hier immer noch reden, ist offen. Aber es verschließt sich leicht angesichts solcher Erwartungen, weil es die Bedürfnisse für inadäquat hält; oder es öffnet sich, obwohl die Kompetenz fehlt, den nichtmedizinischen Bedürfnissen gerecht zu werden.

Nimmt man aber das bislang skizzierte zwischenmenschliche Wirkungsfeld des Arztes in allen seinen thematisch exponierten Bereichen und in allen seinen Komponenten und Einflußgrößen ernst, dann stellt sich die Frage, wie in Zukunft die folgenden beiden Aussagen miteinander vermittelt werden können:

1. „Die Medizin wird Naturwissenschaft sein oder sie wird nicht sein."

2. „Medizin ist eine Sozialwissenschaft."

Mit dieser Aporie möchte ich mit Ihnen, meine Damen und Herren, in die für den Nachmittag vorgesehene Diskussion gehen.

Information und menschliches Verhalten

Menschliche Aggressivität, Heimkindererziehung und gesellschaftspolitische Wertmaßstäbe

B. Hassenstein

Institut für Biologie I Freiburg

A. Einleitung

Vorausgesetzt man hätte Pläne entwickelt, nach denen sich die Zukunftsprobleme der Energieversorgung, der Rohstoffe, der Ernährung, des Umweltschutzes und der Bevölkerungsdynamik lösen ließen, so wäre doch nur dann etwas mit ihnen gewonnen, wenn sich die Menschen in ihrem Handeln auch nach ihnen richten würden.

Damit ist die Frage nach der Bedeutung des *menschlichen Verhaltens* für die Bewältigung des Fortschritts aufgeworfen. Sie offenbart sich in vielfältiger Weise: *Emotionale Reaktionen* der Bevölkerung können Entwicklungsprozesse fördern oder hemmen; *soziale Strukturen* (= durch Traditionen oder andere Einflüsse festgelegtes Sozialverhalten) können Umstellungen, z.B. in der Landwirtschaft, am einen Ort erleichtern, am anderen behindern; *Gewohnheiten*, z.B. des Essens und Trinkens, können es erschweren, mangelnde Nahrungsmittel in einem Lande durch gleichwertige andere zu ersetzen; insbesondere sind die *bevölkerungsdynamischen* Verhältnisse von *verhaltens*bestimmenden Bedingungen abhängig, z.B. von ethischen Traditionen. Im Grunde aber stößt man bei *jedem einzelnen* der Zukunftsprobleme spätestens dann, wenn es um die *Anwendung* von Forschungsergebnissen geht, auf die Frage nach dem menschlichen Verhalten:

ob es die Verwirklichung angestrebter Ziele erschwert oder verwehrt

oder unter welchen Umständen das erhoffte Gegenteil davon eintreten könnte, daß nämlich die Bewältigung des Fortschritts durch menschliches Verhalten von der Theorie zur Wirklichkeit wird.

Viele Kenner der Verhältnisse vermuten, an diesem Teil der Zukunftsproblematik werden alle anderen Bemühungen scheitern. Auf Grund ihrer bisherigen Erfahrungen trauen sie es der Menschheit nicht zu, daß sie jemals die sachlich begründete Vernunft als Lotsen an Bord ihres Schiffes nehmen könnte. Trotzdem soll nun die Frage nach den Bedingungen der Möglichkeit dafür behandelt werden, daß Information aus der Wissenschaft an der Steuerung menschlichen Verhaltens mitwirkt.

Um dies zu ermöglichen, muß zunächst jede Wissenschaft das einschlägige Wissensgut so darbieten, daß bei sachlicher Richtigkeit ein Maximum an Verständlichkeit erreicht wird. Denn nur soweit das gelingt, können die für unser soziales Leben maßgebenden Personen die entscheidenden Prinzipien verstehen und gedanklich selbständig mit ihnen umgehen.

Aber auch, wenn diese didaktische Aufgabe perfekt erfüllt ist und wenn damit alle sachlichen Voraussetzungen dafür vorliegen, daß die Menschen aus Einsicht sinnvoll handeln könnten, so sind sie doch bekanntlich vielfach nicht dazu in der Lage — weder auf persönlicher noch auf politischer Ebene.

Woran liegt das? Hierfür gibt es verschiedene Ursachen; diese muß man erkennen und durchschauen, wenn man sie vermeiden will. Im folgenden will ich drei Erscheinungsbereiche besprechen, in denen solche Ursachen liegen können, ohne daß ich damit Vollständigkeit erreichen kann:

politisch wirksame Emotionen

die Art der Erziehung

entscheidungswirksame gesellschaftspolitische Wertmaßstäbe.

Bei jedem einzelnen dieser drei Erscheinungsbereiche geht es an sich um eine fast uferlose Problematik, deren Diskussion ganze Bibliotheken füllt. Wegen der gebotenen Kürze handele ich die drei Themen an je einem ausgewählten, einigermaßen einfach strukturierten Beispiel ab, an dem sich wesentliche Grundlinien deutlich machen lassen und an Hand dessen verhältnismäßig klare gesellschaftspolitische Forderungen zu erheben sind.

B. Menschliche Aggressivität

Als Beispiel für die in der Politik wirksamen Emotionen wähle ich die *menschliche Aggressivität*.

Wie brennend gerade dieses Problem ist, liegt wohl jedermann vor Augen. Hilflos steht beispielsweise die Regierung in London, über alle organisatorischen und militärischen Machtmittel einer Weltmacht verfügend, seit 3 Jahren vor dem nordirischen Bevölkerungsgruppenstreit. Sie hat allein angesichts der schon über 100 getöteten Soldaten ganz bestimmt das ungeteilte Interesse daran, die Auseinandersetzungen zu beenden; und doch finden sich keine Mittel, um dementsprechend auf das Verhalten der streitenden Parteien Einfluß zu nehmen. Hier liegt entweder überhaupt kein handhabbares Wissen vor, oder dieses ist noch nicht in überzeugender Form bis zu den Politikern vorgedrungen.

B 1. Zuständigkeit der Verhaltensbiologie

Die menschliche Aggressivität ist ein Teil der menschlichen Natur. Der Mensch folgt *vielfach* biologischen Verhaltenstendenzen, seien es Hunger oder Durst, Sexualität, Angst, Wut oder sonstiges. Doch gehört es auch zum Selbstverständnis des Menschen, *prinzipiell* willensfrei und verantwortlich handeln zu können, im entscheidenden Augenblick also unabhängig von naturbedingten Verhaltenstendenzen zu sein. Je stärker allerdings irgendwelche biologisch bedingte verhaltensbestimmende Tendenzen sind, desto *häufiger* setzen sie sich beim Einzelmenschen durch; desto *weitergehend* bestimmen sie dann auch die Verhaltensnormen des Kollektivs. Um die bestimmenden Faktoren des menschlichen sozialen Lebens zu erfassen, müssen daher die Humanwissenschaften auch bei Anerkennung einer prinzipiellen Willensfreiheit etwaige biologische Verhaltenstendenzen kennen und berücksichtigen — nicht weil ihnen der Mensch widerstandslos unterworfen wäre, sondern weil sie an der Bestimmung der Verhaltensrichtungen einen mehr oder weniger gewichtigen *Anteil haben*. Dies gilt auch für die menschliche Aggressivität. Hier verdanken wir den entscheidenden Durchbruch Konrad Lorenz, dessen großartiges Bild von der Evolution zum Menschen (und der daraus folgenden Gefährdung des Menschen!), das er vor 6 Jahren vor dieser Gesellschaft entwarf, vor unseren Augen steht [8, 9].

K. Lorenz wies damals auch auf folgendes hin: Die biologischen Anteile an der menschlichen Verhaltenssteuerung wissenschaftlich erfassen zu wollen, bedeutet *nicht*, biologische Zusammenhänge zu *ethischen oder politischen Normen* für den Menschen zu erheben. Darin läge *Biologismus* und damit eine ungerechtfertigte Grenzüberschreitung, vor der die Biologie als Wissenschaft nach schlimmen historischen Erfahrungen nur warnen kann. *Aus dem Naturgeschehen lassen sich für den Menschen keine Wertmaßstäbe ableiten.* Trotzdem ist die Kenntnis der menschlichen Natur für denjenigen, der Wertmaßstäbe vertreten oder beurteilen will, von entscheidender Bedeutung; denn noch so gut gemeinte humane, ethische und gesellschaftspolitische Forderungen können sich *in ihrer Wirkung ins Gegenteil* des Gewollten verkehren, wenn sie die menschliche Natur nicht so voraussetzen, wie sie in Wirklichkeit ist. Die Verhaltensbiologie hat somit keine *werteschaffende*, aber eine um so stärkere *wertkritische* Funktion.

B. 2. Aggressivität in der Sicht der Verhaltensbiologie

Aggressives Verhalten ist für die Verhaltensbiologie vielursächlich. Es kann Ausdruck von mindestens 10 unterscheidbaren biologischen Motivationen sein. Kampfverhalten von Tieren gegen Artfremde oder Artgenossen kann motiviert sein: bei Raubtieren durch *Hunger*; im Fall von Gefahr und Ausweglosigkeit durch *Angst;* bei sexueller Rivalität durch den *Sexualtrieb;* bei territorial lebenden Tieren durch *Revierbesitz;* bei sozial lebenden Tieren *innerhalb der Gruppe* durch *Rangstufenrivalität*, nach außen durch *Feindschaft gegen Gruppenfremde;* aggressives Verhalten kann ferner motiviert sein durch *behinderte Triebbefriedigung*, also Frustration, sowie durch den *Spieltrieb* und noch eine Reihe von weiteren verhaltenssteuernden Bedingungen. Auf die „gemeinsame Endstrecke" des aggressiven Verhaltens konvergieren also die physiologischen Signale einer ganzen Reihe von motivierenden Instanzen. Der Ablauf des Verhaltens und seine Begleiterscheinungen sind dabei von Fall zu Fall etwas verschieden.

Diskutiert wird als weitere Variante ein von all diesen Motivationen unabhängiger *Aggressionstrieb*, der von sich aus von Zeit zu Zeit zur Entladung drängt; da er höchstens im Ausschlußverfahren nachzuweisen wäre, was beim Menschen noch nicht versucht wurde, soll diese Hypothese jedoch hier außer Betracht bleiben.

Aus dieser im Tierreich festzustellenden Vielursächlichkeit der Aggressivität läßt sich für den Menschen eine Hypothese herleiten: daß er auf der Ebene der aggressiven Verhaltenstendenzen kaum sehr viel einfacher angelegt sein dürfte. Beim Menschen kommen überdies noch mindestens drei weitere Aggressionsursachen zu denen der Tiere hinzu: Das *Nachahmen* von aggressivem Verhalten, welches man bei anderen beobachtete oder dessen Opfer man war; das *bewußt kalkulierte* Planen und Durchführen von aggressiven Aktionen; und das Ausführen befohlenen Aggressionsverhaltens aus *Gehorsam* [11].

Nachdem ich zunächst auf die *Vielfalt* der verhaltensbiologischen Grundlagen der Aggressivität hinwies, konzentriere ich nun den Blick auf *drei der aufgezählten aggressiven Motivationen*, die für den Menschen von besonderer Bedeutung sein können. Diese sind:

die Aggressivität auf Grund von Frustration
die aggressive soziale Exploration und Rangstufenaggressivität
die Gruppenverteidigungs-Aggressivität.

Alle drei Aggressionsformen haben in der Tierwelt eine arterhaltende biologische Bedeutung, jedoch jede eine andere [6].

B. 3. Frustationsbedingte Aggressivität

Wird ein Lebewesen an der Befriedigung eines Bedürfnisses gehindert, so wird es *aggressiv gegen das Hindernis*, ganz gleich worum es sich dabei handelt. Allbekannt ist die Regel, daß auch ein friedlicher Hund beim Fressen keinen Spaß versteht und manchmal sogar seinen vertrauten menschlichen Freund beißt, wenn dieser ihm sein Fressen wegnimmt. Die Aggression auf Behinderung der Triebbefriedigung ist nicht an bestimmte Triebe gebunden, sie gilt außer für den Nahrungstrieb auch für den Sexualtrieb, für das Bedürfnis körperlicher Bewegung, für das Schlafbedürfnis und andere.

Für bestimmte Schulen der amerikanischen Psychologie [1, 4] galt die frustrationsbedingte Aggressivität als die maßgebende oder gar alleinige Wurzel der menschlichen Aggressivität, für die Verhaltensbiologie ist sie eine unter mehreren.

Allgemein sichert die frustrationsbedingte Aggressivität dem Individuum die Durchsetzung seiner individuellen notwendigen Bedürfnisse. Diese Form der Aggressivität wird demgemäß *beschwichtigt* durch die Befriedigung des zuvor frustrierten Bedürfnisses. Ein satter Hund beißt nicht mehr, wenn man ihm den Futternapf wegzieht.

B. 4. Aggressive soziale Exploration, Rangstufenkampf

Eine andere biologische Rolle spielt in der Tierwelt die aggressive soziale Exploration. Während ein Jungtier innerhalb einer Gruppe heranwächst, wendet es sich sowohl kontaktsuchend *als auch aggressiv* an die Gruppenangehörigen, und es kommt zu Auftritten und Kämpfen. Das gleiche gilt für ältere Tiere. Diese Kämpfe haben drei Eigenschaften: Sie sind in der Regel unblutig und werden durch ostentatives Aufgeben des Unterlegenen beendet; dieses Kämpfen wirkt nicht ansteckend auf andere Gruppenmitglieder, d.h. es kommt zu keiner Ausbreitung der aggressiven Motivation durch die ganze Gruppe; und der Ausgang der Kämpfe führt nicht zum Ausschluß des Unterlegenen aus der Gruppe, sondern zu einem Lernergebnis: Der Unterlegene respektiert in der Folge für eine Zeitlang den Sieger und läßt ihm überall, wo sich ihre Intentionen kreuzen, den Vortritt. Solche Rangstufenkämpfe gewährleisten somit jeweils die zwischenzeitliche soziale Stabilität und gegebenenfalls Rollenverteilung in der Gruppe. Für das Einzeltier liegt das Funktionsziel bzw. der biologische Sinn des Provozierens von Rangstufenkämpfen im Kennenlernen der jeweiligen Stärke und der Verhaltensweisen des betreffenden individuellen Partners und der eigenen Stellung in der Hierarchie. Dementsprechend läßt sich die Rangstufen-Aggressivität durch nichts anderes schlichten als dadurch, daß sich der angegriffene Partner zur Auseinandersetzung stellt, gleich ob das Messen der Kräfte dann die eigene Unterlegenheit oder Überlegenheit demonstriert.

Ist die aggressive soziale Exploration als biologische Verhaltenstendenz auch beim Menschen zu vermuten? Träfe dies zu, so wären zu erwarten: aggressive Provokationen, die nicht durch das Erfüllen vorgetragener Wünsche und Forderungen — also nicht durch Nachgeben — zu beschwichtigen wären, sondern allein durch klare Ergebnisse beim Messen der Kräfte, sei dies die Feststellung eigener Unterlegenheit oder das Erobern des Ranges des angegriffenen höherrangigen Partners. Auf seiten der Angreifenden wäre keine emotionale Grundlage für freiwillige kampflose Selbstbegrenzung zu erwarten, weil das Ziel nur im vollen Sieg oder im Anerkennenkönnen klarer Überlegenheit, also echter Autorität des angegriffenen Gruppenpartners liegen kann.

Ich bin dezidiert *nicht* der Meinung, daß dem Menschen ausgerechnet diese Form der Aggressivität im Laufe seiner Evolution verloren gegangen sein sollte. Im Gegenteil scheint mir hier eine der natürlichen Wurzeln dafür zu liegen, daß kritiklos nachgiebige Erziehung einerseits, konzessionistische Schul- und Hochschulpolitik wie die der letzten Jahre andererseits nicht zur Befriedung, sondern zur Steigerung der Aggressivität aller Beteiligten geführt hat. Daran dürfte sich auch in Zukunft nichts ändern. Denn die Strategie des Nachgebens, als deren Sinnbild — gegen jede verantwortliche Gesundheitspolitik — das Rauchzimmer in Schulen und Jugendherbergen gelten kann, trifft sicherlich in der Regel gar nicht auf frustrationsbedingte Aggressivität, sondern auf sozial exploratorische Provokationen. Diese können durch Nachgeben gar nicht beschwichtigt werden, sondern sie belassen die jungen Menschen, gerade auch nach der Erfüllung ihrer Forderungen, in einer orientierungslosen labilen Situation, aus der sie dann durch neue Aktivitäten auszubrechen versuchen.

Hier sind Analysen unter Einbeziehung verhaltensbiologischer Beobachtungsmethoden dringend vonnöten, um die bislang weithin undurchsichtigen Zusammenhänge aufzuklären.

B. 5. Aggressivität gegen Gruppenfeinde im Tierreich

Die dritte Form der Aggressivität, für unser Thema die wichtigste, ist die Kampfbereitschaft von Gruppenmitgliedern nach außen hin gegen Gruppenfeinde. Sie hat wieder eine andere biologische Bedeutung und andere Strukturmerkmale. Das Alarmsignal oder der Angstruf eines Tieres veranlaßt alle Gruppenmitglieder zum rücksichtslosen Angriff, vielfach auch gegen weit überlegene Feinde. Rangstufen-Verhältnisse spielen dabei keine Rolle. Aggressivität gegen Gruppenfeinde ist — im Unterschied zum Rangstufenstreit — ansteckend von Tier zu Tier: Durch Angriffsrufe wird die ganze Gruppe mitgerissen. Der Gruppenfeind wird mit dem Vorsatz angegriffen, ihn zu verjagen oder zu töten. Es ist undenkbar, daß er später in die Gruppe einbezogen wird. Wenn z.B. Löwen einen rudelfremden Artgenossen angreifen, so endet der Kampf, falls der unterlegene Gegner nicht fliehen kann, mit dessen Tötung [17, 18]. Die biologische Bedeutung der Gruppenaggression liegt in der Selbstverteidigung der Gruppe, der des Tötens gruppenfremder Artgenossen, wo das vorkommt, vermutlich in der Regulierung der Bevölkerungsdichte.

Vom Rangstufenkampf innerhalb der Gruppe unterscheidet sich der Kampf gegen Gruppenfeinde also in mehreren Merkmalen: Der Rangstufenkampf wird durch Unterlegenheitssignale beendet, ist unblutig, die Motivation greift nicht auf andere Gruppenmitglieder über, und das Funktionsziel ist eine stabile Sozialstruktur, innerhalb derer die Gegner nach dem Kampf weiter zusammenleben.

Der Kampf gegen Gruppenfeinde dagegen wird *nicht* durch soziale Signale beendet, sondern durch Vertreiben oder Töten des Unterlegenen; die Motivation ist *ansteckend* durch die ganze Gruppe hindurch; das Funktionsziel ist die Verteidigung der Gruppe nach außen, und eine Einbeziehung des Gegners in die Sozialstruktur nach dem Kampf ist undenkbar.

B. 6. Diffamierende verbale Aggression beim Menschen

Auch im Falle der ansteckenden Gruppenaggression verhelfen die verhaltensbiologischen Ergebnisse zur Charakterisierung eines besonderen Verhaltenstypus beim Menschen. Das gelingt hier mit besonderer Prägnanz; denn auch auf der sprachlichen Ebene, die allein dem Menschen eigen ist, prägen sich die Verhaltenstendenzen dieser Spezialform der Aggressivität aus und liefern zusätzliche Kriterien. Der Mensch ist dieser Verhaltenstendenz — wie auch den anderen — nicht bedingungslos ausgeliefert, doch folgt er ihr um so eher, je stärker sie aktiviert ist.

Wie Konrad Lorenz als erster erkannte, äußert sich die biologische Verhaltenstendenz der Gruppenaggression beim Menschen in verbalen Angriffen, die den Angegriffenen als einen der eigenen Gruppe Fremden brandmarken. Diese wirken emotional ungeheuer aufregend; sie übertragen die aggressive Stimmung auf die Angesprochenen und solidarisieren sie emotional mit dem Angreifer. Dieser Zusammenhang zwischen Aggressivität nach außen und innerer Solidarisierung war seit eh und je ein psychologisches Werkzeug in der Hand von Agitatoren; läßt die Solidarität der Anhänger zu wünschen übrig, so provoziert man äußere

Konflikte. Dann verschwinden plötzlich, solange die emotionale Solidarisierung andauert, innerhalb der eigenen Gruppe die Spannungen.

Es entspricht der Gruppenfeind-Aggression, dem Gegner, sei es eine einzelne Person oder eine Gruppe, den guten Willen abzusprechen und ihn mit Worten zu bezeichnen, die ihn der Andersartigkeit, Lächerlichkeit oder moralischen Verwerflichkeit zeihen. Besonders stark wirken in diesem Sinne Ausdrücke wie Verräter, Brandstifter, Schädling. Solange sich die Gruppenfeindschaft beim Menschen sprachlich ausdrückt, hat sie somit den Charakter der Verunglimpfung des Gegners, der *Diffamierung*. Wo eine sachliche kontroverse Diskussion in eine solche *diffamierende Aggressivität* [7] umschlägt, ändert sich die emotionale Atmosphäre von Grund auf. In der Alltagssprache gibt es dafür den Ausdruck: „persönlich werden".

In der Tat kann man den Beginn diffamierender Aggression sofort daran erkennen, daß nicht mehr die Überzeugung des Gegners, sondern dieser selbst als Person angegriffen wird. Diffamierende Aggression ist nicht mehr Beitrag zur sachlichen Kontroverse für das gemeinsame Finden des besten Weges, sondern Übergang in den reinen Machtkampf.

Je stärker dann der Gruppenhaß das Feld beherrscht, desto mehr schwindet die Hoffnung, *sachliche* Notwendigkeiten in politisches Verhalten der Menschen umzusetzen. Insbesondere wenn zwei ideologisch festgelegte Gruppen einander intolerant gegenüberstehen, so können sie sich gegenseitig in unversöhnlicher Polarisierung fixieren. Jede Seite steigert dann die Mittel und überschreitet Stufe für Stufe die Schwellen der Eskalation: verbale Angriffe, öffentliche Beleidigung, Drohung, Gewaltanwendung gegen Sachen, dann gegen Menschen, Eingehen des Risikos der Tötung von Menschen und schließlich Attentat, Mord aus dem Hinterhalt und Geiseltötung. Es handelt sich um ein krampfartiges eigengesetzliches Geschehen, das auf irgendeiner der möglichen Stufen, manchmal erst auf der letzten, durch Erschöpfung der Gegner endet. Hier liefert Nordirland zur Zeit das schaurige Beispiel, ein Schulbeispiel für die Äußerung einer *biologischen Veranlagung* des Menschen.

An dieser Stelle wird der Sinn *verhaltensbiologischer Analyse*, scheint mir, besonders deutlich: Sie entlarvt die Kontroverse, ob menschliche Aggressivität als solche notwendig oder entbehrlich, wünschbar oder abzulehnen sei, als irreführend. Sie lehrt, verschiedene Arten der Aggressionen als wesensverschieden scharf zu unterscheiden und *für jede einzelne* die Rolle in der Gesellschaft zu studieren.

In seinen meisten Formen hat der Angriffsgeist für den Menschen als unentbehrlich zu gelten. Ohne ihn gäbe es im geistigen und gesellschaftlichen Bereich kaum einen Fortschritt. Auch in der Wissenschaft sind neue gedankliche Konzepte oft nur mit einem gehörigen Quantum Kampf durchzusetzen. Für mich persönlich nimmt eine der Aggressionsformen, die Zivilcourage, d.h. der Mut, sich ungeschützt als Einzelner übermächtigen Gegnern zur Auseinandersetzung zu stellen, einen kaum zu übertreffenden Rang in der humanen Werteskala ein. Die Zivilcourage ist der Gruppenaggression in ihrem Wesen sogar diametral entgegengesetzt. Ferner hat die Verhaltensentwicklung junger Menschen weitgehend den Charakter von Eroberung und Kampf; es ist für die Entwicklung der Selbst-

sicherheit höchst gefährlich, wenn diese Tendenzen durch übermächtige Gegenkräfte unterdrückt werden. Gerade junge Menschen brauchen das prägende Erlebnis, daß man sich durch das offensive Vertreten der besseren Argumente *durchsetzen* kann.

Im Tierreich ist auch die Gruppenaggression lebensfördernd und lebenserhaltend. Beim Menschen ist der Verhaltensbereich des sozialen Lebens — erstmalig in der Reihe der Organismen — nicht mehr überwiegend durch *genetische* Information, d.h. durch angeborene Verhaltensmuster geprägt; die Zielvorstellungen für politische und soziale Strukturen entstammen vielmehr mentalen, teilweise rationalen Prozessen. Das gilt beispielsweise auch für die Ideale der Humanität. Eine auf die Verwirklichung von Humanität zugeschnittene Sozialstruktur stellt sich darum nicht von selbst ein — etwa auf Grund bestimmter naturgesetzlicher Notwendigkeiten —, sondern sie setzt rationale Planung und dauernde Informationsübermittlung zwischen Mitgliedern der Gesellschaft voraus. Unter diesem Gesichtspunkt verkehrt sich die ursprünglich lebensfördernde Funktion der Gruppenaggressivität in ihr Gegenteil, weil sie innerhalb der auf Kooperation angewiesenen Menschheit Gräben aufreißt und der Eskalation kollektiven Gruppenhasses Vorschub leistet. Obwohl sie etwas Naturgegebenes ist, stützt sie die mit gedanklicher Hilfe aufgebaute Sozialstruktur nicht mehr, sondern gefährdet sie. Wenn im Innern einer Gruppe aus notwendiger sachlicher Diskussion oder aus Rangstufenrivalität diffamierende Aggression aufbricht, so zerfällt diese Gruppe in unversöhnliche Parteien, verliert an Funktionsfähigkeit, wird ohnmächtig nach außen hin und versagt in ihrem Beitrag am Leben der Gesellschaft.

B. 7. Vorsorge gegen Gruppenhaß

Aus diesen Überlegungen und aus den vorausgesetzten Zielen der Humanität und der Abwehr der zivilisationsbedingten Gefahren folgt daher die Notwendigkeit, die Gesellschaft gegen die diffamierende Aggression zu immunisieren. Dazu sollte bereits in der Schule der Grund gelegt werden. Schon Schüler können sich die Fähigkeiten aneignen, jedem Gesprächspartner oder Redner — und sei es ein Politiker — sofort ihr Mißfallen auszudrücken, falls er einen Meinungsgegner diffamiert. Wer seine Partner ernst nimmt, versucht nicht, sie durch diffamierende Angriffe auf Dritte mit sich zu solidarisieren. Die diffamierende Aggressivität gehört — wegen der innewohnenden Tendenz zur Eskalation — zu denjenigen Geschehensarten, die man nur kontrolliert, wenn man den Anfängen wehrt. Nur wenn in allen entscheidenden Kreisen der Gesellschaft die Mehrheit die diffamierende Aggression als biologisch bedingtes Verhaltensmuster kennt und mit aller Entschiedenheit die engagierte Sachlichkeit verteidigt, hat die Sachlichkeit die für die Bewältigung des Fortschritts notwendige Chance, politisch wirksam zu werden.

Solange die *Politik* die diffamierende Aggressivität in ihrem Rahmen prinzipiell zuläßt, trägt auch sie die Eigenschaft der Sachlichkeitsfeindschaft in sich und hat daher in Schulen und Universitäten außer als Gegenstand der Forschung und Lehre kein aus ihrer Funktion herleitbares legitimes Wirkungsfeld. Solange diffamierende Aggression in der Politik erlaubt ist, stört oder verfälscht die Politisierung alle auf Sachlichkeit angewiesene Tätigkeit. Der Politik und dem Staat ist daher die Pflicht deutlich zu machen, die gesellschaftlichen Freiräume für die Pflege der Sachlichkeit — Schulen, Universitäten, Krankenhäuser usw. — gegen die innere Politisierung heutiger Form zu schützen.

B. 8. Sachlichkeitsfeindliche Emotionalisierung (allgemein)

Die Diffamierung des politischen Gegners mobilisiert Emotionen der Gruppenaggressivität, um dadurch Menschen emotional auf die eigene Seite zu ziehen. Eine solche Wirkung ist aber nicht auf die diffamierende Aggressivität beschränkt.

Der Kampf ums Dasein zwischen wirtschaftlichen Unternehmungen wird entschieden durch die Käufer, der Kampf ums Dasein zwischen politischen Parteien durch die Wähler. In beiden Fällen, dem Kauf und der Wahl, sollten sachliche Informationen die Entscheidungen bestimmen; in beiden Fällen aber besteht die Versuchung, sich — wegen erhoffter größerer Breitenwirkung — stattdessen der emotionalen Stimulierung zu bedienen und damit nicht die bewußt entscheidende Persönlichkeit, sondern biologische Tiefenschichten anzusprechen. Daran ist überall dort kein Zweifel mehr, wo sich politische Parteien derselben Werbeagenturen bedienen wie die Wirtschaft. Ich argwöhne, daß dies die Fähigkeit der Gesamtgesellschaft, sachlich Notwendiges politisch zu verwirklichen, nicht nur nicht steigert, sondern die Erziehung zur geistigen Selbständigkeit untergräbt und den Widerstand gegen emotionale Manipulation allmählich lähmt. Hier sind gesellschaftspolitische Wirkungskreise mit ungünstiger Einflußtendenz entstanden, die es zu beobachten, zu analysieren und gezielt zu unterbrechen gilt.

B. 9. Emotion, Rationalität, sachbezogene Politik

Daraus folgt keineswegs, *alle* Emotion sei aus der Politik zu verbannen, und das Heil liege in einer durch und durch rational gesteuerten Gesellschaftsstruktur. Im Gegenteil: Eine auf die Abwehr zivilisationsbedingter Gefahren und auf Humanität zugeschnittene und darauf sachlich bezogene Gesellschaftspolitik setzt zumindest bei den Verantwortlichen ein Höchstmaß von emotionalem Engagement insbesondere aus dem Reservoir der Unbeirrbarkeit und des Angriffsgeistes voraus. Der Kürze halber möchte ich es in einem Bilde aussprechen: Dem Rationalen entspricht beim Automobil allerhöchstens der Anlasser (mit dem man ja zur Not auch ein Stückchen fahren kann), dem Motor dagegen entsprechen die in der Natur des Menschen liegenden nichtrationalen Kraftquellen. Darum kommen wir nicht darum herum zu entscheiden, welche Emotionen wir begünstigen und reifen lassen wollen und welche anderen aus dem gesellschaftspolitischen Kräftespiel auszuschließen sind — wobei sich die Richtschnur aus den genannten Zielen ergibt: Eine auf die Abwehr zivilisationsbedingter Gefahren und auf Humanität zugeschnittene und darauf sachlich bezogene Gesellschaftspolitik, die aktiv und dynamisch, und das heißt, *emotionsgetragen* sein muß. Dafür müssen uns die zuständigen Wissenschaften (insbesondere die pädagogische Psychologie) diejenigen emotionalen Triebfedern herausstellen, die vor allem junge Menschen zu sinnvollen Aktivitäten anregen und befähigen können. Es ist Sache der älteren Generation, der Jugend hierfür die Ansatzpunkte und die Möglichkeiten zu schaffen, sofern sie sie nicht den konkurrierenden Emotionen des ungehemmten Lustgewinns oder eines gruppenaggressiv geführten Generationenkonflikts überlassen will. Hier liegt eine gesellschaftspolitische Aufgabe größter Wichtigkeit. Doch ist beispielsweise ein in diesem Sinne kinder- und jugendfreundlicher Städtebau bis heute eine Seltenheit.

C. Vorsorge gegen den (psychischen) Hospitalismus

Einen Großteil der Information, die das persönliche und politische Verhalten des Menschen bestimmt, übernimmt er nach allgemeiner Auffassung bereits durch seine Erziehung. Soll eine humane und auf die Abwehr zivilisationsbedingter Gefahren sachlich begründete Gesellschaftspolitik von der Mehrheit des dafür maßgebenden Teils der Bevölkerung getragen werden, so ist dies dementsprechend nicht ohne eine entsprechende Erziehung zu erreichen.

Als Modellbeispiel für die Besprechung dieses Problemkreises wähle ich — vielleicht zur Überraschung vieler von Ihnen — die Heimerziehung, also die Erziehung in den von der öffentlichen Hand betriebenen Säuglings- und Kinderheimen. Zwar betrifft diese Erziehungsform nur ein bis wenige Prozent jedes Jahrgangs; in der Bundesrepublik leben aber doch zur Zeit rund 10000 Kinder kindheitslang in Heimen [14], absolut also eine erhebliche Anzahl. Die Heimerziehung ist eine Extremform der heute praktizierten Erziehung. In ihr bleiben entscheidende Bedürfnisse der Kinder ungestillt, und wesentliche entwicklungsnotwendige Information wird ihnen vorenthalten. Insofern läßt sich die Heimerziehung als Gradmesser für die Bewertung der Persönlichkeitsbildung in unserer Gesellschaft heranziehen.

Das Heimproblem ist auch darum von besonderer gesellschaftspolitischer Bedeutung, weil die Heimerziehung — ähnlich wie das Aufwachsen in unvollständigen oder zerbrochenen Familien („broken home") — ein gegen den Durchschnitt erhöhtes Risiko für späteres dissoziales und kriminelles Verhalten nach sich zieht.

C. 1. Heimbedingte Verlangsamung der Verhaltensentwicklung

Als folgenreichste wissenschaftliche Entdeckung der Anthropologie in diesem Jahrhundert ist sicherlich die Erkenntnis von der Bedeutung des ersten Lebensjahres für die weitere Persönlichkeitsentwicklung des Kindes und für sein späteres Lebensschicksal zu werten. Dabei ist besonders wichtig: die Knüpfung einer zuverlässigen individuellen Bindung zwischen dem Säugling und mindestens einer ihm zugehörigen Dauer-Pflegeperson, im Normalfall der Mutter, im 3.—18. Lebensmonat. Diese Bindung ist, verhaltensbiologisch gesehen, darum so wichtig, weil allein der individuell bekannte und emotional gebundene Partner dem Kind später die volle Angstfreiheit gewährleisten kann, die für viele weitere Entwicklungsschritte unentbehrlich ist.

Beim Menschen können Familienkinder (leibliche, Adoptiv- und Pflegekinder) in der Regel solche individuellen Bindungen mit ihren Betreuern knüpfen. Das ist aber in Säuglings- und Kinderheimen kaum je

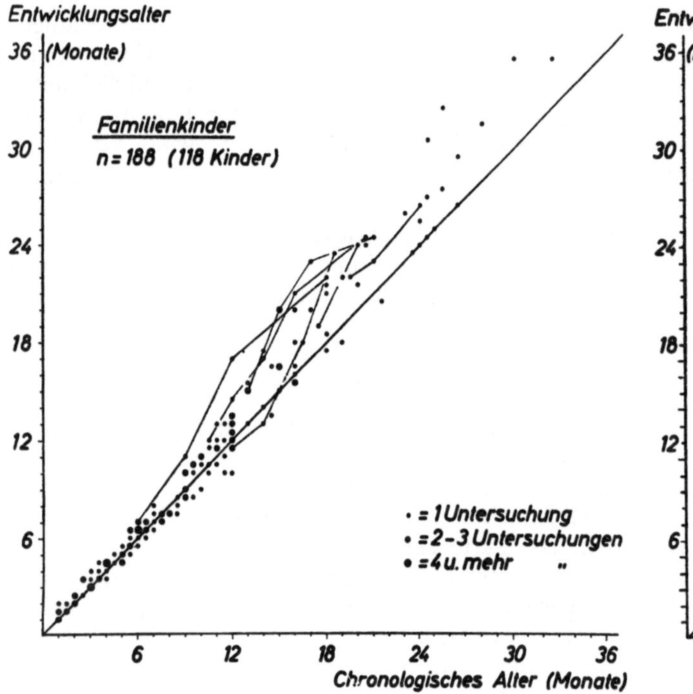

Fig. 1. S. Text. Nach [14]

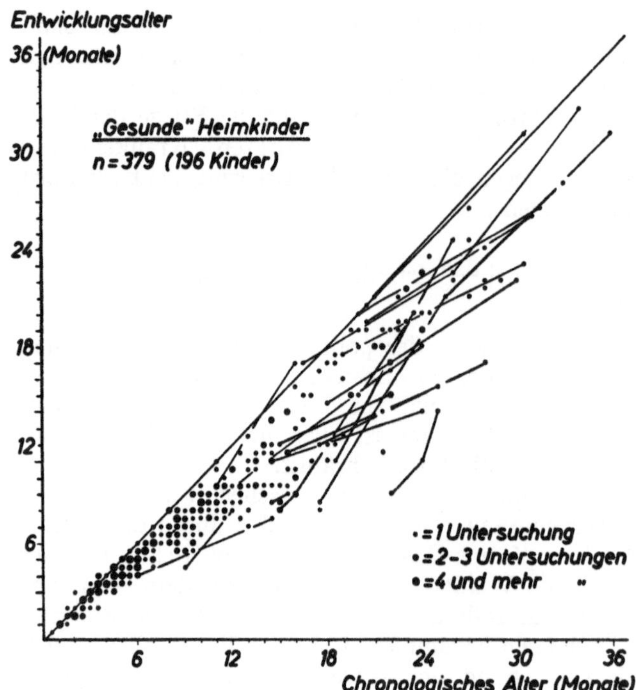

Fig. 2. S. Text. Nach [14]

der Fall. Dies hat tiefgehende Einflüsse auf die spätere Verhaltensentwicklung. Hierüber ist jüngst ein epochemachendes Buch von Meierhofer und Keller „Frustration im frühen Kindesalter" erschienen [10]. Eine ähnliche Untersuchung von J. Pechstein, durchgeführt im hiesigen Kinderzentrum von Prof. Hellbrügge, brachte entsprechende Ergebnisse [13]:
Bestimmte Verhaltensfortschritte der kindlichen Entwicklung, z.B. Kriechen auf allen Vieren, Treppen gehen, Ball werfen, Knopf zumachen, Worte oder sinnvolle Sätze sprechen, ein Bild in einem Bilderbuch finden usw., ereignen sich im Durchschnitt in bestimmten Lebensaltern. Auf rund 200 dieser Entwicklungsschritte wurden von Pechstein u.Mitarb. Familienkinder und gesunde Heimkinder untersucht. „Gesund" hieß dabei: auf genetisch, geburtsbedingte und gesundheitliche Risiken untersucht, keinerlei für Verhaltensbeeinflussung verdächtige Befunde. Für jedes Kind ergab sich aus dieser Untersuchung ein bestimmter Stand seiner Verhaltensentwicklung, das „Entwicklungsalter". Dieses wurde in Fig. 1 und 2 über dem tatsächlichen Alter aufgetragen. Die Abszisse gibt das tatsächliche chronologische Alter an, die Ordinate das ermittelte Entwicklungsalter, also das Alter, dem die Verhaltensentwicklung entspricht. Die 45°-Linie deutet einen vorläufigen Standard-Wert an. Die miteinander verbundenen Punkte entsprechen der mehrfachen Untersuchung desselben Kindes; doch wurden solche Linien nicht immer, sondern nur am Rande der Punktwolken eingetragen. Vergleichen Sie die Ergebnisse bei den Familien- und den Heimkindern: Die Heimkinder fallen in ihrer Verhaltensentwicklung von Lebensmonat zu Lebensmonat weiter gegenüber den Familienkindern zurück, im Durchschnitt um ein Viertel bis ein Drittel ihres Lebensalters. Am gravierendsten war der Rückstand der Laut- und Sprachentwicklung. Hier zitiere ich ein Detail aus der Untersuchung von Meierhofer und Keller: Von 46 geprüften einjährigen Heimkindern war kein einziges den altersgemäßen Aufgaben ge-

wachsen; noch nicht zwei Drittel lösten die Aufgaben für 8 Monate alte Kinder. Erst die Stufe der 7monatigen war von *allen* Einjährigen erreicht worden.
Nun gibt es Früh- und Spätentwickler. Die Entwicklungsverlangsamung der Heimkinder geht aber, wie Sie sehen, weit darüber hinaus. Sie ist als pathologisch zu betrachten; hierauf weisen auch *Verhaltensbesonderheiten* hin, die bei Heimkindern gehäuft vorkommen; Stereotypien, anaklitische Depression, Fehlen des Lächelns, Vermeiden des Blickkontaktes.

C. 2. Heimbedingte Verhaltensbesonderheiten

Stereotypien sind monotone Schaukelbewegungen mit dem Kopf, den Armen, Beinen oder dem ganzen Körper.
Die *anaklitische Depression* [10, 20] zeigt sich äußerlich darin, daß die in den ersten Lebensmonaten sehr stark schreienden, damit aber keinen Mutterkontakt erreichenden Heim-Säuglinge im 2. Lebenshalbjahr stiller werden und nur noch selten und dann leise weinen. Sie werden depressiv. Später lassen diese Kinder vieles ohne Reaktion mit sich geschehen, was sonstige Kinder zu heftigstem Protest aufstacheln würde. Besonders deutlich zeigt sich das in einer für Säuglings- und Kleinkindheime typischen Situation, der Verlegung der Kinder ohne Vorbereitung in neue Zimmer zu neuen Schwestern. Ein solcher totaler Umgebungswechsel führt bei Familienkindern zu heftigsten Reaktionen; viele Heimkinder aber lassen es über sich ergehen, ohne irgendwelche Verhaltensänderungen zu zeigen.
Das *Lächeln* ist bei allen Kindern zunächst die Antwort auf das Erscheinen von *irgendwelchen* menschlichen Gesichtern. In dieser Allgemeinheit verliert sich die Reaktion dann aber; im Regelfall bleibt sie erhalten für solche Gesichter, die ein Säugling erkennt und immer erneut wiedersieht. Da aber im Säuglings- und Kleinkindheim die Betreuerinnen für das Einzelkind häufig wechseln — in einem Beobachtungszeitraum wurde dies für jedes Kind durchschnittlich alle 2 Mo-

nate registriert [13] —, können sich die Kinder keine Gesichter von Erwachsenen einprägen. Daraufhin verlieren die Heimkinder das Lächeln. Verhaltensbiologisch ist das Lächeln ein soziales Signal des *zugewandten angstfreien Kontaktes*. Somit zeigt das Fehlen des Lächelns an, daß die Kinder keine individuelle emotionale Bindung eingehen konnten, die den Charakter der angstfreien Zuwendung besitzt.

Der *menschliche Blick* kann nicht nur freundliche Zuwendung ausdrücken, sondern auch den Charakter der *Drohung* besitzen. Für bindungslose und verängstigte Kinder kann — wie es das Verhaltensforscher-Ehepaar Tinbergen [22] überzeugend nachwies — sogar im freundlichen menschlichen Gesicht mehr Drohung als Zuwendung wahrzunehmen sein. Viele Heimkinder vermeiden denn auch *jeden* Blickkontakt mit Erwachsenen.

Der Entwicklungsrückstand der Heimkinder sowie die Stereotypien, die Depression, das fehlende Lächeln und das Vermeiden des Blickkontaktes zeigen somit an, daß das „verhaltenssteuernde System", anders ausgedrückt die Persönlichkeitsentwicklung, durch das Heimmilieu beeinträchtigt werden.

C. 3. Heim-Organisation

Dies wird auch durch beste hygienische und medizinische Versorgung nicht verhindert. Auch die Mitarbeiter in Säuglings- und Kleinkindheimen können selbst durch aufopferndem Liebesdienst an den ihnen anvertrauten Kindern deren Verhaltensstörungen kaum verhindern und deren späteres Schicksal nur selten in andere Bahnen lenken. Die Entwicklungshindernisse für die Heimkinder ergeben sich vielmehr aus der Heim-*Organisation* [5, 10, 13].

Die Säuglinge erhalten dort ihre Nahrung unpersönlich mit der Flasche im Flaschenhalter oder auf einem Kissen. Daher ist die Kontaktzeit zwischen Pflegerin und Säugling pro Mahlzeit sehr kurz; es wurden durchschnittlich 15—43 sec gestoppt bei einem entwicklungsnotwendigen Maß von 15—20 min. An *Kontakt-Zeiten* zwischen Säuglingen und Betreuungspersonen hat man bei Heimkindern pro Tag im 1. Lebensjahr insgesamt 22—55 min, im 2. Lebensjahr 37 bis 70 min gemessen. Diese Zahlen dürften auch heute noch gelten. Heimbetreute Kinder empfangen damit nur etwa ein Fünftel der Betreuungszeit, die in der Regel Familienkinder erhalten.

Die kurze Betreuungszeit verliert bei den derzeitigen Organisationsverhältnissen aber noch weiter an entwicklungsförderndem Wert, weil sie zwischen verschiedenen Personen aufgeteilt ist. Es gibt verschiedene Tag- und Nachtschwestern und „Fließbandarbeit" zwischen zwei oder drei Schwestern beim Baden, Füttern usw.; z.B. eine Schwester bereitet und wechselt das Badewasser, seift die Säuglinge ein und spült sie gleich wieder ab, die andere holt die Säuglinge aus dem Bettchen, zieht sie aus, trocknet sie nach dem Bad ab und bringt sie wieder zurück. Dazu kommt häufiger Stellenwechsel der Betreuerinnen, vor allem aber die Verlegung der Säuglinge von einer zur anderen Pflegeeinheit in bestimmten Lebensaltern, beispielsweise nach 3 Monaten, 6 Monaten, 1 Jahr, 2 Jahren. Dieser Wechsel erfolgt gewöhnlich ohne Ankündigung, ohne vorheriges Kennenlernen des neuen Milieus und der neuen Schwestern und ohne spätere Besuche der früheren Schwestern. *Bei der zeitlichen*

Überlastung der Betreuerinnen sind alle diese Betreuungs-Details jedoch unvermeidbar.

Schon die erstgenannten Formen des Betreuerinnenwechsels erschweren das Entstehen menschlicher Bindungen. Der wiederholte gleichzeitige Wechsel von Umwelt und Betreuerinnen muß alle trotzdem noch entstandenen Bindungsansätze gründlich zerstören. Das muß um so schockierender für ein Kind sein, je mehr ihm überhaupt noch irgendwelche Ansätze zu menschlichen Bindungen gelungen waren. Diese Organisationsform des Betreuungswechsels ist daher als extrem entwicklungsschädigend anzusehen. Sie ist — nach ihren Folgen beurteilt — der stärkste Eingriff in die Chancengleichheit von Menschen, der heutzutage überhaupt in zivilisierten Ländern an ausgeübt wird, weil die späteren Auswirkungen vielfach kaum oder gar nicht rückgängig zu machen sind.

C. 4. Spätere Entwicklung bindungslos gebliebener Kinder

Denn für ein bindungslos aufgewachsenes Kind besteht die Gefahr, daß in seiner Persönlichkeitsstruktur die Grundlagen für persönliche und überpersönliche Bindungen lebenslang unterentwickelt bleiben. Je früher ein Heimkind in die erzieherische Obhut menschlich reifer und liebender Erwachsener kommt, desto eher ist diese Entwicklung noch — und manchmal vollständig — abzuwenden. Andernfalls muß die folgende Charakterentwicklung des hospitalisierten Kindes als typisch gelten:

Das durch das Nicht-Lächeln angezeigte Nicht-Gebundensein und die Blickabwendetendenz ziehen ganze Ketten von weiteren Behinderungen nach sich: Weil bei fehlender individueller Bindung Unsicherheit und Verlassenheitsangst nie ganz gestillt werden können, dämpfen oder unterdrücken sie beim 2jährigen und älteren Kind die Bereitschaft zum Erkunden und Spielen; denn diese Verhaltensweisen verlangen zu ihrer Verwirklichung ein von anderen Verhaltenstendenzen freies, „entspanntes Feld". Dabei ändert es nichts, wenn eigentlich gar keine realen Gründe für die Angst des Kindes bestehen. Wegen der Blickabwendetendenz bleibt dem bindungslosen Kind die mimische Sprache des menschlichen Gesichtes verschlossen. Es beobachtet nicht den Mund beim Sprechen, so daß ihm die visuellen Hilfen für das Sprachverständnis und das Sprechenlernen fehlen. Viel seltener werden Erwachsene oder andere Kinder nachgeahmt. Das Nachahmen ist weniger differenziert, und die Kinder identifizieren sich viel weniger oder gar nicht mit Erwachsenen.

Mit all dem versäumen deprivations-geschädigte Kinder eine ganze Welt von Erfahrungs- und Lernschritten. Ihnen fehlen entscheidende *emotionale Voraussetzungen für kognitive Prozesse*, für das Aufnehmenkönnen entwicklungsnotwendiger Information; und es ist kein Wunder, daß viele von ihnen im Einschulungsalter nicht schulreif sind, ja zum Teil im Sinne des sog. Pseudoschwachsinns auch später nicht schulreif werden [5].

Viel schlimmer noch aber als die Retardierung der intellektuellen Entwicklung sind die Lücken im emotionalen Bereich:

Die dauernd im Hintergrund vorhandene Angst verhindert tiefere auf Vertrauen gegründete Gefühlsbeziehungen zu anderen Menschen und hemmt die darauf basierende Gefühlsentwicklung. Man spricht von „Gefühlsarmut". Appelle ans Mitgefühl finden keine Resonanz. Statt dessen dominieren Mißtrauen und Aggressivität.

Erfolgserlebnisse in allen Bereichen, die differenzierte Leistungen, Ausgeglichenheit und Stetigkeit voraussetzen, sind selten; es entwickelt sich keine hinreichende Selbstsicherheit und keine Befriedigung an zielstrebigem Wirken.

Die emotionale Unausgeglichenheit, Bindungslosigkeit und mangelnde Willenssteuerung erhöhen das Risiko für ein Mißlingen der Sozialisation und für dissoziale oder kriminelle Entwicklung.

Heimerziehung vermindert demnach drastisch die Chance, daß die Kinder, die dort heranwachsen, ihre Anlagen entfalten und später als Erwachsene die Gesellschaft mitzutragen vermögen.

C. 5. Folgerungen

Aus der psychologischen und verhaltensbiologischen Analyse folgen klare Anweisungen zur Abhilfe und Vorsorge: Verbot der unpersönlichen Fütterung der Heimsäuglinge mit Flaschenhaltern oder Flasche auf dem Kissen; Gewährleistung zuverlässiger individueller Bindung zwischen Heimsäuglingen und Pflegerinnen spätestens vom 3. Lebensmonat an; Auflösen der großen Kindergruppen aus Gleichaltrigen zugunsten von kleinen Gruppen aus verschiedenaltrigen Kindern, die im gleichen Raum bleiben und dieselben Pflegerinnen über Jahre behalten. Kurz: Aufwachsen der elternlosen Kinder bis zum Erwachsenenalter unter besten Bedingungen einer *individuellen* Betreuung. Weiter ist zu fordern: nicht nur die Erleichterung, sondern Werbung und öffentliche Förderung der Frühadoption, Unterstützung des Kinderdorfgedankens und verwandter Maßnahmen.

Um zu vermeiden, daß Mütter ihre Säuglinge um eines Berufes oder einer Ausbildung willen in ein Heim oder sonst in andere Hände geben, sollte der Gesetzgeber für die Einstellung von Säuglings- und Kleinkindmüttern als Arbeitskräfte eine Voraussetzung fordern: daß *betriebliche Kindertagesstätten* zur Verfügung stehen, in denen die Mütter ihre Säuglinge oder Kleinkinder *selbst stillen oder füttern*. Ob eine Mutter, während der Säugling schläft, Hausfrauenarbeit verrichtet oder vor der Drehbank oder einer Schulklasse steht, ist für den Säugling nicht unmittelbar wichtig; *während der Mahlzeit* geschieht das existentiell Entscheidende im Kontakt zwischen Säugling und der Mutter.

Nicht mehr lächelnde, bindungslos aufwachsende Kinder auf Grund von öffentlich etablierten Organisationsbedingungen darf es schon in nächster Zukunft nicht mehr geben. Ist es nicht zutiefst untragbar, daß die Gesellschaft und der Staat gerade denjenigen Kindern, für deren Aufwachsen sie die *gesamte* Verantwortung tragen, die erbärmlichste, weil bindungslose Erziehung vermitteln, die überhaupt in ihrem Einflußbereich vorkommt?

C. 6. Verwaltungsmäßiges
und gesetzgeberisches Gelähmtsein
der öffentlichen Verantwortungsträger

Die Verhältnisse bei der Heimerziehung lehren aber noch etwas ganz anderes: Es kann zweifelsfrei wissenschaftliche Information vorliegen, und einhellig gültige gesellschaftspolitische Zielsetzungen können in die gleiche Richtung weisen; *trotzdem erfolgen keine entsprechenden Maßnahmen.* Die medizinisch-wissenschaftliche Information über die verhängnisvolle Schädlichkeit bindungsloser Säuglingspflege — von Anfang an pointiert als Massenpflege gebrandmarkt — ist jetzt schon 63 Jahre alt; sie stammt von dem Münchener Kinderarzt Meinhard von Pfaundler [15]. Die einschlägigen Werke von René Spitz [19, 20] und John Bowlby [2, 3] vor 25 Jahren gaben umfassende Information und erfuhren weltweite Verbreitung. Seitdem wurde auch im deutschen Sprachraum das Heimproblem in verbreiteten Büchern behandelt [5, 10, 16].

Jeder gesellschaftspolitisch Verantwortliche kann oder könnte heute darüber Bescheid wissen, daß die bindungslose Säuglings-Massenpflege als krasseste Beeinträchtigung der Entwicklung der menschlichen Persönlichkeit gelten muß, und daß sie trotzdem vor unser aller Augen weitergeführt wird.

Dabei ist ein ausdrückliches gesellschaftspolitisches Ziel die Chancengleichheit aller Menschen; auf dem Schul- und Hochschulsektor und im Wirtschaftsleben — dort vor allem seitens der Gewerkschaften — kämpft man leidenschaftlich um die Einebnung von Chancen*un*gleichheiten, die für die Einzelnen von kaum vergleichbar geringerer Bedeutung sind als seine Einbeziehung als Säugling oder Kleinkind in öffentliche Massenpflege. Aber keine der Instanzen, die hier Einfluß ausüben könnten, öffentliche Sozialverwaltung, Gewerkschaften, kirchliche Wohlfahrtsverbände, Parteien, hat sich dieses Problems bisher durchgreifend und energisch angenommen. Einer klaren, von niemandem bezweifelten sachlichen und humanen Notwendigkeit steht hier ein verwaltungsmäßiges und gesetzgeberisches Gelähmtsein der öffentlichen Verantwortungsträger gegenüber, wodurch die Massenpflege der verlassenen Säuglinge in ihrem gegenwärtigen Zustand aufrechterhalten wird.

C. 7. Notwendige Stärkung des Einflusses
sachlicher Argumentation

Jeder, der im letzten Jahrzehnt tiefer in die Bildungspolitik hineinschauen konnte, kennt ein solches Gelähmtsein der Verwaltung und Gesetzgebung aus vielen anderen Bereichen. Ich nenne nur ein weiteres Beispiel aus der Bundesrepublik: die *großen Klassenstärken für die Schulanfänger.*

Schädliche Auswirkungen von Erziehungsmaßnahmen werden stets erst mit mehrjähriger Verzögerung fühlbar. Sie zu vermeiden, fordert daher vorausschauende Politik. Vorausschauende Politik heißt, daß man sich beim Verhandeln nicht auf gegenwärtig brennende, sondern auf voraussichtliche Notstände beruft, also auf sachlich vorgetragene Argumente. Die einzige Möglichkeit für eine Änderung der beschriebenen Lähmung ist folglich eine außerordentliche Steigerung des politischen Einflusses der sachbezogenen Argumentation. Das bedeutet eine einschneidende Änderung der öffentlichen Mentalität. Zur Zeit verstärkt sich allerdings bei den Bürgern der Eindruck, letztendlich setze sich doch nur dasjenige durch, was durch massive Drohungen und Demonstrationen oder durch immense Geldmittel unterstützt wird. Die Forderung: „Mehr Einfluß für Argumente" mag zu einfach und simpel klingen; da es aber um politische Entscheidungen geht, ist, so sehr ich nach anderen Ansatzpunkten spähe, doch nirgends als gerade hier der Hebel anzusetzen.

Die Säuglings- und Kleinkind-Massenpflege mit dem üblichen Pflegerinnenwechsel ist eine Extremform der Mutterentbehrung. In ihr haben wir aber nur den Gipfel eines Eisberges von Mutter-Deprivation unterschiedlichen Grades in unserer gesamten gegenwärtigen Gesellschaft vor uns. Das gilt überall dort, wo Mütter kleiner Kinder berufstätig oder in einer Berufsausbildung begriffen sind und ihre kleinen Kinder abgeben, sei es bei Verwandten, Bekannten, in Halbtagskrippen, Tageskrippen, Wochenkrippen oder in Heimen. Dem entspricht ein fließend zunehmendes Risiko für die Schädigung ihrer Kinder, wobei diese Schädigung — ganz im Unterschied zur derzeitigen Volksmeinung — mit geringerem Kindesalter um so *tiefer* sitzt.

Hier aber ist keine Emotionalisierung und keine Lähmung der Bürokratie für das nicht humane und nicht sachbezogene Verhalten verantwortlich, sondern die *Mentalität* der gegenwärtigen Gesellschaft, ausgedrückt in bestimmten gesellschaftspolitischen Wertmaßstäben. Erstens ist das die Tendenz, die Lebensform der Frau weitestmöglich an die des Mannes anzugleichen und für sie eine entsprechend zunehmende Unabhängigkeit zu erlangen, was mit wachsender Geringschätzung des Aufgabenbereichs der Mutter einhergeht; zweitens der zunehmende Wunsch junger Eheleute, durch die mitverdienende Ehefrau schneller zu Wohlstand zu kommen; und drittens der wachsende Bedarf der Wirtschaft an Arbeitskräften im Dienste expandierenden Wirtschaftswachstums. So entzieht man den Säuglingen und Kleinkindern die Mütter, die sie brauchen, ohne Rücksicht darauf, daß man damit eine Hypothek aufnimmt: das Risiko einer kommenden Generation von mehr oder weniger mutterdeprivierten, später antriebsschwachen und verhaltensgestörten, in ihrer Sozialisation behinderten Kindern.

In diesem letzten Abschnitt meines Vortrags ist es mein Anliegen zu erklären, wie es zu politisch steuernden Wirkungen von solchen die Öffentlichkeit beherrschenden Wertmaßstäben kommt. Dies ist besonders erregend, nachdem sich im Bildungsbereich in wenigen Jahren ein so drastischer Wandel der Mentalität vollzogen hat. Um diese Erörterung vorzubereiten, gestatten Sie mir bitte einen Exkurs über die zwiefache Wirkung sprachlicher Äußerungen.

D. 1. Zwiefache Wirksamkeit sprachlicher Äußerungen

Sprachliche Äußerungen können bei ihrem Empfänger prinzipiell auf zwei Weisen wirken: Sie können ihn sachlich informieren, und sie können ihn emotional stimulieren. Welche emotional wirkenden Elemente einer sprachlichen Äußerung innewohnen, hängt bei einem Redner von seiner Gestik und Mimik (Körpersprache), von der Stimmführung sowie von der Formulierung und Wortwahl ab, bei schriftlichen Äußerungen allein von Formulierung und Wortwahl. Vergleichen Sie die folgenden beiden inhaltsgleichen Aussagen, die in einem Abenteuerroman stehen könnten: „Dein Freund ist gestorben" und „Dein Komplice ist verreckt", so verstehen Sie, was mit emotional wirksamer Formulierung gemeint ist. Im zweiten Fall bekundet der Sprecher bei gleichem Inhalt durch die Wortwahl seine emotionale Stellungnahme, nämlich Verachtung und unversöhnliche Feindschaft.

Weil nun die Emotionen eines Menschen auch an der Steuerung seines Verhaltens mitwirken, und weil durch sprachliche Äußerungen Emotionen erweckt werden können, können sprachliche Äußerungen auch auf das Verhalten von Menschen, z.B. ihre politische Stellungnahme, auf zweifache Weise Einfluß nehmen: durch sachliches Informieren und durch emotionales Stimulieren. Fast stets ist beides miteinander kombiniert, aber das Übergewicht kann einseitig auf einer der beiden Seiten liegen.

Mit den Augen des Biologen betrachtet, ist die emotionale Wirkung, die Stimmungsübertragung, das Ursprüngliche; sie ist auch im Tierreich meist verbunden mit der Motivierung der Partner zu einem bestimmten *Verhalten*. Die Übermittlung sachlicher Information hat im Tierreich zwar Vorläufer, ist aber in der hohen Ausprägung der begrifflichen Sprache eine Besonderheit des Menschen.

D. 2. Wertvorstellungen der antiautoritären Bewegung

Als Beispiel für die gesellschaftspolitische Steuerwirkung von öffentlich herrschenden Wertmaßstäben wähle ich, weil dies ja vielen von Ihnen vor Augen liegt, die Wertvorstellungen der antiautoritären Bewegung.

Die Mentalitätsveränderung auf Universitäten und Schulen, die sich in den letzten Jahren vollzog, verband sich im sprachlichen Bereich mit dem Aufkommen einiger neuer Wortbildungen und mit der neuartigen wertenden Verwendung anderer. Die folgende Tabelle zeigt einige besonders wichtige:

positiv bewertet:	*negativ bewertet:*
fortschrittlich	„heile Welt"
antiautoritär	Establishment
kritisch	Anpassung
transparent	Herrschaft
Reflexion	Elite
Emanzipation	Leistungsdruck
Demokratisierung	Ordnung
Politisierung	Sachzwang

In diesen und vielen ähnlichen wertbetonten Begriffen kristallisiert sich verhaltenssteuernde Information von außerordentlichem Einfluß.

Anthropologisch betrachtet repräsentieren diese Begriffe charakteristische Werthaltungen eines bestimmten *Lebensalters*, nämlich etwa der 15—19jährigen. Sie drücken die kämpferische Tendenz aus, Freiheit zu gewinnen und die Undurchsichtigkeit und moralische Schlechtigkeit der gegenwärtigen Welt durch neue Arten des Denkens und des Zusammenlebens sowie durch das Entthronen der älteren Generation zu beseitigen.

Eignen sich diese Werthaltungen zur geistigen Basis für eine humane Politik, durch welche sachlich Notwendiges verwirklicht wird? Diese Frage ist teils zu bejahen, teils zu verneinen. Ich möchte dies an dreien dieser Begriffe: *antiautoritär, kritisch* und *Sachzwang* aufzeigen. *Antiautoritär* heißt im eigentlichen Wortsinn die Tendenz, sich gegen autoritäre Machtausübung, also gegen *mißbräuchliche, unbegründete* Autorität aufzulehnen. *Kritisch* heißt die Geisteshaltung, angebotene Information nicht unbesehen hinzunehmen, sondern sie geistig selbständig an Hand der Tatsachen und der Logik zu überprüfen. Diese beiden Werte gehören damit in der Tat zu den entscheidenden Grundlagen für humanes sachbezogenes Handeln. Zugleich sind Aufbegehren gegen angemaßte Autorität und kritischer Sinn der wesentliche kulturelle Beitrag jedes jugendlichen Protestes; beides ist unentbehrlich, um Erstarrungen aufzubrechen, wie ich sie am Beispiel der Heimorganisation beschrieb.

Hinsichtlich der oben genannten Begriffe muß man jedoch stutzig werden, weil sich der Wert der *Sachlichkeit* nicht in der linken Kolonne findet, statt dessen aber *Sachzwang* in der rechten Spalte steht, ein Begriff mit deutlich negativem Wertakzent wegen der Verknüpfung der *Sache* mit dem Bild des *Zwanges*. Im Sprachgebrauch der derzeitigen „fortschrittlichen" Terminologie tragen jedoch auch alle anderen Begriffe *beider* Spalten keinen neutral sachlichen Charakter, sondern sie erhielten einen einseitig gruppenaggressiven, sachlichkeitsfeindlichen Wertaspekt: *Antiautoritär* heißt hier unterschiedslos das Ablehnen *jeder* Autorität; *kritisch* heißt eine bestimmte Parteinahme, die ausdrücklich politisch-ideologischer Natur ist. In diesem Zusammenhang wird notwendigerweise die Sachlichkeit als Zwang abgelehnt. — Mit diesem gruppenaggressiven Akzent behaftet, bereitete sich die neue Terminologie in den letzten Jahren in weiten Bereichen unserer Bildungsinstitutionen aus.

Wie konnte sich das ereignen? Zunächst übernahm man gern die neue, jugendlich und fortschrittlich klingende Terminologie. Dabei merkte man nicht, daß man mit den Worten auch deren anhaftende ideologisch gewandelten *Wertaspekte akzeptierte.* Unerwartet sah man sich daraufhin der unheimlichen Entwicklung ausgeliefert, daß scheinbar grundlos, in Wirklichkeit aber wegen der emotional wirksamen Wertaspekte der neuen Begriffe, die Mentalität umschlug. Bisherige Wertstandpunkte, so auch der die Wissenschaft tragende der unbedingten Sachlichkeit, waren plötzlich nicht mehr ohne das Risiko zu vertreten, daß man als veraltet, kleinbürgerlich oder reaktionär abgestempelt wurde und in Gefahr geriet, schlagartig gesellschaftlich isoliert zu sein — ein kaum zu ertragender Alpdruck für den im geistigen Leben stehenden Menschen. Die gesellschaftspolitischen Schlagworte gewannen so ihre Macht wegen ihrer Kopplung von sachlichen Inhalt und unkritisch verallgemeinerndem Wertakzent durch tausendfache emotionale Wirkung auf jeden einzelnen. Daraufhin dominierten sie in Diskussionen; sie lenkten Entscheidungen und das Ergebnis von Abstimmungen vom privaten Bereich bis in die höchsten politischen Ebenen. Seitdem beeinflussen sie als gesellschaftspolitische Kräfte die Lebenswirklichkeit vieler Menschen und Institutionen von Grund auf. Das Auftauchen neuer emotionsgeladener wertender Schlagworte ist daher nicht allein ein sprachgeschichtliches Geschehen, sondern gehört zu den folgenreichsten gesellschaftspolitischen Ereignissen — von den eigentlich zuständigen Wissenschaften allerdings kaum je als solche registriert.

Im Schlepptau der neuen Wertvorstellungen hat sich unser Bildungswesen — Schulen und Universitäten — in seiner Struktur tief geändert, beispielsweise im Sinne eines Prestigeverlustes der Lehrer gegenüber den Schülern, mit vielfältigen, kaum absehbaren sekundären Folgen.

Hier schält sich eine scheinbar nur äußerlich, in Wirklichkeit aber fundamentale Voraussetzung für sachlich bestimmte Gesellschaftspolitik und Politik heraus: Es gilt, die allgegenwärtige verhaltenssteuernde Wirkung wertender Schlagworte zu verstehen und selbst von ihnen unabhängig zu bleiben. Dazu muß man den Sachgehalt der Sprache von ihrer emotionalen Wirksamkeit zu unterscheiden lernen. Hierfür ist auch die Öffentlichkeit zu sensibilisieren, insbesondere die Journalisten. Der eigene Sprachgebrauch der Wissenschaftler und auch der Studenten muß von emotionsgeladenen und diffamierenden Schlagworten freibleiben.

D. 3. Interessen- und prestigebestimmte Werthaltungen

Eine der vorhin genannten Bedingungen für die heute zunehmende Mutterentbehrung besteht darin, daß Wirtschaft und Staat den Müttern von Säuglingen und Kleinkindern ganztägige Arbeitsplätze geben und dabei kaum jemals zur Kenntnis nehmen, für welches menschliche und gesellschaftspolitische Risiko sie sich damit mitverantwortlich machen.

Daß dies möglich ist, liegt wieder an gesellschaftspolitischen Wertvorstellungen, diesmal aber an solchen, die zwar nicht mehr in allen, aber doch in vielen Kreisen der Wirtschaft dominieren. Dort werden den Werten der Konkurrenzfähigkeit und des Wirtschaftswachstums buchstäblich alle anderen Werte untergeordnet. Wer hierfür ein anschauliches Beispiel braucht, betrachte nur bestimmte Plakate der derzeitigen Zigarettenreklame und halte sich dabei vor Augen: Trotz wissenschaftlich erwiesener Lungenkrebsgefährdung und angesichts des steigenden Zigarettenkonsums von Schulkindern arbeitet sie mit raffinierten, auf Jugendliche gemünzten Werbemethoden, ohne daß sich nach meiner Kenntnis innerhalb der Wirtschaft Kräfte rührten, die dies auf Grund übergeordneter Wertmaßstäbe zu unterbinden suchen.

In der Mentalität der Konkurrenzfähigkeit und der expansiven Wirtschaftsentwicklung liegt vielleicht das akut gefährlichste, weil schnellstwirkende Risiko für die Bewältigung des Fortschritts.

Die Gefahr des wirtschaftlichen Wettrüstens, bei dem die Entwicklungsländer, wie uns immer wieder bestätigt wird, notwendigerweise immer weiter zurückfallen, wird glücklicherweise heute bereits intensiv diskutiert; wir hoffen hier, daß Wirtschaft und Politik bald übergeordnete Wertmaßstäbe entwickeln.

In einem früheren Abschnitt meines Vortrags sagte ich, wir müßten entscheiden, welche gesellschaftspolitisch wirksamen Emotionen zu begünstigen und welche aus dem gesellschaftspolitischen Kräftespiel auszuschließen seien. Zu den auszuschließenden gehört außer der diffamierenden Aggression unbedingt auch das Erwecken und Steigern von Konsumwünschen, um dann durch deren Befriedigung die eigene wirtschaftliche oder auch politische Stellung zu stärken. Hier muß die Öffentlichkeit so bald als möglich zu völlig neuen Wertmaßstäben finden. Das entscheidende Ziel ist das einer wirtschaftlichen Dynamik ohne weitere Expansion. Dies schon heute gedanklich und psychologisch vorzubereiten, ist zugleich ein Auftrag an die zuständigen Wissenschaften, an die Wirtschaft und an alle, die die öffentliche Meinungs- und Willensbildung beeinflussen.

[1] Berkowitz, L.: Aggression. New York/London: McGraw-Hill 1962. — [2] Bowlby, J.: The influence of early environment in the development of neurosis and neurotic character. Inter. J. of Psychoanalysis 21, 1 (1940). — [3] Bowlby, J.: Maternal Love and Mental Health. Bull. World Health Organisation. Geneva 1951; Mutterliebe und kindliche Entwicklung. München/Basel: Verlag Reinhard 1972. — [4] Dollard, J., et al.: Frustration and Aggression. New Haven 1939. [5] Dührssen, A.: Heimkinder und Pflegekinder in ihrer Entwicklung. Göttingen: Verlag für medizinische Psychologie 1958. — [6] Eibl-Eibesfeldt, I.: Grundriß der vergleichenden Verhaltensforschung. München: Piper-Verlag 1967, 1972³. — [7] Hassenstein, B.: Mittel der Verhaltenslenkung: Aggression und Information. Neue Sammlung 8, 399—421, 1968. — [8] Lorenz, K.: Das sogenannte Böse. Zur Naturgeschichte der Aggression. Wien: Dr. Borotha-Schöler-Verlag 1963. — [9] Lorenz, K.: Die instinktiven Grundlagen menschlicher Kultur. Naturwissenschaften 54, 377—388, 1967. — [10] Meierhofer, M., Keller, W.: Frustration im frühen Kindesalter. Bern/Stuttgart/Wien: Verlag Huber 1966, 1970². — [11] Milgram, St.: Some Conditions of Obedience and Disobedience. Human Relations 18, 57—76 (1965); — Einige Bedingungen von Autoritätsgehorsam und seiner Verweigerung. Z. exp. angewandte Psychol. 13, 433—463 (1966). — [12] Pechstein, J.: Frühkindliche Deprivation durch Massenpflege. Fortschr. Med. 86, 409 (1968). — [13] Pechstein, J.: Über Umweltabhängigkeit der frühkindlichen zentralnervösen Entwicklung. Habilitationsschrift Univ. München 1970. — [14] Pechstein, J.: Verbesserung des Adoptionswesens aus kinderärztlicher Sicht. Mitt. Arbeitsgemeinsch. für Jugendpflege und Jugendfürsorge Heft 61/62, Dez. 1971. — [15] Pfaundler, M. v.: Über natürliche und über rationelle Säuglingspflege. Südd. Monatshefte, S. 310 (1909). — [16] Schmalohr, E.: Frühe Mutterentbehrung bei Mensch und Tier. München/Basel: Verlag Reinhardt 1968. — [17] Schaller, G. B.: Life with the King of Beasts. Nat. geogr. Mag. 135, 494—519 (1969). — [18] Schenkel, R.: Play, Exploration and Territoriality in the Wild Lion. Symp. Zool. Soc. Lond. 18, 11—22 (1966); — Töten Löwen ihre Artgenossen? Umschau 68, 172—174 (1968). — [19] Spitz, R. A.: Hospitalism. The Psychoanalytic Study of the Child 1, 53 (1954) und 2, 113 (1946). — [20] Spitz, R. A., Wolff, K. M.: Analytic Depression. The Psychoanalytic Study of the Child 2, 313 (1946). — [21] Spitz, R. A.: Vom Säugling zum Kleinkind. Stuttgart: Klett-Verlag 1967. — [22] Tinbergen, E. A., Tinbergen, N.: Early Childhood Autism—an Ethological Approach. Berlin und Hamburg: Verlag Parey 1972.

Schlußgedanken

Wer dazu beitragen will, daß die Bewältigung des Fortschritts von der Theorie zur Wirklichkeit wird, muß die Menschen sehen, wie sie sind, und dann der Vernunft die Steigbügel halten. Dazu gehört, neben vielem anderen, was nicht zur Sprache kommen konnte:

erstens die Gesellschaft gegen die diffamierende Aggressivität zu immunisieren und auch die anderen Emotionalisierungen zu vermeiden, die die geistige Selbständigkeit lähmen;

zweitens im gesamten Erziehungssektor den Einfluß der sachlichen Argumentation immens zu stärken, wofür erst dann die Bewährungsprobe als bestanden gelten darf, wenn das Skandalon der bindungslosen Heimerziehung und das Phänomen des psychischen Hospitalismus ebenso radikal verschwunden sind wie die Pocken und die Kinderlähmung;

drittens die wirklichkeitsformende Kraft gesellschaftspolitischer Wertmaßstäbe zu erkennen, hierbei die sachliche und emotionale Wirksamkeit der Sprache unterscheiden zu lernen und mit diesem geistigen Rüstzeug kritisch und offensiv immer erneut die unbedingte Sachlichkeit gegen jede emotional gestützte Scheinweisheit zu vertreten — insbesondere gegen die parteilich-dogmatische Verfälschung kritischer Geisteshaltung und gegen den gesellschaftspolitischen Absolutheitsanspruch wirtschaftlicher Postulate wie Konkurrenzfähigkeit und Wirtschaftswachstum.

Der Gewinn, die Speicherung und der Austausch von Information haben einst den Menschen über die Tiere erhoben; Gewinn, Austausch und Wirkung von Information von der Art, wie ich sie vorzutragen versuchte, könnte vielleicht die Menschheit vor Katastrophen bewahren, in die sie im Fall weiterer ungesteuerten Wachstums irgendwann hineinreitet. Falls das unabwendbar ist, so möchte ich dann doch so viel meiner Ansicht nach hilfreiche Information ausgestreut haben, als in meinen Kräften stand.

Rauschmittel und Medikamente — Bedürfnis und Wirkung

Rudolf Degkwitz

Psychiatrische und Nervenklinik der Universität Freiburg (Direktor: Prof. Dr. R. Degkwitz)

Vor einigen Jahren brach in unsere technisch perfektionierte fortschrittliche Wohlstandswelt die Drogenwelle ein. Damit nicht genug, es wurde erklärt, die einzige Möglichkeit, in dieser Welt weiterzuleben, sei, Drogen zu nehmen. Die Heftigkeit der Reaktion auf die Drogenwelle und diese Begründung des Drogengebrauches zeigt ganz deutlich, daß sich mit technischen oder, allgemeiner gesagt, technokratischen Mitteln dieses Problem nicht meistern läßt. Dies bedeutet für eine weitverbreitete Einstellung eine erhebliche Frustration. Demgegenüber möchte ich sagen, daß der Gebrauch von Medikamenten und Drogen sowie das dazugehörige süchtige Verhalten vom technischen Fortschritt gefördert wird. Das Thema der diesjährigen Versammlung heißt ,,Bewältigung des Fortschrittes''. Wenn die eben vorgetragene Thesen, daß süchtiges Verhalten nicht der Einbruch von etwas ganz Fremdem in unserer fortschrittlichen Welt bedeutet, richtig ist, so müssen auch die Mittel zur Bewältigung beider Phänomene letztlich die gleichen sein. Beginnen wir mit den Rauschmitteln und Medikamenten sowie deren Wirkungsweise:

Rauschmittel sind Substanzen ganz verschiedener chemischer Struktur und Herkunft. Sie können Bestandteile verschiedenartiger Pflanzen sein, dann werden sie Drogen genannt; es kann sich um chemische Umwandlungen von Drogen handeln, z. B. Heroin oder um synthetische Substanzen. Gemeinsam ist ihnen — und dies macht sie zu Rauschmitteln —, daß sie auch auf das Zentralnervensystem wirken und in bestimmten Dosisbereichen einen sogenannten Rausch erzeugen können. Es sind 2 Hauptgruppen zu unterscheiden, eine mit betäubender und eine mit anregender Wirkung. Diese Unterscheidung hat allerdings mehr pharmakologisch-medizinische Bedeutung in bezug auf die zu erwartenden unerwünschten Wirkungen und die Vergiftungserscheinungen bei Überdosierungen. Das Achsensyndrom des Rauschzustandes ist das subjektive Gefühl, angeregt, leistungsfähig und gehobener Stimmung zu sein. Unter bestimmten Umständen kommen weitere Symptome hinzu. Anregende Mittel können, vor allem bei hohen Dosen oder längerem regelmäßigen Gebrauch zu den etwas überwerteten Sinnestäuschungen führen. Bei einem Teil der Betäubungsmittel, Alkohol, Schlafmittel aller Art sowie einige Beruhigungsmittel kann dies nach der plötzlichen Unterbrechung eines langen regelmäßigen Gebrauches oder nach einem Exzeß, der Fall sein. Die Gruppe der Alkaloide erzeugt niemals Sinnestäuschungen.

Wie können so gegensätzlich wirkende Substanzen unter dem Oberbegriff Rauschmittel zusammengefaßt

werden? Bei den sog. Betäubungsmitteln treten in Abhängigkeit von der Dosis verschiedene Wirkungsphasen auf: kleinere Dosen wirken beruhigend, etwas größere anregend und stimmungshebend (berauschend) und erst ganz große betäubend (narkotisierend). Alkohol und Schlafmittel erzeugen in der anregenden Phase auch eine Stimulierung der vegetativen Regulation, ebenso wie die Weckmittel auch. Die Reaktionslage des Organismus entspricht dann der bei körperlichen Leistungen. Wie vom Alkohol her allgemein bekannt, entspricht die objektive Leistungsfähigkeit nicht dem subjektiven Gefühl, leistungsfähiger zu sein. Insbesondere das Konzentrations- und Reaktionsvermögen sowie die Urteilsfähigkeit sind bekanntlich mehr oder weniger stark gemindert. Dies gilt übrigens auch entgegen einer weitverbreiteten Meinung für die Gruppe der anregenden Rauschmittel, also Pervitin, Predulin, AN-1, Ritalin, um einige zu nennen. Diese Mittelgruppe wirkt in der Regel unmittelbar anregend. In kleineren Dosen kann auch eine müdemachende Wirkung eintreten. Dies weist darauf hin, was oft nicht beachtet wird, daß die Wirkung der Mittel im Organismus nicht einer chemischen Reaktion entspricht. Der Organismus kann vielmehr auch mit überschießenden Gegenregulationen reagieren, die abhängig sind von seiner Reaktionslage, sowie provoziert werden können durch die Menge des Mittels und die Geschwindigkeit der Zufuhr. Bei allen Rauschmitteln tritt also eine sich überlagernde Wirkung von dosisabhängiger Intoxikation sowie Regulation und Gegenregulation des Organismus ein. Klinisch bedeutet das, daß sich die subjektive Anregung und Euphorie mit einer objektiven Leistungsminderung, oder, allgemeiner gesagt, betäubenden Wirkung verbinden. Diese Doppelgesichtigkeit des Rausches wird uns später wieder begegnen.

Die Mittelwirkung wird, wie gesagt, modifiziert durch die physischen und psychischen Reaktionsweisen der betreffenden Persönlichkeit, ferner von ihrer augenblicklichen Situation und Disposition und ein wenig auch von der Erwartung. Es gilt die Faustregel: je stärker das Mittel, je höher die Dosis, je größer die Geschwindigkeit der Anflutung des Mittels im Organismus, desto weniger individuell ist die Wirkung. Der Einfluß von Persönlichkeit und Situation treten zurück oder, anders ausgedrückt, das Rauschmittel überwältigt den Betreffenden. Je schwächer dagegen das Mittel, je geringer die Dosis auch eines starken Mittels und je langsamer die Anflutung im Organismus, desto mehr gewinnen die Persönlichkeit mit ihrer Reaktionsweise und ihrer derzeitigen Disposition sowie die konkrete Situation einen Einfluß auf das Rauscherleben. Durch Gestaltung der letzteren im sog. setting kann der Rausch in gewissen Grenzen modifiziert werden.

Bisher wurde das Gemeinsame der Wirkung aller Rauschmittel hervorgehoben. Die selbstverständlich vorhandenen Unterschiede finden ihren Ausdruck in der seit 1964 gebräuchlichen Einteilung der WHO in sieben Hauptgruppen. Letztlich zeigt natürlich jedes Mittel eine gewisse Eigenart. Die sieben Gruppen sind:

1. Die Alkaloide,
2. die Barbiturate und andere Schlafmittel,
3. der Alkohol.

Diese drei Gruppen haben in dem angeführten Sinn eine betäubende, die folgenden vier eine anregende Wirkung.

4. Das Kokain,
5. das Cannabis,
6. die Halluzinogene und
7. die Weckamine.

Alle diese Mittel können eine Abhängigkeit bewirken.

Da die früher gebräuchlichen Ausdrücke Sucht und Gewöhnung die Vorstellung gefördert haben, daß starke Mittel zwangsläufig zur Sucht, schwächere dagegen nur zur „harmlosen" Gewöhnung führen, hat man diese Ausdrücke fallen gelassen.

Wie der Betreffende mit dem Rauschmittel umgeht, hängt eben nicht von der Art des Mittels ab, dem man Sucht oder Gewöhnung erzeugende Eigenschaften deswegen nicht eindeutig zuordnen kann.

Zu den Gefahren und Schäden des Rauschmittelgebrauches ist allgemein folgendes zu sagen: Es müssen akute und chronische Wirkungen sowohl auf den Körper wie auf die Psyche unterschieden werden. Zunächst die akuten Wirkungen: alle Substanzen, die als Rauschmittel verwendet werden, haben einen breiten Dosierungsbereich, in dem sie berauschend wirken. Erst in sehr hohen Dosen kommt es zu gefährlichen Intoxikationen. Wenn ein Mittel diese Eigenschaft nicht hat, ist es als Rauschmittel nicht geeignet. Medizinische Laien können sonst nicht mit ihm umgehen und mit ausreichender Wahrscheinlichkeit eine berauschende, aber ungefährliche Dosis nehmen. Die Mittel erzeugen bei Vielen anfangs körperliche Wirkungen, die den meisten vom Genuß der ersten Zigarette her bekannt sind: Übelkeit, Schwindel, Schweißausbrüche, Herzklopfen. Übergroße Dosen der Mittel mit betäubender Wirkung können zur Bewußtlosigkeit und bei noch höheren Dosen durch Atemlähmung zum Tode führen. Übergroße Dosen der anderen Gruppen führen zu abnormen Räuschen, die sich durch besondere Symptomatik und Dauer auszeichnen, ferner zu Psychosen und schließlich auch zu Benommenheit und schweren vegetativen Fehlregulationen. Alle diese Erscheinungen sind reversibel und hinterlassen, wenn keine tödlichen Dosen genommen wurden, keine bleibenden Folgen, weder somatischer noch psychischer Art. Aus dem Umstand, daß bei der akuten Wirkung körperliche Erscheinungen eintreten oder fehlen, kann man nicht auf die Gefährlichkeit oder Harmlosigkeit der Drogen rückschließen.

Bei den chronischen Wirkungen muß man zwischen organischen Schäden und Wirkungen auf die Persönlichkeit unterscheiden. Zunächst die langdauernden oder bleibenden somatischen Folgen: Bei diesen ist weiter zu unterscheiden zwischen der direkten Wirkung des Mittels und den sekundären Folgen der Gebrauches der Rauschmittel. Über direkte langdauernde oder bleibende Schäden der Rauschmittel ist nichts Sicheres bekannt, abgesehen von den regelmäßig eintretenden Leberschäden, wenn mehr als 80 g Alkohol, das ist etwa 1 Liter Wein am Tage, längere Zeit getrunken werden.

Häufig sind dagegen die sekundären Schäden des chronischen Rauschmittelgebrauches: Etwa Fehlernährung, oder Mangelernährung infolge von Desinteresse oder finanziellen Schwierigkeiten; Infektionen, vor allem Leberentzündungen, beim Spritzen mit ungenügend desinfizierten Spritzen.

Die einzige direkte Folge des chronischen Gebrauches ist die Veränderung der Reaktionslage des Organismus. Es entwickelt sich die sog. Toleranz, d.h. der Organismus lernt, die ihm zugeführten Mittel rascher abzubauen. Die Betreffenden müssen darum die Dosis steigern, um den gleichen Effekt wie früher zu erzielen. Die Verträglichkeit = Toleranz kann bei manchen Mitteln bis auf das Zehn- bis Zwanzigfache und mehr desjenigen ansteigen, der noch keine Berührung mit dem Rauschmittel hatte. Beim Gebrauch von LSD, seltener von Haschisch, kommt es ferner zu dem bisher nicht geklärten Phänomen des flash back. Dies bedeutet, daß ohne neue Zufuhr von Rauschmitteln noch nach Wochen unter bestimmten Bedingungen erneute Räusche auftreten können. Die Betreffenden werden entweder davon überrascht, vor allem nach Anstrengungen oder Aufregungen. Erfahrene lernen manchmal, bewußt einen flash back herbeizuführen.

Die wesentliche Frage ist also die nach den Folgen auf die Psyche und die Persönlichkeit. Hierbei ist zu beachten, daß sehr viele Mittel, vor allem auch die sog. harmlosen, etwa die Schlaf- und Beruhigungsmittel, innerhalb von 24 Std nicht ausgeschieden werden. Bei regelmäßigem Gebrauch sammeln sich darum die Mittel bzw. ihre Abbauprodukte im Organismus an. Die Wirkung auf die Persönlichkeit ist darum von dieser chronischen Intoxikation zu unterscheiden. Letztere hält meist viel länger an als man heute meint. Die sog. Entgiftungsphase wird manchmal mit 3—8 Tagen angesetzt. Die klinische Beobachtung zeigt, daß man mit wenigstens 6—8 Wochen rechnen muß, bis diese Phase abgeschlossen ist. Erst dann wird die weiter behandlungsbedürftige Fehlentwicklung der Persönlichkeit sichtbar. Eine sinnvolle Behandlung in dieser Richtung kann erst jetzt begonnen werden. Sie erfordert wenigstens 6 Monate, meist viel mehr, und muß den Etappen der Fortschritte des Patienten in entsprechenden Stufen angepaßt sein.

Eine Schwierigkeit beim Überwinden der Entgiftungsphase ist, daß nach längerem Gebrauch mancher Mittel bei einem Teil der Gebraucher Entziehungserscheinungen auftreten. Sie sind ein Zeichen für die eingetretene stark veränderte Reaktionslage des Organismus. Gegen sie hilft am schnellsten eine neue Dosis. Entziehungserscheinungen unterstützen darum die ständige Wiederholung des Rauschmittelgebrauches, so daß die Betreffenden in einen Teufelskreis geraten. Diese Entwicklung wird durch die schon erwähnte chronische Intoxikation begünstigt.

Aus dieser pharmakologisch-physiologischen Betrachtung der Rauschmittelwirkung hat man lange Zeit den Schluß gezogen, daß der Weg zur Heilung von der Rauschmittelabhängigkeit allein in der Abstinenz zu suchen ist. Um die Phase der Entgiftung mit den womöglich auftretenden Entziehungserscheinungen zu überbrücken, muß die Abstinenz am Anfang notfalls erzwungen werden. Da auch nach Abklingen dieser Phase eine große Rückfallgefahr bestehen blieb, wurde die Dauer der Abstinenz immer länger ausgedehnt, weil man auf diese Weise gleichsam das Ausheilen der somatischen Fehlregulationen zu erreichen hoffte. Diese Art der Behandlung hat sich im ganzen als Fehlschlag erwiesen. Es zeigte sich eben, daß Abhängigkeit nicht allein Folge einer Wirkung des Rauschmittels auf den Organismus ist.

Man hat deswegen die Ursache der Abhängigkeit in einer Eigenart der Persönlichkeit oder der körperlichen Reaktionslage gesucht. Beides kommt darauf hinaus, die Sucht auf eine Veranlagung zurückzuführen. Es wurde viel Mühe darauf verwandt, diese im einzelnen zu klären. Von den Trinksüchtigen sagt Bumke z.B., daß sie hyper- und dysthyme, ängstliche, hysterische, erregbare, weichliche oder einfach haltlose Persönlichkeiten sind. Ein Teil der Autoren kann unter den Süchtigen aber nicht generell Psychopathen finden. Ihr Anteil wird etwa von Bergmann und Fouquet mit 50%, von Machover mit 60%, von Bleuler dagegen nur mit 40% angegeben. Solchen Differenzen liegen aber natürlich auch Unterschiede in der Auffassung dessen zugrunde, was als psychopathisch bezeichnet wird. So ist es sicher zweckmäßiger, nur von psychopathischen Wesenszügen zu sprechen, wie dies etwa Leonhard tut. Abnorme Wesenszüge, die man für die Entstehung der Abhängigkeit verantwortlich machen könnte, sind vielfach zu finden, aber sie entbehren der Einheitlichkeit. Unter Schmerzmittelabhängigen fand Staehelin in 44% abnorme Charakteranlagen mit hysterischer, sensitiver, schizoider, stimmungslabiler und willensschwacher Art Psychische Auffälligkeiten wurden dementsprechend auch schon in der Kindheit bei Süchtigen gefunden (etwa Manson). Es wird dabei auf Unreife, infantile Züge, Impulsivität sowie Resignation hingewiesen, etwa von Bacon, Bleuler, Lolly, Staehelin. Andere betonen psychische Traumen in der früheren Kindheit (Diethelm u. Fleetwood sowie Seliger). Als entscheidende Grundzüge aller Abhängigen wird die Egozentrik auf der einen Seite und die Haltlosigkeit auf der anderen Seite angeführt. Der Süchtige entbehre eines Haltes und versuche diesen im Rauschmittel zu finden. Hieraus ergibt sich weiter die Frage, ob eine Fehlanlage oder eine Fehlhaltung vorliegt, mit anderen Worten: Handelt es sich um eine Psychopathie oder um eine Neurose? Von psychoanalytischer Seite wird etwa von Rado eine hedonistische Theorie vorgelegt: Er sagt, daß die Abhängigkeit eine auf unmittelbaren Lustgewinn hinzielende Selbstregulation sei, in der durch eine orale Fixierung ein pharmakotoxischer Orgasmus angestrebt und erreicht werde. Von einer Fixierung auf oraler Stufe spricht auch Wexberg, Mitscherlich fand bei seinen Fällen eine Regression auf orale Abhängigkeitsstufen. Die Unersättlichkeit Süchtiger wird von Solms als ein orales Symptom angesehen. Matussek spricht von der Tendenz Süchtiger, die Welt zu verschlingen, wobei es ihnen hauptsächlich auf diesen Vorgang ankomme. Drogen, Medikamente, Nahrung, aber auch Mitmenschen werden ihnen zum Mittel für diese Art des Lebensvollzuges. Als Ursache für die Fehlhaltung Süchtiger werden von Lolly Störungen der Liebesfähigkeit und der Mutter-Kind-Beziehung sowie Verwöhnung in der Kindheit angesehen.

Diese Hinweise mögen hier genügen, da es für unsere Überlegungen vorwiegend auf die Art, das Problem anzugehen, ankommt.

Wesentlich bei allen diesen Versuchen ist, daß die Ursache der Abhängigkeit nicht in den Mitteln, sondern in erster Linie in der Eigenart der Persönlichkeit und der sich aus ihr entwickelnden Fehlhaltung gesucht wird. Sieht man von der unlösbaren Frage ab, wie sich abnorme Persönlichkeiten zu abnormer Entwicklung verhalten, so bleibt insgesamt das Problem, daß bei Süchtigen nicht bestimmte Persönlichkeitsstrukturen und Verhaltensweisen regelmäßig nachgewiesen werden können. Alles Gesagte trifft immer nur für einen Teil der Süchtigen zu oder charakterisiert ihr Verhalten und ihre Persönlichkeit nur zu einem Teil.

Ergänzend hierzu sei noch angemerkt, daß auch alle Bemühungen Eigentümlichkeiten der körperlichen Reaktionslage, etwa Besonderheiten des Fermentsystems, die zur Sucht disponieren, nachzuweisen, ebenfalls zu keinem Erfolg geführt haben.

Damit erhebt sich aber die weitere Frage, ob diese Ansätze letztlich der Weg zur Lösung des Suchtproblems sein können. So wie das Suchtmittel allein nicht als Erklärung ausreicht dafür, warum sein Gebrauch zur Sucht führen kann, so würde auch der Nachweis bestimmter Dispositionen somatischer oder psychologischer Art das Problem nicht lösen, da man mit der Suche nach solchen Faktoren auf der gleichen Ebene bleibt.

Wenn also ein Spezifikum weder im Mittel noch im Organismus gefunden werden konnte, muß man sich die Frage stellen, ob der Mensch ein in der Anlage süchtiges Wesen ist. Man könnte sich dann vorstellen, daß es unter bestimmten Umständen zum Manifestwerden des Krankheitsbildes kommt. Dieser anthropologische Ansatz würde auch die Möglichkeit eröffnen, aus den spezifischen psychiatrischen Erfahrungen etwas zu unserem Problem beizutragen, warum der Medikamenten- und Drogenmißbrauch in unserer technisierten Welt eine so große Rolle spielt.

So wies etwa Laubenthal darauf hin, daß man bei Süchtigen allgemein-menschlichen Problemen und Gefahren begegnet. Grotian schrieb Ende des vorigen Jahrhunderts: „Die Neigung, narkotische Stoffe zu genießen, ist eine allgemein-menschliche Eigenschaft." Zutt sagt in diesem Zusammenhang: „Die Neigung, die allgemein-menschliche und der Hang hierzu, beide haben ja doch einen Zustand zum Ziel: das ist der Rausch. Er, der Rausch, ist das Verlockende und Verführende." Er zitiert in diesem Zusammenhang die Griechen aus dem Dionysos-Buch von W. F. Otto: „Er, der Gott des Rausches und der verzücktesten Liebe, der Nährende und Bezaubernde, er, der ewig gepriesene Geber des Weines, des Lösers aller Trauer und Sorge, er, der Befreier und Heiler, die Wonne der Sterblichen, der Freudenreiche, der Tänzer und ekstatische Liebhaber, der Reichtumspender, der Wohltäter."

Der Gegensatz zum Dionysischen ist das Apollinische. Dionysos, der Gott des Rausches, der den Menschen alle Herrlichkeiten der Welt zeigt und Verbrüderung mit allen vermittelt, hat als Gegenspieler Apollo, dem die Aufgabe zusteht, die Gedanken und Träume der Menschen in die Tat umzusetzen, in Lebenswirklichkeit zu verwandeln. Die Griechen wußten, daß Dionysos ein Verführer ist, Apollo allein aber in Gefahr, das Leben nicht zur vollen Entfaltung kommen zu lassen.

Statt der mythologischen Schilderung des Problems würde man heute medizinisch-anthropologisch etwa folgendes sagen: Der geistige Bereich beim Menschen, dem Verstand und Wille zugeordnet sind, ist vom Bereich des Fühlens zu unterscheiden. Da dieser eng mit den autonomen körperlichen Funktionen verbunden ist, spricht man besser vom vegetativ-affektiven Bereich. Er ist der Untergrund, durch den wir von unserem Leib dunkel etwas erfahren Untergründig wirken Veränderungen in ihm auf unser bewußtes Seelenleben ein, wenn wir Hunger oder Durst empfinden, uns schlapp oder kräftig fühlen, traurig oder froh gestimmt sind, erotische oder sexuelle Gefühle haben und schließlich Haß und Liebe uns sogar blind machen können. Diesen Bereich können wir mit unserem Willen direkt kaum beeinflussen. Wir können aber Haltung bewahren und das Vegetativ-Affektive auf diese Weise bewältigen, also etwa uns trotz Trauer, Müdigkeit und Hunger aufraffen oder uns mutig zeigen, obwohl wir Angst haben Ferner können wir mit Hilfe von Maßnahmen, die auf den vegetativ-körperlichen Bereich einwirken, unsere Disposition und Stimmung beeinflussen, etwa durch ein erfrischendes Bad, aber auch durch Drogen und Medikamente. Die Änderungen, die so bewirkt werden oder eintreten, sind, etwas vereinfachend gesagt, quantitativer Art. Es ändern sich die Intensitätsgrade unserer Stimmung oder körperlichen Befindlichkeit; dies schließt die Rückkehr zu einer Mittellage, der Homoistase, ein. Extreme Grade von Hunger oder Affekten, etwa der Zorn, können uns überwältigen und uns der Möglichkeit, sich zu beherrschen oder Haltung zu bewahren, berauben. Die Versuchung ist, sich diesem Untergrund anzuvertrauen und von ihm forttragen oder gar fortreißen zu lassen. Dazu kommt die Tendenz zur Wiederholung für alle Erlebnisqualitäten im affektiv-vegetativen Bereich Es bereitet immer wieder von neuem Freude, Durst zu löschen, eine Affektspannung zu lösen oder sexuelle Befriedigungen zu erfahren. Im personalen geistigen Bereich dagegen gelten andere Gesetze. Hier ist nicht wechselnde Intensität die Weise, in der Änderungen eintreten. Es werden vielmehr Entscheidungen gefällt und damit Schritte der Reifung getan, die das Leben der Betreffenden in eine bestimmte Richtung lenken. Es gibt hier also nicht das Zurückschwingen und die Möglichkeit der Wiederholung, sondern unwiderrufliche Entscheidungen, seien sie nun aktiv herbeigeführt oder mehr passiv hingenommen, bestimmen den Weg. Manche sehen allerdings in der Entscheidung als solcher das Wesentliche, gleichgültig, wofür man sich entscheidet. Hierbei wird letztlich das Erleben bei einer personalen Entscheidung mit dieser identifiziert. Dem entspricht die heutige Tendenz, das in jedem Menschen lebendige Suchen nach geistigen Werten durch Steigerung der Intensität zu befriedigen. Dies ist natürlich hier nicht gemeint, wenn von den Lebensweg bestimmenden Entscheidungen die Rede ist.

Für die anthropologische Sicht ist also der Rausch eine Möglichkeit des Menschen, seine Grenzen zu sprengen und seine Sehnsucht nach Unendlichkeit zu erfüllen. So wurde der Rausch nicht nur von den Griechen mit großen Worten geschildert. Heute wird er als künstliches Paradies bezeichnet, oder es wird verheißen, in ihm werden das Bewußtsein erweitert und neue Erkenntnisse ermöglicht. Britta Stenberg spricht in ihrem Lebensbericht von der Beglückung in der Anfangszeit ihrer Weckmittelsucht.

In der Regel geht es allerdings sehr viel banaler zu. Der Kern der Frage ist aber nicht wie groß die Erwartung am Anfang war, sondern wie es zu der bekannten Entwicklung kommt, daß der Abstand zwischen den Träumen des Abhängigen und seiner konkreten Situation immer größer wird, oder anders gesagt, daß der Kreis in dem er sich bewegt, immer enger wird und schließlich nur noch die nächste Dosis Erleichterung in der unerträglichen Leere verschafft, die die vorangegangene Dosis hinterlassen hat. Aber auch diese Erleichterung ist belastet durch das Wissen um die Sinnlosigkeit dieses Tuns, so daß der Betreffende schließlich nur noch auf den Augenblick der einsetzenden Wirkung der neuen Dosis hin lebt.

Diese anthropologische Betrachtungsweise vermag so zwar in mancher Hinsicht einen Zugang zu der Welt des Süchtigen zu vermitteln Sie kann aber nicht erhellen, warum gerade dieses Leben in den Teufelskreis der Sucht mit seiner ganzen Leere hineingeraten ist, die in krassem Gegensatz zu der Fülle des Rauscherlebens steht.

Wesentlich erscheint aber ein Mangel, der auch allen anderen bisher vorgetragenen Ansätzen anhaftet, nämlich, daß sie alle von der Betrachtung des einzelnen Süchtigen ausgehen, von *seinen* Versuchen, sich zu manipulieren, seine Befindlichkeit zu beeinflussen, sein eigenes Erleben zu bereichern, sich selbst anzuregen und leistungsfähiger zu fühlen. Dies alles wird als der Egoismus der Süchtigen bezeichnet. Betrachten wir den Weg in die Sucht noch einmal unter dieser Hinsicht, wie der Betreffende sich seiner Mitwelt gegenüber verhält. Damit soll gleichzeitig aus der statischen in eine mehr dynamische Betrachtungsweise übergegangen und der Lebensweg des Abhängigen ins Blickfeld gerückt werden. Um Mißverständnisse zu vermeiden, sei eine Vorbemerkung gestattet:

Da der menschliche Bereich schwer erfaßbar und nicht im naturwissenschaftlichen Sinne objektivierbar ist, sei für die Darstellung der psychischen Wirkungen längeren Rauschmittelgebrauches von schweren Veränderungen und Verläufen ausgegangen, wie sie dem Psychiater begegnen. Von diesen Erfahrungen und Beobachtungen her erscheinen geringere Veränderungen in einem schärferen Licht. Bei diesem Vorgehen wird uns Psychiatern immer vorgehalten, daß wir die ganze Problematik nur von diesen extremen Erfahrungen her sehen. Dazu ist zu sagen, daß extreme Folgen nicht zwangsläufig eintreten. Die Betreffenden können sich in jedem Stadium der Entwicklung fangen und umkehren, aber auch verharren. Dabei gilt die Faustregel: Verharren und Umkehren werden mit der Zeit und zunehmender Stärke der Veränderungen schwieriger. Betrachten wir zuerst die psychologischen und soziologischen Entwicklungsstadien der sogenannten Rauschmittelkarriere. Der Zeitfaktor soll dabei außer Betracht bleiben. Die einzelnen Schritte können sehr verschieden schnell hintereinander getan werden.

Der Einstieg in den Rauschmittelgebrauch erfolgt bei den meisten in Gesellschaft mit anderen. Dabei spielen Neugier, Kraftmeierei, Mithalten-Wollen und Verführung die Hauptrolle. Die heutige ältere Generation kennt das alles von ihren ersten Begegnungen mit Alkohol und Tabak. Bei anderen beginnt der Mißbrauch mit vom Arzt verschriebenen Tabletten, wobei diesem gegenüber in der Regel über körperliche Beschwerden geklagt wird, weil man glaubt, er sei hierfür allein zuständig. Früher oder später bemerken diese Probierer, wie man heute sagt, die Möglichkeit, mit Hilfe von Rauschmitteln ihre Stimmung, Leistungsfähigkeit und Befindlichkeit zu manipulieren. Manche verspüren dies bereits bei der ersten Dosis. Hat man einmal erfahren, daß es einen solchen Ausweg gibt, ist die Versuchung, von der Hilfe erneut Gebrauch zu machen, natürlich groß. Dabei ist es letztlich ohne Bedeutung, ob manche schon geringe Schwierigkeiten und innere Spannungen als unerträglich empfinden, was viele als ein Charakteristikum Süchtiger ansehen. Mittel, wie Alkohol, Tabak oder Haschisch werden zunächst meist in Gesellschaft, Tabletten dagegen meist von vornherein als heimliches Mittel genommen. Aber auch zu den „geselligen" Mitteln greifen diejenigen, die besonders gefährdet sind, bald allein und im Stillen. Dieser Schritt ist ein wichtiger Hinweis auf den Beginn einer gefährlichen Entwicklung. Beim Gebrauch von Tabletten ist diese Gefahr von vorneherein gegeben. Dieser Schritt zeigt aber auch, hierauf kommt es m. E. besonders an, daß die Betreffenden eigentlich nur sich meinen. Sie beugen sich auf sich selbst zurück wie Martin Buber sagt.

Wird mit häufigerem oder gar regelmäßigem Gebrauch begonnen, um diesen Mangel zu überspielen, zeigt sich bald die Doppelgesichtigkeit der Wirkung der Rauschmittel. Von außen gesehen tritt eine gewisse Passivität ein und damit eine Isolierung von der Umgebung. Negative Reaktionen der Umgebung verstärken den Gebrauch. Hierauf reagiert der Betreffende mit einer gewissen Selbstbeschwichtigung, er sagt sich, die Mittel sind ja harmlos, ich bin ja frei und kann es jederzeit lassen. Die Mittel haben mir aber geholfen, und wenn ich noch eine Zeitlang mit ihnen weitermache, werde ich die Schwierigkeit überwinden und dann aufhören.

Der nächste Schritt der Entwicklung ist, daß der Betreffende bei besonderen Schwierigkeiten und Belastungen eine Extradosis nimmt oder wegen der steigenden inneren Spannungen in Rauschmittelexzesse verfällt. In diesem Stadium kommt es häufig zum Gruppenwechsel, das bisherige Milieu wird verlassen und Gesellschaft gesucht, in der der Rauschmittelgebrauch gepflegt wird, in der man keine Vorwürfe hört. Andere ziehen sich immer mehr zurück, erledigen ihre täglichen Pflichten, steigern sich dabei nicht selten in eine große Betriebsamkeit, um so die Zeit der Leere auszufüllen. Reichen die Kräfte hierfür nicht aus, so wird mit weiterer Dosissteigerung nachgeholfen und damit gleichzeitig die Möglichkeit, die innere Leere auf andere Weise zu füllen, geringer. Beides führt zum Stagnieren am Arbeitsplatz, zum Wechsel desselben, häufige Ausfälle wegen „Krankheit" führen auch dort zu Schwierigkeiten und es wird neuerlich gewechselt. Entscheidend ist die zunehmende Erschwerung zwischenmenschlicher Beziehungen. Durch die chronische Intoxikation einerseits, und die demoralisierende Gewohnheit zu sagen, nur dieses eine Mal noch, andererseits sinkt die Kraft, Spannungen zu ertragen. Dies führt zu einer mimosenhaften Empfindlichkeit.

Versuche, die Mittel nicht mehr zu nehmen, sind schon früher gescheitert und scheitern jetzt erst recht. Häufigeres Scheitern führt nach und nach zu innerer Resignation und einem sich selbst Aufgeben. Die dadurch eintretenden äußeren Schwierigkeiten führen früher oder später zu Eingriffen durch die Umgebung.

Es wird eine Entziehungskur eingeleitet, aus der der Betreffende möglichst rasch zu entkommen sucht mit Beschwichtigungen sich selbst und vor allem der Umgebung gegenüber. Er ist gleichsam zu schwach, um sein ganzes Elend zu offenbaren und meint durch die Flucht vor der Behandlung einen letzten Rest von positiver Selbstwerteinschätzung bewahren zu können. Es kommt bald nach der Entlassung zu einem Rückfall, weitere Isolierung ist die Folge, verbunden mit steigender Empfindlichkeit und ständigem Mißtrauen der Mitwelt gegenüber. Diese hat wegen der Rückfälle oft auch berechtigten Grund, skeptisch zu sein. Die Isolierung führt zu weiterem Gebrauch der Mittel, dieser zum weiteren Leistungsabfall und steigender Lebensangst und diese wieder zu gesteigertem Rauschmittel- und Medikamentengebrauch. So gerät der Betreffende in einen immer enger werdenden Kreis. Diese Entwicklung und die dadurch entstehenden Veränderungen der Persönlichkeit sind so charakteristisch, daß sich alle Abhängigen weitgehend gleichen. Zugespitzt kann man sagen, wenn man einen in diesen Kreis geratenen kennt, kennt man alle. Es kommt also zu einer weitgehenden Entindividualisierung. Diese Entwicklung und diesen Teufelskreis muß man den verherrlichenden Schilderungen des Rausches gegenüberstellen.

In dieser Entwicklung ist ein wesentlicher Zug des Verhaltens Süchtiger zu erkennen: angesichts der Schwäche, die wir alle an uns selber kennen, öffnet sich der Süchtige nicht einem anderen, er vertraut sich niemandem an. Darum erfährt er auch nicht, daß Anerkennung und Vertrauen, die einem ein anderer entgegenbringt, um das abgegriffene Wort Liebe zu vermeiden, in einer besonderen Weise zu stärken vermag. Der Süchtige versucht dagegen, zunächst sich selbst zu stärken oder besser gesagt, sich das Gefühl der Kraft zu geben. Gerade darum verfehlt er den anderen. Da der Mensch sich nicht selbst genug sein und nicht aus sich selbst leben kann, verkümmert er auf diesem Wege immer mehr. Die Kraft, für sich selbst einzustehen, schwindet dahin, und damit die Möglichkeit nein zu sagen. So finden sich Süchtige schließlich zu allem bereit bis zur völligen Würdelosigkeit.

So entfaltet sich das wahre Bild des Drogen- und Medikamenten-Mißbrauches. Nicht der kleine Trick am Anfang, mit dem man sich selbst und die anderen überholen wollte, erweist sich als der eigentliche Pferdefuß, sondern der Umstand, daß ein Trick überhaupt als nötig empfunden wurde und dann immer von neuem nötig wird. Das, was ich hier mit einigen groben Strichen zu zeichnen versucht habe, ist das Bild der „großen Sucht". Das hat es immer gegeben und gibt es heute in verstärktem Maße. Die Zahlen sind in der Tat erschreckend. In New York gibt es 150000 registrierte Heroin-Süchtige. Aber nur 50% der Heroin-Toten sind registrierte Süchtige, so daß man die wahre Zahl auf 300000 schätzt. In Baden-Württemberg gibt es nach der neuesten Erhebung 26000 regelmäßige Drogenkonsumenten, darunter 4500 Fixer. Wir schauen wie hypnotisiert auf diese Gruppen und vergessen dabei, daß es sich um die Spitze eines wachsenden Eisberges handelt, von dem jetzt entsprechend mehr als früher über die Oberfläche herausragt. Um im Bilde zu bleiben: Der Eisberg selbst sind die vielen Millionen, die sich etwa mit einer kleinen Tablette auf dem Weg zum Chef vorbereiten oder ihre Leistungsfähigkeit zu steigern suchen. Schon ihren Kindern geben sie vor der Klassenarbeit oder einer Prüfung Tabletten zur Beruhigung oder Anregung. Hier geht es um die Banalitäten des täglichen Lebens und keineswegs um Erweiterung des Bewußtseins und Aufbruch in neue Welten. Hier liegt das eigentliche Problem. Millionen halten einen solchen kleinen Trick für erforderlich. Sie geraten keineswegs alle auf den Weg in die große Sucht, aber insgesamt bahnen sie ihn ständig.

So wie ich versucht habe, anhand des Bildes der großen Sucht das Wesen des Problems aufzuzeigen, so möchte ich jetzt versuchen, einige Züge des Lebens in der technischen Welt stärker zu zeichnen und so etwas zu unserem Problem, wie der Fortschritt zu bewältigen ist, beizutragen. Extreme sind natürlich nicht das Typische, lassen dies aber in seinen alltäglichen Verdünnungen deutlicher erkennen.

Einer der oft beklagten Züge unserer Zeit ist die Hetze, das Tempo, die ständige Aktivität. Dies braucht nicht näher ausgeführt zu werden. Viele meinen zwar, es seien nur die anderen, die es nicht besser verstehen und nichts mit sich anfangen können. Dennoch wird in fast allen unseren Todesanzeigen als größtes Lob zu lesen sein, daß wir rastlos tätig waren und uns unermüdlich eingesetzt haben. Es ist also die Frage, wieweit wir selbst das Tempo unseres Lebens ständig beschleunigen oder nur von dem rasenden Tempo davongetragen werden. Bei genauerem Hinsehen zeigt sich, daß Aktiv und Passiv hier nur schwer zu unterscheiden sind. Sobald der Betrieb stockt, Krankheit oder Pensionierung kein Mithalten mehr erlauben, tritt eine unerträgliche Leere ein. Die Pause im Urlaub wird durch die bekannte Raserei überbrückt. Eine Leere wird aber auch schon empfunden, wenn das Tempo nicht ständig gesteigert wird. Wir müssen uns fragen, inwieweit wir uns mit dem rasenden Tempo betäuben, denn die Parallele zum süchtigen Verhalten und der zu ihm gehörenden Dosissteigerung liegt ja auf der Hand. Die Erfahrung lehrt auch, daß entzogene Abhängige sich häufig in eine ungeheure Aktivität stürzen. So bleibt auch die Frage, wieweit wir das Tempo aus solchen Gründen arrangieren. Von der psychologischen Seite her erscheint darum die These, daß wir immer weiter expandieren müssen, in einem anderen Licht. Reicht die Kraft für das eingeschlagene Tempo nicht aus, so hilft man ein wenig nach, etwa mit Alkohol oder Tabletten, verläßt dabei den eingeschlagenen Weg aber nicht. Der Rausch zeigt die gleiche Doppelgesichtigkeit wie die Betriebsamkeit: Zu der als Aktivität empfundenen Getriebenheit gesellt sich eine Passivität, die sich auf die spezifisch menschliche Fähigkeit, etwas bewußt zu erfassen und zu tun, besonders auswirkt. Dies führt dazu, daß man vornehmlich darauf achtet, wie die Welt und die anderen auf einen wirken, in welche Stimmung oder Verfassung sie einen versetzen. Das mag auf den ersten Blick überraschen, denn wir leben ja in der Vorstellung, daß die Naturwissenschaft alles objektiv und sachlich feststellt. Für den Verbraucher ist aber, was die Technik bietet, folgendes: Konsumgüter zur Verfügung zu haben und sie rasch und leicht gebrauchen zu können. Dies ermöglicht einerseits die schon erwähnte Steigerung des Tempos, andererseits wird alles zum Konsumgut, das verschlungen werden kann. Dies fördert eine funktionelle Einstellung allem, d.h. den Menschen und Dingen gegenüber. Eine tiefgehende Folge davon ist die Unfähigkeit, jemanden zum Freunde zu haben, sich jemandem anzuvertrauen.

Man sieht den anderen nicht so wie er ist, sondern so, wie man ihn gebrauchen könnte und sei es nur, daß man die Zugehörigkeit zu ihm oder einer Gruppe erreichen will. Man kann fraglos noch weitere Beispiele dafür anführen, wie das technifizierte Leben die süchtige Haltung beim Menschen induziert und fördert. Mir kommt es vor allem darauf an zu zeigen, daß der Gebrauch von Drogen und Medikamenten lediglich zu einer Verstärkung dieser Symptomatik führt, diese aber im Prinzip nicht verändert. So wie für den Umgang mit Drogen und Medikamenten muß man natürlich auch für das Leben in der technischen Welt sagen, daß diese Fehlentwicklung nicht notwendig eintritt. Sie wird aber ständig nahegelegt, um nicht zu sagen: eingeübt.

Auf die Ursachen dieses Verhaltens kann ich im Rahmen dieses Vortrages nicht mehr eingehen. Es wäre sicher falsch, nach einer Ursache zu fragen. Die Säkularisierung unseres Lebens, die Verstädterung, die Einseitigkeit der Arbeit, die Notwendigkeit sich einzufügen sind zweifellos wichtige Faktoren. Von Bedeutung ist m.E. auch die positivistische Einstellung. Diese hat fraglos den ungeheuren technischen Aufschwung mit ermöglicht, auf den wir vital angewiesen sind. Gleichzeitig hat sie aber auch zu einer Unterbewertung alles Personal-Geistigen geführt. Der posivistische Ansatz ist zwar theoretisch überwunden, wirkt aber in der Wirklichkeit des Lebens noch stark fort. Ein Symptom hierfür ist, daß man sich nicht mehr traut, ein Urteil abzugeben. Man möchte alles wissenschaftlich objektiv festgestellt wissen. Es kommt hinzu, daß einem auch ständig gesagt wird, man kenne seine eigenen Motive nicht. Auch diese könne nur ein Fachmann erkennen und objektiv feststellen.

Aus der psychiatrischen Erfahrung möchte ich schließlich noch einen kleinen Beitrag zur Bewältigung des Fortschrittes liefern: Die Erfahrung lehrt, daß Süchtige die beste Aussicht haben, geheilt zu werden, wenn sie einem Menschen begegnen, der sie trotz ihres Versagens annimmt und schätzt. Auf dieser Erfahrung beruhen die Erfolge der anonymen Alkoholiker. Die Release-Gruppen arbeiten mit dem gleichen Prinzip. Versucht man diese Erfahrungen auf ihr Prinzip zurückzuführen, so ist zu sagen, daß der Mensch zum Leben eines anderen, eines Du bedarf. Nur hierdurch kann letztlich die Kraft seiner Person wieder wachsen. Hieraus ergibt sich m.E., daß der Fortschritt nicht allein durch eine weitere Perfektionierung der Technik bewältigt werden kann. Wir müssen das Zurückbeugen auf uns selbst aufgeben, uns öffnen und den Dialog mit dem Du wieder aufnehmen.

Literatur

Bacon, S. D.: The administration of alcoholism rehabilitation programs. Quart. J. Stud. Alcohol **10**, 1 (1949).
Battegay, R.: Medikamentensucht als psychiatrisches Problem. Schweiz. med. Wschr. **95**, 1247 (1965).
Bergmann, B.: Über seelische und körperliche Disposition zur Sucht. Psychiat. Neurol. med. Psychol. (Lpz.) **10**, 243 (1959).
Bleuler, M.: Etiology of chronic alcoholism. Springfield: Thomas 1955.
Bräutigam, W.: Psychotherapie bei Süchtigen. Nervenarzt **28**, 445 (1958).
Bräutigam, W.: Reaktion, Neurosen, Psychophathien. Stuttgart: Gg. Thieme 1968.
Buber, M.: Die Schriften über das dialogische Prinzip. Heidelberg: L. Schneider 1954.

Bumke, O.: Lehrbuch der Geisteskrankheiten. München: Bergmann 1942.

Dauner, I., Remschmidt, H.: Polivalente Sucht bei Jugendlichen. Med. Welt **1970**, 1490.

Degkwitz, R.: Rauschmittel — harmlos? Das öffentliche Gesundheitswesen **33**, 207 (1971).

Diethelm, O., Fleetwood, M.: Emotional and biochemical findings in alcoholism. Amer. J. Psychiat. **108**, 433 (1951).

Fouquet, P.: Névroses alcooliques. In: Encyclopédie médicochirurgicale, Paris 1955.

Grotian, K.: Der Alkoholismus. Leipzig: Wigand 1898.

Haenel, Th. A.: Kulturgeschichte und heutige Problematik des Haschisch. Pharmakopsychiatrie, Neuro-Psychopharmakologie **3**, 89 (1970).

Hasse, H. E., Waldmann, H.: Flash back: spontane psychotische Episoden als Folgeerscheinung des Phantasica-Gebrauches Jugendlicher. Arch. Psychiat. Nervenkr. **214**, 399 (1971).

Isbell, H., Jasinski, D. R.: A comparison of LSD-25 with trans-tetra-hydrocannabiol (THC) and attempted cross tolerance between LSD and THC. Psychopharmacologia (Berl.) **14**, 2 (1969).

Kielholz, P., Ladewig, D.: Drogenabhängigkeit bei Jugendlichen. Dtsch. med. Wschr. **95**, 101 (1970).

Kielholz, P., Ladewig, D.: Aktuelle Probleme der Drogenabhängigkeit in der Schweiz. Pharmakopsychiatrie, Neuro-Psychopharmakologie **3**, 83 (1970).

Kryspin-Exner, K.: Polytoxikomanie bei Jugendlichen. Pharmakopsychiatrie, Neuro-Psychopharmakologie **3**, 116 (1970).

Laemmel, K.: Zum Problem der Süchtigkeit unter besonderer Berücksichtignug der Situation in den Vereinigten Staaten. Schweiz. Arch. Neurol., Neurochir. Psychiat. **87**, 138 (1961).

Laubenthal, F.: Allgemeine Probleme um Mißbrauch, Süchtigkeit und Sucht. Im kurzgefaßten Handbuch Sucht und Mißbrauch. Stuttgart: Thieme 1964.

Leonhard, K.: Zur Psychologie des chronischen Trinkers. Dtsch. med. Wschr. **84**, 1474 (1959).

Lolly. G.: The addictive drinker. Quart. J. Stud. Alcohol **10**, 404 (1949).

Machover, S., Puzzo, F. S.: Clinical and objective studies of personality variables in alcolism. Quart. J. Stud. Alcohol **20**, 505 (1959).

Manson, M. P.: Educational characteristics of alcoholics. Quart. J. Stud. Alcohol. **11**, 31 (1950).

Manson, M. P.: Clinical and psychological observations on narcotic drug addition. Israel Med. M. **19**, 19 (1960).

Matussek, P.: Handbuch der Neurosenlehre und Psychotherapie, Bd. II, S. 188. Süchtige Fehlhaltungen. München u. Berlin: Urban & Schwarzenberg 1959.

Mitscherlich, A.: Vom Ursprung der Sucht. Stuttgart: Klett 1947.

Paarmann, H. F.: Beitrag zur „Doriden"-Sucht. Med. Welt Nr 51 (1962).

Rado, S.: Die psychischen Wirkungen der Rauschgifte. Int. Z. Psychoanal. **12**, 540 (1926).

Sattes, H.: Allgemeine psychopathologische Probleme bei Mißbrauch und Sucht. Im kurzgefaßten Handbuch Sucht und Mißbrauch. Stuttgart: Thieme 1964.

Sattes, H.: Zur Anthropologie der Rauschmittelsucht. Nervenarzt **33**, 184 (1962).

Schöllgen, W.: Existenzproblematik des süchtigen Menschen. Im kurzgefaßten Handbuch Sucht und Mißbrauch. Stuttgart: Thieme 1964.

Schrappe, O.: Über die Depravation bei Süchtigen. Randzonen menschlichen Verhaltens. Stuttgart: Enke 1962.

Schrappe, O.: Die chron. Morphiumintoxikation. Fortschr. Neurol. Psychiat. **27**, 354 (1959).

Seliger, R. V.: The psychiatrist looks at contemporary alcoholism. J. clin. exp. Psychopath. **34**, 1 (1950).

Skliar, N.: Über Anaschá-Psychosen. Allg. Z. Psychiat. **102**, 304 (1934).

Skliar, N., Iwanow, A.: Über den Anaschá-Rausch. Allg. Z. Psychiat. **98**, (1932).

Solms, W.: Ursachen der Trunksucht. Wien. Z. Nervenheilk. **9**, 69 (1954).

Soueif, M. I.: Hashish consumption in Egypt, with special reference to psychosocial aspects. Bull. Narcot. **19**, 1 (1967).

Staehelin, J. E.: Nicht-alkoholische Süchte. In: Psychiatrie der Gegenwart, Bd. 2. Berlin-Göttingen-Heidelberg: Springer 1960.

Stringaris, M. G.: Zur Klinik der Haschischpsychosen. Arch. Psychiat. Nervenkr. **100**, 522 (1933).

Weil, A. T., Zimberg, N. E., Nelsen, J. M.: Clinical and psychological effects of Marihuana in man. Science **182**, 1234 (1968).

Wexberg, L. E.: Ursachen und Symptome der Arzneimittelsucht und des Alkoholismus. Z. Psychother. med. Psychol. **1**, 277 (1951).

Wexberg, L. E.: A critique of physiolopathological theories of the etiology of alcoholism Quart. J. Stud. Alcohol **11**, 113 (1950).

Wyrsch, J.: Über Sucht und Süchtige. Psychiat. Neurol. **145**, 67 (1963).

Zerssen, D. v., Fliege, K., Wolf M.: Cerebral atrophy in drug addicts. Lancet **1970 II** 213.

Zutt, J.: Jugend und Suchtgefährdung. Ärztebl. Baden-Württemberg **22**, 1 (1967.

Prof. Dr. R. Degkwitz
Psychiatrische und Nervenklinik
der Universität
D-7800 Freiburg i. Br.
Bundesrepublik Deutschland

Hemmung und Befreiung des Verhaltens

H. Strotzka

Wien

Hemmung und Enthemmung des Verhaltens gehören— wenn auch in dieser Formulierung unzulässig aufs prinzipielle vereinfacht — zu jenen Empfehlungen, die wir in zahllosen Variationen immer wieder als Überlebensstrategien für die gegenwärtige Situation der Menschheit vorfinden.

Man wird von uns keine Diagnose dieser Zeitschwierigkeiten erwarten, die Diagnostiker sind sich aber zumindest über die Prognose ziemlich einig, die generell als schlecht betrachtet wird, wenn nicht sofort kurative und prophylaktische Maßnahmen eingesetzt werden [1].

Konservative Kräfte sehen in einer Verstärkung oder zumindest Aufrechterhaltung gegenwärtiger Repressionen die einzige Möglichkeit, "law and order" zu gewährleisten, wobei allerdings *eine* Gruppe Konsumaskese und Wachstumsbremsen für sinnvoll hält, während die *andere* nur in einem Weitertreiben der technologischen Entwicklung eine Hoffnung für die Bewältigung der Gegenwarts- und Zukunftsaufgaben sieht. Reformisten, zu denen ich mich zähle, sehen die Chance einer Zukunft in einer Politik kleiner Schritte mit ständiger empirischer Kontrolle der jeweiligen Resultate und einem Abbau von Überschußrepressionen [2].

Radikale, revolutionäre Gruppen schließlich verweigern sich entweder in einem passiven Protest der Leistungs- und Konsumgesellschaft oft mit einer Flucht in Rauschmittel oder halten es — in ihrer aggressiven Form — für notwendig, das gegenwärtige System zu vernichten, um damit erst die Voraussetzung für ein utopisches neues System der Gerechtigkeit und des Glücks zu schaffen. Die Bedeutung der beiden letzten Gruppen scheint nicht so sehr in ihren konkreten Handlungen — denen starke selbstzerstörerische Momente beigemischt zu sein pflegen — sondern in ihrem Provokationscharakter zu liegen, der zu kritischer Selbstreflexion des Systems zwingt.

Während die Reformisten offenbar in einem offenen, differenzierten und pragmatischen Verhältnis zu Hemmung und Befreiung stehen, nach Kriterien, mit denen wir uns noch zu beschäftigen haben werden, ist ein weitgehender Enthemmungsprozeß ein immanenter Programmpunkt der letzten beiden Gruppen. Dies gilt allerdings nicht für die Innengruppenvorgänge der Aktivisten, wo de facto häufig eine äußerst strenge Disziplin und Intoleranz besteht.

Das bekannteste Beispiel für Theorie und Praxis des Spiels zwischen Hemmung und Enthemmung des Verhaltens findet man bei der Frage der sogenannten antiautoritären Erziehung. Weder das Summerhill-Beispiel [3], als eine zu stark an eine spezifische Persönlichkeit gebundene Institution, noch viele Kinderläden der neuen Linken, als häufig indoktrinationsverdächtig, können daher allein als Diskussionsbasis herangezogen werden. Das echte Verdienst der breiten Diskussion über derartige Modelle liegt vielmehr in der Übernahme der Verantwortung für neue Formen der Früherziehung durch Elterngruppen, die sich um eine radikale Ehrlichkeit in der permanenten Selbstreflexion ihrer Erziehungseinstellungen und Handlungen bemühen [4].

Von dem Repressionsabbau erhofft man sich bessere Bedingungen für eine freiere und kritische Bewältigung der Gegenwartsaufgaben. Die latente oder auch manifeste Anthropologie, die hinter solchen Bestrebungen steht, ist entweder eine der marxistischen Richtungen oder progressive Tendenzen in den christlichen Konfessionen oder ein (noch am wenigsten artikulierter) rationaler oder kritischer Humanismus [5], Szeszny u. v. a. [6]. Psychoanalytisches Gedankengut, allerdings von atypischen Vertretern derselben stammend, vor allem W. Reich [7], spielt in den Überlegungen zur Hemmung oder Enthemmung eine wesentliche Rolle.

Dies mag der Grund gewesen sein, einen Psychoanalytiker und Sozialpsychiater zur Diskussion dieses vielleicht letztlich entscheidenden Problems für die Bewältigung des Fortschrittes einzuladen. Nun darf man nicht erwarten, daß ein einzelner Vertreter eine authentische Interpretation der psychoanalytischen Kulturtheorie geben kann, da eine solche im Sinne eines allgemeinen Consensus nicht existiert. Die Psychoanalyse ist schon in ihrem engsten Bereich, der Therapie psychosozialer und somatischer Störungen, noch nicht zu jenem Grad der Wissenschaftlichkeit ausgereift, der wünschenswert und möglich wäre. Als Kulturtheorie war Freud selbst ihr gegenüber skeptisch und wollte seine Auffassung nicht als verbindlich betrachtet haben. So konnte es kommen, daß die Psychoanalyse von allen Seiten ins Kreuzfeuer kam. Die Konservativen beschuldigten sie als eine der Hauptursachen für Wertverfall, Glaubensverlust, Freizügigkeit und Abbau von Hemmungen insbesondere im sexuellen Bereich; die Progressiven warfen ihr vor, daß sie Anpassung und Konformismus fördere, zu wenig soziales Engagement und Verantwortung für Unterprivilegierte zeige, und schließlich wurde ihr wissenschaftlicher und therapeutischer Wert überhaupt in Frage gezogen. Es kann hier nicht Aufgabe dieses Vortrages sein, diese Anwürfe eingehend zu diskutieren. Es soll nur auf die breite durchaus auch allgemein verständliche Literatur eingegangen werden, die sich mit dem Namen Mitscherlich [8], Richter [9], Brocher [10] und Fürstenau [11] verbindet, um nur im deutschen Sprachgebiet zu bleiben. Hier zeigt sich doch eine gewisse Konsequenz, die berechtigt, von einem neuen Trend in der Psychoanalyse zu sprechen, wobei die legitime Verbindung zu den Wurzeln bei Sigmund und Anna Freud und bei den frühen Pionieren dieser Theorie aufrecht erhalten bleibt, aber im gesellschaftlichen Engagement, Gruppenaktivitäten und der Übernahme neuer Aufgaben, etwa in Supervision und Teamkooperation mit den anderen Gesundheits-, Erziehungs- und Sozialberufen neue Perspektiven eröffnet werden [12].

Die intime, langdauernde, nicht-direktive Beschäftigung der Psychoanalyse mit Kindern und Erwachsenen, die an ihren Gruppenbezügen leiden, schafft eine enorme empirische Basis, um die Grundfrage wenigstens anzuschneiden: werden Menschen, die in einer minimalisierten Repression heranreifen eher fähig sein, die Zukunft für eine bessere „Qualität des Lebens" zu gestalten als solche, deren Sozialisation größere Anforderungen an die Triebkontrolle bedingt? Wenn das zweite richtig wäre, wie wäre ein solches Erziehungskonzept zu gestalten, da das derzeitig praktizierte — am Ergebnis beurteilt — offenkundig unbefriedigend ist? Schließlich bedarf eine Verbesserung der Lage der Menschen einer radikalen Systemveränderung oder ist es denkbar, daß mit systemdehnenden oder systemimmanenten Maßnahmen etwas erzielt werden kann?

Am geringsten wird der Aussagewert der Psychoanalyse zu der letzten Frage sein, da die gesicherte Basis für solche Antworten in der gegebenen Dimension fehlt. Es ist jedoch nicht zu vergessen, daß wir nicht in Jahrmillionen evolutionärer Entwicklung denken, sondern nur für die nächsten Jahrzehnte planen können und daß Freud selbst nie vergessen hat, daß wir mit biologischen Determinanten rechnen müssen. In welch utopischer Gesellschaft immer wir unsere Wünsche und Gedankenspiele laufen lassen, wir werden Dumme und Gescheite, mehr oder weniger aggressive und aktive Menschen vorfinden, die zwar durch Erziehung und Prägung toleranter, kooperativer, fairer und verantwortungsvoller geworden sein mögen, dieser Einfluß wird aber selbst bei radikalster Veränderung des Systems nicht so durchschlagend sein können, daß wir mit einer neuen Species eines wirklichen "homo sapiens" operieren können. Die Triebe sind und bleiben konservativ und eine Sozialisation ist kaum denkbar ohne eine Hemmung (Frustration). Wir werden daher in jeder Gesellschaftsform mit Randgruppen rechnen müssen, deren Größe allerdings kleiner gehalten werden kann, als es jetzt der Fall ist und deren Charakteristika verschieden sein werden, deren soziale Distanz und Diskriminierung vermindert werden muß. Ich halte es aber für undenkbar, daß es eine Gesellschaft geben kann, an der niemand leidet und die nicht beunruhigt wird durch solche Außenseiter. Dies wäre auch ein Alptraum völliger Monotonie und bedeutete wohl den Verlust jeder gesellschaftlichen Dynamik.

Die biologische Dimension muß aber auch bei einer anderen Fragestellung, die nur scheinbar außerhalb unseres Themas liegt, berücksichtigt werden. Man hat der Medizin, der Psychiatrie und insbesondere der Psychoanalyse vorgeworfen, daß sie

1. in eine pathogene Gesellschaft rehabilitiere und

2. mit ihrem Krankheitsbegriff Menschen in einer Weise etikettiere (labelling process) [13], daß ihr weiteres soziales Schicksal bereits durch diesen Stigmatisierungsprozeß zum negativen, im Sinne einer Diskriminierung und Segregation, gestaltet werde. Auch die traditionellen Behandlungseinrichtungen (vor allem soweit sie stationär sind), wurden von den Vertretern der „Antipsychiatrie" [14—17, etc.] als Stätten der Gewalt und Unterdrückung bezeichnet. Verhaltensweisen, die bisher als pathologisch registriert wurden, wie etwa Neurosen, Verwahrlosung und das Lieblingskind dieser Gruppe, die Schizophrenie, wurden als Normalverhalten in einer pathologischen Gesellschaft aufgewertet. Auch hier steht die Psychoanalyse bis zu einem gewissen Grade — wie ich glaube mißverstanden — als Pate hinter diesen Bewegungen, obwohl natürlich viele andere kulturphilosophische Kräfte, wie etwa der Existentialismus und chiliastische Formen des Marxismus mit beteiligt sind. Eine Parallelentwicklung ist in der Kunst in allen ihren Bereichen — Malerei, Literatur, Musik, Theater — aufzuweisen, wobei das Vorwort „Anti" ebenso modern geworden ist wie in der Medizin.

Wir benötigen diesen Exkurs in engere psychiatrische Fragestellungen, da wir später als Kriterium für die Empfehlung von Hemmung und Enthemmung die Pathogenität wählen werden, ein Gesichtspunkt, dessen Fragwürdigkeit uns zwar bewußt ist, der aber den Vorteil hat, daß er wenigstens auf dem Boden einer gewissen Kompetenz des Autors diskutiert werden kann. Es läßt sich daher eine kurze Diskussion des Krankheitsbegriffes nicht vermeiden. Es kann heute nicht mehr bestritten werden, daß man in epidemiologischen Feldstudien in jeder Bevölkerung einen relativ hohen Prozentsatz psychosozialer und psychosomatischer Störungen findet. Je nach den verwendeten Kriterien und Gradmessern des Schweregrades bewegen sich die Schätzungen zwischen 10 und 30% der Bevölkerung. Geistes- und Gemütskrankheiten im engeren Sinne machen dabei den kleineren Anteil aus, die Mehrzahl betreffen Neurosen, Charakterstörungen (zu denen man bis zu einem gewissen Grade Kriminelle und Süchtige rechnen muß), psychosomatische Krankheiten und prognostisch gutartige situative Streßreaktionen, die aber z. B. einen hohen Grad der Selbstmordversuche stellen und unter anderem deswegen bedeutungsvoll sind. Schließlich darf man die Geistesbehinderten und die organisch Hirnkranken nicht vergessen. Die letzteren nehmen sowohl durch die Verkehrsunfälle als auch durch die Verlängerung des Lebensalters zu.

Alle diese Störungen haben, entsprechend der Theorie der multifaktoriellen Genese biologische (organische), psychologische und soziale Ursachenfelder (die beiden letzten überdecken sich nur zum Teil). Die Pathogenität einer Gesellschaft ist also nicht so groß wie häufig angenommen wird. Vor allem die Schizophrenie kann sicher nicht nur als Ausdruck einer gestörten Kommunikation gesehen und damit sozialpsychologisch interpretiert werden; genetische Faktoren, die biochemisch faßbar sind, sind zweifellos mitbeteiligt. Selbst bei den Neurosen, die per definitionem als klassisch psychosozial bedingt aufgefaßt werden können, hat Freud die konstitutionelle Basis nie verkannt. Wir selbst haben versucht, in der Frage der Soziogenese eine gewisse Klärung zu erreichen, indem wir zwischen einer primären Soziogenese unterscheiden, wo soziale Faktoren direkt krankheitsverursachend wirken, einer sekundären, wo sie im Hintergrund stehen und schließlich die wahrscheinlich wichtigste Form, die tertiäre, d. h. daß soziale Faktoren, wie etwa Zuwendung und Ausschließung, jeden Krankheitsverlauf, welcher Genese immer, entscheidend gestalten [18]. Die fast identischen Zahlen über die Häufigkeit psychischer Krankheiten in persischen Dörfern und Städten [19], in Samso [20], in London [21], in bosnischen Fabriken [22] und einer bäuerlichen Gegend in Niederösterreich [23] lassen ein wenig zweifeln, daß soziokulturelle Faktoren wirklich so wichtig sind, wie viele glauben.

Dies mag als Hintergrundinformation genügen, um nun konkreter zur Frage Stellung zu nehmen, welche Rolle Hemmung und Enthemmung des Verhaltens für die menschliche Zukunft und die Bewältigung des Fortschrittes spielen. Nachdem wir sehr wohl der Überzeugung sind, daß es psychische Krankheiten gibt, die nach ihrer Entstehung, ihrem Verlauf und ihrem Ansprechen auf verschiedene Therapien differieren, und nachdem wir auf ihre große Häufigkeit hingewiesen haben, glaube ich, daß zumindest ein naheliegendes Maßkriterium die Pathogenität beider Prinzipien ist. *Zu viel Hemmung produziert Angst, Schuldgefühl und Selbstbestrafungstendenzen* — also neurotische Verhaltungsweisen — *zu wenig Hemmung: Verwahrlosung, Orientierungslosigkeit und eine breite Variabilität abweichenden Verhaltens.* Daraus ergibt sich zwangsläufig, daß es sich hier nicht um Alternativlösungen handeln kann, sondern daß man Mittellösungen anstreben muß, die zwischen den Extremen, die zu vermeiden sind, für jede Bezugsgruppe ein Optimum darstellen. Was nun allerdings ein solches Optimum sein soll, ist jeweils zu erarbeiten. Es gibt nun kein besseres Mittel zu dieser Entscheidung als die Ergebnisse der Erziehung, Menschenführung oder Behandlung empirisch differenzierend zu betrachten. Psychologie und empirische Sozialforschung, Biostatistik und psychiatrische Diagnostik, so unbefriedigend diese Techniken auch sein mögen, gestatten es uns heute schon, Fühler in dieser Richtung auszustrecken. Übrigens gilt das nicht nur für die Psychiatrie, sondern für die ganze Sozialmedizin.

Säuglings- und Kindersterblichkeit, Häufigkeit von kindlichen Gehirnschädigungen sagen etwas aus über die Qualität unserer Schwangeren- und Mütterberatungsstellen; Fettleibigkeit und Stoffwechselkrankheiten über unsere Ernährungsgewohnheiten; Alkohol- und Suchtmittelmißbrauch über Bedürfnisse nach Realitätsflucht; Suicidzahlen über die prinzipielle Einstellung zum Leben; Schwangerschaftsunterbrechungen über den Grad der Aufklärung; Haltungsschäden über die zunehmende Passivität; Delinquenz über das Wechselspiel zwischen Ordnungsmächten und der Opposition gegen solche. Hier ist allerdings mehr als bei den anderen bisher erwähnten Indikatoren, die ziemlich unangreifbar sind, auf *beide* Seiten der Polarität zu achten, eine Voraussetzung, die nur in Gesellschaftsformen mit garantierten demokratischen Freiheiten denkbar ist. Je autoritärer und totalitärer ein System ist, um so unmöglicher wird es, Objektivitätskriterien und Neutralität bei solchen Untersuchungen

einzuhalten, was nur in pluralistischen Gesellschaften in öffentlicher Diskussion und beim Vorhandensein funktionierender Oppositionen und nicht monopolbeherrschten Publikationsmitteln möglich ist.

Viele Kritiker des jetzigen Systems, so sehr sie die Schwächen der derzeitigen toleranten Repression mit Recht aufdecken, scheinen in ihren eigenen Konzepten solche Forderungen nicht zu vertreten. Sicher benötigen wir gerade in der jetzigen Überorganisation mehr direkte Demokratie und Mitbeteiligung, aber die demokratischen Grundregeln müssen wohl erhalten und verteidigt werden, sonst ist ein Einspielen von Hemmung und Enthemmung aufgrund der Beobachtung ihrer Auswirkung nicht möglich. Es mag zur Klärung der latenten Anthropologie der Psychoanalyse beitragen, daß sie in allen autoritären Gesellschaftsformen unterdrückt wird.

Wir müssen uns bei unseren Erwägungen nur mit Andeutungen begnügen, zwei Punkte sind jedoch wenigstens etwas genauer zu besprechen, da sie auch die Basis der psychoanalytischen Triebtheorie sind: Sexualität und Aggression.

Die konservativen Kulturkritiker sind über die sogenannte Sexwelle beunruhigt und befürchten einen totalen Sittenverfall durch Pornographie und Promiskuität. Sie übersehen, daß es sich dabei um keine echte Triebenthemmung handelt, sondern weitgehend um eine Ersatzbefriedigung für breite Bevölkerungsschichten, die noch immer unter den Auswirkungen einer sexualrepressiven Erziehung leiden. Mit großer Wahrscheinlichkeit ist mit einer echten Bejahung der Sexualität eine Abnahme solcher unerfreulicher Randphänomene zu erwarten. Eine repressionsfreie Kultur ist jedoch wahrscheinlich auch in dieser Beziehung nicht möglich, da libidinöse Energien für Sublimationsleistungen im Dienste sozialer Werte (wie immer sie aussehen mögen) zum sozialen Zusammenleben unentbehrlich sind. Eine Erziehung wird daher immer gewisse Einschränkungen auch auf diesem Gebiet etwa im Sinne der Fairness, der Rücksicht auf den Partner und einer echten Gleichberechtigung der Geschlechter anstreben müssen.

Ein weiterer wichtiger Gefahrenindikator unserer Zeit ist zum Beispiel die höhere psychische Morbidität der Frauen in den untersuchten Populationen, die mit ziemlicher Sicherheit nicht biologisch determiniert ist, sondern mit dem Doppelstreß einer mißglückten Emanzipation zusammenhängt.

Wie weit allerdings die kürzere Lebensdauer der Männer biologisch oder sozialpsychologisch determiniert ist, ist meines Wissens noch nicht geklärt und wäre ein wichtiges Forschungsthema der Zukunft, das allerdings methodologisch besonders schwierig zu lösen ist.

Die größere Morbidität in Unterschichten ist übrigens in Parenthese bemerkt, ebenfalls mit Sicherheit mit dem spezifischen Streß der Unterprivilegierung zu erklären [24]. Auch dies ist ein wichtiger Hinweis für künftige Prioritäten in der Sozialpolitik.

Die Aggressionsfrage hat im letzten Jahrzehnt hohe Aktualität erreicht. Man darf sich aber nicht darüber täuschen, daß dies einerseits ein Medieneffekt ist, andererseits mit technologischen Möglichkeiten zusammenhängt und daß die Aggression mit Grausamkeit und Brutalität wohl in der ganzen überblickbaren Menschheitsgeschichte eine relativ gleichmäßige — allerdings traurige — Tradition hat. Daß hier Hemmungen unentbehrlich sind, kann eigentlich keine Frage sein. Es steht deshalb nur zur Diskussion, ob eine frustrationsfreie Erziehung destruktive, sado-masochistische Tendenzen gar nicht aufkommen läßt oder erst recht zu einem ungehemmten Recht des Stärkeren führen müßte. Echte kontrollierte Massenexperimente zur Klärung dieser Frage verbieten sich aus ethischen Gründen. Zahllose Beobachtungen kumulieren jedoch wohl zu dem Ergebnis, daß Aggression wie jedes menschliche Verhalten zum Teil angeboren, zum Teil erlernt ist. Der erste Anteil ist praktisch kaum kontrollierbar und beschränkt die Hoffnungen, die man in den zweiten und seine Manipulation setzen kann. Es bleibt jedoch genug Möglichkeit zu einer pädagogischen Eindämmung gefährlicher Aggression, indem man auf Frühzeichen achtet und den jeweiligen Ursachen nachgeht. Dies ist allerdings schwierig, wenn permanent der Westernheld, dem der Revolver locker sitzt und der Gangster als Vorbild geboten wird. Es mag durchaus richtig sein, daß Brutalität in den Massenmedien nur für wenige Disponierte wirklich eine Gefährdung und Verführung im Sinne einer unmittelbaren Auslösung für Aggressionsakte bedeutet. Es kann aber nicht gleichgültig sein, wenn permanent Gewalt subliminal als hauptsächliche Problemlösung angeboten wird und andere Strategien als zu anspruchsvoll gar nicht diskutiert werden.

So unerfreulich vom Standpunkt der Freiheit jede Zensur sein mag, die Gesellschaft kann sich die Einfallslosigkeit und Monotonie der Aggressionsdarbietung für Kinder und Jugendliche nicht bieten lassen. Der Großteil der wirklich gefährlichen brutalen Gewaltverbrecher hat damit jedoch wenig zu tun, sondern rekrutiert sich aus frustrierten Benachteiligten, denen die Gewalt wirklich als einziges Mittel übrig bleibt, um sich durchzusetzen oder an der Gesellschaft zu rächen. Hier könnte durch prophylaktische Maßnahmen bei den ersten Gefahrenzeichen in der Kindheit und durch entsprechende Psycho- oder Sozialtherapie viel geleistet werden. Die gegenwärtige Heimerziehung ist dazu selten geeignet. Mit schlechten Heimen züchtet man geradezu Verbrecher, wie ja auch die meisten Gefängnisse nicht zu einer Resozialisierung beitragen, sondern eher umgekehrte Ergebnisse erzielen. Hier sehen die Kritiker solcher Institutionen zweifellos die Lage richtig und man versteht, wenn sie in ihrer Kritik über das Vernünftige hinausschießen aus Verzweiflung darüber, daß die Reformen so langsam und ungenügend sind, wie es fast überall der Fall ist.

Ich sehe nur nicht recht, wie man zu Reformen kommen soll, wenn man mit übertriebenen Forderungen die Gesellschaft so verängstigt, daß sie sich erst recht gegen jede Änderung wehrt.

Der Mensch der Zukunft müßte ein Optimum an psychischer Gesundheit, Reife, Emanzipation, Identität und Integrität oder welches Synonym man immer verwenden will, erreichen, um den Aufgaben der Bewältigung des Fortschrittes gewachsen zu sein. Weder einseitige Hemmung seiner oft a- und antisozialen „bösen" Triebe noch einseitige Enthemmung und freie Entfaltung seiner „an sich guten" Potenzen ohne Einengung durch Frustrationen können dafür ein Patentrezept sein. Soziales Zusammenleben bedingt immer ein Kompromiß zwischen individuellen und Gruppeninteressen und auch im Individuum selbst muß das „Ich" als instrumentelles und integratives Organ der

Persönlichkeit ein Kompromiß zwischen Triebwünschen und Überichverboten herstellen. Allein die Tatsache, daß der Mensch — wie übrigens jedes soziale höhere Lebewesen — eine wertende Instanz vorprogrammiert hat, deren Inhalte nur je nach den internalisierten Werten der gegebenen Kultur wechselt, spricht dafür, daß immer irgendwelche Hemmungen im dynamischen (sozial)psychologischen Geschehen wirksam sind, selbst wenn wir vermeiden, darauf Einfluß zu nehmen, was übrigens wahrscheinlich gar nicht möglich ist. Die Identifizierungstendenz des Heranwachsenden wird automatisch dazu führen, daß er Werte im Sinne von Verhaltenskontrollen introjiziert. Die heutige Problematik scheint in erster Linie darin zu liegen, daß der Ambivalenzgrad dieser Wertwelt zu hoch ist, mit anderen Worten, daß eine Doppelmoral vorgegeben wird, deren Problematik der Jugend bewußter ist als den Erwachsenen.

Die Verzweiflung der Jugendrevolution, die mit ihrer selbstzerstörerischen Intensität sehr an ein Opfer denken läßt, hat nachdrücklich darauf aufmerksam gemacht, daß hier ein Wandel notwendig ist. Wie soll ein solcher Wandel allerdings aussehen? Allein mit den Begriffen Hemmung und Enthemmung wird man hier nicht auskommen. Es sei gestattet, über das gestellte Thema hinaus noch einige Bemerkungen zu machen. Die Entscheidung über die geistige Entwicklung in der Zukunft liegt nämlich wohl auf einem höheren Niveau. Sie dürfte zwischen Rationalität und Irrationalität liegen. Oder wenn man stellvertretend Autoren zitieren will, die weithin gelesen werden, zwischen Teilhard de Chardin [25] und Jaques Monod [26]. Die Grundfrage dabei ist die Struktur des Überich. Ist Transzendenz und Animismus ein immanentes menschliches Bedürfnis, oder wie Freud glaubte, eine Reaktionsbildung auf das Erlebnis der Schwäche und Hilflosigkeit des unvollkommenen Wesens Mensch [27]? Derzeit ist eine solche Frage unbeantwortbar. Hemmung und Enthemmung des Verhaltens stehen heute gleichermaßen und verwirrend nebeneinander unter dem Diktat von Religionen und Ideologien, pragmatischen, hedonistischen und utilitaristischen Prinzipien und eines rationalen Humanismus. Je nach diesem Hintergrund bedeutet beides sehr verschiedenes. Es ist ein entscheidender Unterschied, ob auf eine direkte Triebbefriedigung verzichtet (also Hemmung gesetzt) wird aus Angst vor einer Bestrafung im Jenseits oder aus Einsicht in die Notwendigkeiten der Rücksichtnahme sozialen Zusammenlebens. Die Irrationalität des ersten Motivs stellt, solange der Glaube unversehrt ist, eine viel wirkungsvollere Schranke dar, als es die Relativität des Realitätsprinzips im zweiten Fall ermöglichen kann. Ist dieser Glaube allerdings brüchig geworden, dann entwickelt sich ein pathogenes System aus Lüge und Betrug, das vor allem in der Sozialisationsaufgabe gegenüber einer heranwachsenden Generation versagen muß.

Die Wissenschaftsentwicklung hat nun die Irrationalität weitgehend geschwächt, ohne allerdings die soziale Konsequenz einer ethischen Erziehung in Rationalität in ausreichendem Maß gezogen zu haben.

Dieses Versagen ist vermutlich die Hauptursache des Chaos der Orientierungslosigkeit unserer Zeit, wo Hemmungen und Enthemmungen scheinbar völlig unvereinbar und planlos, sich oft widersprechend, eingesetzt werden, je nachdem welche Motive gerade überwiegen. Das Versagen der beiden großen Ideologie-systeme, Christentum und Marxismus, und das Fehlen eines rationalen Bildungssystems führen zu Pseudo-religionen und magisch-romantischen beziehungsweise pseudowissenschaftlichen Bewegungen, vom Jesuskult bis zur Scientology Hubbards [28]. Es ist nur zu hoffen, daß die irrationale Beherrschung des technischen Fortschrittes nicht zu einer Selbstzerstörung des Systems führt, bevor eine solche humane Rationalität sich organisieren konnte.

Im gegenwärtigen Augenblick läßt sich allerdings zwischen den Vertretern *aller* Richtungen ein Consensus, der aus empirischen Beobachtungen der Pädagogik und Tiefenpsychologie bestätigt ist, immerhin soweit herstellen, daß über alle Fragen der Verteilung und Dosierung von Hemmung und Enthemmung gemeinsame übergeordnete Werte stehen [29]. Dieselben sind überall soziale Gerechtigkeit, Güte, Liebe, Zuwendung, Akzeptierung, Respekt vor der Persönlichkeit und den Bedürfnissen des Anderen. Diese gemeinsame Ethik, dieser gemeinsame Wertbereich für alle verschiedenen Richtungen berechtigt vielleicht doch zu einiger Hoffnung [30].

[1] Meadows, D.: Die Grenzen des Wachstums, dva Stuttgart 1972. — [2] Marcuse, H.: Triebstruktur und Gesellschaft, Suhrkamp, Frankfurt 1970. — Popper, K.: Logik der Forschung, Mohn, Tübingen 1964. — [3] Neill, A.: Theorie und Praxis der antiautoritären Erziehung, rororo, Reinbek 1969. — Summerhill pro und contra, rororo, Reinbek/Hamburg 1971. — [4] Richter, H. E.: Die Gruppe, Rowohlt Verlag Hamburg 1972. — [5] Russel, B.: The analysis of the mind, Allen & Unwin, London 13. Auflage 1968. — [6] Szeszny, G.: Club Voltaire I—III, Szeszny Verlag München, 1963, 1965, 1967. — IV Rowohlt Verlag, Hamburg 1970. — [7] Reich, W.: Der triebhafte Charakter, Internat. Psychoanalyt. Verlag Wien 1925. — [8] Mitscherlich, A.: Krankheit als Konflikt I, II, Suhrkamp Verlag, Frankfurt 1966, 1967. — [9] Richter, H. E.: Eltern, Kind und Neurose, Klett, Stuttgart, 2. Auflage 1967. — Patient Familie, Rowohlt Hamburg (rororo), 1972. — [10] Brocher, T.: Psychosexuelle Grundlagen der Entwicklung, Leske, Opladen 1971. — [11] Fürstenau, P.: Probleme vergleichender Psychotherapieforschung, Psyche, 26. Jg. Heft 6 (1972). — [12] Balint, M.: Der Arzt, der Patient und seine Krankheit, Klett Stuttgart 1957. — [13] Keupp, H. (Hrsgb.): Der Krankheitsmythos in der Psychopathologie, Urban & Schwarzenberg, München 1972. — [14] Laing, R.: Phänomenologie der Erfahrung, Suhrkamp Verlag, Frankfurt 1969. — [15] Cooper, D.: Psychiatrie und Antipsychiatrie, Suhrkamp Verlag, Frankfurt 1967. — Der Tod der Familie, Rowohlt Hamburg 1972. — [16] Szasz, T.: The manufacture of madness, Harper, New York, 1970. — The myth of mental illness, Harper, New York, 1961. — [17] Basaglia, F. (Hrsgb.): Die negierte Institution, Suhrkamp, Frankfurt 1971. — [18] Strotzka, H.: Die Soziogenese psychischer Erkrankungen, in: Der psychisch Kranke und die Gesellschaft, H. Lauter, J E. Mayer (Hrsgb.) Thieme, Stuttgart 1971. — [19] Bash, K. W.: Untersuchungen über d. Epidemiologie neuropsych. Erkrankungen im Iran in N. Petrilowitsch: Aktuelle Fragen der Psychiatrie u. Neurologie, 5 162—178, Basel (Karger) (1967). — [20] Stromgren, E.: Contributions to psychiatric epidemiology and genetics, Acta Jutlandica, Med. ser. 16 (1968). — [21] Shepherd, M., u. Mitarb.: Psychiatry in general practice, Oxford University Press 1966. — [22] Macek, O., Autun, M.: Epidemiologische Erfahrungen über Neurosen bei Arbeitern in neuindustrialisierten Gebieten Bosniens, Int. Congr. on occ. Health, Wien 1966, Verlag d. Wr. Med. Akademie. — [23] Strotzka, H., u. Mitarb.: Kleinburg, eine sozialpsychiatrische Feldstudie Österreichischer Bundesverlag, Wien 1969. — [24] Dohrenwend, B. u. B.: Social status and psychological disorder, Wiley, N.Y. 1968. — [25] Teilhard de Chardin, P.: Der Mensch im Kosmos, Beck, München 1959. — [26] Monod, J.: Zufall und Notwendigkeit, Piper, München 1971. — [27] Freud, S.: Die Zukunft einer Illusion, in: Gesammelte Werke, 14. Band, S. Fischer Verlag, 4. Auflage, Frankfurt 1968. — [28] Foster, J. G.: Enquiriy into the practice and effects of scientology, London HMO, 1971. — [29] Lepenies, W.: Schwierigkeiten eines anthropologischen Begriffs der Ethik "Concilium", 318—327, 1972. — [30] Wickler, W.: Die Biologie der zehn Gebote, Piper München 1971.

Naturgesetze und gesellschaftliche Normen

H. Mohr

Biologisches Institut II der Universität Freiburg

Vorbemerkung zum Vortrag

Der abschließende Vortrag der 150-Jahrfeier der Gesellschaft deutscher Naturforscher und Ärzte sollte kein wissenschaftlicher Vortrag sein, sondern ein Vortrag *über* Wissenschaft und ihre Bedeutung für die menschliche Kultur. Ich behandle demgemäß mein Thema nicht als Vertreter einer bestimmten Disziplin und ich kann nicht damit rechnen, daß hinter allem, was ich zu sagen habe, der Konsensus meiner Fachkollegen steht. Außerdem werden manche mir einen Vorwurf daraus machen, daß ich die Grenzen, die dem Naturwissenschaftler als Fachmann gesetzt sind, überschreite. Ich anerkenne das Diktum, daß man als Wissenschaftler über Wissenschaft nur dilettantisch reden könne. Trotzdem will ich den Versuch wagen. Das mir aufgetragene Thema „Wissenschaftliche und normative Gesetze" betrifft einen Teilbereich der Wechselwirkung zwischen wissenschaftlicher Wahrheit und menschlicher Kultur. Ich möchte deshalb — um der Verständigung willen — an den Anfang meines Vortrags das Modell einer Kultur stellen und das Modell für Wissenschaft damit vergleichen, wobei die normativen Aspekte in den Vordergrund gerückt werden.

Das Kulturmodell

Wir können davon ausgehen (Fig. 1), daß allen Populationen des Menschen die Begabung für Kultur, die Kulturfähigkeit, zukommt. *Wie* sich innerhalb der Reaktionsbreite für Kulturfähigkeit die jeweilige Kultur ausprägt, hängt in erster Linie von den herrschenden Ideen, den Grundanschauungen, einer menschlichen Population ab. Während sich die Reaktionsbreite des Homo sapiens für Kulturfähigkeit seit dem Neolithikum nicht wesentlich geändert haben dürfte, haben sich die Kulturmanifestationen, die kulturellen Phänotypen, gewaltig geändert. Daraus folgt, daß die „kulturelle Evolution" seit dem Neolithikum als eine modifikatorische Evolution aufzufassen ist, die sich innerhalb einer genetisch fixierten Reaktionsbreite für Kulturfähigkeit abgespielt hat. Der jeweilige kulturelle Phänotyp einer menschlichen Population ist also nicht genetisch stabilisiert, sondern beruht letztlich auf der Wirksamkeit von Ideen. Ein kultureller Phänotyp ist deshalb im Rahmen der Reaktionsbreite labil und jederzeit reversibel, sobald die Leitideen ihre prägende Kraft verlieren. Der rasche Aufstieg und der häufig noch schnellere Zerfall menschlicher Kulturen sind nicht in erster Linie auf populationsgenetische oder Umweltvorgänge zurückzuführen; die maßgebenden Faktoren waren und sind Ideen.

Unter dem Druck der Realität verwandelt sich das jeweilige Gerüstwerk der Leitideen in eine mehr oder minder große Zahl von Ideologien (Fig. 2). Mit dem

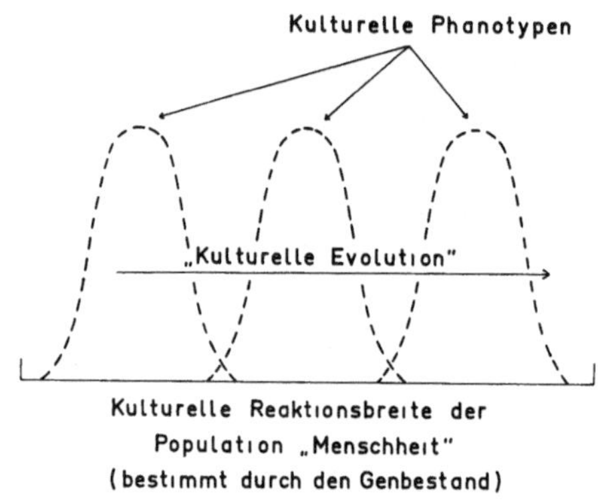

Fig. 1. Diese Figur soll veranschaulichen, daß die kulturelle Evolution als eine „modifikatorische Evolution" aufgefaßt werden muß. Der jeweilige kulturelle Zustand einer Population, der kulturelle Phänotyp, wird in erster Linie durch „Erziehung" eingestellt. (Nach [1])

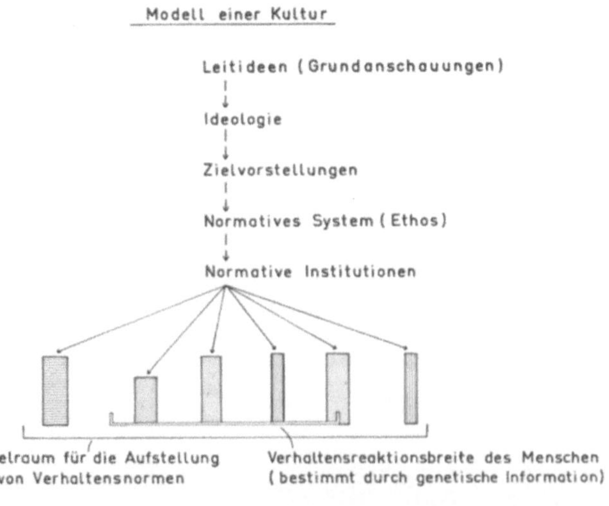

Fig. 2. Dieses ad hoc-Model einer Kultur soll die im Text behandelten Zusammenhänge veranschaulichen. Die normativen Aspekte stehen im Vordergrund

Begriff „Ideologie"[1] bezeichne ich jeden sozialpolitisch relevanten Komplex von Auffassungen, der einer größeren Zahl von Personen in einer Population gemeinsam ist. Eine Ideologie ist ein meist stark emotional gefärbter Begriffs- und Aussagenkomplex, der mit der Absicht entwickelt wird, den Ideen eines bestimmten Kollektivs Ausdruck zu geben und sie womöglich zu legitimieren. Solange in einer menschlichen Population Gedankenfreiheit herrscht, bildet sich eine Vielzahl von Ideologien aus, die miteinander konkurrieren.

Man darf von einer Ideologie nicht erwarten, daß sie ein logisch durchgearbeitetes und damit von Widersprüchen gereinigtes System von Aussagen darstellt. Außerdem enthält jede Ideologie eine Fülle von Behauptungen, die weder bewiesen sind noch bewiesen werden sollen. Die Zustimmung zu einer Ideologie verlangt deshalb Glauben; und nicht selten hat das Aussagensystem einer Ideologie den Charakter einer Religion. Ideologien sind, zumindest im Nachhinein, die Grundlage für die Formulierung von Zielvorstellungen, sei es für die individuelle, sei es für die kollektive Existenz. Im Hinblick auf die Begründung und vor allem im Hinblick auf die Erreichung gesetzter Zielvorstellungen, müssen die Sätze einer Ideologie eine konkrete, für die reale Existenz geeignete und damit pragmatische Ausformulierung erfahren. Es müssen verbindliche „normative Sätze", die Gebots- oder Verbotscharakter aufweisen, gebildet werden. Die Gesamtheit dieser normativen Sätze („Gesetze") nennen wir das Normative System, oder das jeweilige Ethos. In der Praxis der menschlichen Kultur manifestieren sich die normativen Sätze als „Institutionen"; dies sind Ordnungssysteme für menschliches Verhalten in wirtschaftlicher, politischer, sozialer oder sittlicher Hinsicht. Die Institutionen einer Kultur sind es, die unser konkretes, tatsächliches Verhalten entscheidend stabilisieren, an denen wir hängen (auch wenn wir dies nicht wahrhaben wollen), an denen wir Anstoß nehmen oder die wir preisen. Diese Institutionen, in denen sich das Normative System manifestiert, wollen wir vom Standpunkt der biologischen Wissenschaften aus einer kritischen Analyse unterziehen.

Bevor wir zu diesem Kapitel übergehen, will ich die formale Charakterisierung der Institutionen einer Kultur mit einigen Strichen abschließen.

1. Alle Institutionen sind labil. Damit meine ich, daß ihre Lebensdauer nicht notwendigerweise unbegrenzt ist. Zwar können Institutionen den Zerfall der Ideen und selbst den Zerfall des Normativen Systems lange überdauern. Schließlich aber stirbt jede Institution ab, wenn die ihr letztlich zugrunde liegenden Ideen ihre Wirksamkeit in der Population verloren haben.

2. Die in einer pluralistischen Kultur jeweils wirksamen Institutionen leiten sich von verschiedenen Ideologien und damit von verschiedenen Normativen Systemen ab. Das Institutionengefüge einer polymorphen Gesellschaft hat deshalb in der Regel eine Kompromißstruktur, die vielleicht dem ideologischen Puristen mißfällt, die aber andererseits ein Zeichen ist für Pluralismus, und damit für Toleranz und Freiheit, also für zwei der großen Leitideen einer humanen

Kultur. Die Inkonsequenz im Institutionengefüge, Angriffspunkt der ideologischen Eiferer, ist nicht ein Zeichen für den Zerfall einer Kultur, sondern ein Zeichen für ihre Humanität. Die Verabsolutierung einer bestimmten Ideologie führt notwendigerweise zum totalitären Staat, dessen inhumane Attribute: Unfreiheit, Intoleranz, Unterdrückung, geistiger Terror und physische Vernichtung, zumindest einige von uns aus eigener Anschauung kennen.

Solange wir geistige Freiheit, persönliche Würde und Toleranz als Leitideen tolerieren, tolerieren wir multiple Ideologien und damit multiple Normensysteme. Es ist deshalb zu erwarten, daß eine logische Analyse des de facto wirksamen Normensystems einer humanen Kultur prinzipielle Inkonsequenzen aufdeckt. Solange wir dem einzelnen Menschen die Übernahme bestimmter Grundideen nicht zwingend vorschreiben, wird es keine logisch verbindliche normative Ethik geben.

Das eigentliche Problem, um das es in diesem Aufsatz geht, ist auf dem unteren Teil des Modells dargestellt (Fig. 2). Wir fragen erstens: fallen die herrschenden normativen Gesetze, bzw. ihre jeweiligen Manifestationen, die Institutionen, in die genetisch fixierte Verhaltensreaktionsbreite des Menschen? Tun sie es nicht (so lautet meine These), so wird der Mensch überfordert. Da der Mensch in der Regel eine langfristige Überforderung seiner Verhaltensreaktionsbreite nicht hinnimmt, gefährdet die Etablierung von Institutionen außerhalb der Verhaltensreaktionsbreite den Bestand einer Kultur. Wir fragen zweitens: sind die normativen Gesetze mit den Naturgesetzen verträglich oder verstoßen die normativen Gesetze, bzw. die Institutionen, gegen Naturgesetze? Ist das letztere der Fall (so lautet meine These), so wird die betreffende Kultur über kurz oder lang zugrunde gehen.

Das Modell für Wissenschaft

Wissenschaft, wie wir sie heute verstehen, ist ein Phänomen hochentwickelter Kultur. Sie setzt das höchste Gut einer pluralistischen Kultur, die intellektuelle Freiheit, unabdingbar voraus. Wird zugunsten einer bestimmten politischen Ideologie die freie Vernunft liquidiert, so stirbt die Wissenschaft ab. Dies ist das Dilemma für alle jene Populationen, in denen eine allmächtige Staatsideologie die Freiheit des Denkens eingeengt oder beseitigt hat. Da wissenschaftliche Erkenntnis als Grundlage für Technik unentbehrlich ist, läßt man die Wissenschaft in einer Art „Naturschutzpark" existieren. Innerhalb des Zauns herrscht „Gedankenfreiheit".

Die Struktur einer Kultur erkennen wir in dem Modell wieder, welches die Struktur von Wissenschaft veranschaulichen soll (Fig. 3). Die Leitidee für Wissenschaft ist „Wahrheit". Mit diesem Begriff aus dem Bereich der Metasprache meine ich nicht mehr und nicht weniger als „zuverlässiges Wissen". Hinter dem Phänomen Wissenschaft steckt der mächtige Wunsch des Menschen nach zuverlässigem Wissen, nach Wahrheit, oder — noch anders gewendet — nach objektiver Erkenntnis. Warum — so fragen wir — ist das Interesse des Menschen an objektiver Erkenntnis so mächtig, daß dieses Interesse eines der großartigen Phänomene hochentwickelter Kultur, eben die Wissenschaft, hervorgebracht hat?

---

1 Es sei ausdrücklich betont, daß in diesem Aufsatz ausschließlich der *allgemeine* Ideologiebegriff der Wissenssoziologie (Karl Mannheim) verwendet wird.

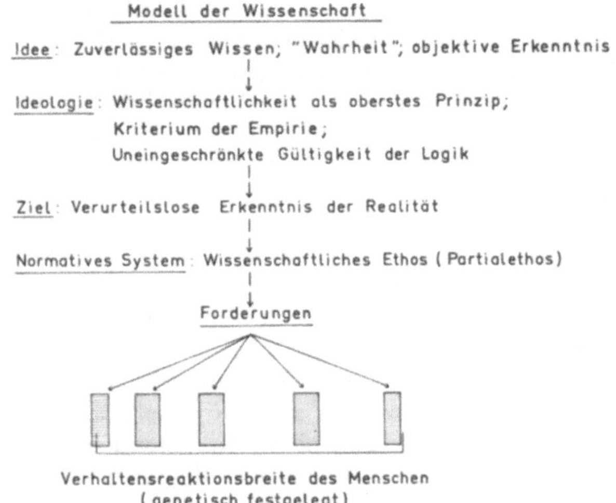

Fig. 3. Dieses ad hoc-Modell fur Wissenschaft soll die im Text behandelten Zusammenhange veranschaulichen. Die normatıven Aspekte stehen im Vordergrund

Erkenntnis bedeutet Befreiung; Befreiung des Menschen von der Angst, einem unbegreiflichen Weltgeschehen ausgeliefert zu sein. Erkenntnis bedeutet Befreiung von Vorurteil und kollektivem Wahn. Erkenntnis bedeutet aber auch: Emanzipation des Menschen von hermeneutischer Subjektivität und metaphysischer oder animistischer Doktrin[2].

Die Leitideen für Wissenschaft haben sich zu einer Ideologie konkretisiert, die für die soziologische Gruppe der Wissenschaftler allenthalben maßgebend ist, solange das Ziel, die vorurteilslose Erkenntnis der Realität, maßgebend bleibt. Wissenschaftliche Erkenntnis findet ihren Niederschlag in Form von Sätzen — seien es „singuläre Sätze" (Tatsachen), oder „generelle Sätze" (Gesetze). Was die Wissenschaft vor allen anderen Bemühungen des menschlichen Geistes auszeichnet, ist der Umstand, daß die Ideologie der Wissenschaft rigoros fordert, daß ein jeder Satz logisch richtig und mit der Realität verträglich ist. Das letztere Postulat nennen wir das „Kriterium der Empirie".

Das normative System der Wissenschaft, das wissenschaftliche Ethos, ist ein Partialethos. Mit diesem Begriff soll zum Ausdruck gebracht werden, daß dieses Ethos nur im Hinblick auf ein bestimmtes Ziel verbindliche Normen liefert. Dies gilt, wie in dem Kulturmodell angedeutet ist, im Grunde auch für jede andere Ideologie. In der Regel jedoch neigen die politischen Ideologien dazu, ihr jeweiliges Partialethos zu einem Universalethos avancieren zu lassen. Dies ist natürlich konsequent, wenn ich die Absicht habe, der mir liebgewordenen Ideologie auf Kosten anderer Ideologien Allgemeinverbindlichkeit zu verschaffen. Der usurpierende Charakter politischer Ideologie ist jedem geläufig; deshalb ist es notwendig, zu betonen, daß die Wissenschaftsideologie diesen Charakterzug nicht hat:

---

2 Die These vom Primat der Erkenntnis ist im Bereich der Naturwissenschaften durch die neomarxistische Kritik (z.B. J. Habermas, Erkenntnis und Interesse, Suhrkamp, Frankfurt 1968) kaum berührt, geschweige denn erschüttert worden. Innerhalb der Soziologie dürfte der „Positivismusstreit" hingegen noch unentschieden sein (vgl. Th. W. Adorno, u.a., Der Positivismusstreit in der deutschen Soziologie, Luchterhand, Neuwied 1969).

das wissenschaftliche Ethos bleibt ausdrücklich und absichtlich ein Partialethos, das lediglich im Hinblick auf ein bestimmtes Ziel („vorurteilslose Erkenntnis der Realität") rigorose Verhaltensnormen setzt. Das wissenschaftliche Ethos schließt z.B. folgende Forderungen ein:
Objektivität, Freiheit des Denkens, Verzicht auf Dogmatismus, absolute intellektuelle Ehrlichkeit, Klarheit der Ausdrucksweise, Verifizierbarkeit. Dies letztere bedeutet: Eine Aussage, ein „Satz", ist nur dann erlaubt, wenn diese Aussage im Prinzip von jedem, der die geistigen und technischen Voraussetzungen dafür hat, auf seine logische und inhaltliche Richtigkeit hin kontrolliert werden kann.

Die eben skizzierten Verhaltensvorschriften werden meist straff gehandhabt. Wer an Stelle objektiver Daten falsche Daten mitteilt, wer Theorien aufstellt, die nicht kontrollierbar sind, verliert seine Glaubwürdigkeit und scheidet mehr oder minder schnell aus dem Kreis der Wissenschaft aus. Ein Verstoß gegen das Prinzip der intellektuellen Redlichkeit wird dabei erfahrungsgemäß am schärfsten geahndet.

Das wissenschaftliche Ethos sichert die Zuverlässigkeit der wissenschaftlichen Theorien. Auf diesen sittlichen Codex ist es also letztlich zurückzuführen, daß die Wissenschaft objektive Erkenntnis, „zuverlässiges Wissen" und nicht etwa Meinungen, Glaubenssätze oder Wunschgebilde hervorbringt.

Der Wissenschaftler als Person lebt in einer pluralistischen Welt. Das Ethos der Wissenschaft, das seiner wissenschaftlichen Arbeit explicit oder implicit zugrunde liegt, ist in aller Regel nicht identisch mit den Maximen seiner privaten oder politischen Existenz, es ist häufig auch nicht maßgebend für die zwischenmenschlichen Beziehungen der Wissenschaftler untereinander. Auf jeden Fall arrangiert sich der Wissenschaftler ohne wesentliche Schwierigkeiten mit dem modus procedendi einer pluralistischen Gesellschaft, obgleich die Mehrzahl der Menschen das Ethos der Wissenschaft weder verstehen noch befolgen wollen. Der oft gerügte Widerspruch im Verhalten des Wissenschaftlers ist nur scheinbar. Ich möchte ihn nochmals ausdrücklich auflösen: Das wissenschaftliche Ethos ist ein „Partialethos", das im Hinblick auf ein bestimmtes Ziel sittliche Normen, d.h. verbindliche Verhaltensnormen, setzt. Das Ziel ist die „vorurteilslose Erkenntnis der Realität", die Gewinnung „wissenschaftlicher Wahrheit". Nur solange die Bemühungen eines Menschen auf dieses Ziel gerichtet sind, unterwirft er sich diesem Ethos. Er ist damit offensichtlich nicht überfordert, obgleich Forderungen wie Objektivität, Sachlichkeit und Fairness erfahrungsgemäß an die Grenzen der Verhaltensreaktionsbreite des Menschen rühren.

Naturgesetze, gegen die der Mensch verstoßen kann

Ein Physiker dürfte in der Regel irritiert sein, wenn jemand behauptet, der Mensch könne gegen Naturgesetze verstoßen. Der Physiker hat Recht: gegen physikalische Gesetze kann niemand verstoßen. — Bei jenem eigenartigen Typus von Gesetzen, gegen die (wie man sagt) der Mensch verstoßen *kann*, handelt es sich in der Tat um *biologische* Gesetze, und zwar in der Regel um Populationsgesetze, oder, wenn wir die nichtlebendige Umweltmatrix einbeziehen, um ökologische Gesetze. Darüber hinaus, darauf kommen wir im nächsten Abschnitt, kann der Mensch auch gegen die Gesetze des Verhaltens verstoßen.

Wir erinnern uns, daß der Mensch im Laufe der genetischen Evolution entstanden ist und daß die einzelnen Menschengruppen Populationen darstellen, die eingefügt sind in das ungeheuer komplexe Miteinander und Gegeneinander der pflanzlichen, tierischen und menschlichen Populationen auf dieser Erde. Die Beziehungen innerhalb und zwischen den Populationen sind nicht chaotisch; sie können vielmehr durch gewisse Gesetze beschrieben werden. Mit diesen Gesetzen meint man die Beschreibung der mehr oder minder stationären Zustände der Populationen und ihrer Umweltmatrix, welche sich beim Ablauf der natürlichen Evolution ohne die bewußt regulierende Mitwirkung des Menschen eingestellt haben. Diese stationären Zustände, die Resultate der genetischen Evolution, kann man als die „natürlichen Zustände" bezeichnen. Und man meint eine für die menschliche Existenz *gefährliche Erschütterung* dieser natürlichen Zustände, wenn man von einem Verstoß des Menschen gegen die Gesetze der Natur spricht. Man meint also nichts anderes mit einer solchen Aussage, als daß der Mensch in der Lage ist, die „natürlichen Zustände" — im Sinn der eben gemachten Definition — zu stören oder zu zerstören, und daß ihm daraus für seine eigene Existenz *Nachteile* erwachsen können.

Am Beispiel der Populationsdynamik des Menschen kann man sich einen gefährlichen Verstoß des Menschen gegen diese Gesetze der Natur besonders anschaulich machen. Eines der bedrückendsten Phänomene in der heutigen Welt ist die Bevölkerungsexplosion. Sie ist darauf zurückzuführen (Fig. 4), daß unter dem Einfluß der erfolgreichen biologischen Technik die Sterberate dramatisch abgesunken ist, während die Geburtenrate in weiten Bereichen der Welt diesem Trend bislang nur zögernd oder überhaupt nicht gefolgt ist. Viele Populationen sind in der Phase II des Bevölkerungszyklus hängengeblieben. Die Prognose lautet, daß die derzeitige Kultur des Homo sapiens im höchsten Maße gefährdet ist, wenn es in absehbarer Zeit nicht weltweit gelingt, durch bewußte Maßnahmen die Geburtenrate der Sterberate anzupassen, also

die Phase IV dieses Modells zu erreichen. Die Bevölkerungsexplosion ist die bislang schwerwiegendste Regreßerscheinung der wissenschaftlich-technischen Kultur. Man kann zeigen [3], daß eine rein technische Lösung dieser Regreßerscheinung nicht möglich ist, sondern daß darüber hinaus eine Änderung im normativen System unserer Kultur erforderlich ist. Die Richtung dieser Änderung sei wenigstens in einem Satz angedeutet: die traditionelle Kopplung von Sexualität und Reproduktion muß allenthalben aufgehoben werden; die ungeplante Entstehung von Nachkommen muß weltweit als „Sünde" klassifiziert werden.

Zwischenbilanz in Thesenform (vgl. Fig. 2)

1. These: Die menschliche Kultur ist gekennzeichnet durch Verhaltensnormen. Sie manifestieren sich in normativen Institutionen.

2. These: Die genetische Verhaltensreaktionsbreite des Menschen ist begrenzter als der Spielraum, der dem menschlichen Geist für die Aufstellung von Verhaltensnormen zur Verfügung steht. Dies bedeutet: Der Mensch kann Verhaltensnormen erfinden oder aus seiner jeweiligen Ideologie deduzieren, die außerhalb der Verhaltensreaktionsbreite der Menschen liegen und deshalb das Verhaltenspotential des Menschen überfordern.

3. These: In einer humanen Gesellschaft muß die Wirkung der wissenschaftlichen Wahrheit auf das Normative System dazu führen, daß die für unser Verhalten maßgebenden Institutionen *innerhalb* der genetisch determinierten Verhaltensreaktionsbreite des Menschen liegen und Verstöße gegen die Gesetze der Natur minimiert werden.

Insofern bildet die wissenschaftliche Wahrheit ein Korrektiv gegenüber der potentiellen Inhumanität politischer Ideologie. Diese Inhumanität ist dann real gegeben, wenn eine politische Ideologie verhaltenswirksame Institutionen etabliert, und deren Befolgung erzwingt, die (nach dem Urteil der Wissenschaft) gegen Naturgesetze verstoßen (oder außerhalb der Verhaltensreaktionsbreite des Menschen liegen).

Ein prinzipieller Einwand gegen die 3. These

Der Einwand lautet: Die Ideologien und ihre normativen Systeme haben seit jeher den Menschen normativ überfordert, und der Homo sapiens hat dies ausgehalten. — Dieser Einwand ist offensichtlich richtig. Trotzdem ist der Einwand zurückzuweisen. Aus folgendem Grund: Der langfristigen normativen Überforderung pflegt der Mensch auf zwei Wegen zu begegnen: Er flüchtet als Individuum oder als Kollektiv in die Verzweiflung oder in die Korruption. Mit dem letzteren Verhalten, das glücklicherweise bevorzugt wird, meine ich den Vorgang, daß der Mensch die gesetzten Normen und Institutionen zwar nach außen anerkennt, in Wirklichkeit aber Mittel und Wege findet, um die Normen zu umgehen und in die ihm gemäße Verhaltensreaktionsbreite zurückzukehren. Diese naturnotwendige, sozusagen „legitime" Korruption, die List der Praktischen Vernunft, ist wohl stets eine Begleiterscheinung der kulturellen Evolution gewesen,

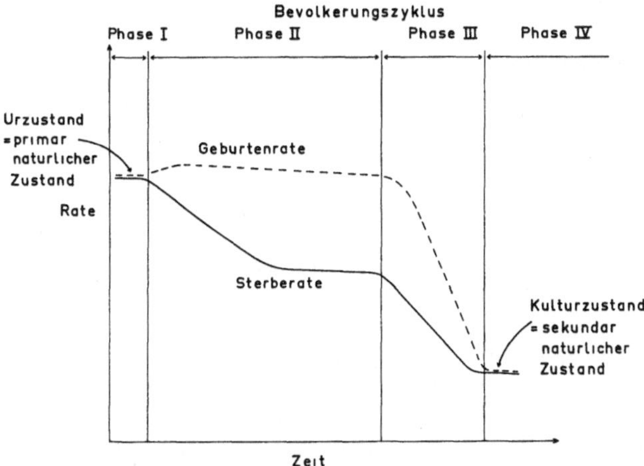

Fig. 4. Das Modell eines Bevolkerungszyklus. Es illustriert im Prinzip den Übergang vom Urzustand einer menschlichen Population mit hoher Geburtenrate und (im langfristigen Mittel) ähnlich hoher Sterberate zum Kulturzustand mit niedriger Geburten- und Sterberate. Dem Modell liegen die Daten des Bevolkerungszyklus zugrunde, der sich in England, einschließlich Wales, von etwa 1700 bis zum Beginn des Zweiten Weltkriegs abgespielt hat. (In Anlehnung an [2])

und es stellt sich die Frage, weshalb man die system-immanente Korruption nicht beibehalten sollte. Meines Erachtens sprechen zwei Gründe dagegen:

1. Die Menschen werden sich entschließen müssen, ihre Zukunft konsequenter als bisher und mit Hilfe wissenschaftlicher Verfahren, z.B. unter Einbeziehung der Systemanalyse und des rationalen Dialogs, zu planen. In diese Planung (und damit in das Modell jedweder Zwecktätigkeit) gehen notwendigerweise normative Elemente, verhaltenswirksame Institutionen, explicit ein. Der Planer muß damit rechnen können, daß normative Vorschriften mit einem bestimmten Toleranzbereich befolgt werden. Ein weiter Korruptionsspielraum würde eine konsequente Planung illusorisch machen. Da man erfahrungsgemäß nicht einmal mit rüder Gewalt langfristig und de facto die Achtung vor Institutionen außerhalb der Reaktionsbreite aufrecht erhalten kann, bleibt keine andere Wahl als die verhaltenswirksamen Institutionen *innerhalb* der Verhaltensreaktionsbreite des Menschen anzusiedeln.

2. Unser Gefühl für Humanität, die Achtung vor dem Menschen als Individuum und Persönlichkeit, gebietet uns, die permanente Überforderung des Menschen durch normative Institutionen abzubauen. Eine derartige Überforderung mag taktisch richtig sein, wenn ich die Absicht habe, durch die Auslösung von Schuldkomplexen den Menschen für eine bestimmte ideologische Struktur gefügig zu machen. Viele von uns sind der Auffassung, daß eine derartige Manipulation weder mit der Würde des Menschen noch mit den Leitideen unserer Kultur verträglich ist.

Die humane Zielsetzung, die normativen Gesetze und Institutionen der Verhaltensreaktionsbreite des Menschen anzupassen, setzt voraus, daß wir diese Verhaltensreaktionsbreite zumindest im Prinzip kennen. Entgegen manchen Erwartungen ist dies ein ganz schwacher Punkt.

Ich glaube, daß nur wenige Vorhaben auf dieser Welt so dringend sind, wie die wissenschaftliche Erforschung der Reaktionsbreite des menschlichen Verhaltens. Benötigt wird zuverlässige Information über diesen Sachverhalt. Subjektive Vorurteile und ideologische Lehrmeinungen sind völlig uninteressant. Es ist, nach meinem Dafürhalten, das größte Versäumnis unserer Zeit, daß es uns bisher nicht gelungen ist, der Wissenschaft vom Menschen konsequent den Status, die Zuverlässigkeit und die Verbindlichkeit einer Naturwissenschaft zu geben.

Ich möchte jetzt, in der zweiten Hälfte meines Referats, versuchen, an einigen Beispielen die allgemeinen Darlegungen zu exemplifizieren.

Das Postulat der Gleichheit

Wir wählen zunächst ein Beispiel für die Kritik ideologischer Postulate durch die Wissenschaft. Ich greife aus dem revolutionären Dreiklang: Freiheit, Gleichheit, Brüderlichkeit das Postulat der Gleichheit heraus.

Die Frage, ob der normative Begriff Gleichheit im Sinn der egalitären These vom Wissenschaftler akzeptiert werden kann, läßt sich eindeutig beantworten: Die egalitäre These ist mit der Natur des Menschen völlig unverträglich. Die Menschen sind, abgesehen von identischen Zwillingen, genetisch ungleich. Dies ist eine wissenschaftliche Tatsache. Die Gesellschaft kann ihren Gliedern Gleichheit vor dem Gesetz garantieren, sie kann die Menschen aber genetisch nicht gleichmachen. Gleichheit ist eines jener soziologischen (oder juridischen) Postulate, denen kein biologisches Korrelat zugrunde liegt. Das Postulat der Gleichheit kann deshalb in der Praxis nur bedeuten: Gleichheit der Chancen. Diese Chancengleichheit allerdings ist nicht nur ein modisches Postulat. Sie ist vielmehr die Voraussetzung für eine optimale Entfaltung (Phänotypisierung) des genetischen Potentials einer menschlichen Population.

Man kann voraussagen, welche Folgen zu erwarten sind, wenn in einer offenen Gesellschaft das Postulat der Chancengleichheit mit dem Postulat einer optimalen Entfaltung menschlicher Anlagen kombiniert und in einem leistungsfähigen Bildungssystem in die Tat umgesetzt wird. Im Gegensatz zu den Erwartungen naiver Sozialtheoretiker führt Chancengleichheit unter günstigen Umweltbedingungen stets zu einer verstärkten Genotyp-Phänotyp-Korrelation. Dies bedeutet für die menschlichen Populationen: Je besser in einem leistungsfähigen, von ideologischen Repressionen freien Bildungssystem die Chancengleichheit gewährleistet ist, um so größer wird die phänotypische Variabilität der Menschen und um so ausgeprägter wird die Spannweite der sozialen Hierarchie sein. Wer im Ernst die volle Chancengleichheit freier Menschen in einer offenen Gesellschaft will, muß zwangsläufig, d.h. aufgrund wissenschaftlicher Gesetze, eine weit gespannte soziale Hierarchie in Kauf nehmen, die sich auf die hohe genetische Variabilität innerhalb der menschlichen Populationen gründet.

Dem entspricht die Erkenntnis des liberalen Wirtschaftstheoretikers [4]: equality of economic opportunity does not promote equality of incomes but wide differences.

Das Resumé: Egalisierung im Sinn von Nivellierung ist, nach dem Urteil der Wissenschaft, mit der Natur des Menschen ebensowenig verträglich wie mit den Leitideen einer humanen Kultur. Da die Menschen genetisch ungleich sind, und Chancengleichheit die Manifestierung dieser Ungleichheit fördert, könnte Egalisierung nur bedeuten, daß durch ungleiche Behandlung alle auf dasselbe niedrige Niveau eingestellt werden.

Utopiekritik

Die Bewältigung des Fortschritts, der Marsch des Menschen in die Zukunft, erfordert konkrete Zielmodelle.

Das Kulturmodell geht davon aus (vgl. Fig. 2), daß die Normen aus Zielvorstellungen entwickelt werden. Daraus folgt: Wenn die normativen Ansprüche und verhaltenswirksamen Institutionen, die aus einer Zielsetzung resultieren, außerhalb der Verhaltensreaktionsbreite des Menschen liegen, muß die Zielsetzung aufgegeben werden, da sie den Menschen normativ überfordern würde. Die Zielsetzung einer Ideologie kann und muß deshalb von der Wissenschaft kritisiert werden. Bezüglich der möglichen Zielsetzungen und Aktionsprogramme besteht keine Beliebigkeit. Die Vielfalt der Zielsetzungen wird vielmehr durch den bereits erreichten Zustand einer Kultur, durch die Existenz ökologischer Gesetze und durch die genetisch festgelegte Verhaltensreaktionsbreite des Homo sapiens rigoros beschnitten.

Man kann die Kritik politischer Zielmodelle durch die Wissenschaft als „Utopiekritik" bezeichnen. Der Inhalt der Utopiekritik wäre die wissenschaftliche Analyse des Zielmodells, der Utopie, mit der Absicht, die Verträglichkeit oder Unverträglichkeit der Utopie mit den bereits invariablen Parametern, mit den ökologischen Gesetzen und mit der Verhaltensreaktionsbreite des Menschen festzustellen. Die Utopiekritik dürfte derzeit die vornehmste Aufgabe der Wissenschaft gegenüber der Gesellschaft sein. Gesellschaftlich relevante Zielmodelle und daraus folgende Aktionsprogramme dürfen nicht auf einer illusionären Anthropologie aufbauen, die in wesentlichen Punkten der Information der Wissenschaft widerspricht. In die Tat umgesetzte Aktionsprogramme, die sich auf ein falsches Menschenbild stützen, müssen scheitern, und zwar scheitern in Blut und Terror.

Als ein erstes konkretes Beispiel für Utopiekritik durch Wissenschaft wählen wir ein Beispiel aus unserer jüngsten Vergangenheit.

Manche Anhänger der „illusionistischen Anthropologie" glaubten im Zusammenhang mit dem „Befriedeten Dasein" [5] an Rätekonzeptionen und an die Möglichkeit der konsequenten Anarchie. Dieser Glaube äußerte sich in einer euphorischen Hingabe an dieses gesellschaftliche Modell. Als man hingegen mit wissenschaftlichen Methoden die historische und aktuelle Wirksamkeit der Rätekonstruktionen überprüfte, gelangte man zu einem ernüchternden Resultat. Ich zitiere Gerhard A. Ritter [6]:

„Als Institution einer neuen, die Selbstregierung der Massen verwirklichenden direkten Demokratie sind sie . . . gescheitert. Dieses Versagen ist nicht einer Verkettung unglücklicher historischer Umstände zuzuschreiben, sondern liegt in der prinzipiellen Unfähigkeit der Räte, leistungsfähige Organisationsformen herauszubilden."

Man fragt sich nach diesem Resumé eines Historikers, ob das Räteprinzip der Natur des Menschen, wissenschaftlich gesprochen, seiner genetisch fixierten Verhaltensreaktionsbreite überhaupt angemessen ist. Der Verhaltensphysiologe, dem die Antwort auf diese Frage obliegt, äußert sich hierzu unmißverständlich. Ich zitiere, stellvertretend für alle, die ich kenne, Desmond Morris [7]: „Tiere kämpfen miteinander aus ein oder zwei guten Gründen: Entweder wollen sie sich einen Rang in einer hierarchisch geschichteten Gesellschaftsordnung erkämpfen (womöglich den höchsten), oder sie wollen sich einen territorialen Anspruch auf ein Stück Land — ein Revier — erobern (bzw. das Recht darauf verteidigen). Manche Arten haben eine strenge soziale Rangordnung, jedoch keine festen Reviere. Andere besitzen feste Reviere, kennen aber keine Hierarchie. Und es gibt schließlich auch Arten mit Rangordnung und Revierbesitz . . . Zu dieser Gruppe gehört der Mensch . . ."

Im ganzen Reich der Primaten, die Menschen eingeschlossen, finden wir eine hierarchische Ordnung. Das Studium der menschlichen Geschichte bestätigt diese Erkenntnis der Ethologie. Während die Details der sozialen Hierarchie von Population zu Population variieren, läßt sich das hierarchische Grundmuster in der Struktur jeder funktionsfähigen menschlichen Population erkennen, unabhängig von der vorherrschenden Ideologie und unabhängig von den Thesen egalitärer Philosophien. Die Bildung funktionaler Hierarchien ist ein Merkmal menschlicher Populationen, das sich, als Selektionsvorteil für die Population, im Laufe der genetischen Evolution allenthalben herausgebildet hat.

Das Wesen einer hierarchischen Struktur besteht darin, das jeweils geeignetste Individuum (die Alpha-Person im Hinblick auf eine bestimmte, gesellschaftlich wichtige Funktion) in die richtige Position zu bringen. Dies ist (unter den Bedingungen der genetischen Evolution) ein Selektionsvorteil für die Alpha-Person, aber ein noch größerer Selektionsvorteil für die Population als ganzes. Deshalb darf man damit rechnen, daß das Verhalten des Menschen bezüglich der Anforderungen einer funktionalen Hierarchie genetisch verankert ist.

Von den vielen Gesichtspunkten, die sich bei der wissenschaftlichen Analyse funktionaler Hierarchien ergeben, möchte ich nur zwei herausheben:

1. Die Fähigkeit, eine Alpha-Person zu werden (mit den entsprechenden Privilegien und mit der entsprechenden Verantwortung für die Population), muß bei verschiedenen Individuen verschieden sein. Außerdem müssen alle (oder zumindest fast alle) Individuen die Fähigkeit besitzen, auch eine Beta- oder gar eine Omega-Position auszufüllen. Wäre dem nicht so, hätten sich zumindest metastabile funktionale Hierarchien, ein ungeheurer Selektionsvorteil, im Verlauf der genetischen Evolution der Hominidenpopulation nicht entwickeln können. Mit anderen Worten: Es muß eine genetische Basis nicht nur für die Tatsache geben, daß sich die meisten Menschen mehr oder minder ausgeprägt um Alpha-Positionen bemühen, sondern auch für die Tatsache, daß dieselben Individuen schließlich bereit und fähig sind, niedrigere Positionen innerhalb der Hierarchie auszufüllen. Die letztere Fähigkeit schließt ein, daß die Entscheidung eines Alpha-Menschen akzeptiert und entsprechend gehandelt wird, zumindest dann, wenn man überzeugt ist, daß die betreffende Person ein wirklicher, kompetenter Alpha-Mensch ist. Viele Defekte menschlicher Gesellschaften, in Geschichte und Gegenwart, sind auf den Umstand zurückzuführen, daß Alpha-Positionen nicht von wirklichen Alphas eingenommen werden. Dies führt uns zu dem zweiten Punkt.

2. Eine hierarchische Ordnung kann nur dann einer Population dienen, wenn sie offen (oder dynamisch) bleibt. Dies bedeutet, daß jedes Individuum, das auf eine bestimmte führende Position Anspruch erhebt, ausdrücklich nachweisen muß, daß es die Fähigkeiten besitzt, die beanspruchte Position auszufüllen. Aus diesem Grunde ist die durch normative Gesetze geregelte Weitergabe eines hohen Status, die juridische Vererbung einer Alpha-Position, nicht mit den Bedürfnissen einer hierarchisch gegliederten Population zu vereinbaren. Erblicher Adel z.B. basiert auf der Fiktion, daß die überragenden Fähigkeiten eines Vaters im vollen Umfang mit dem Erbgut auf den Sohn übergehen. Diese Fiktion steht im Gegensatz zu den Gesetzen der Genetik. Wir wissen heute, daß es extrem unwahrscheinlich ist, daß jemals ein Kind einem Elter in allen jenen Merkmalen gleichen wird, die für einen Alpha- (oder für irgendeinen anderen) Status bedeutsam sind. Daraus folgt, daß das Prinzip der juridischen Vererbung von Privilegien und Verantwortlichkeiten jede menschliche Gesellschaft ruinieren wird, wenn es über eine längere Generationenfolge hinweg starr (d.h. ohne Qualifikationskriterien) aufrechterhalten wird.

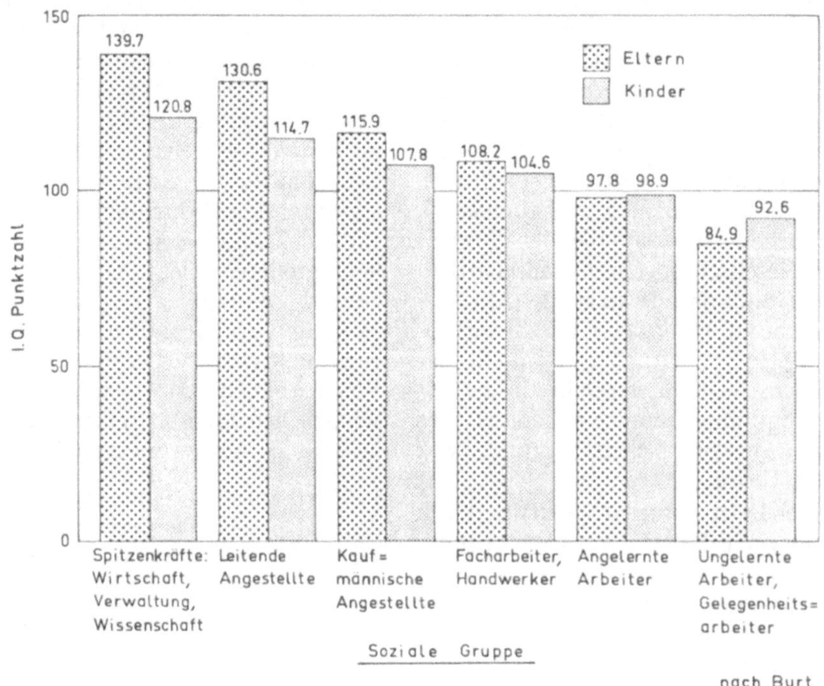

Fig. 5. Die wichtigsten Resultate einer umfassenden Studie, die Burt u. Mitarb. über die I. Q.-Unterschiede zwischen den verschiedenen „sozialen Klassen" durchgeführt haben. Die Daten stammen von Schulkindern und ihren Eltern in einem typischen Londoner Borough. Es wurden sechs socio-ökonomische Gruppen („soziale Klassen") nach den Tätigkeitsmerkmalen der Väter gebildet. Die linke Säule in jeder Gruppe zeigt den mittleren I. Q. der Eltern (die Intelligenzquotienten der Ehefrauen korrelieren sehr gut mit denen der Männer); die rechte Säule zeigt den mittleren I. Q. der Kinder. Es ist offensichtlich, daß die gemessene Intelligenz einen engen Bezug zu der „sozialen Klasse" aufweist. Darüber hinaus erkennt man aber die Tendenz, daß oberhalb des Mittelwerts (100) der I. Q. der Kinder niedriger liegt als der I. Q. der Eltern. Unterhalb 100 sind die Verhältnisse umgekehrt. (Nach [9])

Das Prinzip des erblichen Adels, Ausdruck einer starren Hierarchie, hat deshalb in der menschlichen Geschichte allenthalben versagt. Dieselbe Voraussage, nämlich daß sie scheitern werden, kann für alle numerisch kleinen „Oberklassen" gemacht werden, die genetisch abgeschlossen sind und trotzdem versuchen, über mehrere Generationen hinweg die Alpha-Positionen ausschließlich für ihre Mitglieder zu reservieren.

Positiv gewendet: Soziale Mobilität, die offene Gesellschaft, ist eine Voraussetzung für eine leistungsfähige funktionale Hierarchie. Diese Feststellung möchte ich lediglich mit einem Beispiel untermauern. Eine umfangreiche Studie, die Sir Cyril Burt in einem repräsentativen Londoner Borough durchgeführt hat [8], zeigt, daß die soziale Klasse und die als I. Q. gemessene Intelligenz eng korreliert sind: je höher die Klasse, um so höher der I. Q. Darüber hinaus zeigen die Daten jedoch, daß oberhalb des Mittelwerts — oberhalb 100 — der I. Q. der Kinder niedriger ist als der I. Q. der Eltern; unterhalb des Mittelwerts ist der I. Q. der Kinder relativ höher. Dieses Phänomen (regression to the mean) kann von der Populationsgenetik vorausgesagt werden. Es ist offensichtlich, auch ohne eingehende Analyse, daß eine ungehemmte soziale Mobilität, die offene Gesellschaft, erforderlich ist, um die funktionale Hierarchie aufrechtzuerhalten, z.B. den hohen I. Q. der „Spitzenkräfte". Jene Kinder mit hohem I. Q. müssen in der sozialen Hierarchie aufsteigen, während jene mit einem niedrigen I. Q. absteigen müssen. Es gibt keine andere Möglichkeit, die funktionale Hierarchie einer arbeitsteiligen Gesellschaft, deren Leistungsfähigkeit sich auf die Korrelation von sozialer Klasse und I. Q. gründet, aufrechtzuerhalten.

Ein zweites Beispiel für Utopiekritik betrifft den Versuch, insbesondere der weltweiten Society of Social Responsibility in Science, das wissenschaftliche Ethos in ein Universalethos zu verwandeln. Wir haben uns eingangs klar gemacht, daß das wissenschaftliche Ethos die Zuverlässigkeit der wissenschaftlichen Theorien sichert. Auf dieses tatsächlich funktionierende Ethos ist also letztlich die Dominanz zurückzuführen, zu welcher die Theorien der Wissenschaft im geistigen und im technischen Bereich unseres Daseins gelangt sind. — Das wissenschaftliche Ethos ist ohne Zweifel ein normatives System von hoher Leistungsfähigkeit. Ich halte es dennoch für verfehlt, zu glauben, das wissenschaftliche Ethos sei geeignet, als Grundlage für die engen zwischenmenschlichen Beziehungen, ich möchte sie „personale Beziehungen" nennen, zu dienen. Ich glaube nicht, daß sich Prinzipien wie Objektivität und absolute intellektuelle Redlichkeit in den engen zwischenmenschlichen Beziehungen langfristig aufrechterhalten lassen, ohne daß die Partner Schaden erleiden. Wir müssen, wenn wir Normen für personale Beziehungen aufstellen, mit allen Erbanlagen rechnen, die der Mensch aus der Evolution mitgebracht hat: Der Mensch ist nicht nur edel, hilfreich und gut. Ehrgeiz und Egoismus, der Hang zu Imponiergehabe und Aggression, die Neigung zum Hass, die Fähigkeit zur intelligenten Lüge waren vermutlich ebenso konstitutive Elemente der Hominidenevolution wie Bescheidenheit und Hingabe, Objektivität, Liebe und Wahrhaftigkeit.

Bei den personalen Beziehungen der Menschen ist nicht „wissenschaftliche Wahrheit" das Ziel, sondern die Erfüllung einer subjektiven, in der Regel sogar irrationalen Sehnsucht. Das wissenschaftliche Ethos gibt uns

   Verhandlungen der Gesellschaft Deutscher Naturforscher und Ärzte 1972   © by Springer-Verlag 1973

hierfür keine verbindlichen Maximen. Es ist ein Partialethos, das uns im Hinblick auf ein bestimmtes Ziel
sittliche Normen auferlegt. Das Ziel ist die richtige
Theorie, oder, allgemeiner gesagt, die wissenschaftliche
Wahrheit. Solange die Bemühungen eines Menschen
auf das Ziel gerichtet sind, der wissenschaftlichen
Wahrheit zu dienen, unterwirft er sich diesem Ethos.

Ich halte es für erwiesen, daß das wissenschaftliche
Ethos den Menschen im Rahmen personaler Beziehungen überfordert. Die bittere Konsequenz, die
sich aus dieser Feststellung ergibt, will ich offen aussprechen. Bei der Entscheidung für das wissenschaftliche Ethos hat der moderne Mensch eine ethische Entscheidung getroffen, die sein Dasein durch und durch
bestimmen sollte. Andererseits erweist sich das wissenschaftliche Ethos im personalen Bereich als nicht praktikabel. Da wir auf objektive Erkenntnis (auf „wissenschaftliche Wahrheit") nicht mehr verzichten können,
müssen wir in einem Zwiespalt leben, den moralische
Puristen, wie z.B. Jacques Monod, als die Lebenslüge
des modernen Menschen bezeichnen [10]. „Die moderne Gesellschaft ist von der Wissenschaft durch-
woben; sie lebt von deren Produkten und ist davon so
abhängig geworden wie ein Süchtiger von der Droge.
Ihre materielle Stärke verdankt sie jener Ethik, die
objektive Erkenntnis begründet, ihre moralische
Schwäche jenen Wertsystemen, auf die sie sich noch
immer zu berufen versucht und die durch die Erkenntnis selbst zerstört wurden. Dieser Widerspruch ist
tödlich ... Allein die Ethik der Erkenntnis, durch die
die Welt von heute geschaffen wurde, läßt sich mit
dieser Welt vereinbaren; allein diese Ethik kann,
wenn sie einmal verstanden und akzeptiert worden ist,
die Entwicklung dieser Welt lenken." Soweit Monod.

Ich gehe hingegen davon aus, daß das wissenschaftliche
Ethos den Menschen im Rahmen personaler Beziehungen weit überfordert und daß wir keine Wahl
haben, als die bereits chronische Lebenslüge des modernen Menschen in unserer personalen Existenz weiter
zu praktizieren.

Ich stelle jetzt die weitere Frage: Kann und sollte das
Ethos der Wissenschaft politisch relevant gemacht
werden? Wenn man diese Frage stellt, muß man die
Tatsache respektieren, daß bislang jeder Versuch, das
wissenschaftliche Ethos politisch verbindlich zu machen, gescheitert ist. Wie kommt das? Ich glaube, daß
die wichtigste Ursache dafür, daß in aller Regel das
Ethos der Wissenschaft nicht als Maxime für politisches
Handeln in Betracht gezogen wird, darin liegt, daß die
unwandelbare Natur des Menschen der Rationalisierung menschlicher Beziehungen Grenzen setzt. Der
Mensch wehrt sich gegen eine totale Rationalisierung
der sozialen Beziehungen, weil diese totale Rationalisierung nicht in seine Verhaltensreaktionsbreite paßt.
Wir mögen dies beklagen oder nicht; wir müssen auf
alle Fälle mit dieser Möglichkeit rechnen.

Die Utopie, die Übertragung des wissenschaftlichen
Ethos auf die politischen Beziehungen, bedarf einer
wissenschaftlichen Utopiekritik. Diese könnte etwa
lauten:

Die Möglichkeiten einer gesellschaftsbezogenen, generell „kritischen" Funktion der Wissenschaft werden
häufig überschätzt, insbesondere von jungen Menschen,
denen die breite wissenschaftliche und menschliche
Erfahrung noch fehlt. Ich habe diesen Fehler immer
wieder selbst gemacht. Die Aufforderung an die

Wissenschaft, „die technisch-organisatorische Rationalisierung der Gemeinwesen auf ihre Humanität hin
zu kontrollieren und selbst wieder zu rationalisieren,
d.h., auf eine optimale gesellschaftliche Vernünftigkeit
hin auszurichten", diese Aufforderung geht, wie ich
die Dinge heute sehe, einen entscheidenden Schritt zu
weit. Ich bin wahrhaftig der Meinung, die Gesellschaft
unserer Zeit müsse eine wissenschaftlich aufgeklärte
Gesellschaft sein; ich finde aber, daß es eine — zu-
gegebenermaßen unsicher zu definierende — Grenze
der Rationalisierung der Gesellschaft gibt, eine Grenze,
die zumindest dann für jeden sichtbar wird, wenn die
Freiheit des Individuums oder die Freiheit der personalen Existenz durch Sachzwänge ausgelöscht wird.
Wir können und sollten den Versuch machen, den
Menschen aufzuklären, d.h., wir müssen sein Problembewußtsein ausbilden, wir müssen ihn rationales Handeln lehren, und wir müssen ihm die objektive Erkenntnis und das Ethos der Wissenschaft in geeigneter
Form nahebringen; wir können in einem freiheitlichen
Gesellschaftssystem den Menschen aber nicht unbegrenzt zwingen, sich in seiner Existenz nach diesen
Maximen zu richten. Die Theorien der Wissenschaft
und das Ethos der Wissenschaft sind unabhängig von
den Wünschen und Sehnsüchten des einzelnen Menschen. Ich frage mich heute, ob es wirklich wünschenswert ist, diese Komponenten aus unserer politischen
Existenz zu eliminieren. Ich mißtraue allmählich dem
Postulat einer optimalen gesellschaftlichen Vernünftigkeit, weil ich fürchte, daß diese Forderung die Verhaltensreaktionsbreite des Menschen überfordert und
damit die Würde unserer personalen Existenz bedroht.
Ich mißtraue aus Gründen der Humanität jedem
gesellschaftlichen Perfektionismus. Solange wir in
einer pluralistischen Gesellschaft leben, werden die
Ideen und die Ziele im Streite sein; und dann können
wir auch bei einer technologischen Beherrschung der
Situation nicht völlig rational handeln. Eine perfekte
Technokratie setzt eine perfekte Diktatur, die Diktatur einer verbindlichen normativen Ethik, voraus.
Deshalb mein Plädoyer für eine zwar aufgeklärte, aber
gleichzeitig liberale und pluralistische Gesellschaft.
Allerdings, und dies ist natürlich der springende
Punkt, sind auch die Freiheitsgrade einer liberalen
Gesellschaft eng begrenzt. Wir können nicht beliebig
planen und uns auch nicht beliebig politisch verhalten.
Der weitere Gang der kulturellen Evolution ist nicht
mehr beliebig zu regulieren. Wir müssen den bereits
erreichten historischen Zustand, die Gesetze der Natur
und die Verhaltensreaktionsbreite des Menschen respektieren, aber wir dürfen trotzdem nicht den anonymen Sachzwang an die Stelle der ethisch motivierten
Entscheidung setzen.

Die Utopiekritik durch Wissenschaft, die wir soeben
an zwei Beispielen angedeutet haben, hat den Charakter einer einschränkenden Kritik. Die Utopiekritik
nimmt dazu Stellung, ob nach Auffassung der Wissenschaft ein Zielmodell mit dem derzeitigen Zustand der
Welt, mit den Gesetzen der Natur und mit der Verhaltensreaktionsbreite des Menschen verträglich ist.

Die Sinnfrage

Die Frage bleibt, ob die Wissenschaft für den Einzelnen oder für die Gesellschaft verbindliche Zielmodelle aufstellen kann, die über ihr eigenes Ziel
(„Vorurteilslose Erkenntnis der Realität") hinaus-

gehen. Mit anderen Worten: Kann die Wissenschaft für den Einzelnen oder für das Kollektiv Zielmodelle und Sinnkriterien entwickeln, die den Charakter wissenschaftlicher Sätze haben.

Die Antwort ist „nein". Die Wissenschaft kann nichts sagen über den „Sinn der Welt" oder über den „Sinn des jeweiligen Daseins" oder über das „Ziel der Gesellschaft". Hier liegen die Grenzen der Wissenschaft. Es gibt deshalb keine wissenschaftlich verbindliche Ideologie. Die Wissenschaft ist nicht einmal in der Lage, ihre eigene Ideologie wissenschaftlich stringent zu begründen. Wissenschaftstheorie ist bislang immer noch sehr viel weniger rational als die Wissenschaft selber. Um so mehr muß die Wissenschaft das Ansinnen zurückweisen, ein Heilsverlangen zu befriedigen. Die Wissenschaft vermag keine verbindliche normative Ethik, kein Universalethos, zu entwickeln. Und man kann im Rahmen der Wissenschaft die Fragen nach dem „Sinn und nach dem Ziel der Welt" nicht stellen. Diese Fragen lassen sich nach allen bisherigen Erfahrungen wissenschaftlich nicht beantworten; sie sind deshalb für die Wissenschaft ohne Belang. — In einem metaphysischen oder ideologischen Rahmen kann man hingegen diese Frage stellen und auch beantworten. Diese Antworten sind indessen nicht im mindesten wissenschaftlich. Sie sind „Glaube"; individueller oder kollektiver Glaube.

Fortschritt impliziert Sinngebung. Ich glaube, daß wir für die Bewältigung des Fortschritts, für die „richtige Führung unseres Lebens", beides brauchen: das zuverlässige Wissen der Wissenschaft über die reale Welt und über die Natur des Menschen und den Mut, Leitbilder zu setzen, die sich an den großen Ideen unserer kulturellen Tradition — an der Sehnsucht nach einer besseren Welt — orientieren.

Bei der Wahl der konkreten Leitbilder gilt der Satz, daß auch die kulturelle Evolution irreversibel ist. Wir können nicht mehr zurück. Wir haben die Welt bereits zu sehr verändert. Der Vektor der kulturellen Evolution ist weitgehend festgelegt. Es gibt keine praktikable Alternative zum Fortschritt. Die romantische oder schöngeistige Kritik an der Technik, das „Glasperlenspiel", löst keine Probleme. Wir müssen, wenn wir weiterleben wollen, die äußeren Regreßerscheinungen unserer Kultur durch wissenschaftlich-technischen Progreß und die inneren Regreßerscheinungen unserer Kultur durch Sinngebung, durch Leitbilder überkompensieren. Der Wiedergewinn dieser „zweiten Dimension" setzt die wissenschaftliche Wahrheit unabdingbar voraus; es geht dieser Prozeß jedoch über den Kompetenzbereich der Wissenschaft hinaus.

Die Aussagen, Empfehlungen und Gutachten der jeweils kompetenten Wissenschaftler haben den Charakter von „Wenn-dann-Sätzen": Wenn die Faktorenkonstellation x gegeben ist, dann werden die Folgen y resultieren, oder, wenn man die Folgen y erreichen will, dann muß man die Konstellation x schaffen, oder, wenn man die Folgen y vermeiden will, dann muß man die Faktorenkonstellation x vermeiden. In solchen Sätzen äußert sich der Sachverstand der Wissenschaft, ohne den die moderne Welt nicht zu denken ist.

Die *normativen* Ratschläge und die Wertmaßstäbe eines Wissenschaftlers für eine bessere Welt dürfen hingegen keinen höheren Rang beanspruchen als die kulturellen Leitideen eines jeden sachkundigen und verantwortungsbewußten Bürgers. Die Oligarchie der Technokraten ist keine tragbare Alternative zur pluralistischen Kultur. Der Wissenschaftler tut gut daran, sich von der borniertten Überheblichkeit jener Intellektuellen zu distanzieren, die für sich ein Monopol in Sachen „Sinngebung" beanspruchen. Mit diesem Vorbehalt mögen Sie auch meine abschließenden Empfehlungen verstehen.

Jenseits der etablierten Ideologien

Wir müssen, glaube ich, trotz aller anders lautenden Sachzwänge, so rasch wie möglich von der Leitidee quantitativen Wachstums auf die Leitidee „Optimierung auf Qualität" übergehen. Wir dürfen nicht passiv zuwarten, bis die Zahl der Menschen und die Zahl der Dinge die Qualität des menschlichen Lebens erdrückt. Die optimale Entfaltung der Persönlichkeit, die Optimierung der Populationen, die Erhaltung und Regeneration einer optimalen Umwelt sind höhere Ziele als die Produktion und Bewältigung von Mengen. Optimierung ohne quantitatives Wachstum, Optimierung im steady state, bedeutet nicht Stagnation und noch weniger bedeutet dies ein Schlaraffenland. Optimierung im steady state, das Überlebensmodell der menschlichen Species, beinhaltet nicht weniger, sondern mehr objektive Erkenntnis und technologische Innovation als die traditionellen, expansiven Wirtschaftsmodelle. Es beinhaltet nicht weniger, sondern mehr Engagement, Leistungsbereitschaft und Anstrengung von seiten eines jeden Weltbürgers. Es beinhaltet nicht weniger, sondern mehr geistige Disziplin und moralische Verantwortung für das Gemeinwohl.

Die positiven Wertmaßstäbe des Überlebensmodells, das weltweit eine Optimierung im steady state ermöglichen würde, liegen jenseits der zur Zeit gängigen Ideologien. Die junge Generation hat sie noch kaum entdeckt. Die Schleier der Illusionen behindern die Einsicht der Notwendigkeit. Nicht die unreflektierte Zerstörung unserer wissenschaftlich-technischen Kultur im Namen illusionärer Ideologien sollte das Ziel der jungen Generation sein, sondern die konstruktive Überführung unserer derzeitigen, auf Expansion programmierten Kultur in eine stationäre Kultur, deren Leitidee „Optimierung auf Qualität" sein würde. Die Anfänge hierfür sind bereits gemacht. Wir wissen im Prinzip, was weiter getan werden müßte. Die Information der Wissenschaft, die Mittel der Systemanalyse und die Verfahren des rationalen Dialogs stehen zur Verfügung. Das Schicksal unserer Kultur wird davon abhängen, ob die junge Generation willens und in der Lage ist, die Herausforderung zum konstruktiven Denken und Tun anzunehmen.

[1] Mohr, H.: Wissenschaft und menschliche Existenz, Freiburg: Rombach 1967. — [2] Baade, F.: Der Wettlauf zum Jahr 2000, 2. Auflage, Oldenburg: Gerhard Stalling 1960. — [3] Mohr, H.: Populationskrise und Naturgesetz. In: Sexualität und Geburtenkontrolle (H. Goppert und W. Wickler, Herausgeber), Freiburg: Herder 1970. — [4] Bauer, P. T.: Some Observations on Inequality. In Symposium on The Nature and Consequences of Egalitarian Ideology, Gstaad, 1972. — [5] Marcuse, H.: Der eindimensionale Mensch, Neuwied Luchterhand 1967. — [6] Ritter, G. A.: „Direkte Demokratie" und Ratewesen in Geschichte und Theorie. In: Die Wiedertaufer der Wohlstandsgesellschaft (E. K. Scheuch, Herausgeber), Köln: Markus 1968. — [7] Morris, D.: The naked Ape, London: Jonathan Cape 1967. — [8] Burt, C.· Brit. J. Statist. Psychol. **14**, 3 (1961). — [9] Bodmer, W. F., L. L. Cavalli-Sforca: Sci. American **223**, 19 (1970). — [10] Monod, J.: Le Hasard et la Nécessité, Paris· Éditions du Seuil, 1970.

ANGEWANDTE CHEMIE

85 Jahrgang 1973
Heft 8
Seite 317 – 326

Veränderungen der Umwelt – Toxikologische Probleme[**]

Von Dietrich Henschler[*]

Die toxikologische Risikobeurteilung von Fremdstoffen in der Umwelt hebt auf die Ermittlung von Wirkungsschwellen ab, unterhalb derer auch bei lebenslanger Aufnahme keine gesundheitlich bedenklichen Effekte mehr auftreten. Neue Denkansätze machen die Existenz solcher Schwellen auch für „irreversible" (carcinogene, mutagene) Wirkungen wahrscheinlich. Die Ermittlung von Schwellenwerten mit experimentellen oder epidemiologischen Methoden steht aber noch vor kaum überwindbaren Schwierigkeiten, und zwar sowohl quantitativer (zu große Tier- und Beobachtungszahlen erforderlich) als auch qualitativer Art (mangelnde Voraussagbarkeit der Wirkungen wegen entscheidender Speziesunterschiede in der biologischen Reagibilität). Absolute „Sicherheit" vor toxischen Wirkungen kann weder der Tierversuch noch die Erfahrung am Menschen gewährleisten. Restriktive Maßnahmen des Gesetzgebers zur Einführung chemischer Stoffe in die Umwelt des Menschen müssen daher auf Kompromisse bauen, die von Wissenschaftlern zwar beratend vorbereitet werden sollen, von Politikern aber mit politischer Begründung entschieden und auch vertreten werden müssen.

1. Einleitung

Zivilisatorischer Fortschritt steht in Wechselwirkung mit chemischem Stoffwandel in der Umwelt. Die chemische Synthese erbringt nach neueren Schätzungen[1] zu den existierenden etwa 2 Millionen Verbindungen jährlich rund 250000 neue. Davon gelangen ca. 300 pro Jahr kontrolliert oder unkontrolliert in die Umwelt des Menschen. Viele davon sind durch biologische Reagibilität ausgezeichnet, die z. T. ungewollt ist, häufig aber gerade das Ziel der synthetischen Bemühungen: bei Schädlingsbekämpfungs- und Desinfektionsmitteln, Nahrungszusätzen, Kosmetika und nicht zuletzt bei Arzneimitteln.

Zu diesen geplanten, jedenfalls bewußten chemischen Umweltveränderungen kommen zahlreiche ungewollte: Abfallstoffe aus Energiegewinnung und Hausbrand, aus Verkehr und Chemieproduktion, entlassen vorwiegend in Luft, Wasser und Boden. Zahlreiche Abfallstoffe besitzen für den Menschen potentiell schädliche Eigenschaften. Ihre Ausbreitung ist weiträumig oder gar global und nur bedingt oder nicht mehr steuerbar.

Die Menschheit ist im Zuge ihrer Entwicklung stets mit Giftstoffen in der Umwelt in Berührung gewesen. Wir kennen viele Beispiele, in denen zivilisatorischer Fortschritt zu verminderter Aufnahme solcher althergebrachter toxischer Prinzipien geführt hat. Erinnert sei an das Kohlenoxid, das Höhlenmenschen in prähistorischer Zeit zu atmen hatten, viel mehr als heute Verkehrspolizisten in städtischen Zentren; an die viel intensivere Belastung durch Straßenstaub, Qualm schlecht ziehender Öfen, an die mit Fäulnisprodukten durchsetzte Nahrung, an das auch in kleineren Ansiedlungen organisch und mineralisch unkontrolliert kontaminierte Trinkwasser und vieles andere mehr.

[*] Prof Dr D Henschler
Institut fur Pharmakologie und Toxikologie der Universitat
87 Wurzburg, Koellikerstraße 2

[**] Nach einem Vortrag, gehalten anläßlich des Chemie-Tages auf der 107 Versammlung der Gesellschaft Deutscher Naturforscher und Ärzte am 10 Oktober 1972 in Munchen

Der Fortschritt hat also im Hinblick auf die Einwirkung von Umweltgiften auf den Menschen keine grundsätzlich neue Situation gebracht. Ruft man sich in Erinnerung, daß die stärksten toxischen Wirkungsprinzipien natürlichen und nicht synthetischen Ursprungs sind, so ist die heutige Umweltsituation vom toxikologischen Standpunkt aus betrachtet im wesentlichen durch eine Verschiebung der Positionen gekennzeichnet. Jede toxikologische Bilanzanalyse von Umweltveränderungen hat von diesem Sachverhalt auszugehen. Es kommt hinzu, daß ein beträchtlicher Teil gerade der weitestverbreiteten, vermeintlich rein anthropogenen Umweltgifte in jüngster Zeit auch als natürliche Bestandteile der Umwelt, insbesondere der Luft, ausgewiesen worden sind: z. B. Stickstoffoxide (NO und NO_2), Ozon, Schwefeldioxid, Kohlenoxid; das letztere produzieren wir in Spuren sogar im eigenen Stoffwechsel. Bei den krebserzeugenden Stoffen entstammen gerade die wirksamsten Vertreter der Natur, nicht der Retorte. Bis heute ist unentschieden, ob Beeinträchtigungen von Leben und Gesundheit der Menschheit durch chemische Noxen in der Umwelt insgesamt mit dem zivilisatorischen Fortschritt vermehrt oder vermindert worden sind. Sicher ist aber, daß mit der progredienten Neueinführung synthetischer Stoffe die *Zahl* der Schädigungsmöglichkeiten gestiegen ist und ständig weiter steigt. Der Versuch einer Bewältigung dieser Kehrseite des Fortschritts hat daher mit der Analyse von Art und Ausmaß der gesundheitlichen Risiken durch die einzelnen Stoffe und durch das Zusammenwirken aller anzusetzen.

Schädigungen der Gesundheit durch chemische Stoffe zu erkennen, zu quantifizieren und damit die Grundlagen zu deren gezielter Verhütung zu schaffen, ist die Aufgabe der Toxikologie. Sie nimmt damit eine Schlüsselposition in der Umweltforschung und im Umweltschutz ein. Ihr wichtigstes Rüstzeug ist der Tierversuch. Er wird durch Methoden der analytischen Chemie zum Nachweis und zur quantitativen Bestimmung der Giftstoffe ergänzt. Unverzichtbar sind auch Erfahrungen am gesunden und kranken Menschen, die die Aussage von Tierversuchen bestätigen oder in Zweifel stellen können. Früher hat sich die Toxikologie fast ausschließlich mit der Aufklärung akuter Vergiftungen und den Möglichkeiten einer rationalen Vergiftungsbehandlung beschäftigt. Diese Aufgabe ist heute rein quantitativ zugunsten der Analyse chronischer Giftwirkungen zurückgetreten; sie ist indessen unvermindert aktuell und gewinnt noch an praktischer Bedeutung.

2. Akute Vergiftungen: Verbesserte Möglichkeiten der Erkennung und Behandlung

Durch die Einführung und Verwendung von Reinigungs-, Materialpflege- und Bindemitteln in nicht mehr übersehbarer Zahl in Gewerbe und Haushalt, ferner durch die zahlreichen Schädlingsbekämpfungsmittel und nicht zuletzt durch den freizügigen Einsatz von Arzneimitteln sind akzidentelle Vergiftungen seit Jahrzehnten im Zunehmen begriffen. Angeregt durch Beispiele im Ausland hat man auch in der Bundesrepublik Deutschland erkannt, daß die Zahl der Opfer von Vergiftungen durch eine Intensivierung der diagnostischen und therapeutischen Bemü-

hungen entscheidend gesenkt werden kann. Seit 1965 arbeitet eine Kommission „Erkennung, Behandlung und Verhütung von Vergiftungen" beim Bundesgesundheitsamt an der systematischen Erfassung potentiell toxischer Haushaltprodukte und deren Aufschlüsselung nach Wirkstoffen. Zugleich wurden Intensiv-Pflegestationen eingerichtet, die in Notfällen Sofort-Auskünfte an anfragende Ärzte erteilen und gegebenenfalls die Behandlung übernehmen. Eine von der genannten Kommission erstellte vertrauliche Kartei von Wirkstoffen und Haushaltsmitteln gibt Hinweise auf Symptome, toxische Dosen, Behandlungsrichtlinien und chemische Nachweismöglichkeiten[2].

In der modernen Entwicklung der Vergiftungsbehandlung sind *unspezifische Behandlungsmaßnahmen* wie Schockbekämpfung, Sauerstoffbeatmung, Hämodialyse und forcierte Diurese wichtiger geworden als die Verabfolgung spezifischer Antidote, obwohl diese bei einigen besonders rasch und schwer verlaufenden Vergiftungen weiter unentbehrlich sind und die einzigen lebensrettenden Maßnahmen darstellen, etwa bei Vergiftungen durch Cyanid, Alkylphosphate oder viele Schwermetalle. Die Intensivbehandlung erfordert hohen Aufwand an Personal und Ausrüstung. Aus diesem Grunde wohl haben viele Behandlungszentren in der Bundesrepublik Deutschland in ihrer Ausstattung den erstrebten und international anerkannten Standard noch nicht erreicht. Hier liegt ein Versäumnis der mit gesundheitspolitischen Entscheidungen betrauten Behörden der Länder vor, das dringend aufgeholt werden muß. Dessen ungeachtet hat der beschrittene Weg einer Kombination von Beratung und Behandlung sich als richtig erwiesen. Die Mortalitätsziffern bei akuten Vergiftungen (Abb. 1) sind auf geringe Werte gesunken[3], und

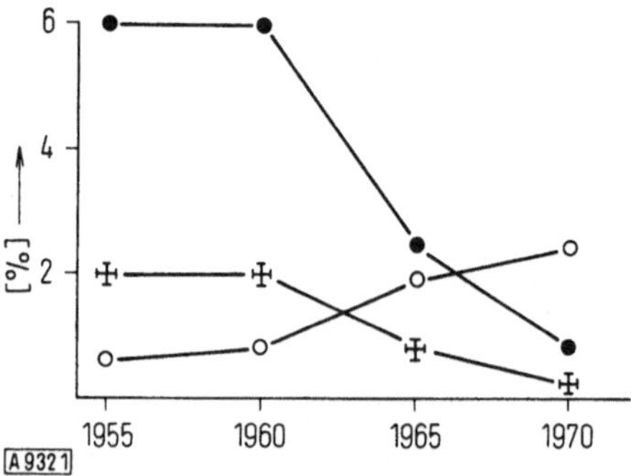

Abb 1 Häufigkeit und Behandlungserfolg von Vergiftungen im Kindesalter (o–o) Anteil an ca 4000 Klinikbehandlungen pro Jahr, (•–•) Dauerschaden, (╫ ╫) tödlicher Ausgang (Universitäts-Kinderklinik Freiburg/Br, 1955–1970) Nach [3]

vor allem werden Spätkomplikationen und Dauerschäden auf ein erfreulich geringes Maß herabgedrückt Unter gegebenen materiellen Voraussetzungen kann also dieser Teil der Gesundheitsgefährdung durch Chemikalien in der Umwelt befriedigend bewältigt werden.

3. Langzeitwirkung geringer Mengen von Umweltgiften

Weit wichtiger, zugleich aber auch problematischer ist die Beurteilung der langfristigen Einwirkung geringer und geringster Dosen oder Konzentrationen potentiell toxischer Umweltstoffe auf weite Bevölkerungskreise. Sie ist zur vornehmsten Aufgabe der modernen Toxikologie geworden. Aus der großen Zahl der anthropogenen Umweltverunreinigungen mit weitgehend bekanntem toxischem Wirkungspotential sind in Tabelle 1 und 2 diejenigen zusammengestellt, die großräumig oder global verbreitet sind und als Ursache von bestimmten Gesundheitsschädigungen diskutiert werden.

kann heute eine Beeinträchtigung der Gesundheit – wenigstens bei Teilen der Exponierten – als gesichert angesehen werden. Dabei sind einzelne begrenzte Vergiftungsereignisse durch akzidentelle Umweltverschmutzung nicht berücksichtigt. Auch die sicheren Effekte haben höchst unterschiedliches Gewicht, nicht nur nach der Häufigkeit des Auftretens, sondern auch nach ihrer Art: So hat eine zwar meßbare, aber quantitativ unerhebliche Bildung von Methämoglobin durch Stickoxide, oder von Kohlenoxid-

Tabelle 1   Wirkungen zivilisationsbedingter anorganischer Umweltgifte

Stoff	Vorkommen [c]	toxische Effekte vermutet	gesichert	Trend der Umweltbelastung
Arsen [a]	N, T, B	carcinogen		↓
Asbest	L, N, T, B		carcinogen	↑
Blei [a]	L, N, B	blutschädigend, neurotoxisch, mutagen		↑
Cadmium [b]	N, B	nephrotoxisch, hypertensiv, carcinogen		↑
Fluorid [b]	L, T, B	knochenverhärtend	zahnschädigend	→
Kohlenoxid [a]	L, B	neurotoxisch	blutfarbstoff-blockierend	↑
Nitrat/Nitrit [a]	N, T	Bildung carcinogener N-Nitrosoverbindungen		↑
Nitrose Gase (NO, NO$_2$) [a]	L, B	lungenschädigend, carcinogen	Met-Hb-Bildung	↑
Ozon, Oxidantien [a]	L, B	lungenschädigend		↑
Quecksilber [a]	N, B	neurotoxisch		→
Schwefeldioxid [a]	L, B	lungenschädigend		↓
Vanadium [b]	L, B	carcinogen		↑

[a] Natürlich vorkommend
[b] Essentiell
[c] L = Luft, N = Nahrung, T = Trinkwasser, B = Beruf.

Tabelle 2   Wirkungen zivilisationsbedingter organischer Umweltgifte

Stoff	Vorkommen [a]	toxische Effekte vermutet	gesichert	Trend der Umweltbelastung
Aldehyde (Kraftfahrzeug-Abgas)	L,	lungenschädigend, mutagen	augenreizend	↑
Antibiotica	N		Bakterienökologie störend	↑
Benzol	L, B	leukämogen, mutagen		↑
Carcinogene				
polycyclische Kohlenwasserstoffe	L, N	}		
aromatische Amine	N, B	} carcinogen,		
Epoxide	L, N, B	} mutagen		↑
N-Nitrosoverbindungen	N	}		
Hormone	N	stoffwechseländernd		↑
Insecticide				
chlorierte cyclische Kohlenwasserstoffe (DDT)	N	carcinogen, hepatotoxisch		↓
Organophosphate	N	neurotoxisch		↑
Polychlorierte Biphenyle	N	hepatotoxisch		↑
Herbicide				
2,4,5-T (Dioxin)	N	teratogen, mutagen		?

[a] L = Luft, N = Nahrung, B = Beruf

Es sprengt den Rahmen dieser Darlegung, für jeden Stoff den Stand der toxikologischen Erkenntnis erschöpfend abzuhandeln. Hier muß auf Spezial-Literatur verwiesen werden[4]. Hervorgehoben sei aber die Differenzierung in *vermutete* und *gesicherte* toxische Effekte der einzelnen Stoffe unter derzeit herrschenden Umweltbedingungen, die sich aus einer kritischen Wertung des gegenwärtigen Wissensstandes ergibt. Nur bei wenigen Positionen der Reihe

hämoglobin durch Kohlenmonoxid, unter üblichen Umweltbedingungen nicht eigentlich Krankheitswert, während eine Erhöhung der Krebshäufigkeit auch geringsten Ausmaßes schwer wiegt. Doch zeigt der Vergleich in den Tabellen, daß carcinogene Wirkungen – mit einer Ausnahme (Asbest) – bisher nur vermutet werden (beruflich bedingte Krebse durch Chemikalien sind hier nicht berücksichtigt).

Für die kürzlich von einem Krebsforscher geäußerte Meinung[5] – die übrigens in der Laienpresse meist falsch zitiert und mißinterpretiert wird – 90% aller beim Menschen auftretenden Krebse seien durch chemische Carcinogene und 50% durch Umweltfaktoren bedingt, gibt es keine akzeptable wissenschaftliche Begründung. Hingewiesen sei auch auf den Trend der Einwirkung auf den Menschen durch Umweltbelastung, der bei gründlicher Analyse manche Überraschungen bringt: So hat sich die Quecksilberkonzentration im Atlantik vor der nordamerikanischen Küste seit Jahrhunderten nicht verändert[6]; der Quecksilbergehalt in menschlichen Organen geht nach einer Repräsentativ-Studie in den USA seit Jahren sogar zurück[7].

Der Wert solcher schematischer Übersichten mag bestritten werden, einige Positionen mag man anders interpretieren. Vollständigkeit ist nicht angestrebt. Hier sollen sie zur Untermauerung der Feststellung dienen, daß z. Zt. die nur vermuteten toxischen Effekte die gesicherten bei weitem überwiegen. Andererseits ist es durchweg nicht möglich, in den Fällen der vermuteten Wirkungen ein toxisches Risiko *auszuschließen*. Ebensowenig gelingt bei den gesicherten gesundheitsschädlichen Wirkungen eine befriedigende *Quantifizierung*. Diese Unsicherheit im Urteil kennzeichnet nicht nur die Umwelttoxikologie, sondern auch viele andere Bereiche der Umweltforschung. Der folgende Versuch einer Analyse der Gründe soll zum einen das Verständnis der Situation fördern, zum anderen aber auch eine Grundlage für mögliche und sinnvolle Maßnahmen zur Verbesserung abgeben.

4. Epidemiologische Erhebungen

Ein Weg zur Risikoermittlung ist die epidemiologisch-statistische Analyse. Dieses Verfahren hat eine Reihe wertvoller, oft überraschender Zusammenhänge über die Intensität der *Einwirkung* von Umweltstoffen auf den Menschen gebracht, insbesondere bei im Körper kumulierenden Stoffen wie DDT, Vanadium, Quecksilber, Blei u. a. Mit einer Ausnahme – nämlich dem Tabak-Krebs bei Zigarettenrauchern – haben diese Erhebungen aber bisher nur wenig Gültiges über Art und Ausmaß der tatsächlichen Gesundheits*gefährdung* zutage gefördert. Der Hauptgrund liegt im geringen Ausmaß der erwarteten Effekte. Im Rahmen der epidemiologischen Umweltforschung hat es nichtsdestoweniger zahlreiche unzutreffende Behauptungen über ausgewiesene ursächliche Zusammenhänge gegeben. Der Irrtum der Autoren, mehr noch ihrer Interpreten beruht auf der Annahme, ihre Faktorenanalyse sei unanfechtbar. In Wirklichkeit werden bei Untersuchungen größerer Bevölkerungskollektive Faktorenabgrenzungen mehr oder weniger begründet vorgesetzt; tatsächlich ist ihre Zulässigkeit weder zu beweisen noch zu widerlegen. Selbst wenn aber ein Zusammenhang überzeugend, ja zwingend sich darstellt, wie etwa beim sogenannten Raucher-Krebs, ist die Ursächlichkeit im naturwissenschaftlichen Sinne noch nicht erwiesen. Man ist bekanntlich noch weit entfernt davon, eines oder auch mehrere chemische Individuen des Tabakrauches als die beim Menschen krebsauslösenden Prinzipien zu kennen.

Grundsätzlich kann für die meisten Umweltgifte ein ursächlicher Zusammenhang zwischen der langfristigen Einwirkung und einem toxischen Effekt nur im Modellversuch unter voll kontrollierbaren Bedingungen bewiesen werden. Dies kann in aller Regel nur der Tierversuch sein. Er ist auch deshalb unerläßlich, weil nur er es gestattet, exakte, quantitative Dosis/Wirkungs-Beziehungen als Grundlage einer Risiko-Kalkulation zu ermitteln. Langzeit-Tierversuche sind besonders im Rahmen umwelttoxikologischer Forschung mit vielfältiger Problematik belastet. Die Kenntnis ihrer Möglichkeiten und Grenzen ist Voraussetzung für ein gültiges Urteil. Bei deren Erörterung wird auf systematische Darstellung experimenteller Details verzichtet; auf zusammenfassende Abhandlungen sei verwiesen[8].

5. Risiko-Ermittlung durch chronische Tierversuche. Problem der „Grenzwerte"

Ansatz und Bewertung chronischer Tierversuche gehen von zwei Voraussetzungen aus: 1. Auftreten und Ausmaß toxischer Effekte sind dosisabhängig und damit kalkulierbar; 2. es existiert eine Grenzdosis, unterhalb derer kein toxischer Effekt mehr auftritt. Es gilt also letztlich, das *Ausbleiben* eines Effektes nachzuweisen, welche Aufgabe man treffend als „non-toxicology" bezeichnet hat. Sie kann als einzigartig im biologisch-naturwissenschaftlichen Bereich gelten: Während man sonst reelle Zustände oder deren Änderungen sucht und analysiert, soll hier etwas Virtuelles, eben das Ausbleiben von Veränderungen, ermittelt werden, quasi der Beweis von etwas Negativem. Der toxikologische Grenzwert dient als Anhalt für die Aufstellung von Toleranzwerten zur Prävention gesundheitlicher Schäden für den Menschen. Mit der Feststellung eines Grenzwertes für toxische Effekte ist eine Problematik verbunden, die an den Grundlagen der Toxikologie überhaupt rüttelt:

Die toxische Wirkung wird bestimmt von der Konzentration (c) am biologischen Rezeptor und von der Dauer der Einwirkung (t). Ist das Produkt eine konstante Größe (W), ergibt sich eine hyperbolische Abhängigkeit:

$$c \times t = W$$

Setzt man das Produkt als variable Dosis in das bekannte Dosis/Wirkungs-Diagramm ein, so verläuft die erhaltene Kurve wegen der asymptotischen Näherung von W an t durch den Ursprung. Dies bedeutet, daß weder mathematisch noch grundsätzlich ein Dosis-Wert abgeleitet werden kann, bei dem kein Effekt mehr eintritt. Ein Grenzwert existierte also nicht.

Dieses Konzept erhielt Nahrung durch experimentelle Untersuchungen mit ionisierenden Strahlen, an deren Beispiel die „Treffer-Theorie" abgeleitet wurde[9], und durch Versuche zur chemischen Carcinogenese, bei denen über einen größeren Konzentrations- oder Dosisbereich das Wirkungsprodukt gleich blieb[10]. Als weitere Stütze zog man die Vorstellung heran, daß ja auch ein einzelnes reaktives Molekül in einem biologischen System, in der Regel in der Zelle, auf ein „target"-Molekül treffen und einen biologischen Effekt auslösen müsse. Mithin könne eine untere

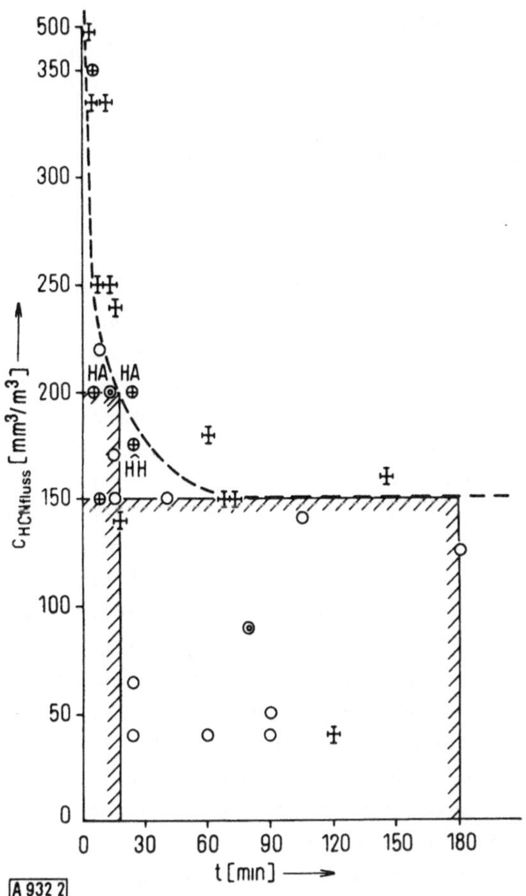

Abb 2 Tödliche Wirkung von inhalierter Blausäure in Abhängigkeit von einwirkender Konzentration und Einatmungszeit Nachweis einer Grenzkonzentration H = Hund, A = Affe ✝ = Tödliche Vergiftung, ○ Tier überlebt, ⊚ zwei Tiere überleben, ⊕ ein Tier stirbt, eines überlebt Nach [12,13]

Dosis- bzw. Konzentrationsgrenze für biologische Wirkungen nicht existieren.

Andererseits fordert die Empirie wie der gesunde Menschenverstand, daß es Grenzwerte und Konzentrationsbereiche ohne toxische Wirkungen geben muß. Als erster hat wohl *Paracelsus* das Prinzip der Wirkungsschwelle klar formuliert in der dritten seiner sieben Kärntner Defensionen[11]:

„was ist das nit gifft ist? alle ding sind gifft/und nichts ohn gifft/Allein die dosis macht das ein ding kein gift ist".

Ein experimenteller Beweis für die Existenz einer Wirkungsschwelle wurde erstmals von *Flury* und *Heubner*[12] erbracht, und zwar am Beispiel der Blausäure, bei der sich eine Konzentration ermitteln ließ, unter deren Einatmung bei praktisch unendlicher Zeit keine tödliche Wirkung mehr auftrat (Abb. 2). Sie widerlegten damit die von *Haber* anhand von Resultaten aus Phosgenversuchen aufgestellte Regel von der Konstanz des Wirkungsproduktes

$$c \times t = W = \text{const} \qquad (1)$$

und *Flury* erklärte[13] dies mit einer Elimination (e) des Fremdstoffes oder seiner Wirkung, die der Aufnahme in den Organismus entgegensteht und von der Konzentration zu subtrahieren sei:

$$(c - e) \times t = W = \text{const} \qquad (2)$$

Diese Elimination in diesem Beispiel ist später als enzymatische Entgiftung von Cyanid zu Thiocyanat ausgewiesen worden[14].

Tabelle 3. Konzentrationen und geschätzte Wahrscheinlichkeit (P) reaktiver Atome in Leberzellen. Nach [3] Fett gedruckte Elemente sind essentiell, die anderen nicht essentiell

Element	Atome/Zelle	P
H, O	$> 10^{14}$	1 0
C, N	$10^{12} - 10^{14}$	1 0
S, P, Na, K, Mg, Cl, Ca, Fe, Si	$10^{10} - 10^{12}$	≈0 9
Zn, Li, Rb, **Cu, Mn**, Al, Br, F	$10^{8} - 10^{10}$	≈0 4
Sn, Ti, Mo, **Co, J**, Pb, Ag, B, Sr, Ni, Sc, Cd, Cr, **Se**	$10^{6} - 10^{8}$	≈0 3
V, Hg, Be	$10^{4} - 10^{6}$	≈0.1
40 weitere	$10^{2} - 10^{4}$	≈0 1
Ra	$10^{0} - 10^{2}$	

Eine tragfähige theoretische Grundlage für die Existenz einer unwirksamen Konzentration und damit die Berechtigung der Annahme von Schwellenwerten ist kürzlich mit einer interessanten Deduktion erbracht worden, und zwar auch für „irreversible" (carcinogene und mutagene) Wirkungen[15], für die sie nachdrücklich abgelehnt worden war[16]. Die anteiligen Massen oder Zahlen von Atomen und Molekülen in Körperzellen (Tabelle 3) lassen sich näherungsweise bestimmen[17]. Die untere Grenze der biologischen Wirksamkeit für Spurenelemente liegt bei 10^4 Atomen/Zelle. Es ist Dogma der Biochemie, daß diese Elemente über hochspezifische Bindungs- oder Reaktionsorte wirken. Fremdstoffe jedoch haben bei Würdigung der Erkenntnisse über toxikologische Wirkungsmechanismen stets auch unspezifische Reaktionsorte, und zwar um so mehr, je reagibler sie sind. Das ist im Falle der Einwirkung von Schwermetallen auf SH-Enzyme bewiesen worden[18], ebenso für reaktionsfähige Carcinogene[19]. Daraus wird geschlossen, daß wie für Spurenelemente auch für Fremdstoffe eine Mindestzahl an Molekülen vorhanden sein muß, um eine biologische Wirkung zu entfalten, und zwar ist sie im Falle der Fremdstoffe größer als für Spurenstoffe anzunehmen. Ein Mensch von 70 kg baut sich auf aus 6×10^{13} Zellen, benötigt also 8.6×10^{15} Moleküle/kg Zelle als Minimal-Konzentration an Fremdstoffen für eine biologische Wirkung, in Äquivalenten angegeben 1×10^{-8} mol/l. Daraus sind für einige hochwirksame Carcinogene Wirkungsschwellen abgeleitet worden, die alle zwischen 10^{13} und 6×10^{17} Atomen liegen[20].

Die Berechtigung für einen Vergleich der biologischen Wirkung von Spurenelementen und der toxischen Wirkung von Fremdstoffmolekülen ist zwar nicht abstrakt beweisbar, sie ist aber bei Würdigung der theoretischen Grundlagen von Biochemie und Toxikologie akzeptabel. Damit ist selbstverständlich die grundsätzliche Schwierigkeit, Wirkungsschwellen im konkreten Falle zu ermitteln und zu fixieren, nicht beseitigt. Die Deduktion liefert aber eine tragfähige Grundlage für die Annahme von Schwellenwerten und Toleranzgrenzen in der praktischen Risikobeurteilung.

Die Philosophie von Grenzwerten, unterhalb derer Fremdstoffe den Organismus wirkungslos durchlaufen, auch bei sogenannten „irreversiblen" Wirkungen, wird weiter gestützt durch die Tatsache, daß alle biochemischen Strukturen einer permanenten Erneuerung unterliegen, daß also die Möglichkeit der Reparatur eingetretener Veränderungen besteht, auch am genetischen Material der Zelle. Ferner werden alle biologischen Vorgänge homöostatisch gesteuert, auch die Reparaturvorgänge, mithin kann eine Veränderung bis zum Ausschöpfen der Regelbreite aufgefangen werden. Sobald ein der biologischen Veränderung entgegengerichteter Vorgang abläuft, ist die Existenz einer wirkungsfreien Zone der Konzentration oder Dosis auch mathematisch ableitbar im Sinne von Gl. (2).

Es kommt hinzu, daß in der Wertigkeit biologischer und toxischer Wirkungen ein grundsätzlicher Unterschied besteht, der von der „Einmolekültheorie" nicht berücksichtigt wird: Ein durch Fremdstoffe induzierter biologischer Vorgang wird erst dann zur toxischen Wirkung, wenn die ausgelöste Veränderung der Struktur und/oder Funktion sich nachteilig für den Bestand und die Erneuerung des Gesamt-Organismus auswirkt.

6. Aussagefähigkeit chronischer Tierversuche

Drei Forderungen sind an einen Langzeit-Versuch mit Tieren zu stellen: 1. Die Tierzahl muß groß genug sein, um auch selten auftretende Effekte zu erfassen; 2. toxische Effekte müssen sicher erkennbar sein, um messend erfaßt zu werden; 3. das Wirkungsprofil des geprüften Stoffes muß bei Mensch und Versuchstier weitgehend oder voll übereinstimmen, um auf den Menschen rückschließen zu können. Hier gibt es Probleme, die die Aussagefähigkeit des Tierexperiments einschränken. Wenn auch bei der weit überwiegenden Zahl der Stoffe und deren Wirkungen die drei genannten Forderungen erfüllt sind, gibt es doch gewichtige Ausnahmen. Schwierigkeiten bestehen insbesondere dann, wenn als Bewertungskriterium nicht die Stärke des Effektes am Individuum dient, sondern die Incidenz des Ereignisses in einem Kollektiv, z. B. das Auftreten von Krebs oder Mutationen. Für die obere Grenze der Ereignishäufigkeit von nur 2‰ benötigt man bei dem Vertrauensindex von 90% ca. 1000 Tiere, bei 99.9% ca. 30000 Tiere. Die praktische Relevanz ist klar: Zwei auf tausend bedeuteten z. B. in der Bundesrepublik Deutschland bei der Bevölkerung jenseits des 45. Lebensjahres ca. 40000 zusätzliche Krebsfälle oder fast 2000 pro Jahr. Die praktischen Möglichkeiten setzen hier dem Experiment und damit der Aussagefähigkeit natürliche Grenzen.

Probleme besonderer Art ergeben sich beim Bemühen, die Art der Fremdstoffeinwirkung auf den Menschen, den Aufnahmeweg, im Tierversuch zu simulieren. So ist die Inhalation von Zigarettenrauch beim Tier überhaupt nicht befriedigend zu bewerkstelligen. Inhalationsversuche mit Aerosolen und Gasen sind stets problematisch wegen des viel intensiveren Nasenfilters der Tiere, des anderen Atemtypus und – wegen der durch das Fell bedingten andersartigen Wärmeregulation – auch der Atem-Intensität. So krankt die Forschung über Wirkungen von Luftverunreinigungen in vielen Bereichen am Mangel an geeigneten Modellen.

7. Unterschiedliche Ansprechbarkeit von Mensch und Versuchstier

Weitaus bedeutsamer sind Unterschiede in der Reaktions*weise* auf Fremdstoffe zwischen Mensch und Tier. Dafür können zwei Hauptursachen abgegrenzt werden: 1. Die

Zielorgane weisen unterschiedliche Empfindlichkeit gegenüber der Fremdstoffeinwirkung auf, oder 2. der Fremdstoff erreicht den Zielort in unterschiedlicher Konzentration oder auch in anderer Form oder eventuell überhaupt nicht als Folge andersartiger chemischer Umwandlung im Organismus. Über die Mechanismen, die der ersten Ursache zugrunde liegen, wissen wir heute – bis auf wenige unbedeutende Ausnahmen – nichts. Die erste Erklärung wird häufig als Alternative angeboten, wenn kein befriedigendes Ergebnis aus der Suche nach der unter 2. genannten Ursache vorliegt. Bei dieser sind jedoch in jüngster Zeit außerordentliche Fortschritte erzielt worden, und das Studium der Veränderung von Fremdstoffen im Stoffwechsel und ihres pharmakokinetischen Verhaltens hat sich zu einem der vielversprechendsten Forschungsgebiete der experimentellen Toxikologie entwickelt. Subtile chromatographische, massenspektrometrische und radiochemische Trenn- und Bestimmungsverfahren ermöglichen unter Umständen die lückenlose Aufschlüsselung des Schicksals der Fremdstoffe im Organismus. Indem solche Untersuchungen in vielen Fällen auch beim Menschen mit sehr geringen, unbedenklichen Dosen oder Konzentrationen ohne Gefahr durchgeführt werden können, ist mit der festgestellten Vergleichbarkeit Mensch–Versuchstier der Ansatz des chronischen Versuchs auf eine rationelle Basis gestellt und damit seine Aussagefähigkeit wesentlich verbessert. Die bisherigen Erfahrungen haben aber ungeahnte qualitative und quantitative Unterschiede der Tierarten untereinander und gegenüber dem Menschen zutage gefördert und erst die Größe des Problems erkennen lassen. Auf eine systematische Darstellung muß hier verzichtet werden, auf Spezialwerke sei verwiesen[21]. Der mit der sorgfältigen Ermittlung eines lückenlosen pharmakokinetischen Profils verbundene Aufwand an Personal und Zeit ist aber so groß, daß eine systematische Durchforstung aller Umweltgifte in absehbarer Zeit kaum möglich erscheint.

Das Problem wird weiter kompliziert durch den Umstand, daß viele Giftstoffe nicht als solche, sondern in chemisch abgewandelter Form toxische Wirkungen entfalten. Metabolische Umwandlungen sind zwar häufig Entgiftungsreaktionen, vielfach werden aber auch die unwirksamen Muttersubstanzen erst zu reaktionsfähigen Abkömmlingen aktiviert. Deren Nachweis ist z. T. schwierig, besonders wenn der Anteil an der aufgenommenen Menge sehr gering ist; oft gelingt er wegen der mit der hohen Reaktionsbereitschaft verbundenen Unbeständigkeit im biologischen Milieu nur auf indirektem Wege. Mit der begrenzten Nachweismöglichkeit ist die Voraussage des Auftretens eingeschränkt, es bleibt eine Unsicherheit, ein nicht kalkulierbarer Raum schon für den Ansatz der Toxizitätsprüfung. Sind dazu noch *pharmakogenetische* Besonderheiten, d. h. Änderungen des Metabolisierungsmusters bei nur wenigen genetisch fixierten Ausnahmen im menschlichen Kollektiv, im Spiele, so muß der Tierversuch zwangsläufig versagen.

8. Carcinogene, teratogene und mutagene Wirkungen

Metabolische Aktivierungsmechanismen erlangen besondere Bedeutung bei carcinogenen, teratogenen und mutagenen Wirkungsprinzipien. Die bisher beim Menschen nach Einwirkung chemischer Stoffe beobachteten *malignen Tumoren*, fast ausnahmslos Berufskrebse, entstehen entweder am Ort der Einwirkung, oder sie sind – bei Auftreten nach Resorption des Stoffes – durch eine strenge Organotropie gekennzeichnet. Organotropie beherrscht auch die im Tierexperiment durch chemische Stoffe erzeugten Krebsarten. Sie sind jedoch nach Lokalisation und histologischem Bau beim Menschen großenteils unbekannt oder Raritäten. Für ein- und denselben Stoff kann die Organotropie von Tierart zu Tierart wechseln; bestimmte Verbindungen sind nur in einigen Spezies carcinogen, in anderen nicht; z. B. ist das stärkste bisher bekannte Carcinogen, Aflatoxin, bei Schafen praktisch wirkungslos[22]. Die im Fütterungsversuch mit Fremdstoffen beim offiziell empfohlenen und meist benutzten Nagetier Maus häufig beobachtete Tumorart, eine besondere Art von Hepatomen, tritt beim Menschen praktisch nicht auf. Die Häufigkeit und das Auftreten von Tumoren überhaupt sind beim gleichen Stoff und beim gleichen Tiermaterial im Bereich der Grenzdosen in verschiedenen Versuchsansätzen außerordentlich unterschiedlich, da hier unspezifische Einflüsse des Experiments die Fremdstoffwirkung überspielen[23]. Viele benigne und maligne Tumoren treten bei manchen Tierarten und -stämmen schon spontan sehr häufig auf, „carcinogene" Stoffe beschleunigen lediglich die Ausbildung. Es ist unklar, was diese Beschleunigung für ein carcinogenes Risiko des Menschen bedeutet.

Solange die Ursachen der Organotropie nicht aufgeklärt sind, wird eine *sichere Voraussage*, ob ein im Tierexperiment carcinogener Stoff auch beim Menschen Tumoren erzeugen kann, nicht möglich sein. Umgekehrt wird ein negativer Befund im Tierexperiment den *sicheren Ausschluß* eines carcinogenen Risikos für den Menschen nicht gestatten. Risiko-Beurteilungen müssen deshalb für carcinogene Wirkungen auf wissenschaftlich nicht voll untermauerbare Kompromisse reduziert werden. Man versucht meist, die eigentliche Risiko-Abschätzung durch Pauschal-Festlegungen zu umgehen. Ein Experten-Komitee in USA hat eine Empfehlung ausgearbeitet[24], der man in vielen Ländern folgt. Danach ist jede Substanz als carcinogen und damit als potentiell krebsgefährdend für den Menschen zu betrachten, die an Tieren eindeutig Tumoren erzeugt hat.

Eine solche Regelung bleibt unbefriedigend, solange das Risiko nicht quantifiziert und zu den permanenten, unausweichlichen Carcinogenen der Umwelt ins Verhältnis gesetzt wird, etwa zu den mehr als 100 carcinogenen Stoffen in „reiner" Nahrung[25]. Die Möglichkeit, ja die Wahrscheinlichkeit der Unterschätzung wirklicher und der Überschätzung geringer Risiken ist offenbar. Indem die Empfehlung den Versuch einer Abschätzung der Verhältnismäßigkeit quasi unterdrückt, führt sie auch fort vom dringlichsten Anliegen: der Aufdeckung jener carcinogenen Prinzipien, die an den routinemäßig eingesetzten Prüftieren Maus und Ratte unwirksam sind.

Teratogene Risiken sind unter den Umweltgiften in praktisch relevanten Konzentrationen bisher nur ausnahmsweise ausgemacht, z. B. das als Verunreinigung in dem Herbizid 2,4,5-Trichlorphenoxyessigsäure aufgetretene 2,3,7,8-Tetrachlordibenzo-*p*-dioxin[26]. Das Thalidomid-

Unglück hat der experimentellen Teratogenese-Forschung einen faszinierenden Aufschwung vermittelt und ein kritisch durchgearbeitetes methodisches Rüstzeug erbracht[27]. Indessen bleibt wegen erheblicher biologischer Unterschiede in der Embryonalentwicklung von Mensch und Versuchstier der *prädiktive* Wert der Testmethoden beschränkt. Gerade das Beispiel Thalidomid macht dies deutlich: Es gelingt nicht, das beim Menschen beobachtete Mißbildungssyndrom in gleicher Ausprägung unter vergleichbaren Bedingungen am Tier sicher zu erzeugen. Ein sicherer Ausschluß teratogener Risiken mit Hilfe des Tierversuchs ist also z. Zt. nicht möglich.

Noch weitaus problematischer ist die Situation auf dem Gebiet der *chemischen Mutagenese*. Prüfmethoden an Primitiv-Organismen, die sich bei der Aufklärung molekularbiologischer Grundlagen der Mutagenese bewährt haben, sind völlig unbrauchbar für Risiko-Beurteilungen, denn sie berücksichtigen nicht das pharmakokinetische Verhalten der Fremdstoffe, das über das Auftreten oder Ausbleiben mutagener Veränderungen entscheiden kann. Dies gilt besonders für die Fälle, in denen die Wirkung nicht von den Stoffen selbst, sondern von Metaboliten getragen wird. Niedere Organismen verfügen nicht über die im Säuger ablaufenden Aktivierungsmechanismen. Dieser Sachverhalt, den Toxikologen seit langem selbstverständlich, ist von Genetikern bis vor kurzem nicht beachtet worden. Vielmehr wollte man Routine-Testungen von Umweltstoffen mit Primitiv-Organismen betreiben und bei positivem Befund Verwendungsverbote fordern[28]. In dieser Absicht ist in der Bundesrepublik von der Deutschen Forschungsgemeinschaft ein Prüfinstitut eingerichtet worden. Seine Tätigkeit hat man u. a. mit dem Argument begründet, die mit in-vitro-Methoden erhaltenen Ergebnisse seien zu 99 % auf den Menschen übertragbar[29]. Diese Feststellung ist unhaltbar, sie entbehrt jeder wissenschaftlichen Grundlage. Tatsächlich werden mit der Testung an niederen Organismen einerseits manche Stoffe als mutagen befunden, die es am Menschen nachweislich nicht sind, während andererseits zahlreiche hochtoxische, cancerogene und wahrscheinlich auch mutagene Prinzipien übersehen werden. Hier tritt eine Gefahr zutage, die auch auf anderen Gebieten toxischer Wirkungen den Fortschritt hemmt: Indem man es sich mit einfachen „Patentvorschriften" zu leicht macht, lenkt man von den wirklichen Gefahren ab, die Analyse der Gesamtsituation wird verzerrt.

Einen gewissen Aussagewert haben Mutagenitäts-Prüfungen an intakten Säugetieren. Sie sind jedoch noch nicht in ein Stadium getreten, das die Gewinnung verläßlicher Daten für die Abschätzung eines mutagenen Risikos des Menschen erlaubte. Insbesondere mangelt es an Untersuchungen über den Aussagewert der Methoden bei langfristiger Einwirkung geringer Konzentrationen von Umweltstoffen. Dosis/Wirkungs-Beziehungen in diesem Bereich, der für die Umwelttoxikologie vordringlich ist, sind noch kaum untersucht. Die methodische Mutagenese-Forschung hat sich bisher vornehmlich an alkylierenden Stoffen orientiert, und zwar unter Anwendung hoher, akut toxischer Dosen. Deren mutagenes Potential ist ohnehin bekannt; als Arzneimittel sind sie ja gerade zum Zwecke der Zellschädigung entworfen worden. So sind die Angaben über mutagene Wirkungen der eigentlichen wichtigen Umweltgifte beim Menschen bisher weitgehend Mutmaßungen, nicht wissenschaftlicher Bestand.

9. Nachweis von „Sicherheit" und „Unschädlichkeit"?

Die aufgezeigten Grenzen der Aussagekraft epidemiologischer und tierexperimenteller Methoden machen deutlich, daß eine absolut sichere Voraussage darüber, ob für bestimmte Stoffe eine toxische Wirkung beim Menschen erwartet werden muß oder ausgeschlossen werden kann, nicht möglich ist. Die Öffentlichkeit aber erwartet, der Journalist fordert, und mancher Produzent verspricht „Sicherheit" vor Gesundheitsschäden durch Umweltgifte. Der Gesetzgeber benutzt die Formel „Unschädlichkeit" in Gesetzen und Verordnungen. „Sicherheit" und „Unschädlichkeit" enthalten im Wortsinn eine Garantie, sie induzieren beim Laien zwangsläufig die Überzeugung, daß diese auch geliefert werden könne. In Wirklichkeit ist das biologische Experiment grundsätzlich nicht in der Lage, diese Garantie zu erbringen. Der verständliche Wunsch des Laien nach Sicherheit wird auch durch ein sprachliches Mißverständnis genährt, dem insbesondere Journalisten regelmäßig zum Opfer fallen: Man übersetzt das englische „safety" kurzerhand mit „Sicherheit". In Wirklichkeit ist safety „to be shure or likely that no harm will result"[30], Sicherheit aber „Gefahrlosigkeit, Schutz vor jeder Drohung"[31]

Die toxikologische Beurteilung von Fremdstoffen muß also stets ein mehr oder weniger, aber nicht vollständig kalkulierbares Rest-Risiko einbeziehen. Sie kann nur eine *Unbedenklichkeit* testieren, die nach dem jeweiligen Stand der wissenschaftlichen Erkenntnis zu ermitteln und zu begründen ist. Wissenschaftler, Presse und Gesetzgeber sollten den Mut zu diesem Bekenntnis aufbringen und die Öffentlichkeit – unter Vermeidung jeglicher Simplifizierung – über den wahren Sachverhalt aufklären. Der Laie muß etwas von biologischer Variabilität und von quantitativen Zusammenhängen lernen, er muß begreifen, daß der Umgang mit Chemikalien grundsätzlich ein Risiko birgt. Nur so kann die Öffentlichkeit gleichermaßen und bewußt an der Verantwortung mittragen, die uns der zivilisatorische Fortschritt auferlegt.

Die Toxikologie befindet sich gleichwohl im permanenten Zugzwang. Beurteilungen müssen unter dem Druck der Schwere und Vielfalt der Probleme erstellt werden und oft auf unzureichende Unterlagen gründen. Diese naturgegebene Unzulänglichkeit des Urteils lastet als Stigma auf der Disziplin. Verglichen mit der klaren Ergebnisermittlung und -deutung, die anderen Naturwissenschaften möglich ist, bleibt ihre Situation wenig befriedigend. Ähnlich liegt die Problematik bei der Abschätzung des Umweltrisikos von Kernreaktoren. Den Zwang zum Kompromiß, die Notwendigkeit zur Einbeziehung von nicht Beweisbarem hat *Weinberg* kürzlich[32] als „trans-wissenschaftliche Elemente" bezeichnet. Dennoch ist Pessimismus nicht am Platze. Wir durchlaufen gegenwärtig eine Phase außerordentlichen Fortschritts der toxikologischen Methodik und des Wandels auf raschere und bessere Erkennung toxischer Risiken. Deren Bewältigung obliegt jetzt und künftig Wissenschaftlern und Gesetzgeber gemeinsam, jedoch mit klar verteilten Rollen.

10. Lösungswege

1. Die Verhütung von Schädigungen der Umwelt und der Gefährdung des Menschen durch die veränderte Umwelt fordert *restriktive Maßnahmen* des Gesetzgebers. Deren Art und Ausmaß zu bestimmen, ist eine rein *politische* Entscheidung. Diese muß auf wissenschaftliche Expertisen zurückgreifen. Der Wissenschaftler entwickelt darin die wissenschaftlich vertretbaren Möglichkeiten zur Abwendung einer Gesundheitsgefährdung. Seine Beratung muß sich hier aber auf die Feststellung rein *wissenschaftlicher* Sachverhalte beschränken. Die Abwägung der mit restriktiven Maßnahmen verbundenen ökonomischen Möglichkeiten und Belastungen ist allein Sache des Politikers. Sie darf das Urteil des Wissenschaftlers nicht beeinflussen. Ändert der Wissenschaftler seine Meinung durch eine Rückkopplung ökonomischer Betrachtungen auf den wissenschaftlichen Entscheidungsprozeß, sind erfahrungsgemäß Gesetzgeber und Presse gleichermaßen rasch mit dem Vorwurf der Unglaubwürdigkeit bei der·Hand – mit Recht! Der Gesetzgeber sollte sich dann aber ebenso konsequent zum politischen Motiv seiner Entscheidungen bekennen und von dem Versuch absehen, sie mit scheinwissenschaftlichen Argumenten zu bemänteln. Als Beispiel: Die Bundesregierung begründet das Gesetz über das DDT-Verbot damit[33], Gesundheitsschädigungen seien zwar nicht nachgewiesen, aber auch nicht auszuschließen. Wie oben erläutert, ist der Ausschluß unbeweisbar, für DDT wie für jeden alltäglichen Nährstoff oder für „harmlose" Umweltfaktoren. Die Begründung ist weder stichhaltig noch praktikabel.

2. *Beratungen* und *Entscheidungen* über gesundheitsgefährdende Umweltgifte sollten nicht von heterogen zusammengesetzten Gremien getroffen werden, in denen nur ganz wenige Mitglieder mit der Problematik von Toxizitätsversuchen und ihrer Aussagefähigkeit durch eigene Erfahrung vor Ort vertraut sind. Mehrheitsbeschlüsse können hier zu Fehlentscheidungen werden. So ist in dem Beratungsgremium, das in USA den Bann über DDT empfahl, das Argument überstimmt worden, die vorliegenden Tierversuche zur carcinogenen Wirkung wiesen in Ansatz und Auswertung schwerwiegende Mängel auf[34]. Zum Urteil über toxische Wirkungen und Gesundheitsschäden durch Umweltstoffe fühlt sich heute jedermann aufgerufen; warum überläßt man das Feld nicht denen, die sich als Experten ernsthaft um die Klärung der Zusammenhänge bemühen, wie etwa dem Atomphysiker oder Tiefseeforscher?

3. *Totalverbote* von Stoffen, deren schädliche Wirkung nicht erwiesen ist, sind in der Regel *nicht geeignet*, Gesundheitsgefahren zu bannen. Im Gegenteil können diese dadurch vermehrt werden. Denn die Technologie weicht zur Deckung eines unvermindert bestehenden Bedarfs auf andere Stoffe aus, die weniger intensiv geprüft sind, und über die – wenn überhaupt – viel geringere Erfahrungen am Menschen vorliegen. Sie können dann ein größeres jedenfalls ein schlechter abschätzbares – Risiko bergen als der verbotene Stoff. Mit dem Verbot werden Bemühungen zur Klärung des ursächlichen Zusammenhanges abgebrochen, die Unsicherheit in der Erkennung wirklicher Gefahren wächst. Besser dient der Prävention eine wirksame

Reglementierung der Anwendung des inkriminierten Stoffes und Beschränkung auf das ökonomisch notwendige Maß, d. h. *Verhütung des Mißbrauches* bei gleichzeitiger Intensivierung der Erforschung des ökologischen Verhaltens und der toxikologischen Eigenschaften.

4. Restriktionsmaßnahmen sollen von einer *quantitativen Risikoabschätzung* ausgehen, insbesondere bei potentiell carcinogenen und mutagenen Stoffen. Nicht der Nachweis einer carcinogenen Wirkung schlechthin soll über Verbleib oder Bann eines Umweltstoffes entscheiden, sondern allein die vergleichende Abwägung ihrer Stärke unter Berücksichtigung von Art, Intensität, Dauer und Häufigkeit der Einwirkung. Sehr schwache oder zweifelhafte carcinogene und mutagene Wirkungen anthropogener Umweltstoffe sollten in ein angemessenes Verhältnis zum Potential der „natürlichen" gesetzt werden.

5. Diskussion und Urteilsfindung in umwelttoxikologischen Fragen müssen *frei bleiben von emotionalen Argumenten* und Globalansprüchen einzelner Disziplinen. Es geht nicht an, im Prioritätenstreit etwa den Stellenwert mutagenetischer Untersuchungen mit der Begründung zu überhöhen: „Wir dürfen nicht warten, bis die Irrenanstalten die Zahl dementer Kinder nicht mehr fassen können"; ganz zu schweigen von dem kürzlich vorgebrachten Anspruch, umwelttoxikologische Probleme ausschließlich mit Mutagenitätsprüfungen lösen zu wollen und zu können[35].

6. Umwelttoxikologische Beurteilungen und darauf gegründete gesetzgeberische Maßnahmen sollen *in bestimmten Abständen überprüft* und gegebenenfalls geändert werden, um dem raschen Erkenntniszuwachs gerecht zu werden. Die erste Festlegung soll den Weg für spätere Korrekturen nicht verlegen. Den toxikologischen Urteilsmöglichkeiten und -grenzen wird am besten das Prinzip gerecht, Restriktionen und auch Zulassungen schrittweise, jedoch unter fortlaufender Bewährungskontrolle vorzunehmen.

7. Der außerordentliche Umfang umwelttoxikologischer Fragen erfordert *rationellen Einsatz* bestehender und neu zu schaffender *Forschungskapazitäten*. Die Ermittlung eines umfassenden toxikologischen Profils prüfbedürftiger Fremdstoffe ist heute nur noch im Teamwork möglich, zu dem neben dem Toxikologen auch Biochemiker, Pathologen, analytische Chemiker, Genetiker und gegebenenfalls auch Mikrobiologen, Epidemiologen, Arbeitsmediziner und Kliniker verschiedener Fachrichtungen mit dem Rüstzeug ihrer Disziplinen beitragen. Der interdisziplinäre Charakter der Toxikologie erfordert gut ausgerüstete Großforschungseinrichtungen. Teilbearbeitungen in Laboratorien mit konventionell begrenzter Arbeitsrichtung führen häufig zur Verzerrung und Kompetenzüberschreitung bei der Interpretation erhobener Befunde im Hinblick auf ihre gesundheitliche Bedeutung. Der Krankheitswert biologischer Effekte kann letztlich nur vom Arzt gewichtet werden. Bei der Formulierung eines toxikologischen Endurteils in einem kompetenten Team wird so die Federführung bei einem Toxikologen liegen, der die Kenntnisse im toxikologischen Experiment, in der Pharmakologie und Pathophysiologie mit Erfahrungen in medizinisch-klinischen Fächern verbindet. So gesehen, ist die Umwelttoxikologie keine herkömmliche Disziplin, sondern eine Arbeitsaufgabe, die gemeinsam von den klassischen Wissenschaften Medizin, Chemie und Biologie bewältigt werden muß.

8. Zur besseren Vergleichbarkeit der Resultate sollten toxikologische Laboratorien einer Standardisierung und *Qualitätskontrolle* unterworfen werden, wie z. B. auf den Gebieten der analytischen und klinischen Chemie. Doppelarbeit und Wiederholungen werden so weitgehend eingeschränkt oder vermieden.

9. Der *Informationsfluß aus Laboratorien der Industrie*, die, angehalten durch das plausible Verursacherprinzip, zunehmend eigene toxikologische Forschung betreibt, ist eher mager als intensiv; mehr wäre der Umweltforschung hilfreich. Einer der Gründe für die Zurückhaltung sind Mißverständnisse zwischen Vertretern entscheidungsbefugter Behörden und Industrie-Wissenschaftlern, ausgelöst durch unterschiedliche Einsichtsmöglichkeiten in toxikologische Sachverhalte: auf der einen Seite der vorwiegend oder ausschließlich administrativ tätige Sachreferent mit betont politischem Standort, auf der anderen der mit der experimentellen Wirklichkeit intim vertraute, am Problem geschulte Experte mit z. T. hoher, auch international ausgewiesener wissenschaftlicher Qualifikation. Ein Weg zur Auflösung solcher Mißverständnisse und zur Begründung besseren gegenseitigen Vertrauens ist es, die Diskussion von Grundsatzfragen und von aktuellen Problemen aus dem Amt ins Forum wissenschaftlicher Veranstaltungen zu verlegen, wie es in anderen Ländern durchaus üblich ist. Das erfordert die aktive Teilnahme am klärenden wissenschaftlichen Disput auch und besonders der Toxikologen von Behörden, die möglichst auch durch eigene experimentelle Beiträge ihr Urteil zur methodischen Problematik untermauern sollten.

10. An Toxizitätsprüfungen sind Mindestanforderungen zu stellen. Detaillierte Regeln des Vorgehens und Auswertens bergen jedoch Gefahren. Chronische Versuche an großen Tierzahlen mehrerer Spezies im Bereich von Grenzdosen verlaufen meistens ereignisarm. Sie liefern Datenmassen von Normalbefunden, deren Bearbeitung abstumpft. Es kann dann im entscheidenden Moment, wenn eine scheinbar geringfügige Veränderung auftritt, an wacher Beobachtung mangeln. Die Entscheidung, ob der vielleicht nicht einmal statistisch signifikante Effekt bedeutsam ist oder nicht, fordert rasches und gründliches Überdenken aller experimentellen Parameter bis zu molekularbiologischen Zusammenhängen. Qualifizierte Wissenschaftler scheuen verständlicherweise vielfach vor dem strengen Reglement des chronischen Tierversuchs zurück, guter Nachwuchs ist nur schwer dafür zu gewinnen. Daher sollte die *Tätigkeit umwelttoxikologischer Arbeitskreise attraktiver* gestaltet werden. Dies kann vor allem geschehen durch Abbau des starren Prüfschematismus, wie er auf manchen Gebieten wie Nahrungszusätzen, Kosmetika und Arzneimitteln bereits etabliert ist. Der anspruchsvolleren Abklärung der *Wirkungsweise* der Fremdstoffe, die in bestehenden Prüfvorschriften bisher nicht gefordert ist, sollte mehr Raum gegeben werden. Damit würde zugleich die Effizienz der Forschung angehoben, denn die zielstrebige Klärung der Mechanismen hat zur bisherigen Kenntnis umwelttoxikologischer Systemzusammenhänge in ungleich stärkerem Maße beigetragen als bloße Routine-Testung. Vor

allem aber ist der Schwerpunkt auf die *Grundlagenforschung* und die *Entwicklung neuer Methoden* zu legen, die bessere Aussagen in kürzerer Zeit mit geringerem Aufwand bringen. Mit der Devise „Forschen über Testen" gewinnt man die Besseren für eine dringliche Aufgabe: die Bewältigung der chemischen Kehrseite des Fortschritts!

Eingegangen am 28. November 1972   [A 932]

[1] Toxic Substances. U. S. Government Printing Office, Superintendent of Documents, Washington, D. C., 20402 (1971)

[2] *W. Pietrulla*, Bundesgesundheitsblatt *13*, 105 (1970).

[3] *R. Gädeke*, persönliche Mitteilung, Oktober 1972.

[4] Z. B. *H. E. Stokinger*, Amer. Ind. Hyg. Ass. J *30*, 195 (1969).

[5] *E. Boyland*, Progr. Exp Tumor Res. *11*, 222 (1969)

[6] *H. E. Stokinger*, Science *174*, 664 (1971).

[7] *J. Kevorkian, D. P Cento. J R. Hyland. W M Bagozzi* u. *E v Hollebeke*, Amer. J Pub. Health *62*, 504 (1972).

[8] *L. Friedman* u. *A. T. Spiher Jr.*, FDA (Food Drug Admin) Pap. *5*, 13 (1971); *C. S. Weil*, Toxicol Appl. Pharmacol *21*, 194 (1972), *21*, 454 (1972).

[9] Vgl. *N. Riehl, N. W Timoféeff* u. *K. G. Zimmer*, Naturwissenschaften *29*, 625 (1941).

[10] *H. Druckrey*, Klin. Wochenschr. *22*, 532 (1943).

[11] *Theophrastus Bombastus von Hohenheim gen. Paracelsus:* Epistola dedicatora St. Veit/Kärnten (24 August 1538); Sieben Defensionen oder Sieben Schutz-, Schirm- und Trutzreden – Dritte Defension

[12] *F. Flury* u. *W. Heubner*, Biochem. Z. *95*, 249 (1919)

[13] *F. Flury*, Z. Gesamte Exp Med. *13*, 10 (1921).

[14] *K. Lang*, Biochem. Z. *259*, 243 (1933).

[15] *B. D. Dinman*, Science *175*, 495 (1972).

[16] Z. B. *H. Druckrey* u. *D. Schmähl*, Naturwissenschaften *49*, 217 (1962).

[17] *G. E. Hutchinson*, Proc. Nat. Acad. Sci. USA *51*, 930 (1964).

[18] *A. D. Swanson* u. *P. D. Boyer*, J. Amer. Chem. Soc. *79*, 2174 (1957)

[19] *J. A. Miller* u. *E. C. Miller*, J Nat. Cancer Inst. *47*, V (1971).

[20] *L. Friedman*, 5. Internat Congr Pharmacology, San Francisco, Juli 1972

[21] *R. T Williams:* Detoxication Mechanisms. Chapman & Hall, London 1959; *E S. Vessel*, Ann N Y Acad Sci. *179* (1971); *B. B Brodie* u *J R Gillette:* Handbuch der experimentellen Pharmakologie. Bd 28, Teil 1 und 2 Springer, Berlin 1971; *B. N La Du* u *H G. Mandel:* Fundamentals of Drug Metabolism and Drug Disposition Churchill Livingstone, Edinburgh 1972

[22] *G. Lewis, L. M Markson* u. *R Allcroft*, Vet Rec. *80*, 312 (1967).

[23] *C. S. Weil*, Toxicol. Appl Pharmacol. *21*, 451 (1971).

[24] Evaluation of Environmental Carcinogens, Report to the Surgeon General, Ad Hoc Committee on the Evaluation of Low Levels of Environmental Carcinogens, Bethesda, Md , 1971

[25] *L Golberg*, J Roy Coll. Phys. (London) *1*, 385 (1967).

[26] *K. D. Courtney, D. W. Gaylor, M. D Hogan, H. L Falk, R. R. Bates* u. *I Mitchell*, Science *168*, 864 (1970)

[27] Z. B. *A Bertelli* u *L. Donati:* Teratology Excerpta Medica Foundation, Amsterdam 1969; *H. Nishimura, J. R. Miller* u. *M. Yasuda:* Methods for Teratological Studies in Experimental Animals and Man. Proc. 2. Intern Workshop Terat. Kyoto 1968. Igaku Shoim Ltd., Tokyo 1969; *D H M. Woollam*, Advances in Teratology Logos Press, London, Bd. 1, 1966, Bd 2, 1967, Bd 3, 1968, Bd 4, 1970.

[28] Mitteilung 1, Kommission für Mutagenitätsfragen der Deutschen Forschungsgemeinschaft, 53 Bonn-Bad Godesberg, 23. Juli 1969.

[29] Mitteilung 3/1970, Deutsche Forschungsgemeinschaft, 53 Bonn-Bad Godesberg, S. 27 ff.

[30] Oxford Dictionary (Concise) of Current English. University Press, Oxford 1958, 4. Aufl

[31] Der neue Brockhaus. F A. Brockhaus, Wiesbaden 1959

[32] *A. M. Weinberg*, Science *177*, 27 (1972).

[33] Entwurf eines Gesetzes über den Verkehr mit DDT. Deutscher Bundestag, 6 Wahlperiode, Drucksache VI/2857; Begründung: Drucksache VI/3527 (1972).

[34] Report of the Secretary's Commission on Pesticides and their Relationship to Environmental Health. U. S. Dept. Health, Education and Welfare, U. S. Government Printing Office, Washington, D. C., 1969

[35] *J. Schubert*, Ambio *1*, 79 (1972).